Podrid's Real-World ECGs

波德瑞德（Podrid）临床心电图解析

Volume 6 Paced Rhythms, Congenital Abnormalities, Electrolyte Disturbances, and More

（卷 6）起搏心律、遗传性心律失常、电解质紊乱及其他

Philip Podrid, MD · Rajeev Malhotra, MD, MS

Rahul Kakkar, MD · Peter A. Noseworthy, MD

〔美〕 菲利普 · 波德瑞德 拉吉夫 · 马尔霍特拉 拉胡尔 · 卡卡尔 彼得 · 诺斯沃西 主编

李晓冉 吴龙梅 郭继鸿 主译

天津出版传媒集团

天津科技翻译出版有限公司

著作权合同登记号:图字:02-2016-270

图书在版编目(CIP)数据

波德瑞德(Podrid)临床心电图解析. 卷6, 起搏心律、遗传性心律失常、电解质紊乱及其他 /(美)菲利普•波德瑞德(Philip Podrid)等主编;李晓冉,吴龙梅,郭继鸿主译. —天津:天津科技翻译出版有限公司,2018.1(2021.9重印)

书名原文:Podrid's Real-World ECGs: Volume 6, Paced Rhythms, Congenital Abnormalities, Electrolyte Disturbances, and More

ISBN 978-7-5433-3785-5

Ⅰ.①波… Ⅱ.①菲… ②李… ③吴… ④郭… Ⅲ.①心电图—基本知识 Ⅳ.①R540.4

中国版本图书馆CIP数据核字(2017)第306869号

授权单位:Cardiotext Publishing LLC
出　　版:天津科技翻译出版有限公司
出 版 人:刘子媛
地　　址:天津市南开区白堤路244号
邮政编码:300192
电　　话:022-87894896
传　　真:022-87895650
网　　址:www. tsttpc. com
印　　刷:天津新华印务有限公司
发　　行:全国新华书店
版本记录:889×1194　16开本　34印张　500千字
　　　　　2018年1月第1版　2021年9月第2次印刷
　　　　　定价:110.00元

(如发现印装问题,可与出版社调换)

译者名单

主　译　李晓冉　吴龙梅　郭继鸿
副主译　齐书英　李俊峡　牛丽丽
译　者（按姓氏汉语拼音排序）

陈　竹　中国人民解放军陆军总医院
郭　洁　石家庄市第二医院
郭继鸿　北京大学人民医院
韩莎莎　邯郸市中心医院
和渝斌　中国人民解放军陆军总医院
胡雪红　河北燕达医院
李俊峡　中国人民解放军陆军总医院
李晓冉　北京友谊医院
梁昊天　首都医科大学
刘文秀　白求恩国际和平医院
牛丽丽　中国人民解放军陆军总医院
齐书英　白求恩国际和平医院
王　冲　中国人民解放军陆军总医院
王连霞　河北医科大学第二医院
吴桂鑫　中国医学科学院阜外医院
吴龙梅　中国人民解放军陆军总医院
赵春生　承德医学院附属医院

编者名单

Philip Podrid, MD

Professor of Medicine
Professor of Pharmacology and Experimental Therapeutics
Boston University School of Medicine
Lecturer in Medicine
Harvard Medical School
Boston, Massachusetts
Attending Physician
West Roxbury VA Hospital
West Roxbury, Massachusetts

Rajeev Malhotra, MD, MS

Instructor in Medicine
Cardiology Division
Massachusetts General Hospital
Harvard Medical School
Boston, Massachusetts

Rahul Kakkar, MD

Massachusetts General Hospital
Harvard Medical School
Boston, Massachusetts

Peter A. Noseworthy, MD

Massachusetts General Hospital
Harvard Medical School
Boston, Massachusetts

译者序

自从 1901 年 Willem Einthoven 医生发明了心电图以来，因其检查方法简便易行，虽然经历百余年，目前仍然是评价心脏疾病的重要检查手段之一，特别是对于心律失常患者，医生要想得到正确的诊断也当然是心电图。而从即刻得到的心电图中正确地分析出心电的异常并非易事，特别是许多专科医生也没有得到充分的、系统的培训，很难去识别心电图微妙的异常。

《波德瑞德(Podrid)临床心电图解析》系列丛书由菲利普·波德瑞德和来自于马赛诸塞总医院的三位杰出的青年心脏病学家完成。其编排体例与一般的心电图教科书不同，该书将每一份心电图与临床直接结合在一起，每篇首先讲述临床情况，然后讲解重要心电图结果中的异常，对照临床进行心电图分析，图文并茂地讲解了关于心电图的读图技巧，同时为读者提供其中所涉及的电生理机制，并对心电图结果进行了深入的讨论，最后根据心电图的分析结果总结患者的临床问题和治疗方案，让读者通过练习病例并模拟实践中遇到的问题而学到心电方面的知识，是读者迅速掌握心电图解析方法不可替代的途径。

郭继鸿

序一

心电图由威廉姆·爱因托芬发明，在1901年首次报道，被誉为医学界最伟大的发明之一。爱因托芬的成就在1924年被认可，那年他获得了诺贝尔医学奖。

20世纪40年代早期，十二导联已经应用。50年前，当我结束心内科训练时心电图只是心脏病学家可以应用的很少的几种工具之一。此后，我们又接受了强化的心电图训练，而如今大部分进修课程却没有关于心电图的，课程重点已经转移至更新的高科技诊断技术上。然而心电图对于诊断心脏异常方面仍然非常重要。对于心律失常患者，医生最想得到的诊断信息是什么？当然是心电图。尽管医学的发展迅速，不断改变，心电图及相关知识却是永恒的。50年前正确的知识，今天也是正确的，50年后仍然正确。

《波德瑞德（Podrid）临床心电图解析》系列丛书应称作“真实世界心电图”。由菲利普·波德瑞德博士和来自马赛诸塞总医院的三位杰出的青年心脏病学家共同完成。该书为我们的自我教育提供了很好的机会（当然也寓教于乐）。受人尊敬的波德瑞德博士倾心于心电图事业已久。多年来他收集和保存了千余份心电图用于教学，不可思议的是用于本套丛书的心电图仅是他收集的一部分。

心电图教科书有其自身的章节划分标准，但本书是依据每个与临床实际病例紧密结合的心电图划分为不同章节的。每份心电图的第一页以视觉效果好、可读性强的形式出现，同时伴有临床状况的描述。之后心电图的异常特征被标识，仔细分析及详细地讨论。同时给出与患者心电图相关的临床问题及治疗的总结。

本系列丛书的第一卷覆盖了心电图的基础知识。之后的五卷包含心电图的所有内容：心肌异常，传导异常，心律失常，窄和宽QRS心动过速，第六卷包括了起搏心律，先天性异常和电解质紊乱的多种心电图改变。由于我仔细地阅读了这本书，非常享受这种过程。从心电图猜测临床问题是很有趣的。实际上，在我的教学过程中经常如此。举例来说，成人中左室肥厚伴劳损，常有三种情况：严重主动脉瓣疾病，肥厚性心肌病，高血压性心脏病。

这些书籍对于护士、医学生、住院医师以及心内科进修生等各种层次的人群，无论在他们实习或成为心脏病学家的过程中，均证实有教学价值。尤其对于欲获得心血管疾病委员会证书或换发新证的人有帮助，心电图知识会带来很大的优先权。

这些书籍的每位读者会情不自禁地被作者卓越的工作打动。波德瑞德、马尔霍特拉、卡卡尔和诺斯沃西博士应该为他们艰苦卓绝的努力骄傲。我相信其他读者会和我一样，发现并喜欢这些书籍。

罗曼·W. 德桑克蒂斯 医学博士
临床心脏病科荣誉主任，马萨诸塞总医院
杰姆斯，伊万雷恩·杰恩克斯，保罗·杜德雷·怀特 医学教授
哈佛医学院

序二

心电图在20世纪初于荷兰问世，生理学家威廉姆·爱因托芬在人类活体体表记录了第一份跳动心脏的电活动。自此之后，心电图成为诊断怀疑有心脏问题患者必不可少的主力军。

原因显而易见。心电图机容易得到，检查简便易行，无创，廉价，可复制且对患者无伤害。心电图可提供即刻诊断信息，对于选择适当的治疗很重要，而且可记录急慢性心肌缺血的治疗效果，以及心律失常、传导异常、心腔结构变化、电解质和代谢紊乱、药物疗效及单基因遗传心脏异常心电图表现。心电图还是心脏病流行病学和危险分层研究有价值的工具。

在应用心电图的110多年的实践中，我们看到根据目前有创或无创诊断技术获得的信息显示心电图的价值不断改善。以上诊断技术包括：冠状动脉造影、心内异常搏动和传导异常定位、超声心动图、MRI和基因评估。这意味着不仅专业的健康保健新手需要从心电图中得到所有的信息，更多的高年资医师同样需要不断地更新知识。

菲利普·波德瑞德博士是全球著名的心电图专家。他还是一位卓越的教师。当你将心电图和他的意见结合时，毫无疑问，你会得到一系列的"真实世界心电图"，即得到只有一位真正的大师才拥有的临床心电图解析技巧和实践。我希望更多的读者可以从这些独特的再教育练习中获益。

海恩·J. 威廉斯 医学博士
心脏科教授
马斯特里赫特心血管病研究院
荷兰 马斯特里赫特

前言

心电图是医学界应用最古老的技术，也是医生办公室、门诊、急诊和医院中最常用的检查。心电图将继续在诊断心脏疾病和评估心源性症状方面起到非常重要的作用。同样，心电图在许多非心源性疾病的诊断中也很重要。

与其他医学领域的技巧一样，心电图的解读技术需要不断地回顾重要的心电图，不断地练习解读真正的心电图。然而许多健康指导者希望加强他们解读心电图的能力，发展理解心电图异常机制的技巧，他们意识到目前的资源不能满足他们的需求。

医学院校和住院医师教学课程并未强调心电图分析。因此许多内科医师认为没有得到足够的心电图解读训练。目前可以得到的心电图分析教科书基于对心电图表现的认识记忆，而不是理解复杂心电图基础的电生理特性和具体心电图对应的临床状态。因此内科医师并未接受识别重要波形和潜在异常的培训。

本套丛书旨在补充心电图继续教育的缺陷。这些教育帮助医学生及各层次的医护人员从不同广度和深度对日常工作中的心电图进行分析、诊断，以及对包括心脏相关电生理特性、案例情景和临床管理的讨论。

《波德瑞德（Podrid）临床心电图解析》系列丛书的每一卷均通过仔细分析特定案例及明确重要的波形教授解读心电图的技巧。每份心电图均取自真实的临床病例，并附以关于重要的诊断相关性发现，相应的电生理机制，以及关键的临床管理决定。该系列图书的目的是通过简便、基于病例的形式为医学各领域的读者提供系统的心电图解读方法。

第六卷介绍了起搏器、电解质紊乱、获得性和先天性心脏病及其他病例，其余各卷着重讨论适于心电图检查的基础疾病：

- 主要介绍心电图阅读的基本知识，强调了阅读心电图过程中使用的方法及工具（卷 1）；
- 心房和心室肥厚，急性心肌缺血，急性及慢性心肌梗死，心包炎（卷 2）；
- 房室（AV）和心室内传导异常以及超常房室传导（卷 3）；
- 窦性，心房，交界区和室性心律失常（卷 4A、B）；
- 窄和宽 QRS 心动过速和差异性传导（卷 5A、B）。
- 记录方法和各种状态，包括起搏器、电解质紊乱、获得性和先天性心脏病。

该系列中每卷均以启发式的方法介绍每种临床分类的重要心电图发现。随后基于核心病例的解说，引导读者确定与典型异常相关的重要的心电图发现，同时提供相应的基础的电生理机制信息。这部分之后随机分配一些与主题相关的心电图和临床描述，以强化读者的心电图分析技巧。重要的是病例汇报后通常有深度地针对心电图表现进行讨论，并在心电图中对于重要波形做特殊标识。

菲利普·波德瑞德，医学博士
拉吉夫·马尔霍特拉，医学博士，外科硕士
拉胡尔·卡卡尔，医学博士
彼得·诺斯沃西，医学博士

致谢

首先我要把这本书献给我的妻子薇薇安和我的儿子约书亚，多年以来，他们给了我无限的耐心、支持、鼓励和爱。我还要把这本书献给众多的心内科医生、医务人员、医学生，在过去 30 多年的教学工作中，从他们身上得到了很大的乐趣和荣誉感，同时也从他们身上学到了很多。

菲利普·波德瑞德

献给我的妻子辛迪、女儿萨佩娜、儿子桑杰，谢谢他们给予我的爱、支持和鼓励。

拉吉夫·马尔霍特拉

献给我的女儿米亚和伊拉，我的挚爱。

拉胡尔·卡卡尔

献给凯蒂和杰克。

彼得·诺斯沃西

目录

引言 …… 1

核心病例 1~44　起搏器正常功能与功能异常

病例 1 …… 3

病例 2 …… 6

病例 3 …… 9

病例 4 …… 12

病例 5 …… 15

病例 6 …… 18

病例 7 …… 21

病例 8 …… 24

病例 9 …… 27

病例 10 …… 30

病例 11 …… 33

病例 12 …… 36

病例 13 …… 39

病例 14 …… 42

病例 15 …… 45

病例 16 …… 48

病例 17 …… 51

病例 18 …… 54

病例 19 …… 57

病例 20 …… 60

病例 21 …… 66

病例 22 …… 69

病例 23 …… 72

病例 24 …… 75

病例 25 …… 78

病例 26 …… 81

病例 27 …… 84

病例 28 …… 87

病例 29 …… 90

病例 30 …… 93

病例 31 …… 96

病例 32 …… 99

病例 33 …… 102

病例 34 …… 105

病例 35 …… 108

病例 36 …… 111

病例 37 …… 114
病例 38 …… 117
病例 39 …… 120
病例 40 …… 123
病例 41 …… 126
病例 42 …… 129
病例 43 …… 138
病例 44 …… 147
核心病例 45~64　心电图记录问题标准化，记录速度，其他导联记录，伪影，导联转换
病例 45 …… 150
病例 46 …… 156
病例 47 …… 162
病例 48 …… 165
病例 49 …… 171
病例 50 …… 177
病例 51 …… 180
病例 52 …… 183
病例 53 …… 191
病例 54 …… 194
病例 55 …… 197
病例 56 …… 203
病例 57 …… 206
病例 58 …… 209
病例 59 …… 212
病例 60 …… 215
病例 61 …… 221
病例 62 …… 227
病例 63 …… 233
病例 64 …… 239
核心病例 65~86　药物，电解质
病例 65 …… 245
病例 66 …… 248
病例 67 …… 251
病例 68 …… 254
病例 69 …… 257
病例 70 …… 260
病例 71 …… 263
病例 72 …… 269
病例 73 …… 275
病例 74 …… 281
病例 75 …… 284
病例 76 …… 287
病例 77 …… 290
病例 78 …… 296
病例 79 …… 299
病例 80 …… 302
病例 81 …… 305

病例 82 …… 308
病例 83 …… 311
病例 84 …… 314
病例 85 …… 320
病例 86 …… 326
核心病例 87~101　先天性疾患
病例 87 …… 332
病例 88 …… 338
病例 89 …… 341
病例 90 …… 344
病例 91 …… 347
病例 92 …… 353
病例 93 …… 356
病例 94 …… 359
病例 95 …… 362
病例 96 …… 368
病例 97 …… 371
病例 98 …… 374
病例 99 …… 377
病例 100 …… 383
病例 101 …… 392
核心病例 102~124　获得性和其他异常
病例 102 …… 395
病例 103 …… 401
病例 104 …… 413
病例 105 …… 419
病例 106 …… 425
病例 107 …… 428
病例 108 …… 431
病例 109 …… 434
病例 110 …… 440
病例 111 …… 449
病例 112 …… 452
病例 113 …… 455
病例 114 …… 458
病例 115 …… 464
病例 116 …… 467
病例 117 …… 470
病例 118 …… 473
病例 119 …… 476
病例 120 …… 485
病例 121 …… 488
病例 122 …… 491
病例 123 …… 500
病例 124 …… 506

引言

起搏器

起搏电极仅植入右心房或右心室称为单腔起搏器；同时植入右心房和右心室称为双腔起搏器；既植入右心房、右心室，又植入左心室的冠状窦时称为双心室起搏器，用于心衰患者的左心室起搏或心脏再同步化治疗。

起搏电极植入右心室时，起搏的 QRS 波形态呈左束支阻滞型，因为冲动起源于右心室，然后通过心肌传导至左心室。Ⅰ导联为双极导联，冲动的传导方向是从右到左，因此心电图上Ⅰ导联表现为宽 R 波（向左的传导形成了Ⅰ导联的宽 R 波），V_5~V_6 导联也表现为宽 R 波，V_1 导联为深 QS 波（提示冲动从右向左传导，背离 V_1 导联）。但是，左束支阻滞在胸前导联可以呈 QS 型。另外，右心室电极靠近室间隔时，可能在 V_1 导联表现为宽 R 波，呈不典型的左束支阻滞型。

双心室起搏时，最初的心室冲动起源于左心室，然后通过心室肌传导至右心室，类似右束支阻滞。Ⅰ导联为双极导联，导联轴的方向从右到左，在正常情况下，心脏冲动从右到左传导，Ⅰ导联表现为 R 波；当激动从左向右传导时，Ⅰ导联表现为初始的 Q 波或 QS 波。V_1 导联可以出现宽 R 波，V_5~V_6 导联出现 QS 波，但是这种情况也可能出现在右心室起搏时。因此，Ⅰ导联对双心室起搏的诊断最重要。

起搏器的电极导线既可以为双极，也可以为单极。双极电极导线的头端有两个电极（阳极和阴极），两者紧邻。因此，双极电极导线的电通路或环路窄，产生的电量小，在心电图上表现为低振幅的起搏刺激信号。单极电极导线的头端仅有一个电极，而另一个电极在起搏器的脉冲发生器中。因此其电环路较大，电冲动的振幅较高，在体表心电图上表现为高振幅的起搏器刺激信号。

起搏器可以非同步模式工作，即无论基础心率或节律如何，起搏器均持续起搏。最常见的是起搏器以按需模式工作，即当固有心率低于起搏器预设的低限频率时起搏。

为了定义起搏器的基本功能，指定了由 5 个字母组成的编码来描述起搏特性，但最常见的是用 3 个字母组成的编码来描述。当编码中包含 3 或 4 个参数时，可以认为编码中未提及的位置是“O”或空缺。

第一个字母

第一个字母代表起搏的心腔。“A”代表心房，“V”代表心室，“D”代表双腔（即心房 + 心室）。

第二个字母

第二个字母代表感知的心腔。存在感知功能时，起搏器的工作模式为按需起搏，即仅当固有心率低于起搏器预设的低限频率时起搏。与第一个字母相同：“A”代表心房，“V”代表心室，“D”代表双腔。一个额外的字母“O”代表无感知功能，即无论固有节律如何，起搏器均按特定的频率自动起搏。这就是非同步固律起搏。

第三个字母

第三个字母代表起搏器对感知事件的反应。

•I 代表感知自身事件后抑制起搏脉冲的发放，即按需模式。

•T 代表感知自身事件后触发起搏脉冲的发放。

•D 代表感知自身事件后可以抑制，也可以触发起搏脉冲的发放。

这种设计仅适用于双腔起搏器。

（1）没有感知到心房事件时，起搏器发放心房起搏脉冲。在程控的房室延迟时间内，如果没有感知到心室事件，起搏器则发放心室起搏脉冲。这称为房室顺序起搏。

（2）没有感知到心房事件时，起搏器发放心房起搏脉冲。在程控的房室延迟时间内，如果感知到自身的心室事件，起搏器则抑制心室起搏脉冲的发放。起搏器以心房起搏的模式工作。

(3)感知到心房事件时，起搏器抑制心房起搏脉冲的发放。在程控的房室延迟时间内，如果没有感知到心室事件，起搏器则发放心室起搏脉冲。这称为感知心房(或P波同步)起搏心室。

在心房感知事件和触发心室起搏脉冲发放之间的可程控间期(房室延迟)与PR间期相仿。在程控的延迟时间内，如果心室电极感知到自身的心室电活动信号，则抑制心室起搏脉冲的发放。

- O代表起搏器无感知功能，最常见的是“O”在编码的第二个位置。这种情况时，起搏器的工作模式为非同步。

第四个字母

第四个字母代表起搏器的频率应答，也称为频率应答性或频率适应性起搏。

- R在编码的第四个位置，代表起搏器具有根据感知患者活动量的需要而调整起搏频率的功能。
- O代表起搏器无频率应答。“O”通常在第四个位置时被省略(即DDD与DDDO的意义相同)。

第五个字母

第五个字母仅指多部位起搏或空缺，定义为起搏部位在双房、双室、任一心腔中超过一个起搏部位，或上述情况同时存在。

其特性不常用，第五个位置通常被省略。

- O代表无多部位起搏。
- A代表多部位起搏在单心房或双房。
- V代表多部位起搏在单心室或双室。
- D代表心房和心室都有多部位起搏。

起搏器工作时可能有多种问题出现，心电图通常是起搏器故障的首发表现。

1. 有起搏刺激信号，但无夺获；即起搏刺激信号后无P波或QRS波。这可能是因为：

(1)没有感知到自身的P波或QRS波，在随后的一定时间内起搏器发放起搏刺激信号，但心肌仍处于不应期，不能被刺激或夺获。

(2)电极导线移位或脱位。

(3)起搏电极周围的心肌纤维化或炎症。

(4)起搏阈值增加，起搏脉冲输出的能量不足以引起夺获。

(5)电极导线故障。

2. 有起搏刺激信号，但不能感知到自身的P波或QRS波；即自身的P波或QRS波后较短的间期内出现心房或心室的起搏刺激信号。这可能是因为：

(1)P波或QRS波振幅低于感知阈值，即信号不够高大。

(2)起搏器设定的敏感性太低，不足以感知自身P波或QRS波。

(3)异位起搏点距离起搏电极有一定距离。

(4)电极导线故障。

(5)环境电场或噪声干扰，如磁铁可以消除正常的感知。

3. 没有起搏刺激信号，即没有自身的P波或QRS波时，也没有出现起搏刺激信号。没有起搏刺激信号可以引起间歇，并且间歇长于程控的基础心率。可能发生在以下情况中：

(1)对在体表心电图上可能看不到的P波或QRS波过感知。

(2)电磁干扰被起搏器误感知为自身的P波或QRS波，从而抑制起搏脉冲的输出。

(3)脉冲发生器故障，尤其是电池失效或耗竭时。

(4)电极导线与脉冲发生器连接不到位，或者导线断裂。

病例 1

一名 64 岁的男性患者，患有主动脉瓣狭窄，主因间断头晕和呼吸困难就诊。症状发作时的心电图如下。

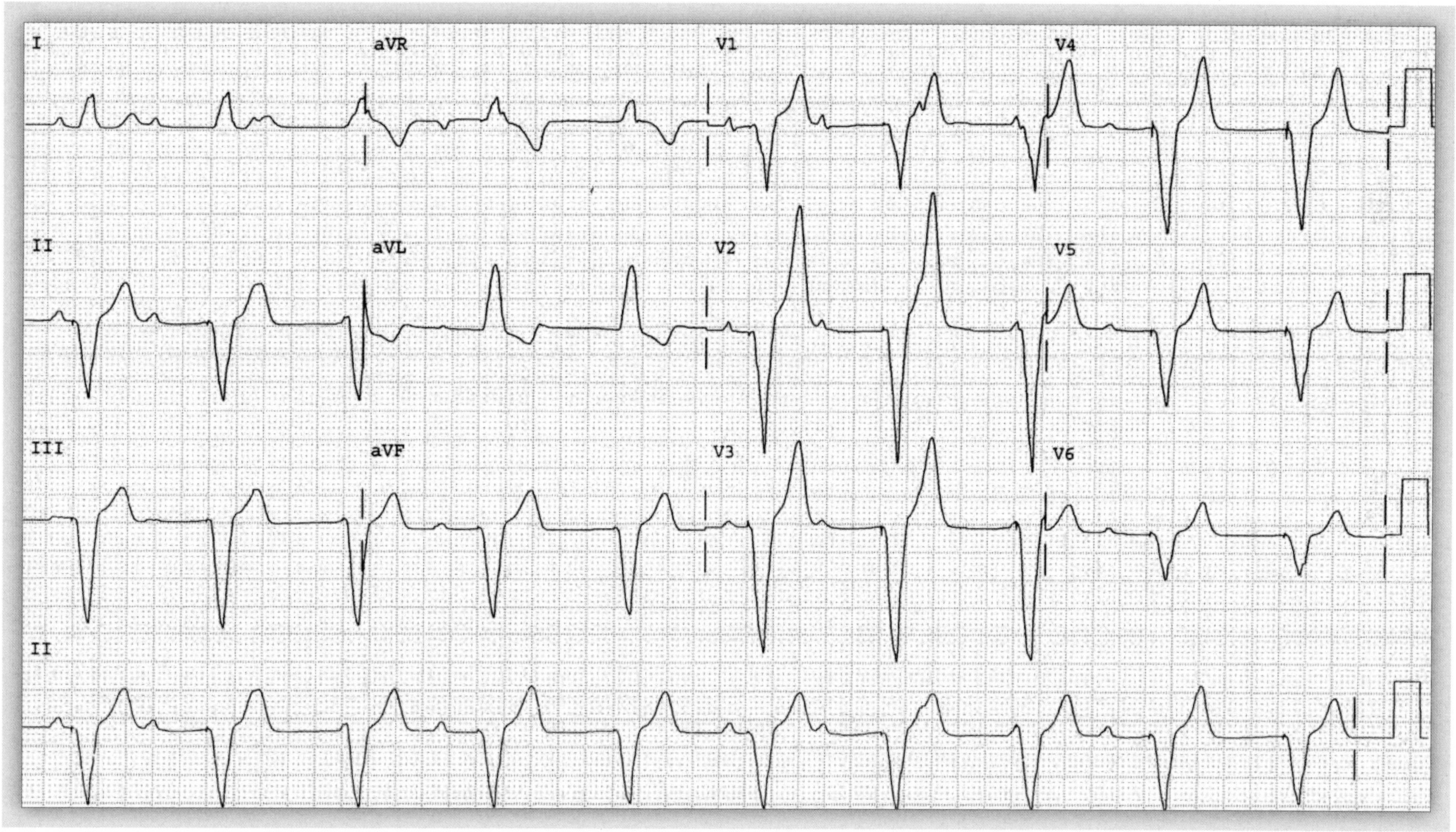

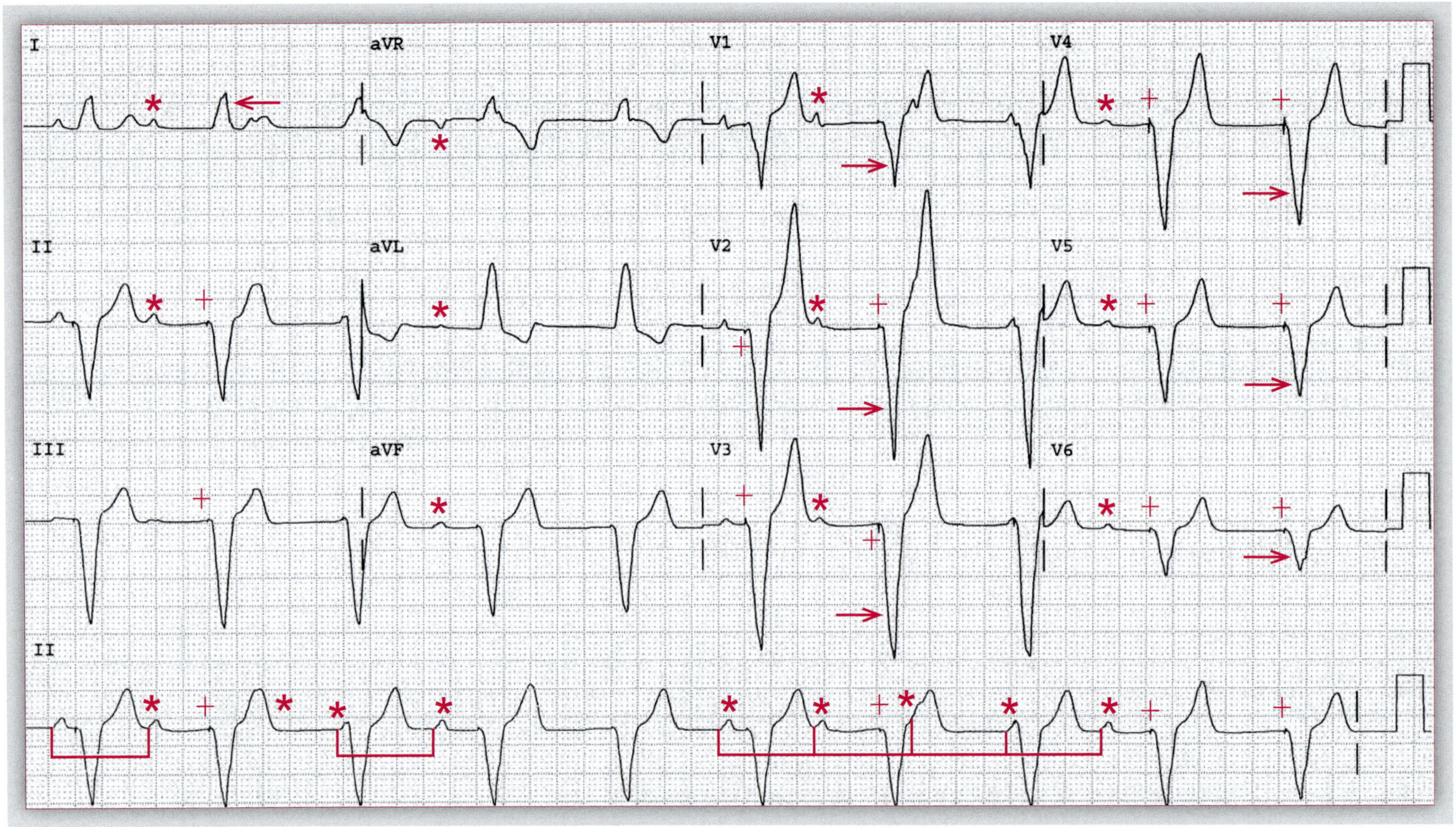

心电图1分析：窦性心律，完全性心脏传导阻滞伴房室分离，右心室起搏（VVI）。

节律规整，心率 60 次 / 分。P 波（*）规律出现，频率 86 次 / 分，P 波与 QRS 波无关，提示房室分离。尽管 P 波有时落在 T 波或 QRS 上，但仍规律出现（ ⌴ ）。在Ⅰ、Ⅱ、aVF、V_4~V_6 导联上 P 波直立，因此该心电图为窦性心律。QRS 时限增宽（0.20s），呈左束支阻滞型，Ⅰ导联呈宽 R 波（←），V_1~V_6 导联呈宽 QS 波（→）。电轴极度左偏，在 -30°~-90°（Ⅰ导联 QRS 波主波向上，Ⅱ、aVF 导联主波向下）。QT/QTc 间期增宽（480/480ms），但校正增宽的 QRS 时限后 QT/QTc 仍正常（380/380ms）。在部分导联，每个 QRS 波之前均可见钉样信号（+），即为右心室起搏（即 QRS 波呈典型左束支阻滞型，尤其是Ⅰ导联可见宽 R 波）。钉样信号非常小，通常不明显；因此为双极起搏。在起搏电极的头端，两个电极互相邻近，形成的折返环路小，因此钉样信号的振幅低。

因为窦性冲动与心室起搏无关，起搏器以心室起搏的形式工作，可能为 VVI 模式，即心室按需起搏。它可以起搏心室，也可以感知心室冲动。如果能感知到自身的心室冲动，起搏器则抑制心室起搏脉冲的发放；如果没有感知到自身的心室冲动，起搏器则发放心室起搏脉冲。心房率快于起搏频率，并且 P 波之后无自身的 QRS 波，所以该患者存在完全性心脏传导阻滞。

房室失同步可以引起明显症状，尤其是当患者存在依赖于前负荷状态的疾病时，如主动脉瓣狭窄、肥厚性心肌病、重度左心功能不全和限制性心肌病。这种情况下，心房收缩的射血量达每搏输出量的 40%。基础心律为窦性心律时，存在房室分离或 VVI 起搏引起房室失同步，可以导致每搏输出量下降，从而使患者出现相关症状。这类患者可能更适于选择生理性起搏，即心房感知心室起搏或 P 波同步心室起搏。■

病例 2

一名无症状患者的心电图如下。该患者体格检查可见明显的颈部血管搏动。

心电图提示什么？

该患者是否需要针对房颤进行抗凝治疗？

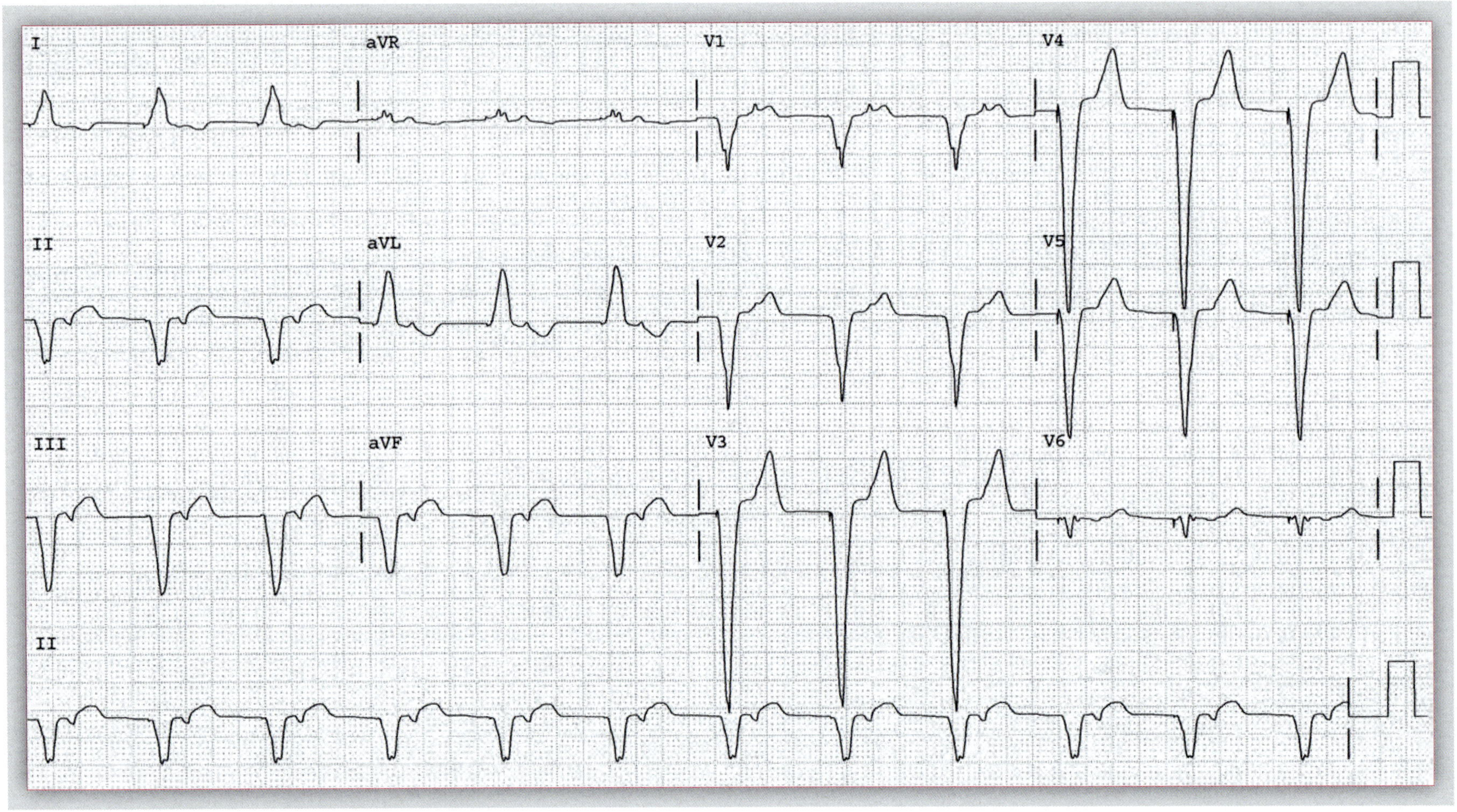

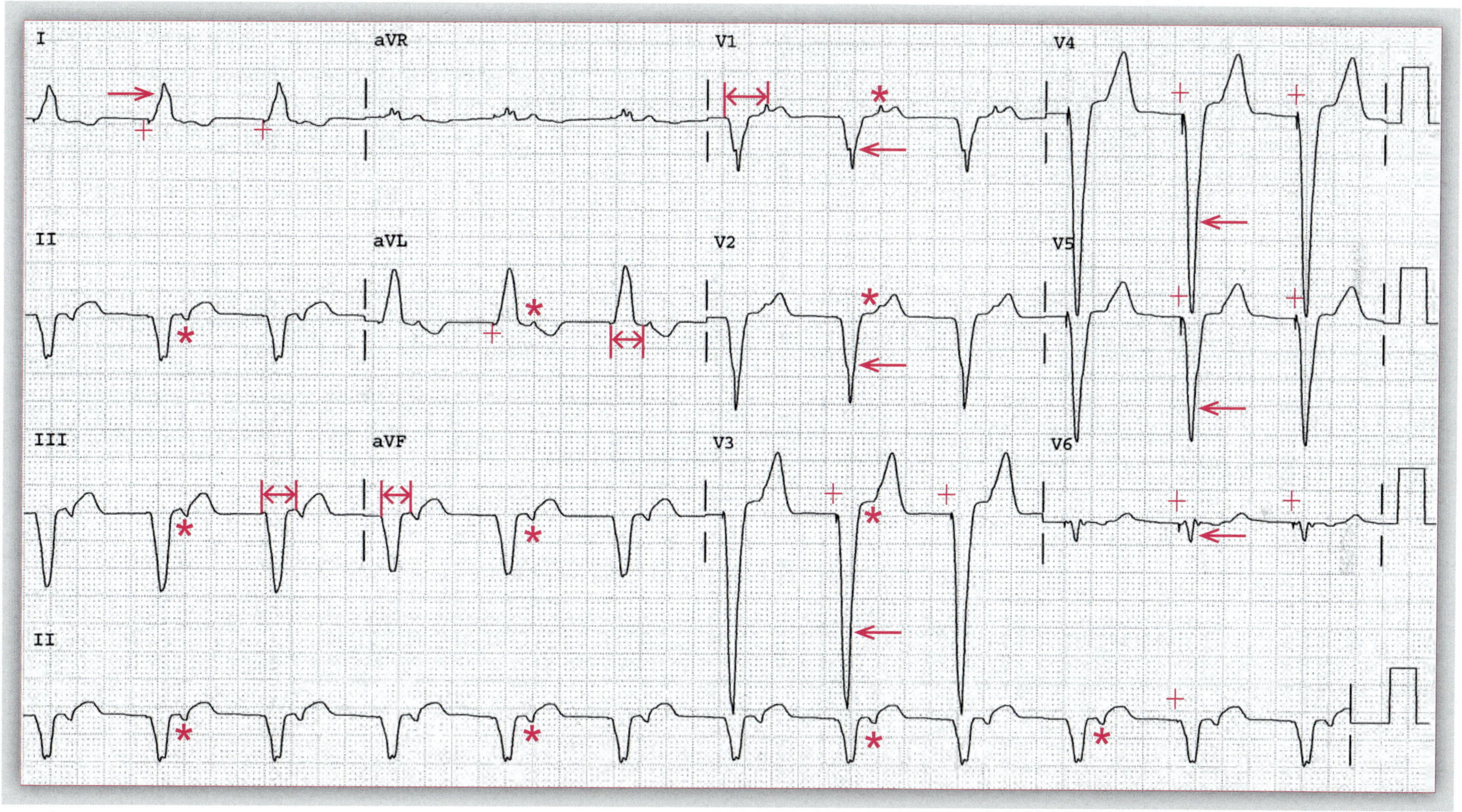

心电图 2 分析:右心室起搏逆传激动心房(室房传导)。

节律规整,心率 70 次 / 分。QRS 时限增宽(0.18s),呈左束支阻滞型,Ⅰ导联呈宽 R 波(→),V_1~V_6 导联呈 QS 波(←)。QT/QTc 间期延长(500/540ms),但校正增宽的 QRS 时限后 QT/QTc 间期正常(420/450ms)。在部分导联(但不是所有导联),每个 QRS 波之前均可见起搏脉冲的发放(+)(刺激信号、伪差或钉样信号)。因此,该心电图为右心室起搏,可能为 VVI 即心室按需起搏模式。所以,电轴极度左偏(-30°~-90°)不是左前分支阻滞引起。起搏器的刺激信号非常小,可能为双极起搏。每个 QRS 波后面均可见到 P 波(*),QRS 波和 P 波的关系固定,即存在固定的 RP 间期(↔)。Ⅱ、Ⅲ、aVF 导联 P 波呈负向,因此这是室房通过房室结逆传引起的 P 波。心电图中可见 P 波,提示存在心房激动,该患者无房颤,不需要接受抗凝治疗。明显的颈部血管搏动为“A”波,是心房和心室同时收缩引起,因心房收缩同时三尖瓣(和二尖瓣)关闭致其振幅增大。■

一名 65 岁的女性患者，无任何不适症状，为行常规体检就诊。心脏收缩期可见间断出现的强有力的颈静脉搏动，胸骨左缘可闻及 I /VI全收缩期杂音，随呼吸增强。心电图如下。

颈静脉搏动的原因最可能是什么？

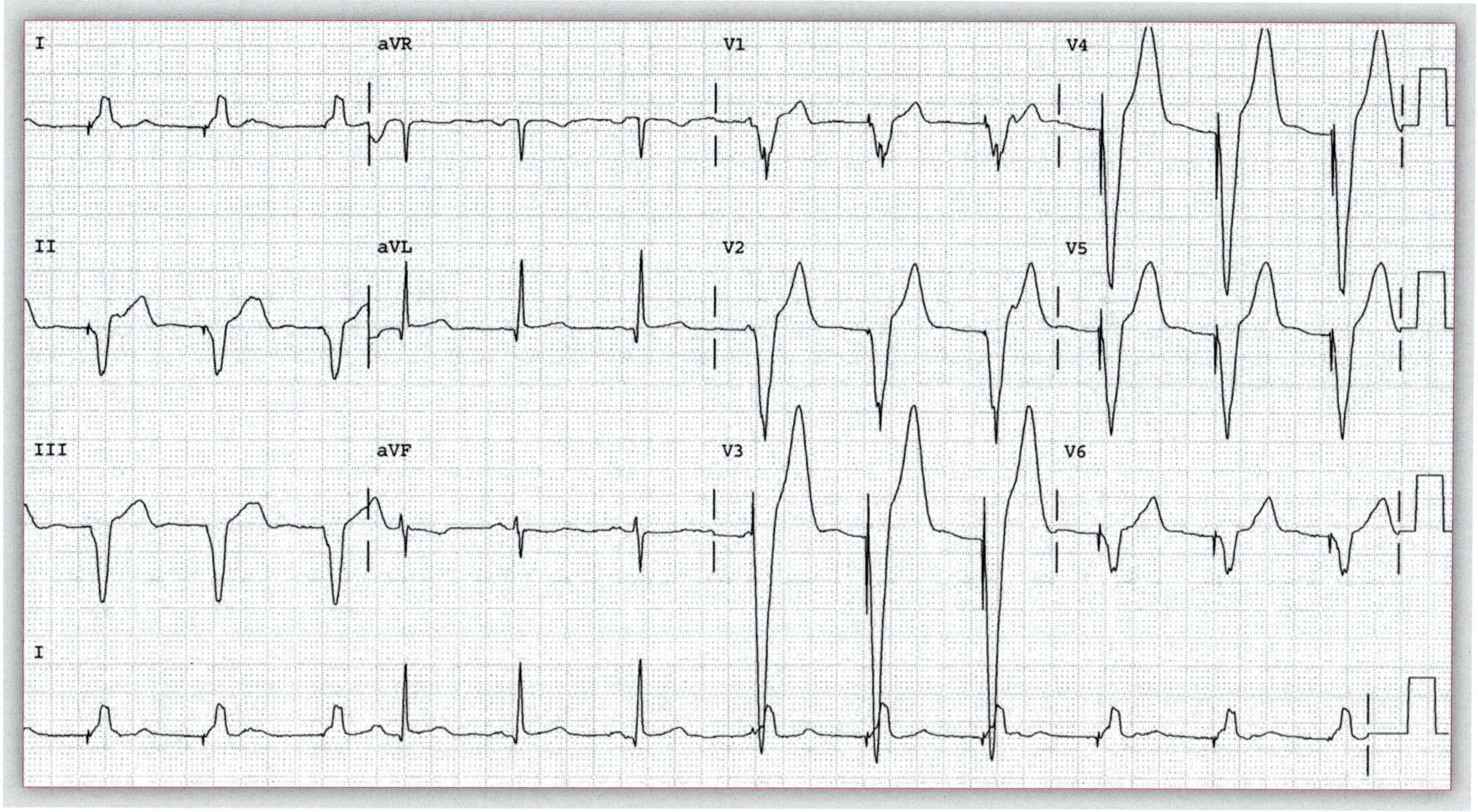

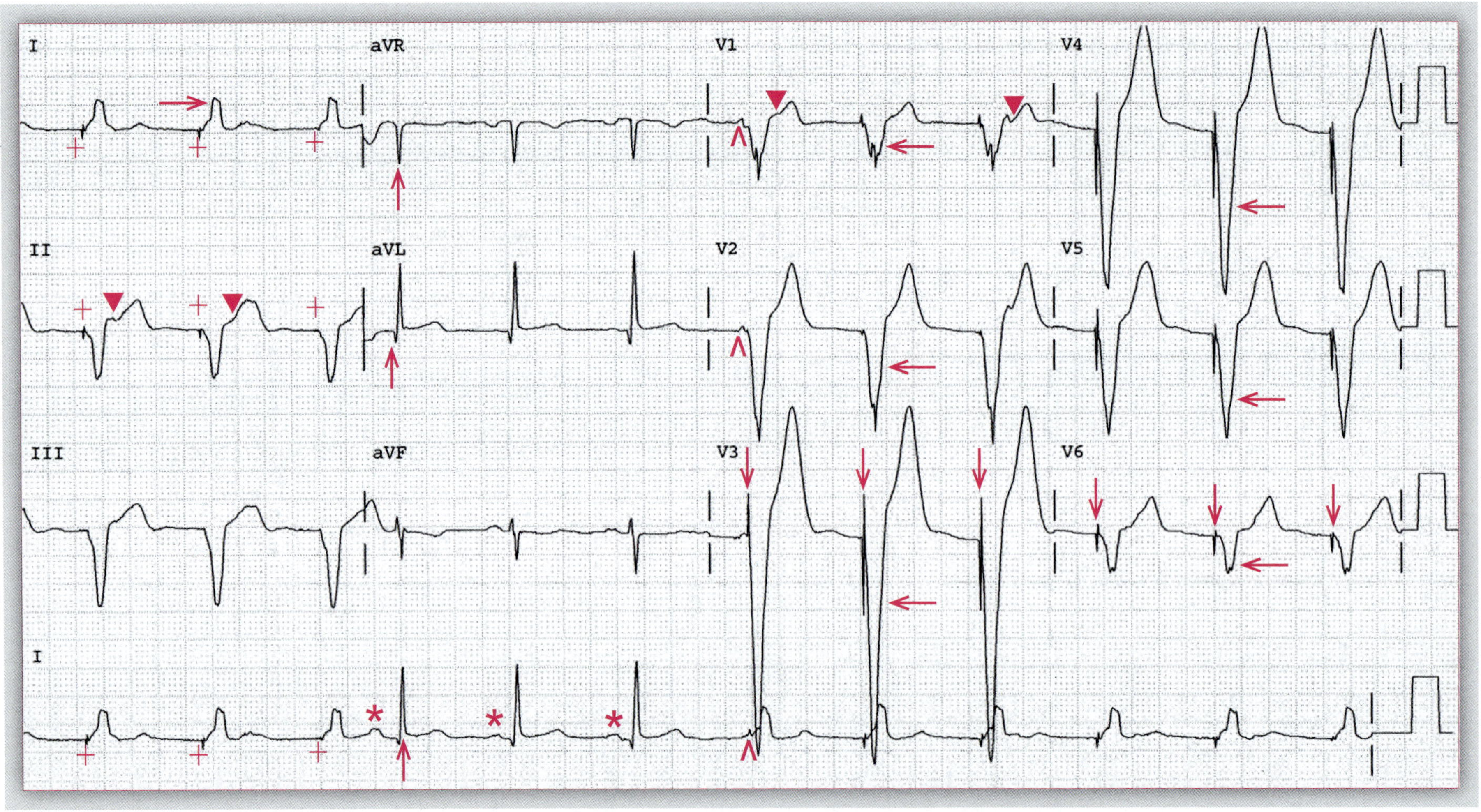

心电图3分析：窦性心律，间断自身心室下传，右心室按需起搏(VVI)伴房室分离。

前 3 个 QRS 波增宽，呈左束支阻滞型，Ⅰ导联为宽 R 波（→），V_1~V_6 导联为 QS 波（←），QRS 波之前可见起搏脉冲信号或钉样信号（+）。心率 70 次 / 分。QRS 波增宽（0.18s），其前无清晰可见的 P 波。因此为右心室起搏产生的 QRS 波。随后的 3 个 QRS 波变窄（0.08s），每个 QRS 波之前均有 P 波（*），而且 PR 间期固定（0.18s）。Ⅰ、aVF 导联 P 波正向，可能为窦性 P 波。窄 QRS 波中第一个波（心电图中第 4 个 QRS 波）提前出现（↑），是因为重建窦性心律后的心率快于起搏频率。窦性心律的频率为 72 次 / 分，不存在心室起搏的心电图表现，这是因为窦性心率快于起搏频率的低限（70 次 / 分），导致起搏脉冲的发放受到抑制。所以该心电图为心室按需起搏，即起搏器的工作模式为 VVI 模式。窦性心律的 QRS 时限正常（360/395ms）。

3 个窦房结下传的 QRS 后再次出现心室起搏的 QRS 波，心电图中可见起搏刺激信号（↓）。随后起搏的 QRS 中的第一个 QRS 波（心电图中第 7 个 QRS 波）前面可见 P 波（∧），PR 间期较短。这个 P 波没有夺获心室（PR 间期短于窦性夺获时的基线 PR 间期），但此时恰好出现心室起搏。因为窦性心率慢于起搏频率的低限（70 次 / 分），所以心室按需起搏器恢复其正常的功能进行起搏。

颈静脉搏动呈双相，由两个波组成：① A 波（舒张末期心房收缩）和② V 波（收缩期静脉血回流至右心房）。收缩期的高 V 波可能是严重三尖瓣反流所致，并且在每次心跳都可以观察到，而不是间断出现。而该患者仅存在Ⅰ/Ⅵ级杂音，提示轻度三尖瓣反流，产生明显 V 波的可能性不大。间断出现的强有力的颈静脉搏动更常见于房室分离引起的“大炮 A 波”，当心房收缩与心室收缩引起三尖瓣关闭同时发生时出现。VVI 起搏时 P 波与心室波分离，P 波出现在 T 波中，即存在房室分离，表现为大炮 A 波。■

病例 4

一名急性肺炎的患者就诊急诊室，要求评估是否存在起搏器故障或导线移位。患者的起搏器以不同形态的 QRS 波起搏。血流动力学稳定，心电图如下。

诊断是什么？

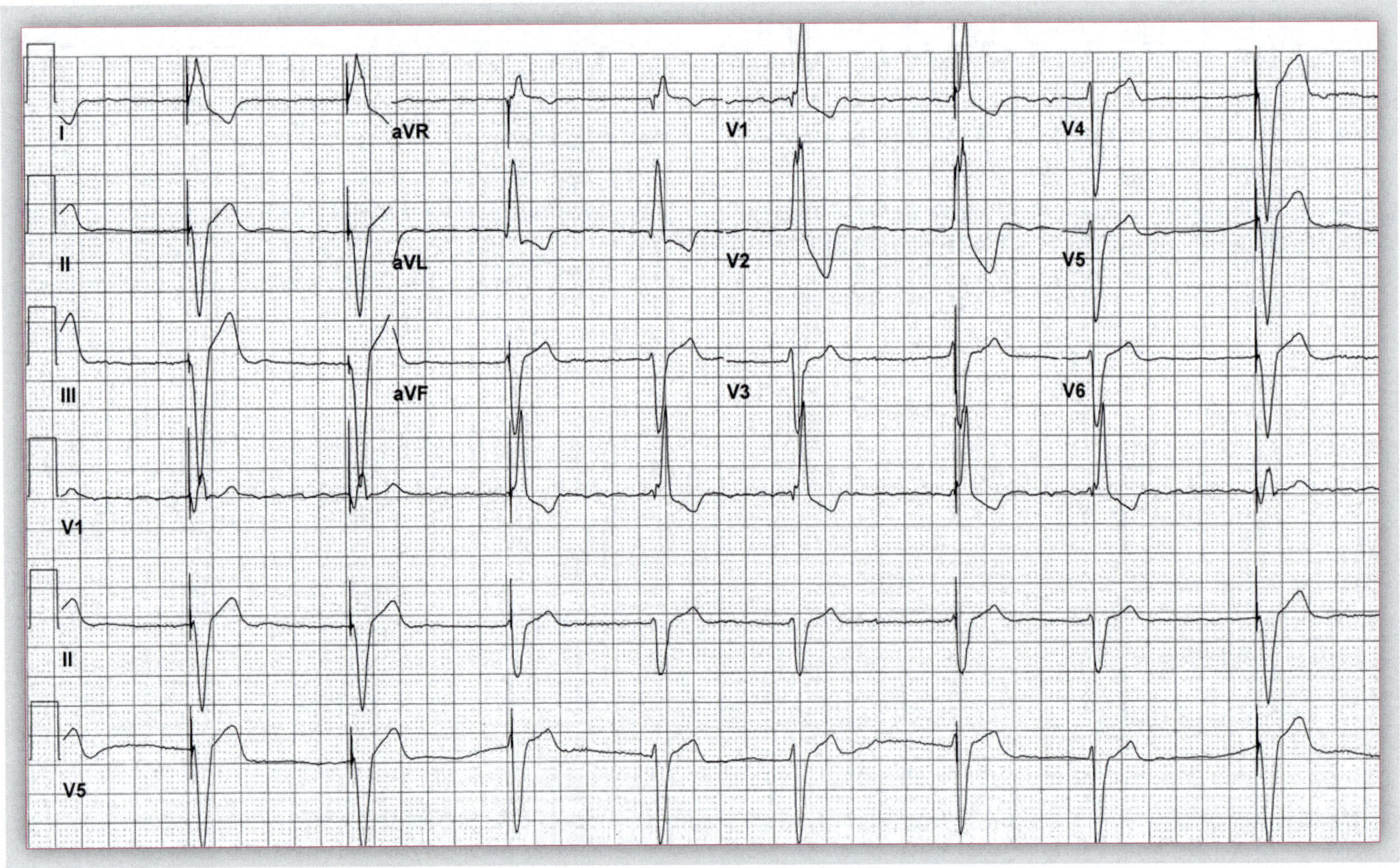

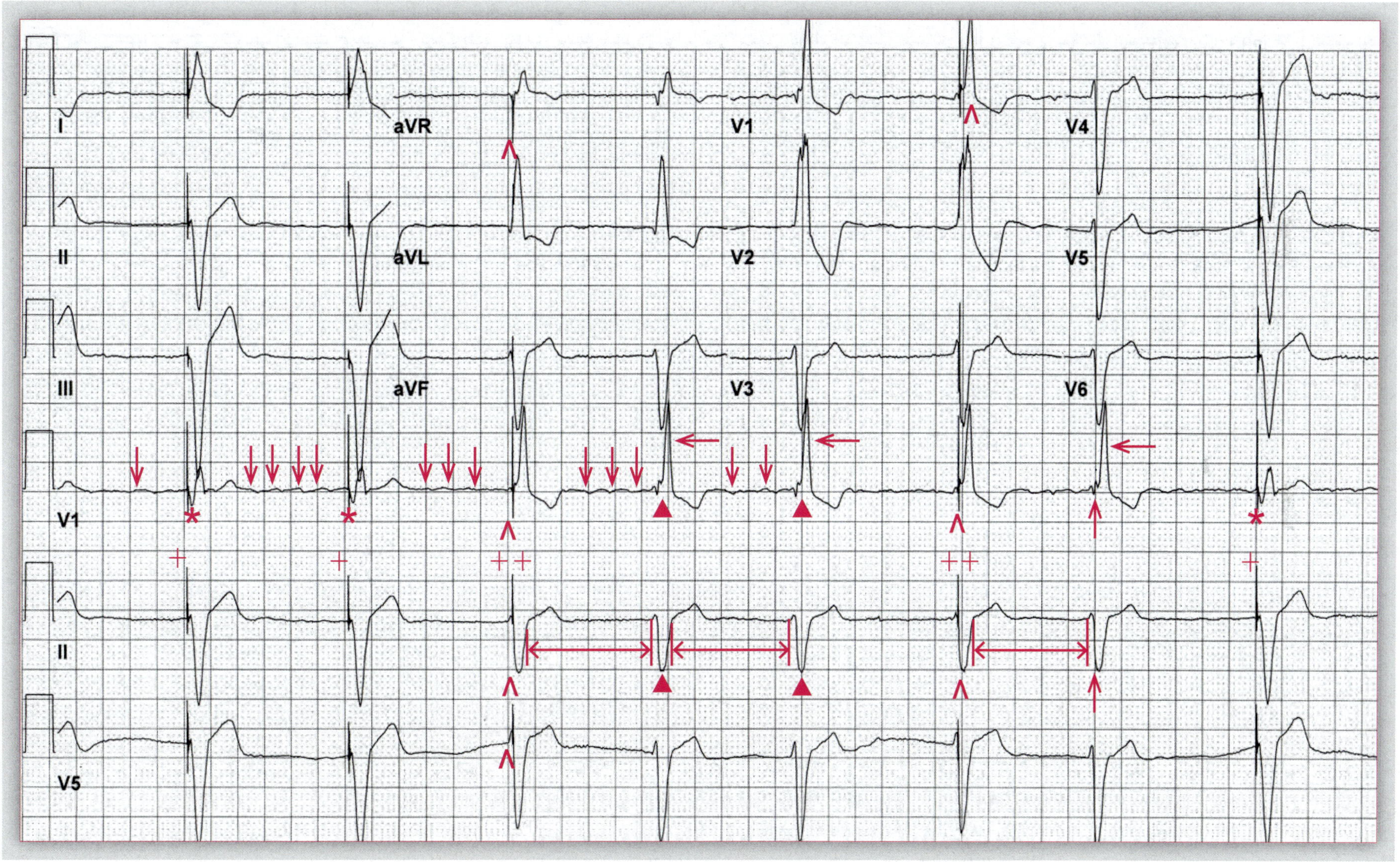

心电图 4 分析：心房颤动，间断按需起搏，右心室起搏（VVI），假性融合波。

节律规整，尽管部分 RR 间期轻微不规律(↔)，平均心率 54 次 / 分。前两个和最后一个 QRS 波的 QRS 间期(+)延长(0.16s)，呈左束支阻滞型 [除了 V_1 导联呈 qR 型(*)]，每个宽 QRS 波(+)前都可以看到钉样信号或起搏刺激信号。心室率 52 次 / 分。心电图中未见清晰的 P 波，但 V_1 导联可见不规律的快速心房除极波(↓)。因此，该心电图的基础节律为心房颤动。第 4、5、7 个 QRS 波(▲)前无钉样信号，RR 间期不规整(↔)，QRS 波较前 3 个稍窄(0.14s)，呈典型右束支传导阻滞(RBBB)型，V_1 导联为 RSR′ 型(←)。这些是自身的 QRS 波，其出现频率快于起搏器的低限频率，所以被起搏器感知，从而抑制了起搏脉冲的发放。自身 QRS 波的 QT/QTc 间期正常(440/420ms，校正增宽的 QRS 间期后为 400/380ms)。第 3 个和第 6 个 QRS 波(∧)的宽度(0.14s)和形态与自身的 QRS 波相同，呈 RBBB 型。但是这两个波前面可以看到起搏刺激信号(++)，起搏刺激信号在 QRS 波起始处稍后出现。另外，第 3 个和第 6 个 QRS 波的形态和宽度与前两个和最后一个起搏的 QRS 波不同，所以这两个波为自身的 QRS 波，而不是心室起搏引起的，但它们出现的频率与起搏频率相同。起搏刺激信号与自身传导同时发生，这被称为假性融合波。因此，该心电图为心室按需起搏(VVI 模式)。第 7 个为自身的 QRS 波(↑)，而第 8 个为起搏脉冲发放引起(+)，所以是右心室起搏的 QRS 波。

该患者存在心房颤动，心室率完全不规则。因此，如果心室率快于起搏器的低限频率，起搏脉冲发放则受到抑制；如果自身的心室率慢于起搏器的低限频率，起搏器则发放起搏脉冲，产生起搏的 QRS 波；如果一直为心室起搏(VVI 起搏)，则节律变规整。但是，如果自身的心室率与起搏器的低限频率相同，起搏刺激脉冲则在自身 QRS 出现时发放，而不产生起搏的 QRS 波。这种情况并不是起搏器故障。降低或增加起搏器的低限频率可以避免融合波的出现。■

对患者进行体格检查时发现其节律为有规律的不规整，心电图如下。

节律诊断是什么？

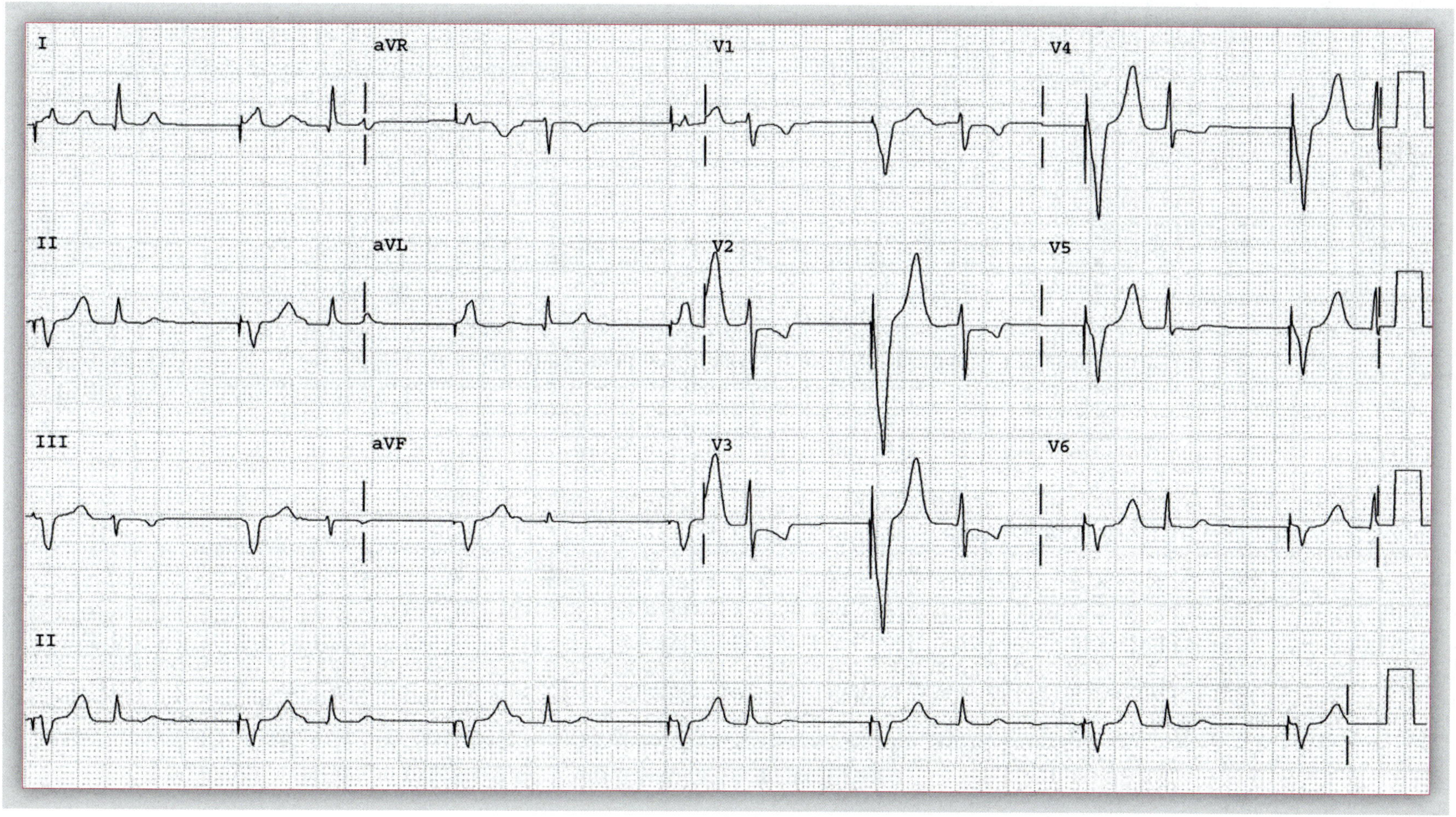

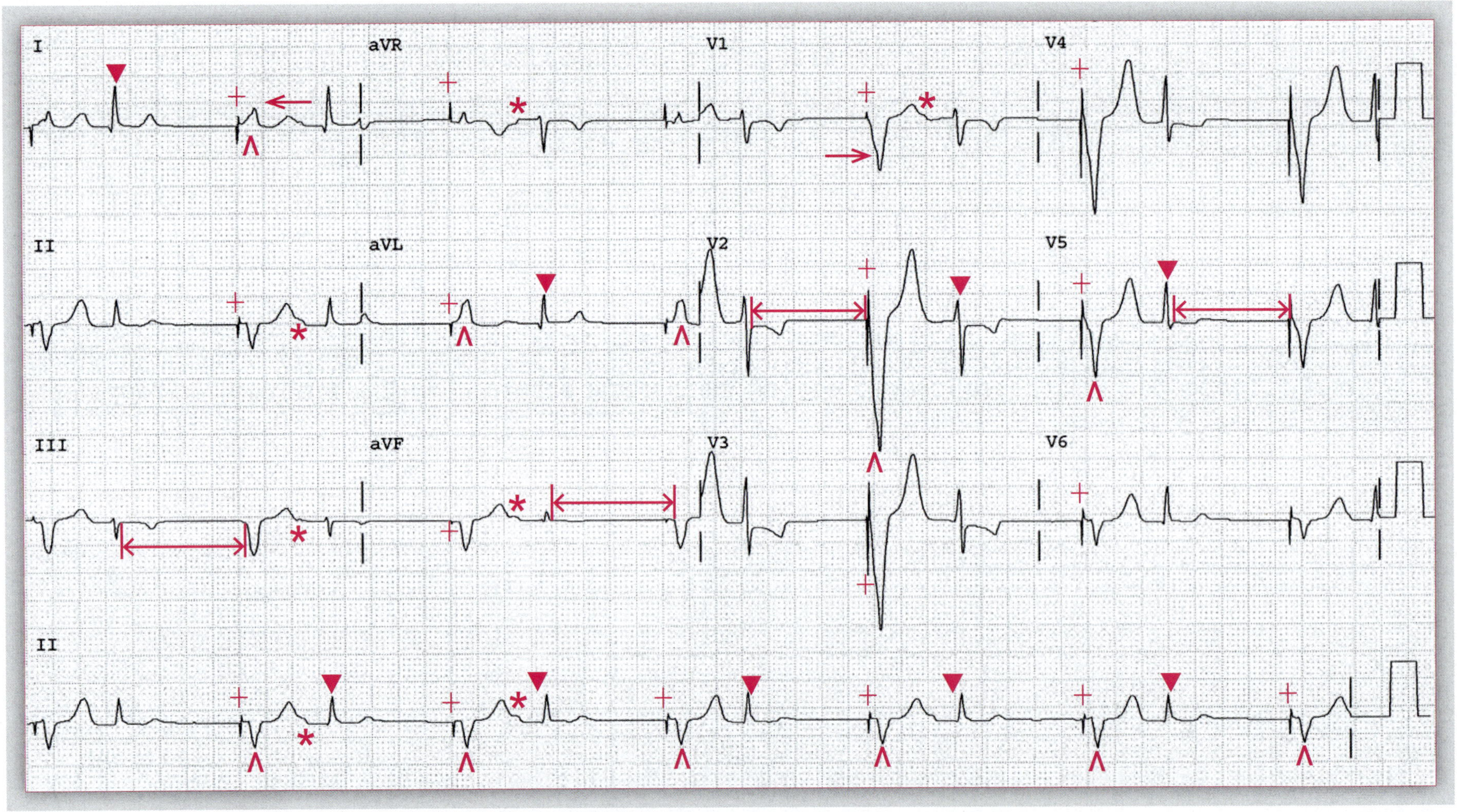

心电图5分析:显著窦性心动过缓伴Ⅰ度房室传导阻滞,右心室按需起搏。

心电图中宽 QRS 波（0.18s）（∧）和窄 QRS 波（0.08s）（▼）交替出现。宽 QRS 波呈左束支传导阻滞型 [Ⅰ导联呈宽 R 波（←），V_1 导联呈 QS 型（→）]，其前可见起搏刺激信号（+），这是右心室起搏的 QRS 波。窄 QRS 波前有 P 波（*），PR 间期固定（0.24s）。P 波在Ⅰ、Ⅱ、aVF 导联向上。因此是窦性 P 波伴Ⅰ度房室传导阻滞或传导延迟。窦性心律的 QRS 波与起搏的 QRS 波关系固定（↔），频率为 64 次 / 分。因此心电图显示窦性搏动后发生窦性停搏，其后出现心室起搏，频率为 64 次 / 分，即起搏器低限频率。起搏器以心室按需起搏或 VVI 模式工作。窦性心律的 QT/QTc 间期正常（340/350ms）。■

病例 6

一名 84 岁的老年女性患者，既往有射血分数保留的心力衰竭、长期高血压和病窦综合征病史，为行常规随访就诊。心电图如下。

起搏器功能是否正常？
是否需要重新调整起搏器？

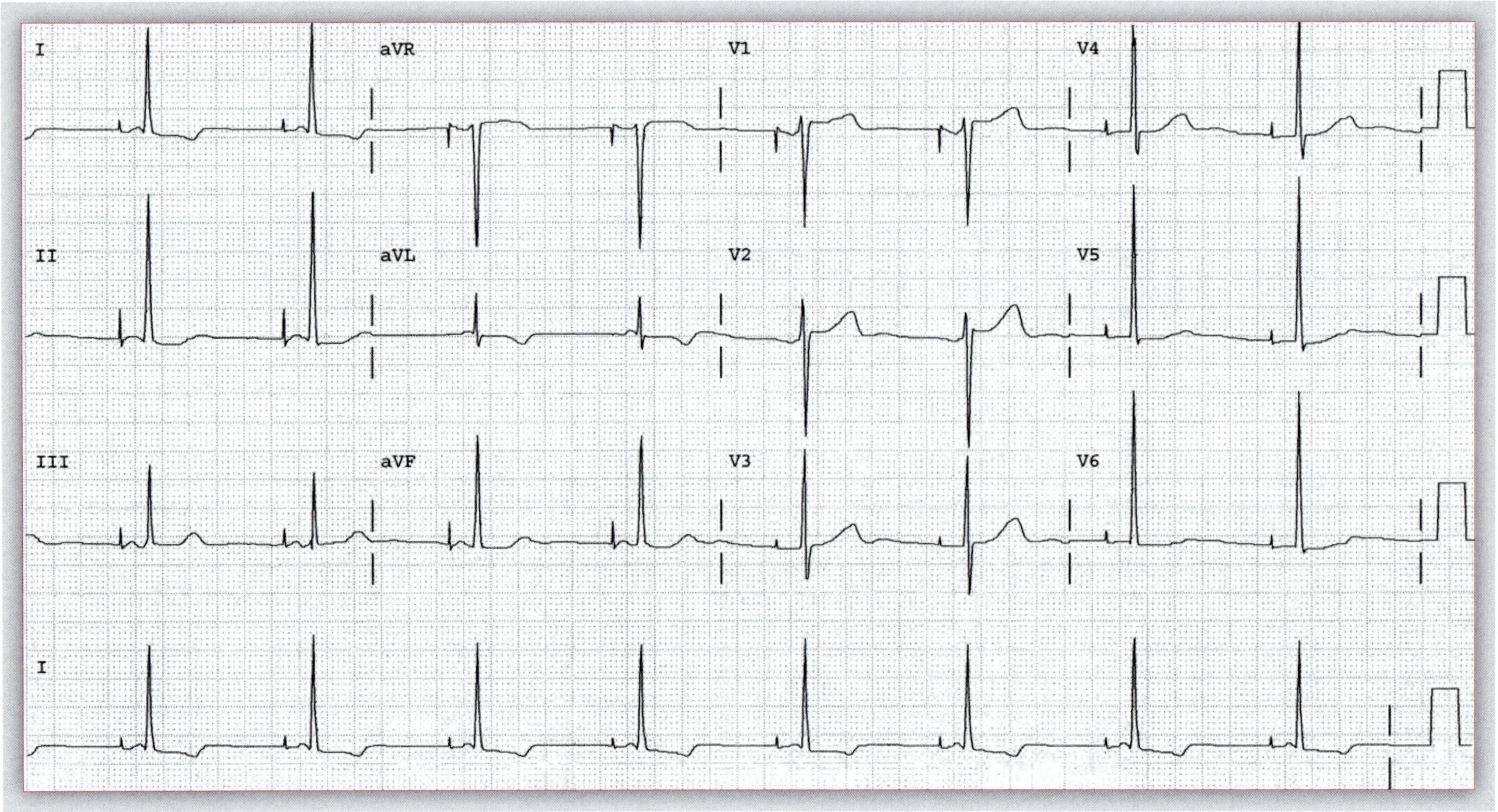

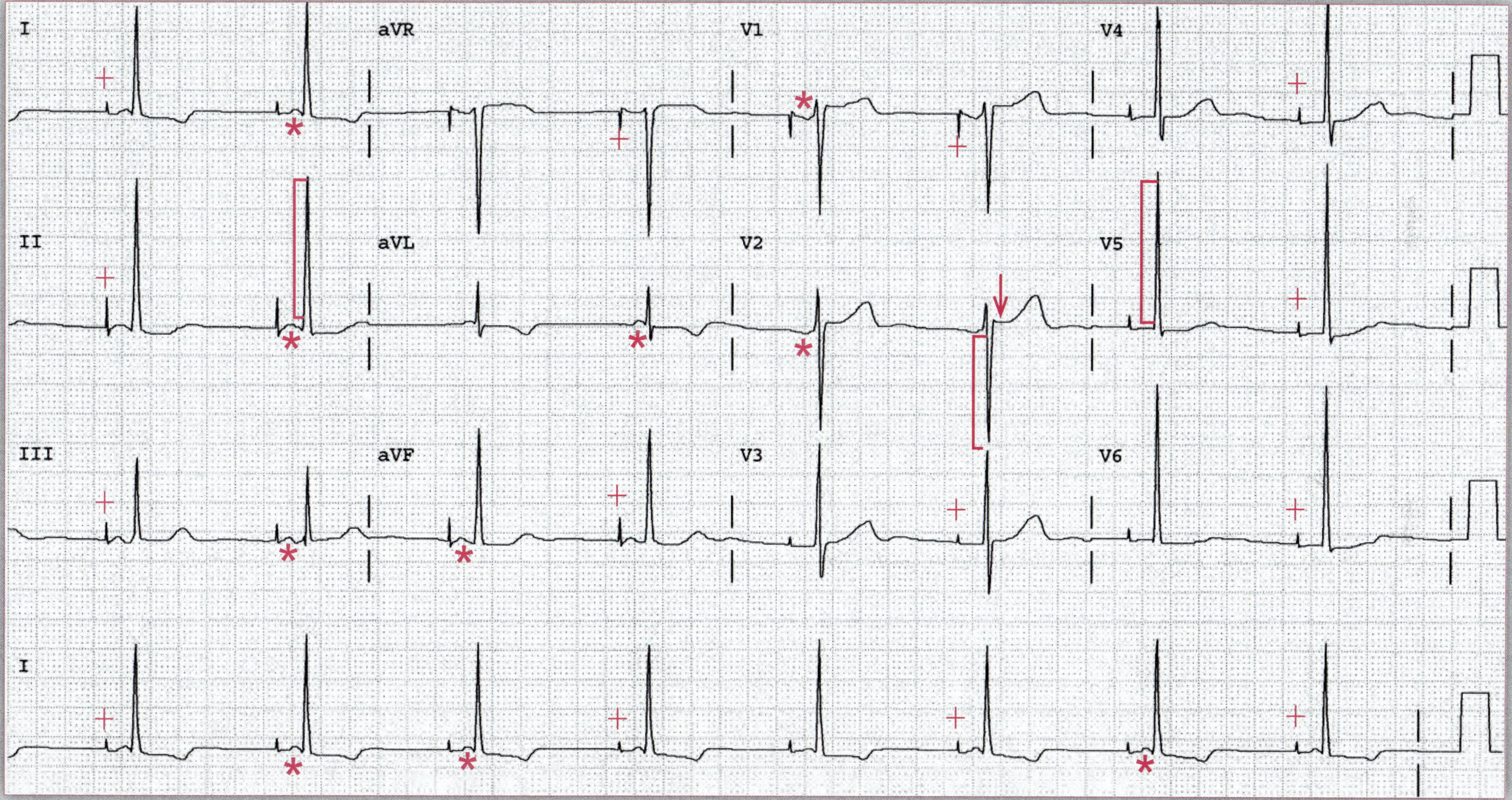

心电图 6 分析：心房起搏伴自身心室下传，左心室肥厚，正常的早复极。

节律规整，心率50次/分。每个P波(*)前面均可见起搏刺激信号或钉样信号(+)，提示心房起搏。P波开始于起搏刺激信号，所以P波的电轴和形态可能异常，这取决于心房电极的植入部位。右心房和左心房的异常情况不能判断，这是因为起搏的P波使心房的激动顺序出现异常。

每个P波后面都可以见到QRS波，PR间期固定(0.16s)。QRS时限正常(0.08s)。电轴不偏，在0°~+90°(Ⅰ、aVF导联QRS波主波向上)。QT/QTc间期正常(440/400ms)。QRS波形态正常，但R波振幅增加([)，即Ⅱ导联R波25mm，V_5导联R波28mm，V_2导联S波20mm，符合左心室肥厚的诊断标准(即任一肢体导联R波振幅>20 mm，$SV_2+RV_5 \geqslant 35$ mm)。V_2导联(↓)可见J点及ST段稍有抬高，提示心室早复极。

心电图显示100%心房夺获，所以起搏器的功能正常。PR间期正常且固定，提示房室结传导功能正常。该患者既往有病窦综合征病史，提示仅为窦房结功能障碍，房室结不受任何影响。实际上该患者本来存在显著的窦性心动过缓，因为心房起搏频率仅为50次/分，其自身窦性心率肯定低于该频率。因此对于该患者来说，心房起搏是最合适的治疗，不需要进行心室起搏。■

一名 62 岁的女性患者，为行单腔起搏器的常规评估就诊。该患者诉间断出现头晕症状。以前的心电图存在完全性左束支传导阻滞。

下一步的处理是什么？

（A）电生理检查（EPS）
（B）增加起搏电极的感知敏感度
（C）植入一根右心室电极导线
（D）不需要进一步处理

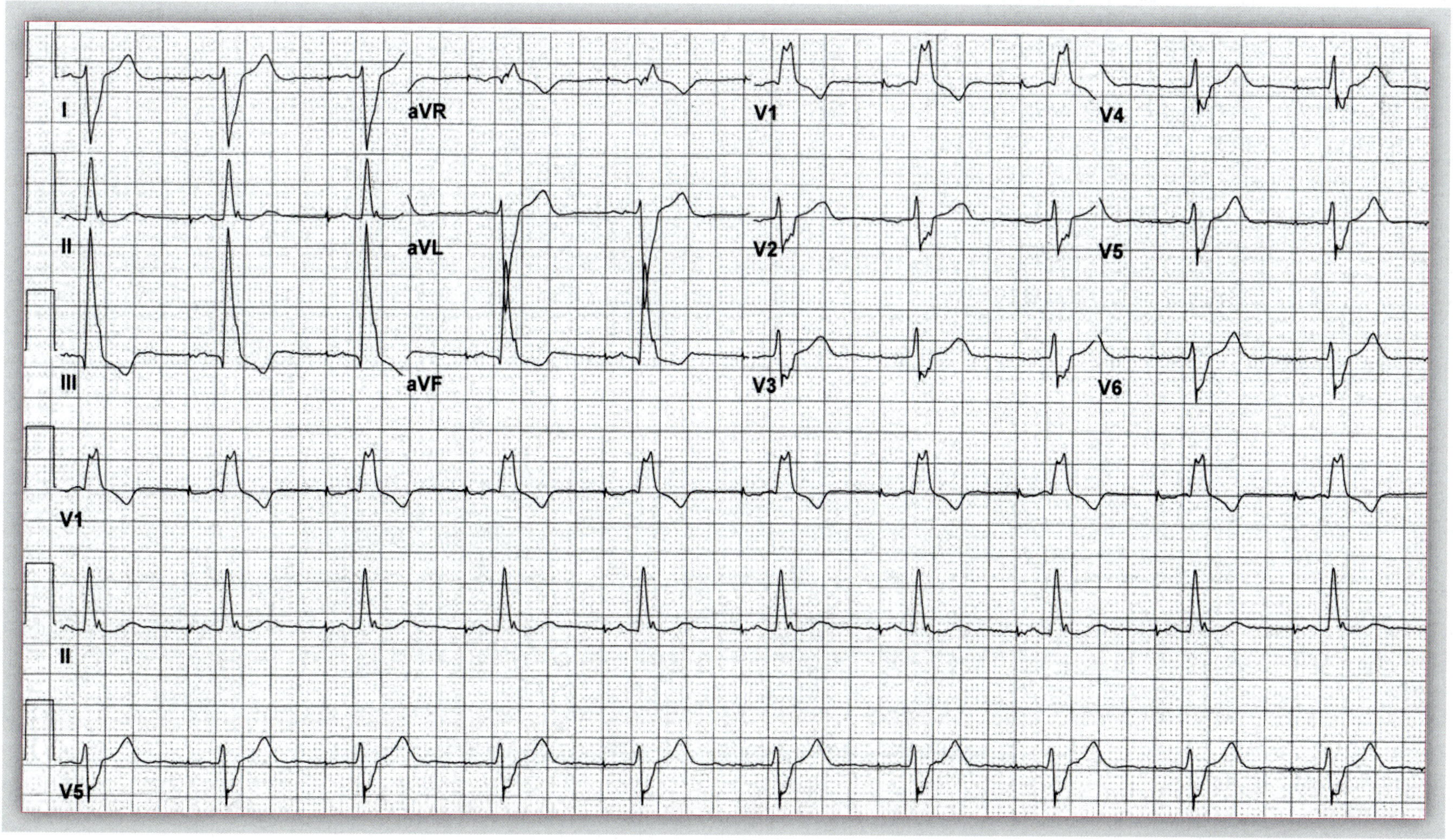

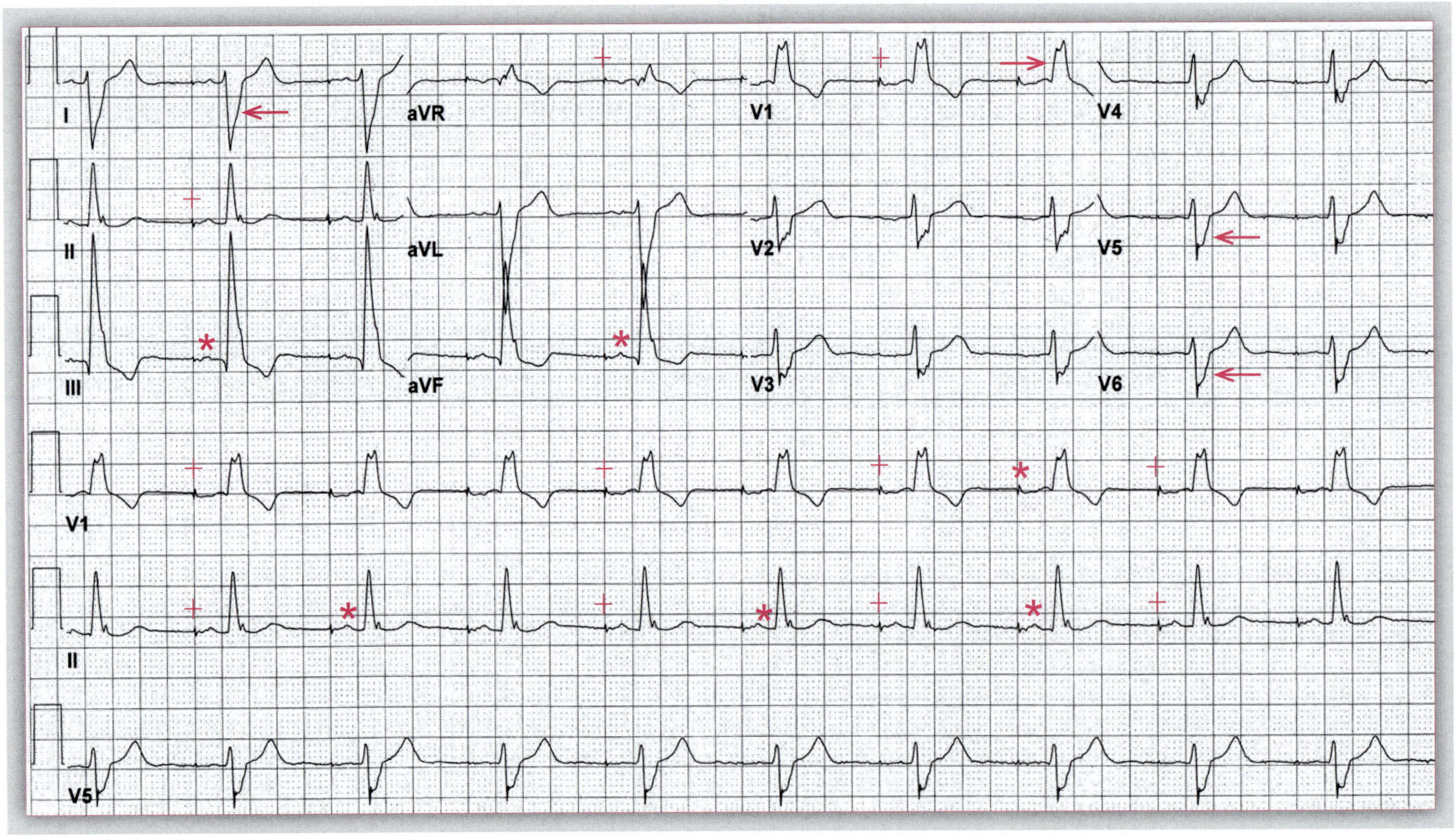

心电图 7 分析：心房起搏伴自身心室下传，I 度房室传导阻滞，RBBB，左后分支阻滞（双分支阻滞）。

节律规整，心率 60 次 / 分。每个 P 波（*）前面均可见到起搏刺激信号或钉样信号（+），提示心房起搏。P 波开始于起搏刺激信号，所以 P 波的电轴和形态可能异常，这取决于心房电极的植入部位。右心房和左心房的异常情况不能判断，这是因为起搏的 P 波使心房的激动顺序出现异常。

每个起搏的 P 波之后都跟随非起搏的自身 QRS 波，PR 间期固定但延长（0.24s），提示Ⅰ度房室传导阻滞。QRS 时限延长（0.16s），呈典型右束支传导阻滞型（RBBB）[V_1 导联宽 R 波（→），Ⅰ、V_5~V_6 导联宽 S 波（←）]。电轴右偏，范围在 +90°~+180°（Ⅰ导联 QRS 波主波向下，aVF 导联主波向上）。电轴右偏是因为左后分支阻滞（LPFB）导致，但要排除其他病因，如侧壁心肌梗死、预激综合征、左右手导联反接、右位心或右心室肥厚。QT/QTc 间期正常（440/440 ms，校正增宽的 QRS 时限后为 380/380 ms）。RBBB 和 LPFB 同时存在，可以认为是双分支阻滞。心电图同时存在Ⅰ度房室传导阻滞，但并不提示三分支阻滞，因为 PR 间期延长可能是通过房室结或希 - 浦系统的缓慢传导引起（左前分支是仅存的可以传导的分支）。

已知该患者植入了单腔起搏器，所以有一根电极导线在右心房，用于心房起搏。患者自身的心室传导符合 RBBB 和 LPFB 同时存在的双分支阻滞特点。既往心电图提示左束支传导阻滞（LBBB）。因此，该患者 RBBB 和 LBBB 间断出现，可以诊断为双束支阻滞（或三分支阻滞）。双束支病变伴有相关症状时符合心室起搏的Ⅰ类推荐标准（答案 C）。这时的相关症状提示间断出现完全性心脏传导阻滞（阵发性头晕）。

长期双束支或三分支阻滞时，植入永久性心脏起搏器的Ⅰ类指征包括：①间断完全性心脏传导阻滞；②Ⅱ度Ⅱ型房室传导阻滞；③交替出现的双束支阻滞。出现这些情况并不需要做电生理检查，因为已经具备了永久性起搏器植入的Ⅰ类指征。但是，缺乏上述标准时，则需要做电生理检查，如果 HV 间期（即希 - 浦系统的传导时间）>100ms，对于无症状的患者来说为Ⅱ a 类推荐。因为心房 100% 起搏，没有自身的心房波，所以不能测定起搏器的感知功能。尽管如此，心电图未显示起搏器的感知灵敏度下降，起搏器功能正常。■

病例 8

一名 70 岁的女性患者，既往因窦房结功能障碍而接受起搏器治疗，现因脉搏不规律就诊于急诊室。患者担心其起搏器功能异常。

她的节律是什么？
起搏器有问题吗？
是否需要治疗？

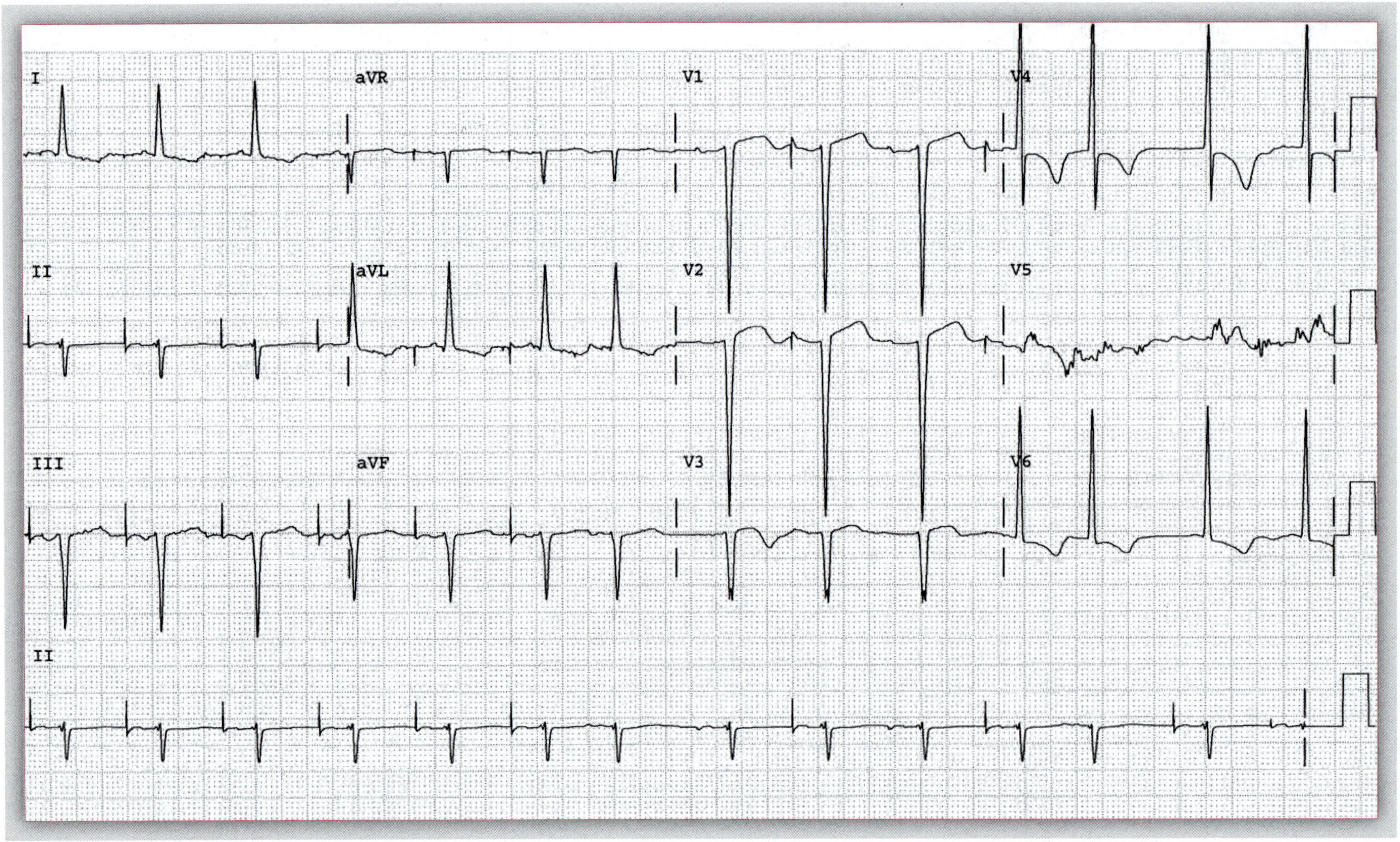

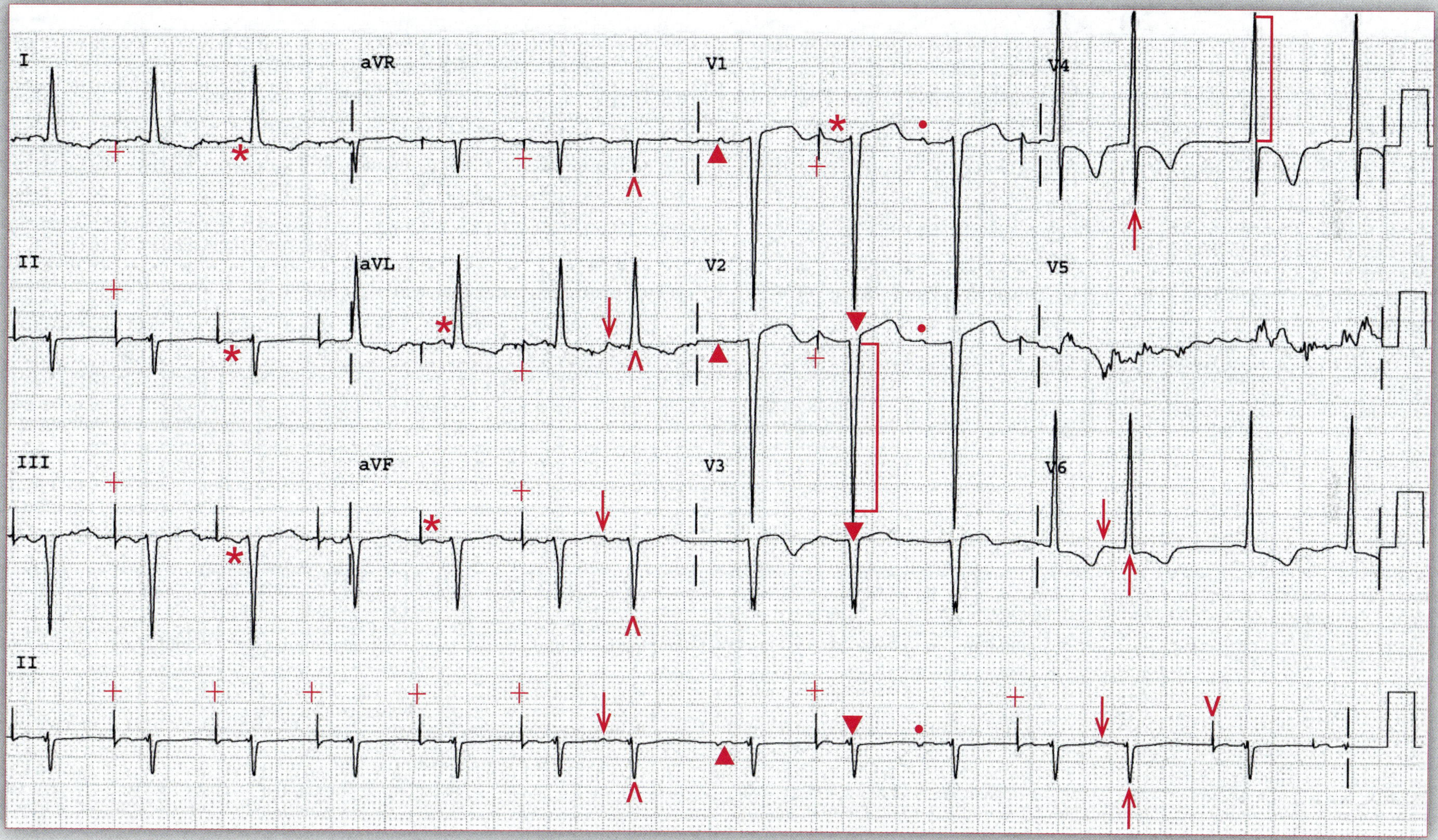

心电图 8 分析：心房起搏节律，Ⅰ度房室传导阻滞，房性期前收缩，窦性 P 波，左前分支阻滞，陈旧性前间壁心肌梗死，左心室肥大伴非特异性 ST-T 波改变。

基础节律规整，心率 82 次 / 分。每个 P 波（*）前面均可见到起搏刺激信号或钉样信号（+），提示心房起搏，起搏低限频率 82 次 / 分。P 波开始于起搏刺激信号，所以 P 波的电轴和形态可能异常，这取决于心房电极的放置部位。不能判断心房肥厚等心房的异常情况，这是因为心房激动发生异常。第 7 个和第 12 个 QRS 波（^，↑）出现较早，其前面可见 P 波（↓），但无起搏刺激信号，QRS 波的形态与自身 QRS 波相同。这两个期前收缩之前的 PR 间期相同（0.22s），为房性期前收缩。第 7 个 QRS 波之后出现一个间歇，其后出现自身 P 波（▲），频率为 90 次 / 分，快于起搏低限频率（82 次 / 分），所以心房脉冲发放被抑制，心电图看不到起搏刺激信号。在这个波后面，适时出现了心房刺激信号和其后的心房起搏下传引起的 QRS 波 [第 9 个 QRS 波（▼）]。第 9 个 QRS 波后出现另一个自身的 P 波（●），前面无起搏刺激信号，频率 90 次 / 分，同样心房脉冲发放受到抑制。第 11 个 QRS 波再次为心房起搏。第 12 个 QRS 波（↑）前面也有一个提前出现的自身 P 波（↓），这也是房性期前收缩。第 12 个 QRS 波（↑）后的间歇被心房起搏刺激信号（V）终止，因为在心房起搏脉冲发放以前没有自身的窦性或房性冲动，起搏频率是 82 次 / 分。

每个起搏的 P 波之后都有 QRS 波，PR 间期固定（0.26s）。因此为Ⅰ度房室传导阻滞（或房室传导延迟）。QRS 间期正常（0.08s），形态正常，但 QRS 波振幅增加（]）（V_4 导联的 R 波为 26mm，V_2 导联的 S 波为 33mm），可以诊断为左心室肥厚（即 $SV_2 + RV_4 \geq 35$ mm）。Ⅰ、aVL、V_4~V_6 导联 ST-T 波异常改变，是左心室肥厚的继发性改变。电轴极度左偏，在 –30° ~ –90°（Ⅰ导联 QRS 波主波向上，Ⅱ、aVF 导联 QRS 波主波向下）；QRS 波形态呈 rS 型，为左前分支阻滞。V_1~V_3 导联没有 R 波（呈 QS 型），符合前间壁心肌梗死的特点。QT/QTc 间期正常（360/420ms）。

因此，这是所需的心房起搏器，以 AAI 模式工作。患者的起搏器功能正常，不需要额外处理。■

一名 72 岁的男性患者，第一次就诊于新的家庭医生。该患者诉 3 年前植入起搏器，但不知道其他更详细的资料。否认有相关症状，并且不知道为什么植入起搏器。心电图如下。

植入的是哪种类型的起搏器？
有几根电极导线？

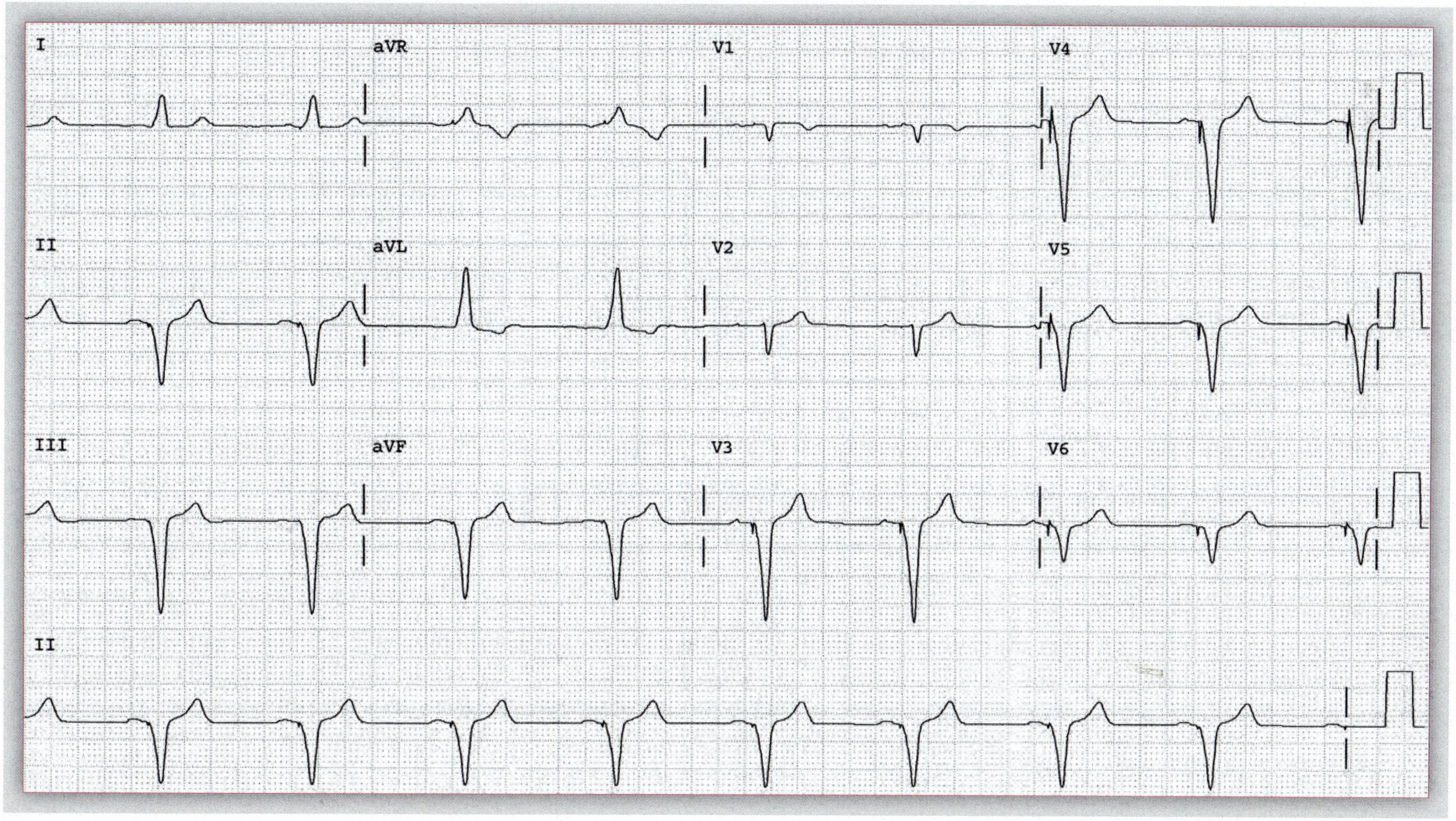

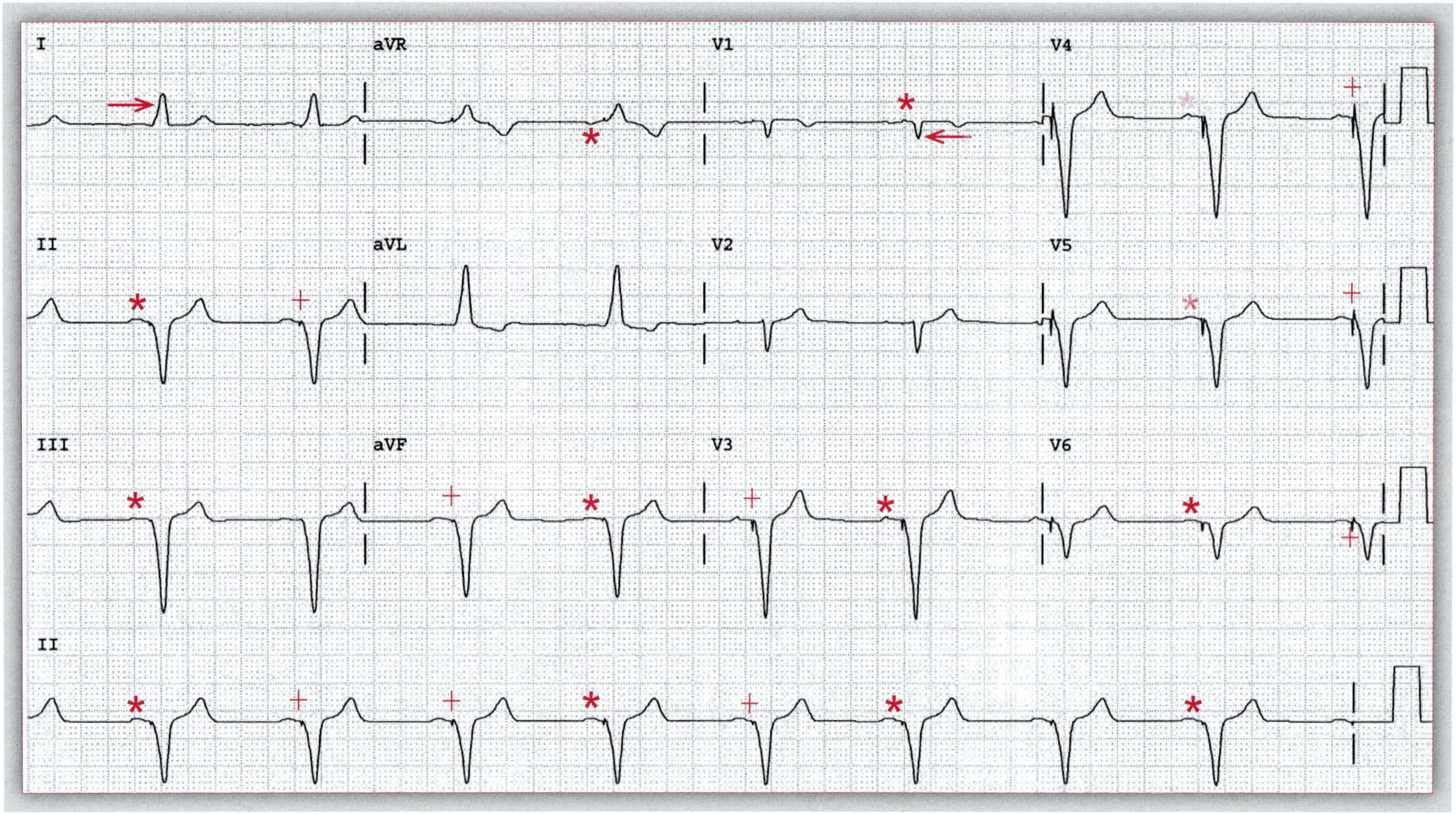

心电图 9 分析：正常窦性心律，双腔起搏器，心房感知右心室起搏心律（P 波心房同步心室起搏）。

节律规整，心率 50 次 / 分。每个 QRS 波前面都有 P 波（*）。P 波在 Ⅰ、Ⅱ、aVF、V_4~V_6 导联正向直立，因此为窦性 P 波。每个 P 波后面都可以看到起搏刺激信号或钉样信号（+），PR 间期（或 AV 间期）固定（0.20s）。每个起搏刺激信号后的 QRS 波时限延长（0.16s），呈左束支传导阻滞型，Ⅰ 导联为宽 R 波（→），V_1 导联为 QS 波（←）。因此起搏器电极导线在右心室。QT/QTc 间期正常（440/400ms，考虑到增宽的 QRS 波后为 380/350ms）。

尽管电轴极度左偏，在 –30° ~ –90°（Ⅰ导联 QRS 波主波向上，Ⅱ、aVF 导联主波向下），但并不是左前分支阻滞，因为 QRS 波是心室起搏产生的，绕过了正常的希 – 浦系统直接激动心室肌。起搏器功能为心房（P 波）感知心室起搏模式（也被称为 P 波同步右心室起搏）。因此，这是双腔起搏器，还有另一根电极导线在右心房，感知自身心房事件。所以该患者植入起搏器的原因可能是房室传导阻滞，但不能确定房室传导阻滞的类型。■

病例 10

一名 80 岁的女性患者，主因气短就诊，在过去的 1 周气短症状加重，既往有扩张型心肌病和起搏器植入术的病史。体格检查：双肺可闻及啰音、第三心音、二尖瓣反流杂音，双下肢水肿。心电图如下，收入病房治疗。

该患者的起搏器是什么类型，起搏器功能是否正常？

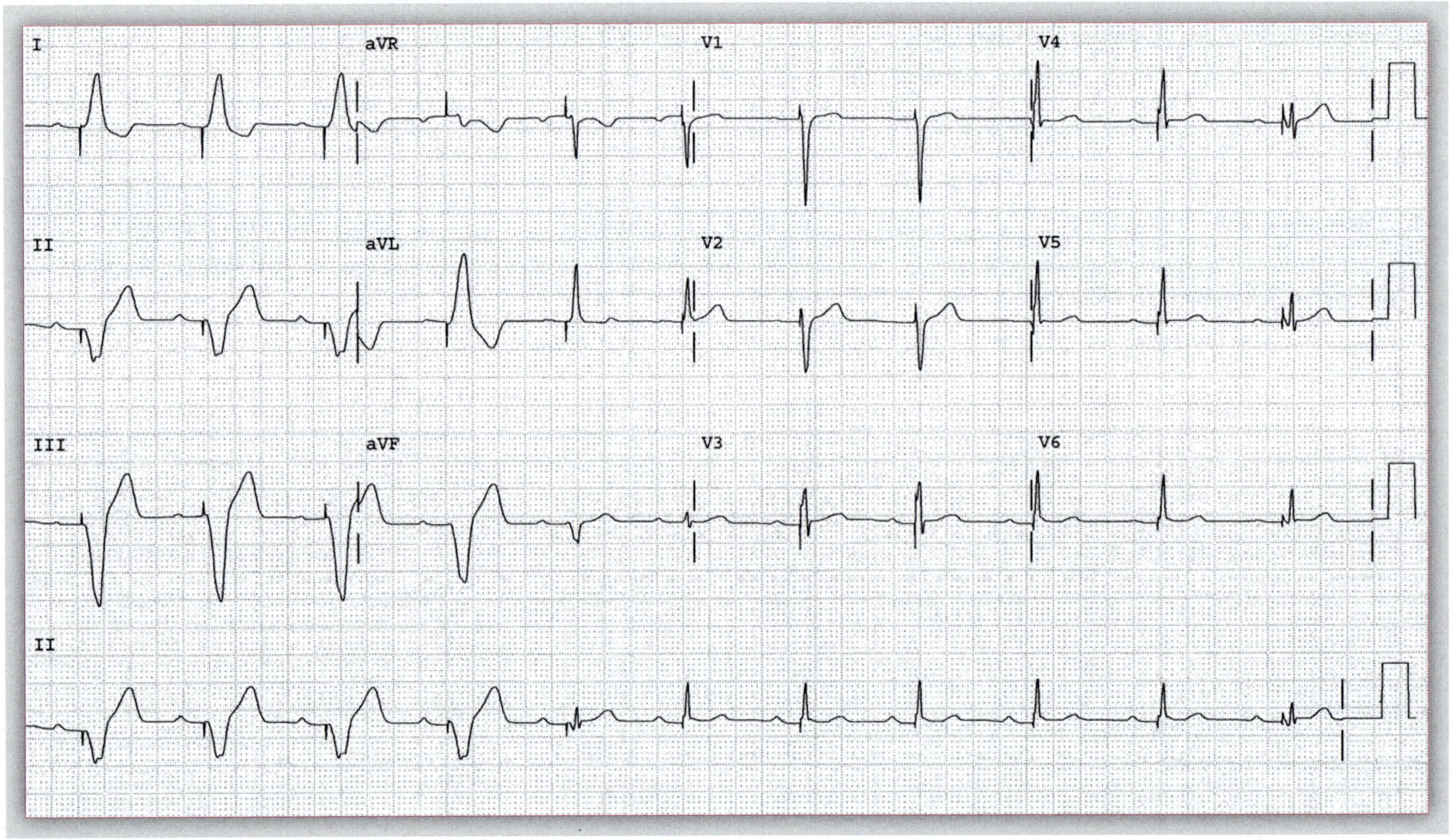

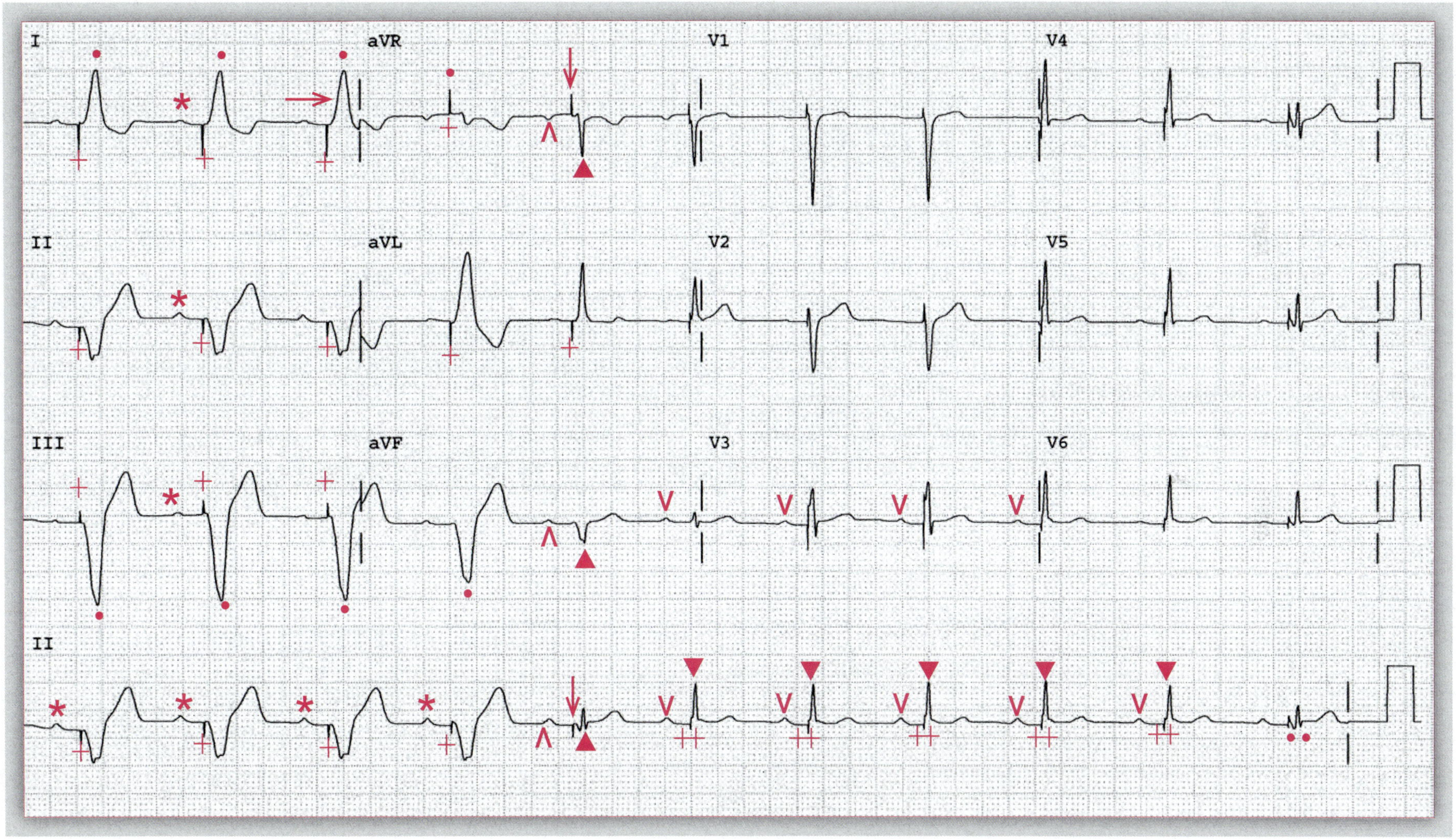

心电图 10 分析：正常窦性心律，双腔起搏器，心房感知，心室起搏（P 波同步右心室起搏），假性融合波。

前 4 个 QRS 波（●）规律出现，心率 64 次 / 分。QRS 波增宽（0.18s），呈左束支传导阻滞型（LBBB）[Ⅰ导联宽 R 波（→）]，每个 QRS 波前面都可以看到起搏钉或刺激信号（+）；因此是右心室起搏。每个 QRS 波前面都有 P 波（*），PR 间期（或 AV 间期）固定为 0.26s。Ⅰ、Ⅱ、aVF、V_4~V_6 导联 P 波直立，因此为窦性心律伴Ⅰ度房室传导阻滞或房室传导延迟。该患者为双腔起搏器，在右心房和右心室各有一根起搏电极导线。起搏器工作模式为 P 波同步右心室起搏或心房触发心室起搏。第 5 个 QRS 波（▲）前面可见 P 波（^）和起搏钉或刺激信号（↓）。PR 间期（或 AV 间期）为 0.26s，与前 3 个波群的 PR 间期相等。QRS 时限（0.10s）和形态与前 4 个起搏的 QRS 波不同。因此这个 QRS 波是融合波，提示起搏器设定的 AV 间期稍短于自身的 PR 间期。因此，左心室的除极是起搏器和经房室结 - 希 - 浦系统下传的左心室激动的融合。

第 6~10 个 QRS 波（▼）规律出现，心率 68 次 / 分。这 5 个 QRS 波较窄，时限正常（0.08s）。每个 QRS 波前面都有 P 波（V），PR 间期固定（0.26s）。QT/QTc 间期正常（340 /360ms）。需要注意的是，每个 QRS 波前面都有起搏钉或刺激信号（++），但是并没有引起起搏的 QRS 波，因为没有发生心室夺获；确切地说，这是自身的正常 QRS 波，不呈 LBBB 型。这被称为假性融合波，是因为自身的 PR 间期与起搏器设定的 AV 间期相等。因此，通过起搏器发放脉冲激动心室的同时，冲动通过正常的传导系统激动心室，心室脉冲发放受到抑制，不产生心室夺获。最后一个 QRS 波（●●）前面可见起搏器刺激信号，其形态与第 4 个 QRS 波相同，也是融合波。

起搏器的功能正常。基于心电图特点，该患者存在一过性房室传导阻滞。随着房室传导阻滞的进展，起搏器设定的 AV 间期（0.26s）结束后发放心室起搏。房室传导恢复后，自身 PR 间期为 0.26s，出现假性融合波或明显的融合波，就像心电图中第 4 个和最后 1 个 QRS 波一样，提示自身的 PR 间期稍微大于 0.26s。这并不代表起搏器或电极导线故障。当完全心室夺获时，如前 3 个 QRS 波，不能确定房室传导阻滞的类型（可能为显著 PR 间期延长 > 0.26s，Ⅱ度或Ⅲ度房室传导阻滞）。■

病例 11

一名 80 岁的男性患者，4 年前因病窦综合征植入永久性心脏起搏器，本次因频繁发作的心悸就诊于急诊室。尽管偶尔发作眩晕，但无其他心脏症状。体格检查未见异常。心电图如下。

心电图中提示了症状的病因吗？还有什么其他检查？

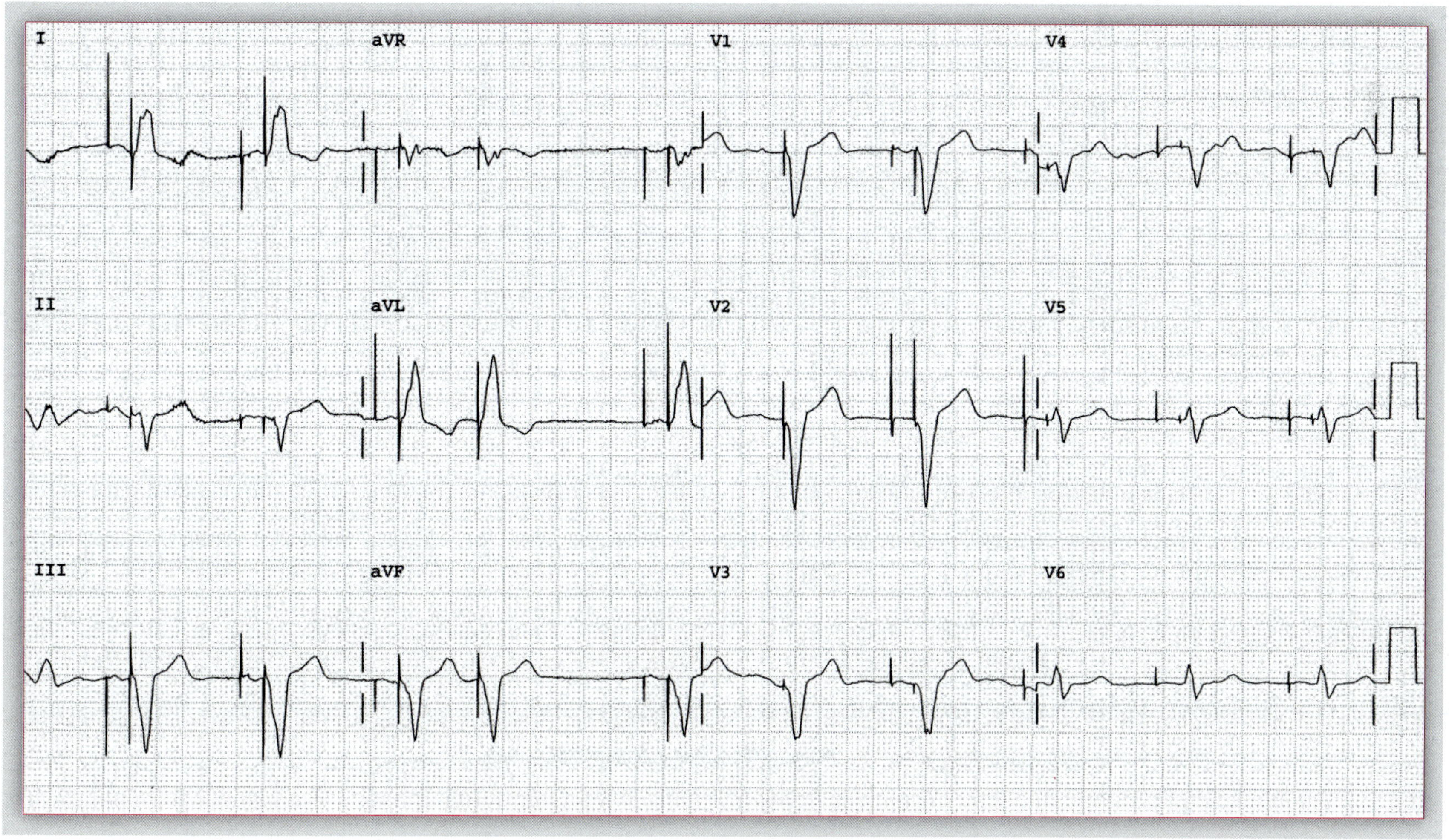

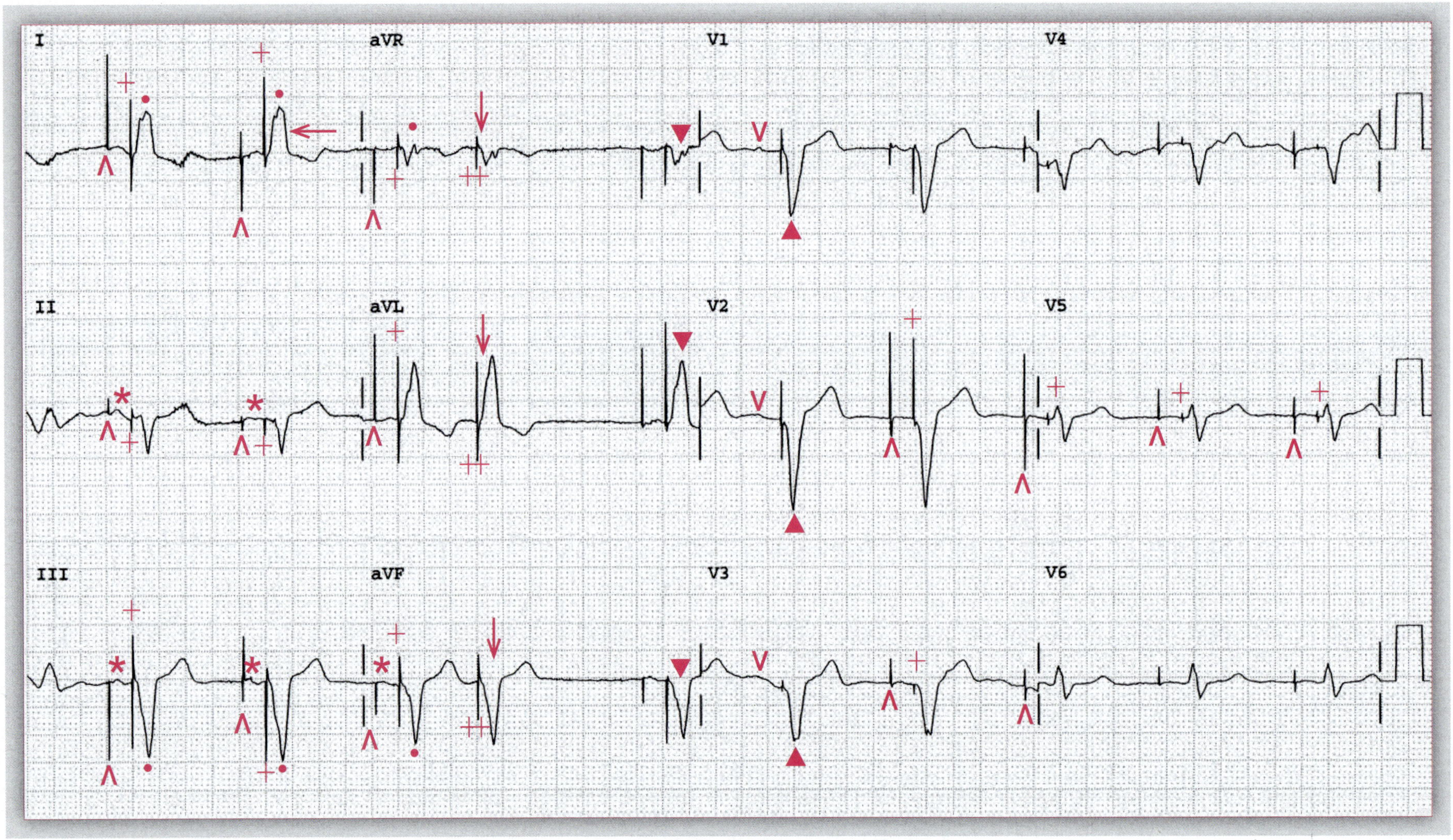

心电图 11 分析:双腔起搏器,房室顺序起搏,房性期前收缩。

起搏心律。前 3 个 QRS 波(●)呈左束支阻滞型 [QRS 间期 0.08s，I 导联呈宽 R 波(←)]，P 波(*)和 QRS 波(+)前面都可以看到起搏钉或起搏刺激信号(∧)。AV 间期 0.18s。因此为双腔起搏器，房室顺序起搏模式，频率为 60 次 / 分。第 4 个 QRS 波(↓)出现较早，并且仅 QRS 波之前有起搏刺激信号(++)。虽然在这个提前出现的 QRS 波前面没有明显的心房激动，但心室起搏刺激信号提前发放一定是对心房激动的反应。因此，第 4 个 QRS 波为房性期前收缩引起的心室起搏(心房感知心室起搏)。间歇(与起搏器设定的低限频率相等，60 次 / 分)后面，再次出现房室顺序起搏(▼)。第 6 个 QRS 波(▲)前面有一个自身的 P 波(V)，没有心房起搏刺激信号。这是因为自身 P 波的频率(64 次 / 分)快于设定的起搏器低限频率。这代表 P 波触发或心房同步心室起搏。最后 4 个 QRS 波也是房室顺序起搏(∧，+)。QT/QTc 间期延长(460/460ms)，但考虑到增宽的 QRS 时限后 QT/QTc 间期尚属正常(380/380ms)。

心电图提示起搏器功能正常。

心电图中没有任何提示引起患者症状的特殊异常。房性期前收缩很常见，不太可能是引起患者症状的病因。但它可能诱发其他房性心律失常，如果持续出现可能与心悸有关。因此延长监测，如使用事件记录器可能有助于发现持续性房性快速心律失常的存在。■

病例 12

一名 68 岁男性患者，既往有缺血性心肌病病史，主因活动时胸部不适症状就诊。体格检查无明显异常。心电图如下。

起搏模式是什么？

起搏器是否需要调整？

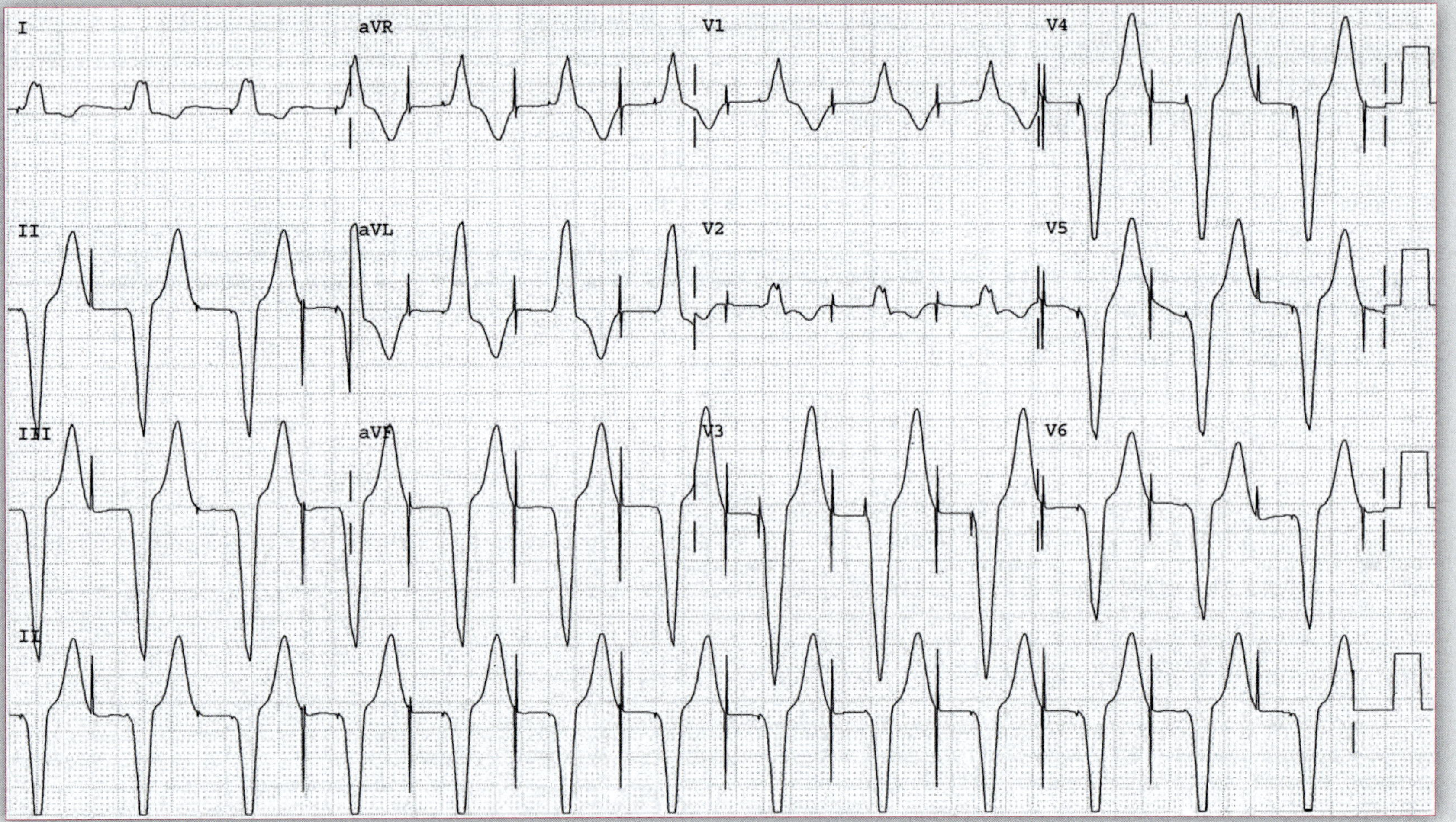

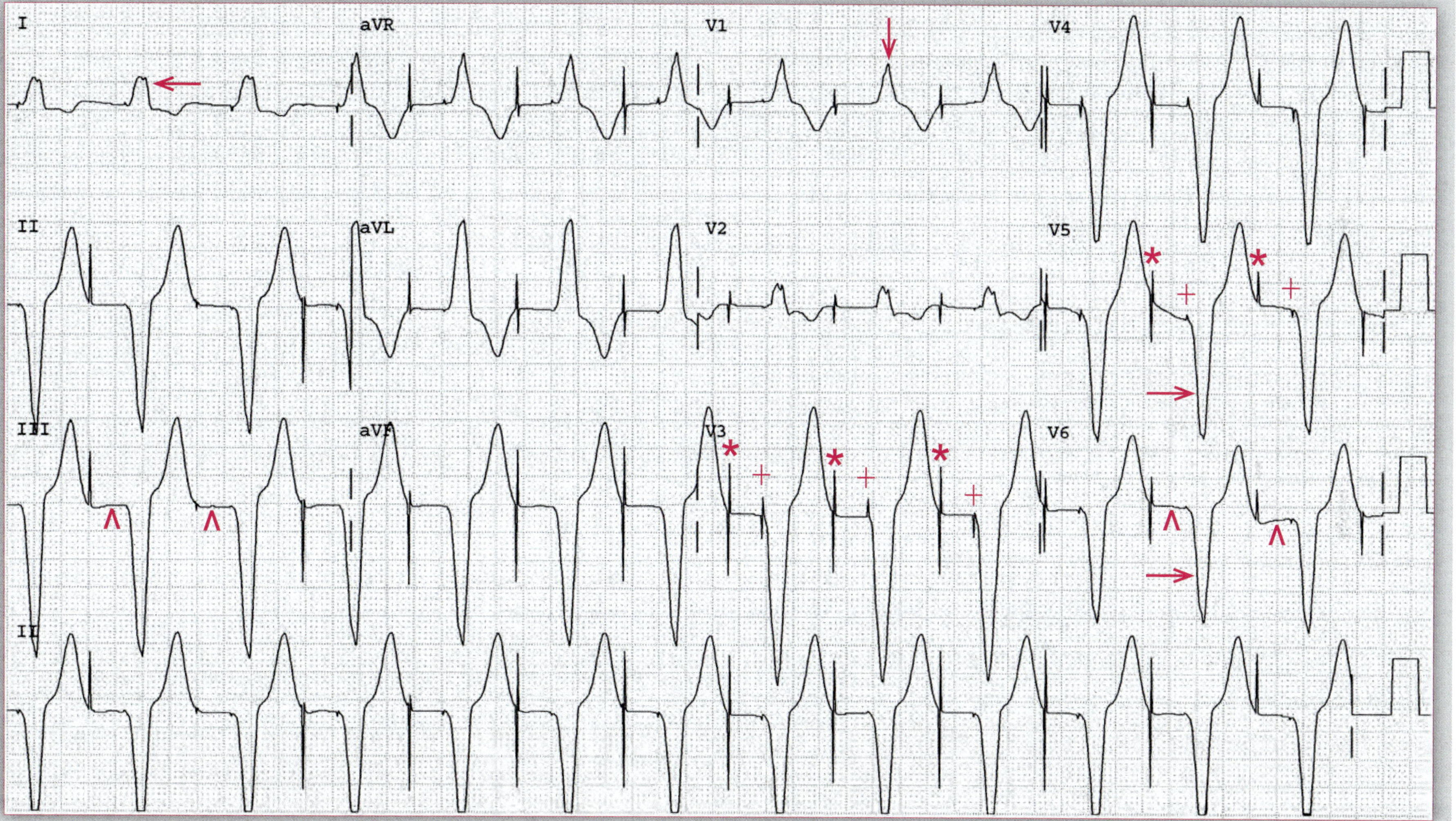

心电图 12 分析：双腔起搏器，房室顺序起搏。

节律规整，心率 80 次 / 分。心电图中可见两种起搏刺激信号：第 1 种(*)为心房起搏刺激信号，第 2 种为 QRS 波之前的心室起搏刺激信号(+)。QRS 间期 0.18s，QT/QTc 间期正常(380/440ms，校正后为 300/350ms)。因此为双腔起搏器，以房室顺序模式工作。起搏器设定的 AV 间期为 0.26s。但是，心电图看不到明显的 P 波或心房激动，因此不能确定有无心房夺获。尽管Ⅲ、V_6 导联心房起搏刺激信号后面可见小的 P 波(∧)。QRS 波呈左束支传导阻滞型，Ⅰ导联呈宽 R 波(←)，V_5~V_6 导联呈 QS 型(→)。V_1 导联呈高而宽的 R 波(↓)，可在心室除极方向背离室间隔时出现，因此，心室电极导线在右心室。

需要注意的是，该患者的起搏频率为 80 次 / 分。这是因为房室顺序起搏，起搏器不跟踪心房激动。因此，起搏器设定的低限起搏频率为 80 次 / 分。该患者主诉为心绞痛症状，β 受体阻滞剂通常作为抗心绞痛的一线药物治疗，但应用 β 受体阻滞并不能减慢该患者的心率，对症状的缓解可能无效。因此，降低起搏器的起搏低限频率从而减慢心率，可能对抗心绞痛治疗有帮助。降低起搏器的低限起搏频率后可能出现自身窦性心律。如此一来，可以开始应用 β 受体阻滞剂，从而保证心率缓慢，尽管其效果受心房起搏频率(起搏器的低限起搏频率)的限制。■

一名 74 岁男性患者，主因脉搏不规律就诊于心内科，既往因完全性心脏传导阻滞导致晕厥而行起搏器植入。该患者感到焦虑，因为其脉搏在过去一直规律，他担心起搏器出现了故障。

起搏器功能是否正常？

是否需要任何进一步的治疗？

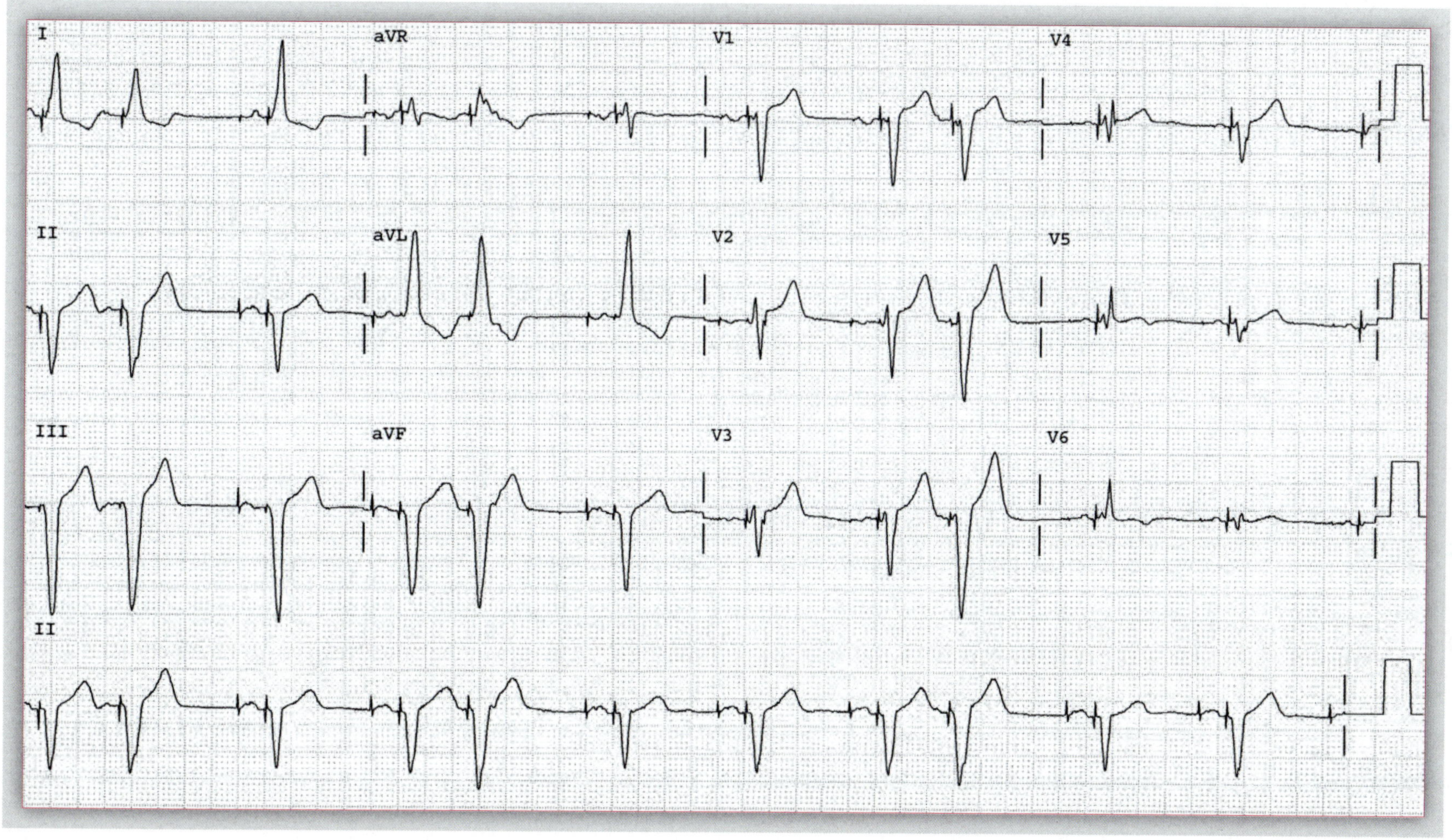

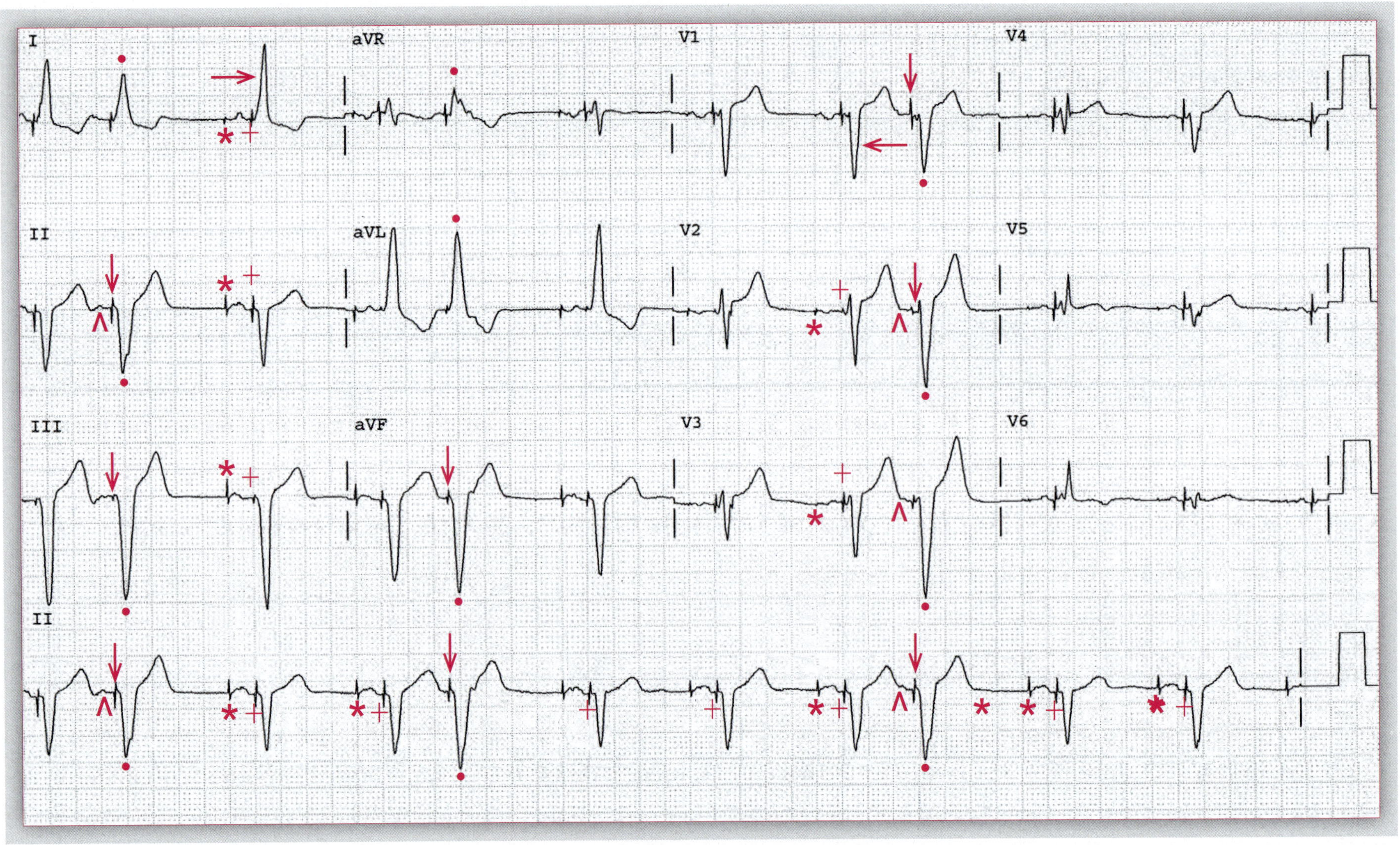

心电图 13 分析:双腔起搏器,房室顺序起搏,房性期前收缩。

每个 QRS 波之前均可见起搏器刺激信号，基础起搏频率为 60 次 / 分。QRS 波增宽（0.12s），呈左束支传导阻滞型（LBBB），Ⅰ导联呈宽 R 波（→），V_1 导联呈 QS 型（←）。电轴极度左偏，在 –30°～–90°。但这不是左前分支阻滞，因为 QRS 波为起搏产生，心室激动并不是通过正常的希 – 浦系统下传。QT/QTc 间期正常（400/400ms，校正增宽的 QRS 时限后为 380/380ms）。第 2、5 和第 9 个 QRS 波（●）提前出现，时限轻度增宽（0.14s）。

第 3、4、6、7、8、10 和第 11 个 QRS 波群前有两个起搏器刺激信号，一个在 P 波（*）前面，一个在 QRS 波（+）前面。这提示为双腔起搏器，一根电极导线在右心房，一根在右心室。起搏模式为房室顺序起搏。起搏器设定的 AV 间期为 0.22s。

第 2、5 和第 9 个提前出现的 QRS 波（●）前面有 P 波（^）。P 波前面没有起搏钉，所以为房性期前收缩。P 波后面有起搏刺激信号（↓）及其宽 QRS 波。其为心房感知心室起搏或 P 波同步或触发右心室起搏。尽管 QRS 波的形态与其他起搏的 QRS 波形态相同（LBBB 型），但间期宽于房室顺序起搏的 QRS 波。这是因为提早出现的心房冲动到达房室结时仍有部分心肌处于不应期。因此，冲动通过房室结的传导缓慢，心室激动完全来源于起搏器发放的起搏脉冲，发生完全心室夺获。与之相反，房室顺序起搏的 QRS 波较窄，提示某种程度的假性融合波，这是因为起搏器设定的 AV 间期与自身的 PR 间期相近。心电图提示 DDD 起搏器功能正常。

脉搏不规律的原因是房性期前收缩，房性期前收缩在人群中非常常见，没有重要意义。该患者不需要进一步治疗。患者植入起搏器，起搏器将会对正常的提早出现的心房冲动做出反应，产生起搏的 QRS 波。但是，如果心房冲动出现的特别早，可能发生在起搏器的空白期，即起搏器不感知心房冲动的一段时间。这种情况下的房性期前收缩将不会引起心室起搏。这个空白期被称为 PVARP，或心室后心房不应期。■

病例 14

一名 65 岁的女性患者，有扩张型心肌病史，既往心电图为左束支传导阻滞，因Ⅱ度Ⅱ型（莫氏型）房室传导阻滞相关的晕厥发作就诊。进行了起搏器植入。1 年后随访患者无不适症状。心电图如下。

该患者的起搏器是什么类型？功能是否正常？

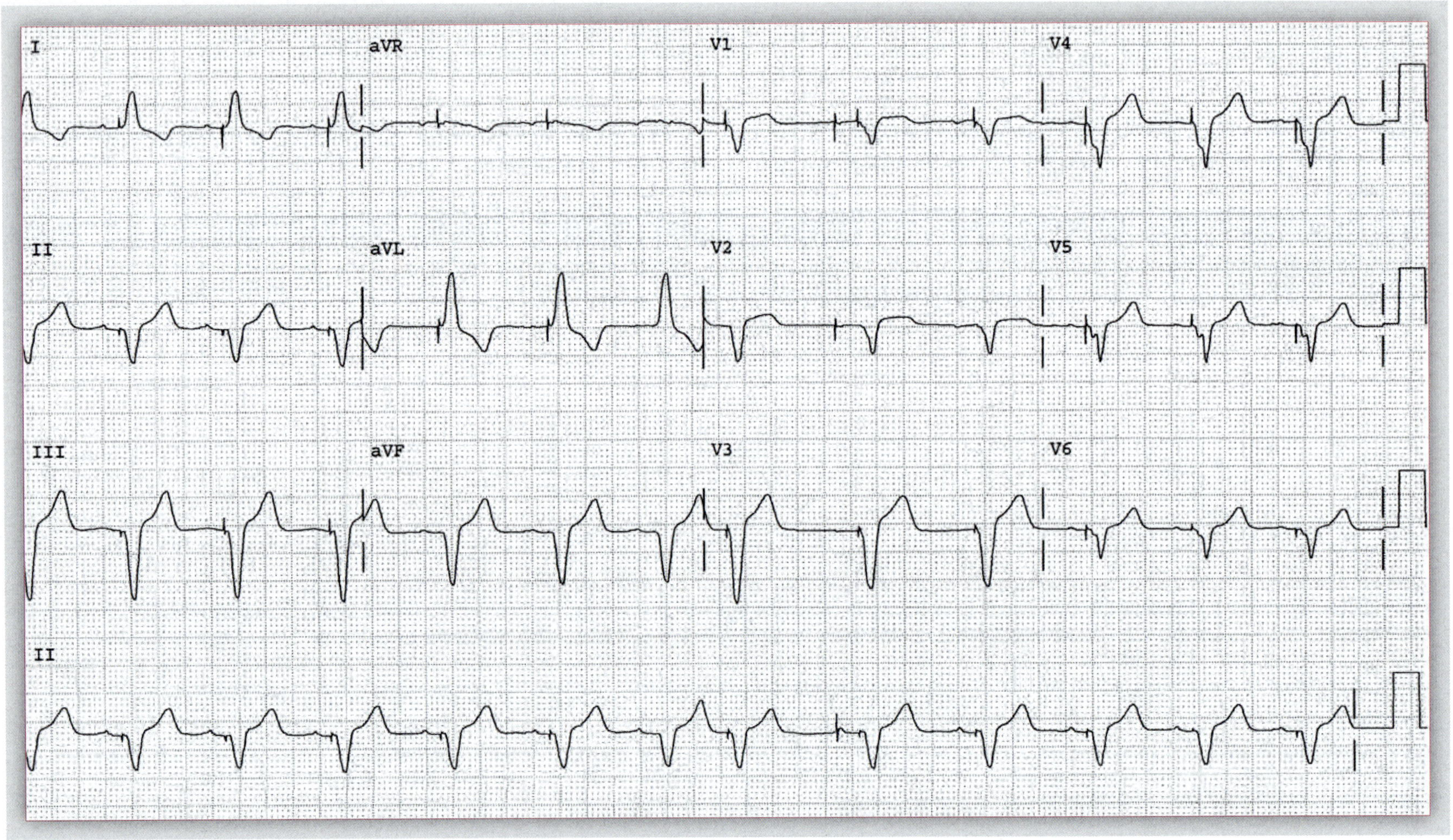

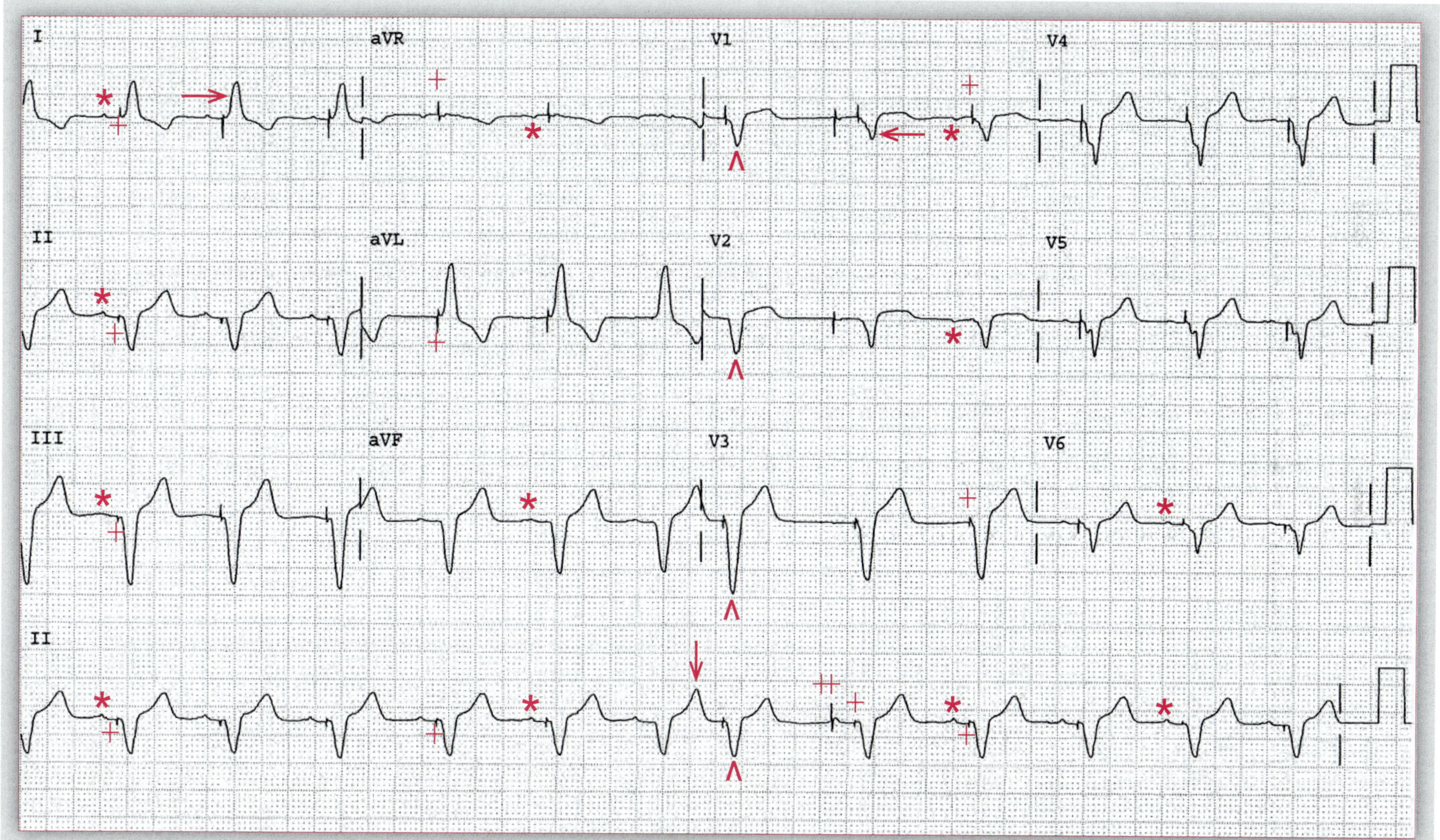

心电图 14 分析：正常窦性心律，双腔起搏器，心房感知心室起搏（P 波同步右心室起搏），房室顺序起搏。

节律规整，心率 76 次 / 分；但第 8 个 QRS 波（^）提早出现。每个 QRS 波之前均有 P 波（*），PR 间期固定（0.20s）。Ⅰ、Ⅱ、aVF、V_4~V_6 导联 P 波直立，因此为窦性心律。每个 QRS 波均增宽（0.16s），呈左束支传导阻滞型，Ⅰ导联呈宽 R 波（→），V_1 导联呈 QS 型（←），电轴极度左偏，范围在 -30°~-90°。每个 QRS 波之前均有起搏器刺激信号（+），起搏器电极导线在右心室，因此为双腔起搏器，工作模式为心房感知心室起搏（P 波同步心室起搏）。第 7 个 QRS 波前面没有起搏器刺激信号，尽管这个波按时出现，并且形态与其他起搏的 QRS 波相同。这提示存在正常的房室传导。QT/QTc 间期正常（380/430ms，校正增宽的 QRS 波后为 320/360ms）。

第 8 个 QRS 波（^）提前出现，其前可见提前出现的 P 波，P 波落在 T 波上，改变了 T 波的形态（↓）。提前出现的 P 波后面有起搏的 QRS 波（^），后面跟随一个间歇。终止此间歇的是房室顺序起搏 [心房起搏刺激信号（++）和心室起搏刺激信号（+）均存在]，因为房性期前收缩后面没有明显 P 波。所以此间期等于起搏器设定的低限起搏频率（76 次 / 分）。

因此，该患者为 DDD（双腔）起搏器，以心房感知心室起搏模式工作（或 P 波同步心室起搏）。起搏器的功能正常。■

一名 74 岁的男性患者，为行常规体检就诊其内科医生。3 年前因病窦综合征相关的先兆晕厥发作植入起搏器。目前无不适症状。体格检查未见异常。心电图如下，内科医生担心起搏器出现故障，将该患者送至急诊室。

该患者的起搏器是什么类型？
是否有证据支持起搏器故障？

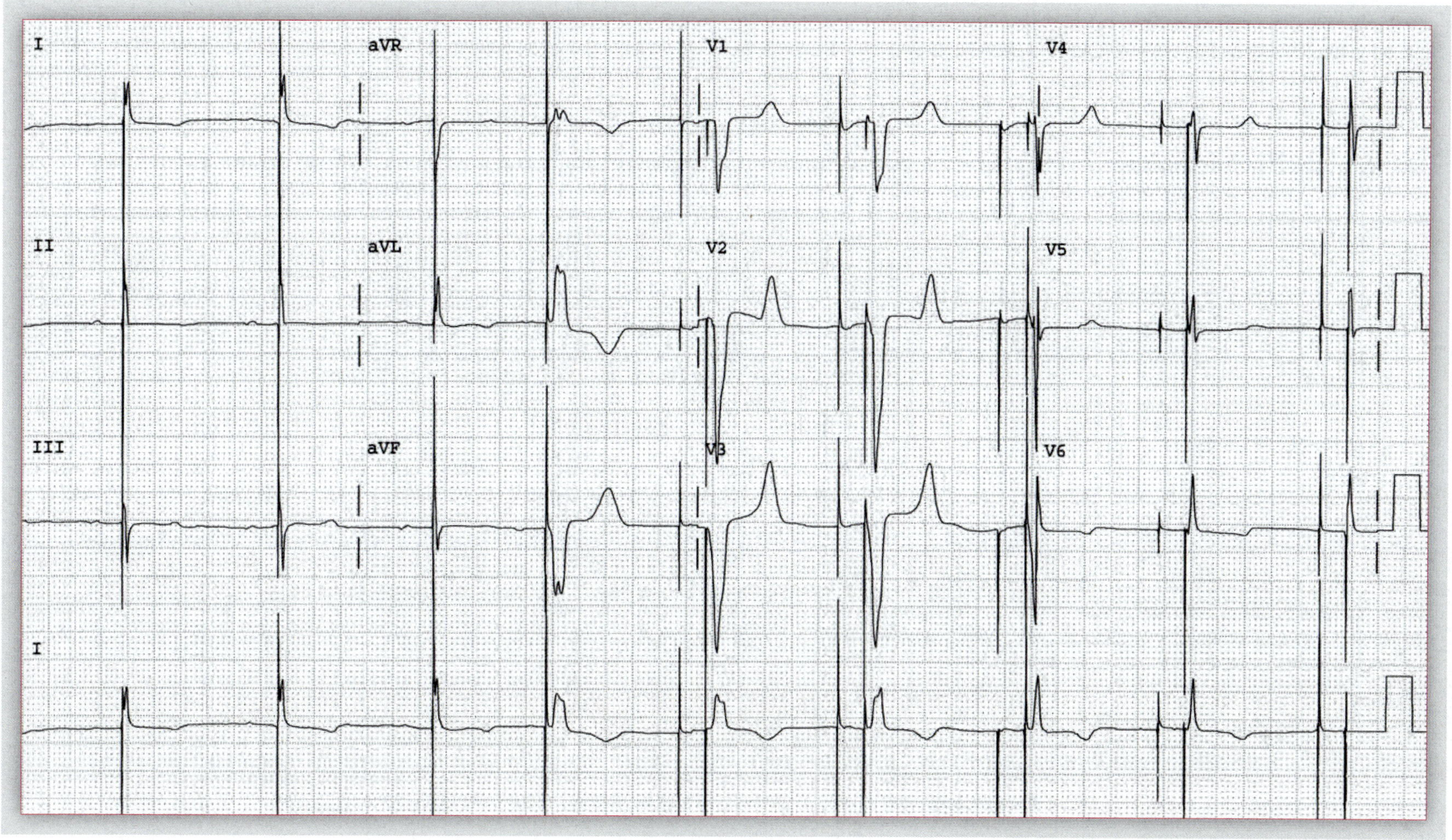

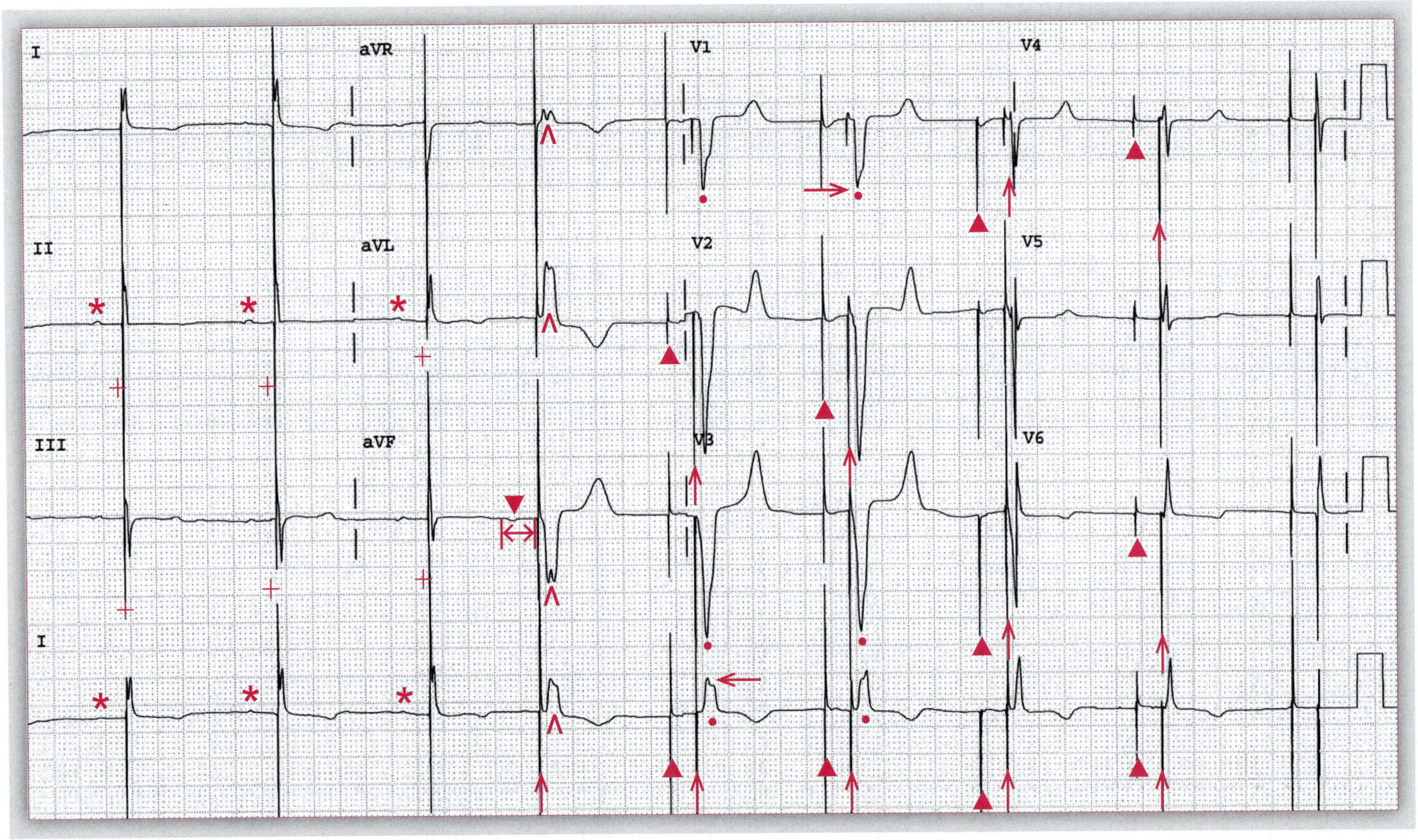

心电图 15 分析:正常窦性心律,双腔起搏器,P 波同步右心室起搏,房室顺序起搏,房性期前收缩,假性融合波。

节律规整，心率 52 次 / 分。但第 4 个 QRS 波(∧)提前出现。前 3 个 QRS 波前面均有 P 波(*)和起搏器刺激信号(+)。PR 或 AV 间期固定(0.22s)。尽管每个 QRS 波之前均有起搏器刺激信号，但 QRS 间期正常(0.10s)，形态也正常。电轴左偏，范围在 0°～–30°（Ⅰ、Ⅱ导联 QRS 波主波向上，aVF 导联向下)。QT/QTc 间期正常(460/430 ms)。因此，尽管有起搏刺激信号，但仍是自身的 QRS 波下传，没有发生起搏器夺获，即起搏刺激信号出现的同时从正常的房室结 - 希 – 浦系统下传的激动使心室开始除极。QRS 波通过正常的房室结 - 希 – 浦系统下传产生，前面可见起搏刺激信号，提示假性融合波，这是因为自身通过房室结下传的房室传导与起搏器设定的 AV 间期相等。这种情况下，心室激动是冲动通过房室结下传产生，而不是源于起搏器脉冲发放。

第 4 个 QRS 波(∧)提前出现，时限增宽，形态异常，呈左束支传导阻滞型，Ⅰ导联为宽 R 波(←)，V_1 导联呈 QS 型(→)。QRS 波之前可见心室起搏器刺激信号(↑)。这是起源于右心室的起搏脉冲，所以发生了心室夺获。该 QRS 波之前有 P 波(▼)，所以为房性期前收缩。AV 间期(↔)为 0.22s，与前 3 个 P-QRS 波群的 PR 间期或 AV 间期相等，提示心房感知，心室起搏(或心房同步心室起搏)。通常，房室结区处于不应期时，房性期前收缩通过房室结的传导减慢(这是因为刺激频率增加时房室结存在递减传导，即无交感神经刺激时，刺激频率越快，通过房室结的传导越缓慢)。所以，由起搏器激动心室，QRS 波为完全起搏图形。第 6 个 QRS 波(●)代表房室顺序起搏，P 波前面可见起搏刺激信号(▲)，QRS 波之前也可以看到起搏刺激信号(↑)，AV 间期时间固定(0.22s)。第 7、8、9 个 QRS 波也提示房室顺序起搏(▲，↑)，但 QRS 波较窄，与前 3 个 QRS 波相似，所以为假性融合波，没有发生心室夺获。

所以该心电图提示双腔起搏器伴心房同步心室起搏和房室顺序起搏。起搏器设定的 AV 间期与自身 PR 间期相等，所以出现假性融合波。因此，心电图中没有证据提示起搏器故障。起搏器的功能依据自身节律和房室传导而变化。■

病例 16

一名 65 岁男性患者，既往有心肌梗死病史，左心室射血分数为 30%。并且有心动过缓导致的晕厥症状，他只知道自己植入了起搏器，但无法提供起搏器方面的其他细节，下图为该患者的心电图。

该心电图显示的起搏器功能正常吗？
该患者的起搏器是哪种起搏方式？

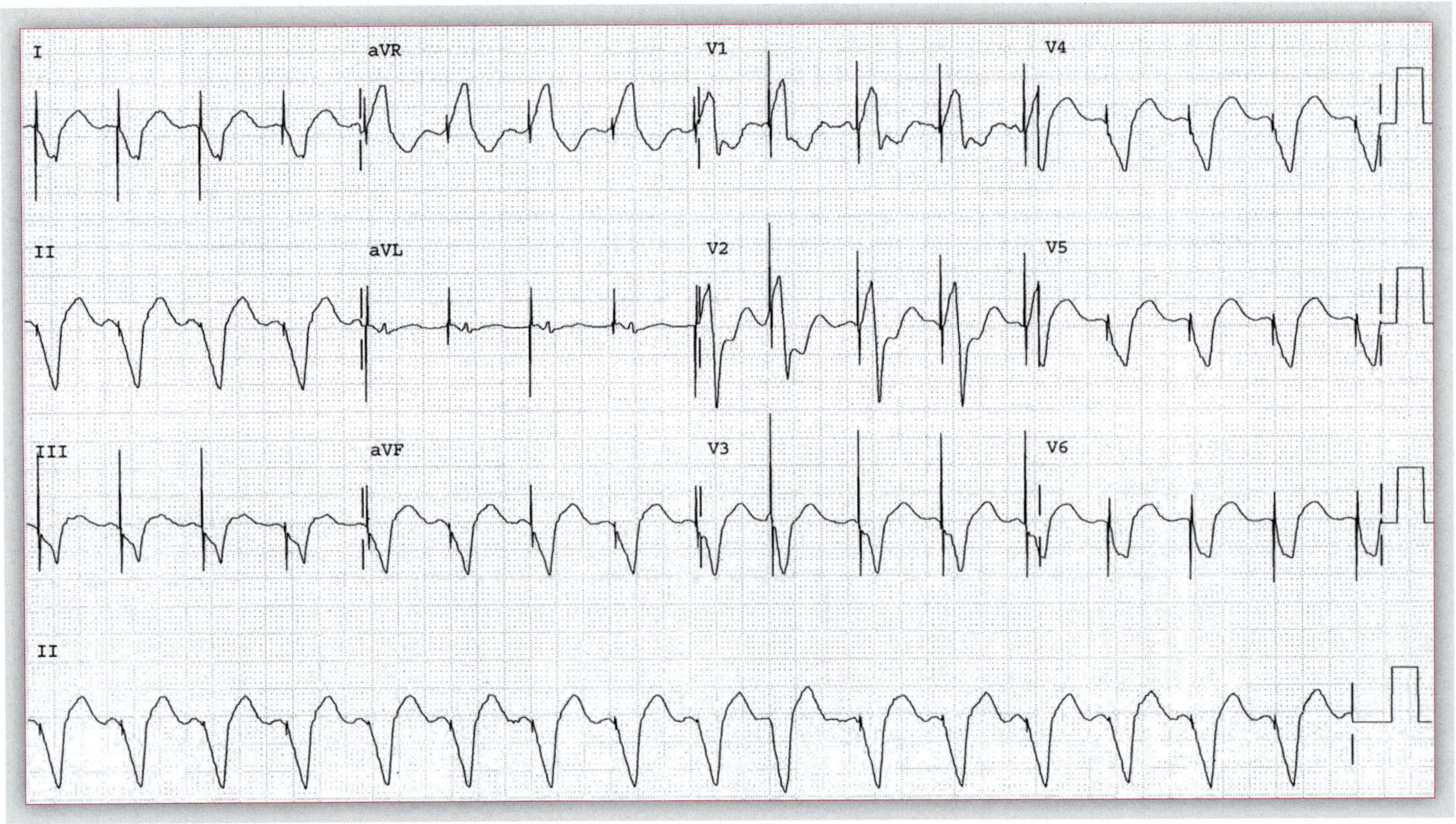

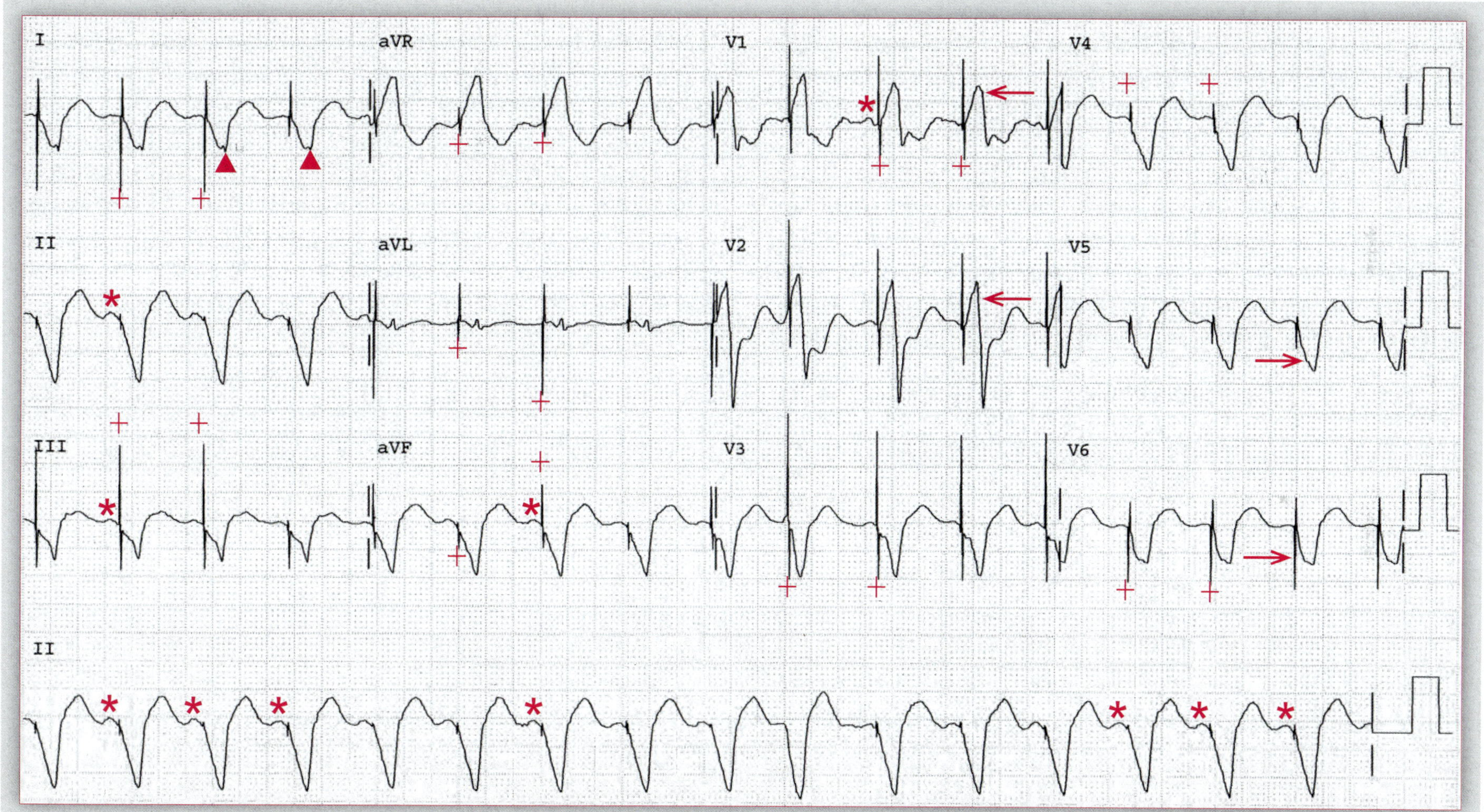

心电图 16 分析：双心室起搏器，双腔起搏，P 波同步心室起搏。

节律规整，心率96次/分。每个QRS波之前都有P波(*)。QRS时限延长(0.20s)，每个QRS波之前均有起搏器刺激信号(+)。因此，这是心室起搏心律。PR间期固定(0.14s)。所以是心房感知心室起搏节律(P波同步心室起搏)。QT/QTc间期延长(400/505ms)，考虑到增宽的QRS时限后QT/QTc间期正常(300/380ms)。

右心室起搏器导联形成的QRS波形态应出现异常，即呈左束支传导阻滞(LBBB)型，Ⅰ、V_5~V_6导联为宽大的R波，V_1导联呈QS型。而该心电图中的QRS波图形与之相反。V_1~V_2为增高增宽的R波(←)(类似右束支传导阻滞型)，这种图形一般出现在右心室电极位于室间隔位置时。此外，V_5~V_6呈QS型(→)，右心室起搏导致的LBBB在这些导联中可呈QS型。因此，V_1导联为高R波，V_5~V_6呈QS型是右心室起搏导致。更重要的是，Ⅰ导联为QS型(▲)，电轴位于+90°~±180°(Ⅰ、aVF导联QRS波主波向下)。Ⅰ导联是右向左的双极导联。左心室激动正常时，电激动由右向左，形成Ⅰ导联的R波。右心室起搏时导致心室传导起始点在右心室，方向是由右向左，因此右心室起搏Ⅰ导联应该为高而宽的R波。该心电图中Ⅰ导联为QS型，提示心室激动的传导方向是由左向右，因此心室激动是从左心室开始。这是典型的双心室(左心室)起搏图形，电极位于右心室和左心室的冠状静脉窦。双心室起搏就是众所周知的心脏再同步化治疗(CRT)，用于药物难以控制的左心室收缩功能下降合并左束支传导阻滞导致的宽QRS波患者。左束支传导阻滞时心室收缩不同步，即室间隔收缩在左心室后壁收缩之前。心脏再同步化治疗时，初始激动起源于左心室后壁，与室间隔同时收缩，从而使心室恢复同步收缩。■

一名 64 岁男性患者，既往扩张性心肌病病史，左心室射血分数（LVEF）25%，目前因进行性呼吸困难两周就诊于急诊室。需要注意的是，该患者存在窦性心动过速合并左束支传导阻滞，窦性心率 110 次 / 分，双肺可闻及啰音，收缩期可闻及二尖瓣反流导致的收缩期杂音，并可闻及第三心音，颈静脉怒张至耳垂，双膝以下周围性水肿。该患者被收入院并给予积极的噻嗪类利尿剂治疗，并给予 ACEI 及 β 受体阻滞剂类药物。经过 5 天的治疗，他的体重下降了 20 磅（1 磅≈ 0.454 千克）。虽然静息性呼吸困难症状有所改善，但仍有稍微活动或劳累后的呼吸困难症状。因为 LVEF 较低，为该患者植入了 ICD 作为一级预防，出院前描记的心电图如下。

目前的起搏器是什么类型？

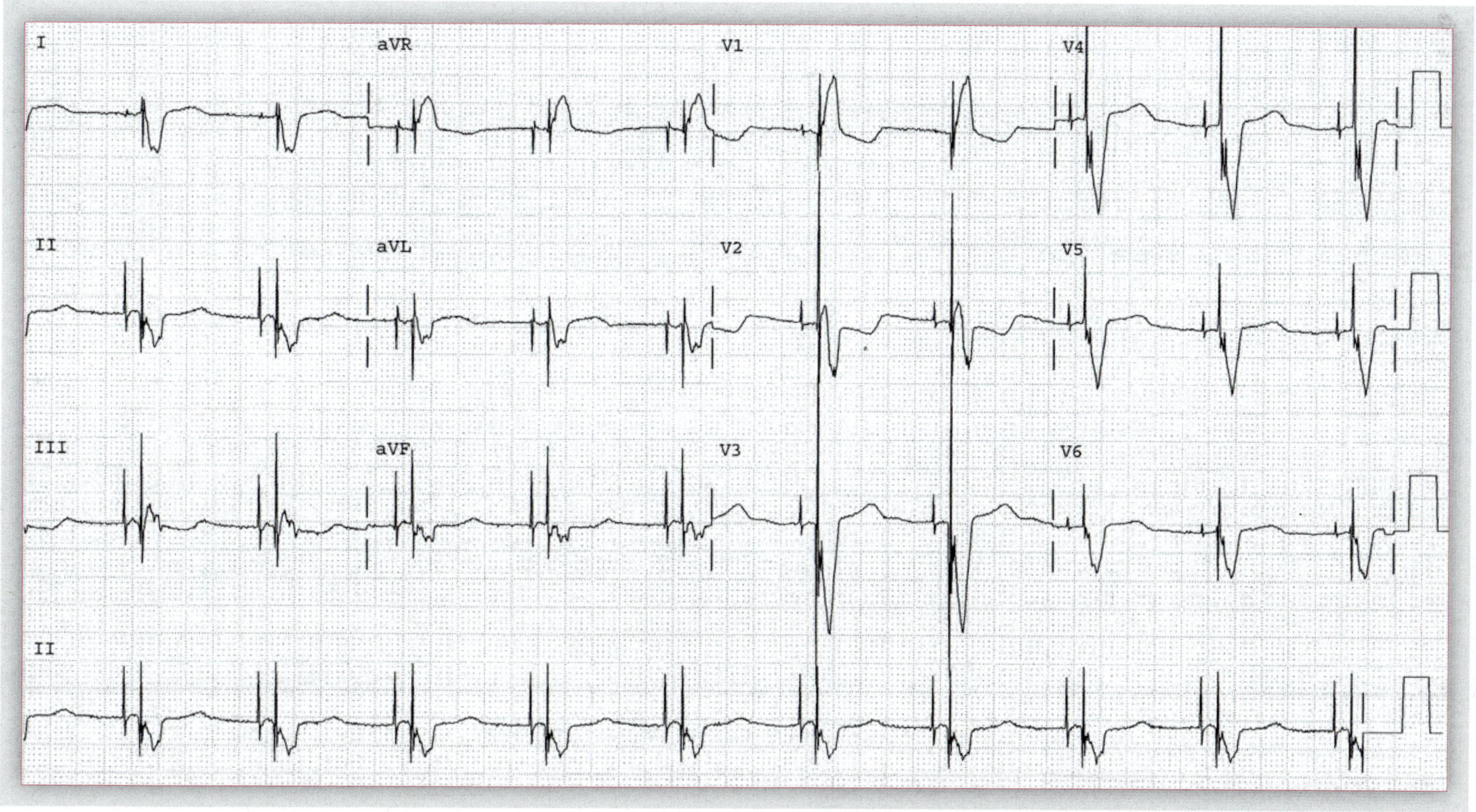

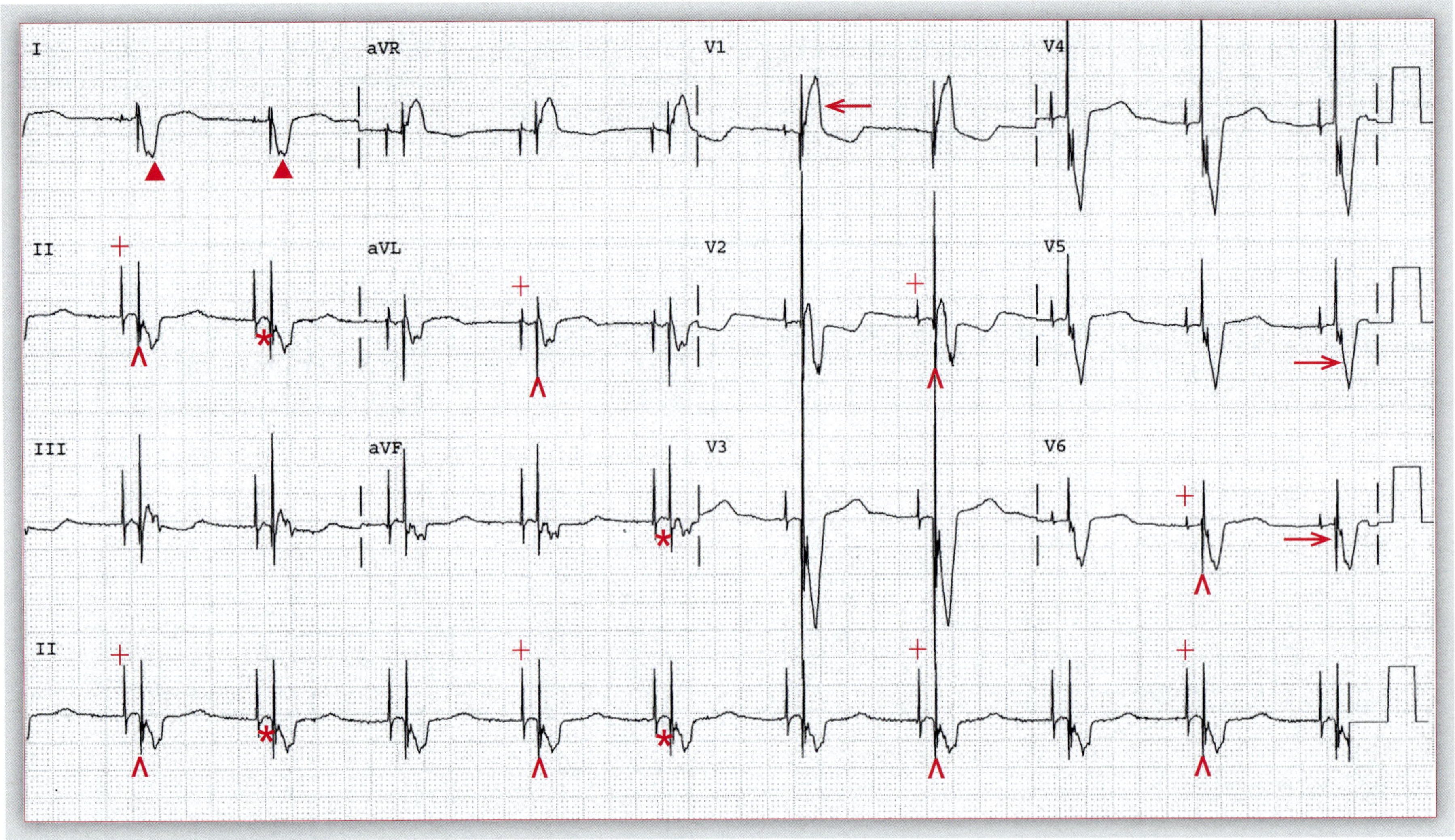

心电图 17 分析：双腔起搏器，房室顺序起搏，双心室起搏器。

节律规整，心率 60 次 / 分。心电图中可以看到两种起搏刺激信号，一种(+)位于 P 波(*)之前，一种(∧)位于宽 QRS 波(0.16s)之前。因此这是房室顺序起搏的双腔起搏器。AV 间期设定为 0.14s。QT/QTc 间期延长(500/500ms)，但考虑到增宽的 QRS 时限后 QT/QTc 间期也属正常(440/440ms)。

QRS 波形态不同于通常的右心室起搏器的图形，通常右心室起搏器图形为典型的左束支传导阻滞(LBBB)型，Ⅰ导联呈宽 R 波，V_1、V_5~V_6 呈 QS 型。电轴通常左偏。与之相反，该心电图中 V_1 导联为高而宽的 R 波(←)(类似于右束支传导阻滞型)。V_1 导联高而宽的 R 波多见于右心室起搏电极位于右心室间隔部。V_5~V_6 导联呈 QS 型(→)多见于右心室起搏器导联所见的左束支传导阻滞。V_5~V_6 导联上可见 LBBB 型常见的 QS 波(→)，由右心室起搏。更重要的是，本例心电图的Ⅰ导联呈 QS 型(▲)。因此，电轴不确定，范围在 +90°~±180°(Ⅰ、aVF 导联 QRS 波主波向下)。Ⅰ导联是右向左的双极导联。用右心室起搏器时，刺激信号从右向左传导，因此Ⅰ导联为高而宽的 R 波，是典型的左束支传导阻滞(LBBB)型。与之相反，Ⅰ导联 Q 波或起始的 QS 波提示起搏刺激信号来自左心室，由左向右传导，这提示该心电图不是右心室起搏器。因此这是典型的起搏刺激来源于左心室的心电图，即双心室起搏器。这种起搏器多用于药物难以控制的心力衰竭合并 LBBB 导致的宽 QRS 波患者，用以恢复左心室的同步化收缩，即心脏再同步治疗(CRT)。除了右心房和右心室的起搏电极，还有另一个起搏电极植入于左心室的冠状静脉窦。LBBB 时心室收缩不同步，即室间隔收缩发生于左心室后壁收缩之前。通过 CRT，位于左心室的起搏电极首先激动，使左心室后壁收缩时间提前，与室间隔收缩同步，从而使心室收缩再同步化。

使用 CRT(有或没有 ICD)的主要适应证是：LVEF ≤ 35%，LBBB 且 QRS ≥ 0.15s，窦性心律，优化药物治疗后仍有心衰症状的 NYHA 分级Ⅱ～非卧床的Ⅳ级患者。CRT(有或没有 ICD)用于下列患者也可能有效：LVEF ≤ 35%，优化药物治疗后仍有心衰症状的 NYHA 分级Ⅱ～非卧床Ⅳ级，LBBB 且 QRS 为 0.12~0.15s 或非 LBBB 且 QRS ≥ 0.15s，需要心室起搏的心房颤动或心率控制的房颤患者(通过房室结消融或者药物治疗)。■

病例 18

一名 74 岁男性患者，既往有非缺血性心肌病病史，几个月前行 ICD 植入术，因间断心悸两周和 ICD 放电拨打 911 急救电话，由急救医疗技术员送入急诊室。他在 ICD 放电之前除了有心悸无其他不适。

该心电图提示什么？

该心电图是否能为我们提供患者心悸的病因和 ICD 放电的原因？

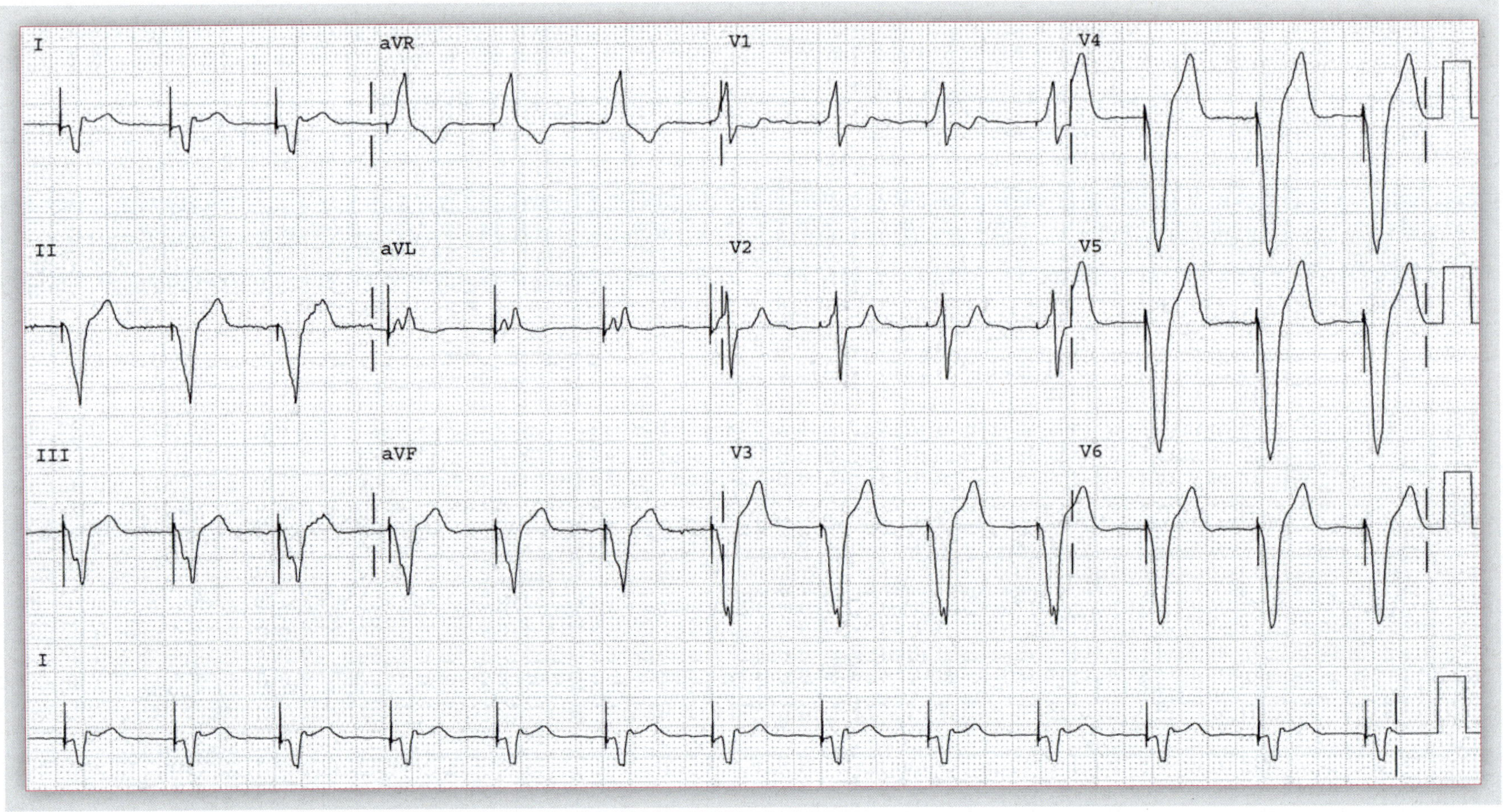

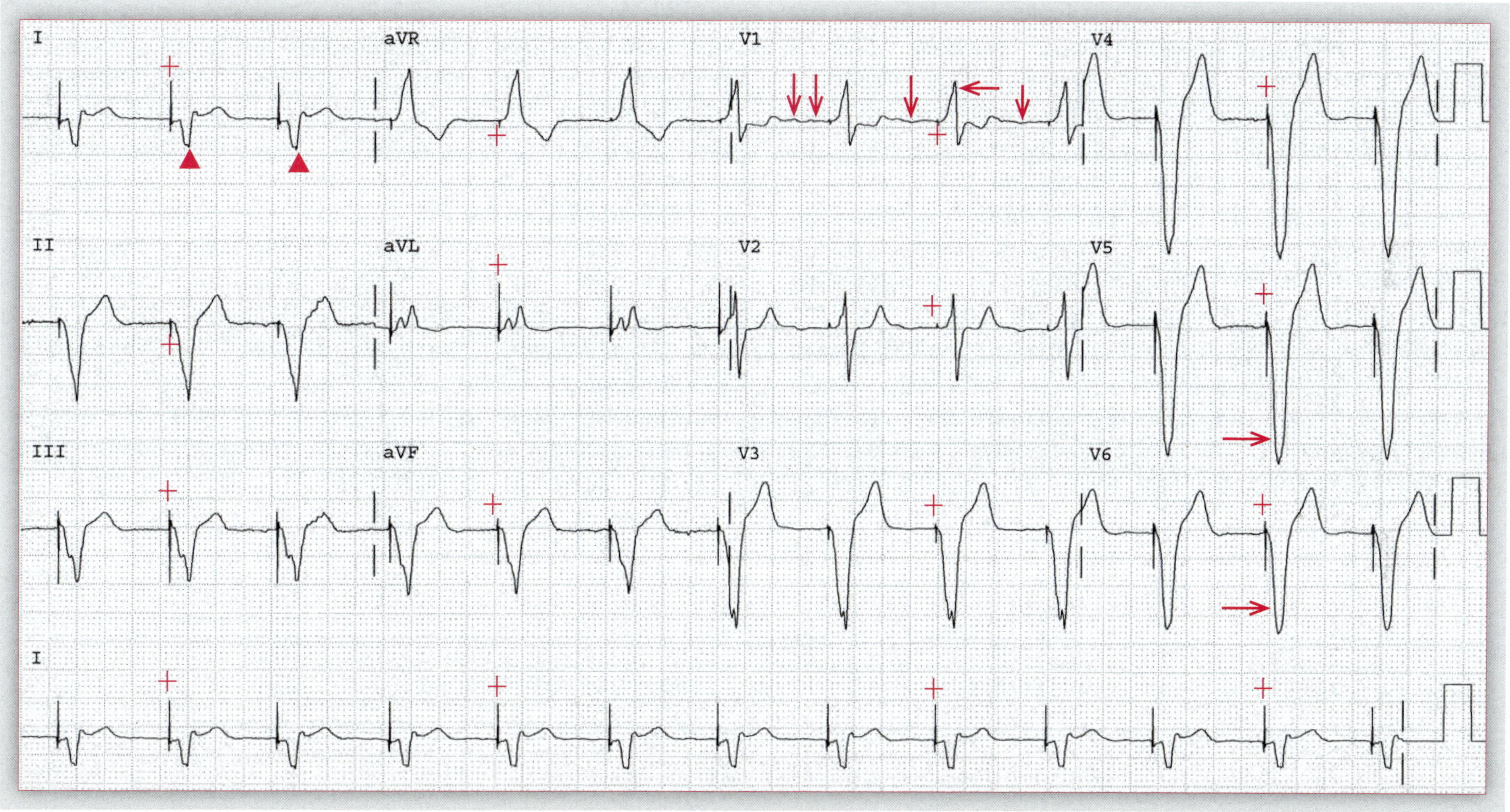

心电图 18 分析：心房颤动，心室按需起搏（VVI），双心室起搏器。

该心电图节律规整,心率为 78 次 / 分。每个 QRS 波之前都有起搏器刺激信号(+)。QRS 时限延长(0.16s), QT/QTc 间期延长(440/500ms),但考虑到增宽的 QRS 时限后 QT/QTc 间期乃属正常(380/430ms)。在每个 QRS 波之前或之后均没有明显的心房波。而 V_1 导联可见细小不规律的波动(↓),提示该心电图的基础节律为心房颤动。因为心电图中心室率规整,频率为 78 次 / 分,所以该起搏器工作模式为心室按需起搏(VVI),低限频率为 78 次 / 分。

QRS 波形态不是通常起搏电极位于右心室时的图形,即典型的左束支传导阻滞(LBBB)型,Ⅰ导联呈宽 R 波, V_1 导联呈 QS 型。与之相反,该心电图中 V_1 导联为高而宽的 R 波(←)(类似于右束支传导阻滞)。V_1 导联高而宽的 R 波见于右心室起搏电极位于室间隔部。V_5~V_6 导联呈 QS 型(→)见于右心室起搏导致的左束支传导阻滞。重要的是,该心电图中Ⅰ导联呈 QS 型(▲)。Ⅰ导联是双极导联,即电冲动由右侧肢体导联传向左侧肢体导联。右心室起搏时,冲动方向由右向左传导,因此Ⅰ导联为宽而高的 R 波,可以看作是 LBBB 的一种类型。本例心电图与之相反,Ⅰ导联可见 QS 型或起始 Q 波,提示冲动是由左向右传导,所以用的不单是右心室起搏器。因此,这是典型的冲动起始于左心室,即用的是双心室起搏器。这种起搏器主要用于药物难以控制的心力衰竭合并 LBBB 导致的宽 QRS 波患者,它可以使左心室恢复同步收缩,也叫作心脏再同步治疗(CRT)。除了右心房和右心室的起搏电极导线,另外一根起搏电极导线位于左心室的冠状静脉窦。LBBB 时,心室收缩不同步,即室间隔收缩早于左心室后壁。通过 CRT,左心室后壁提前激动,与室间隔同步收缩,从而恢复心室的同步化收缩。

使用 CRT(有或没有 ICD)的适应证是: LVEF ≤ 35%, LBBB 且 QRS ≥ 0.15s,窦性心律,优化药物治疗后仍有心衰症状的 NYHA 分级Ⅱ ~ 非卧床Ⅳ级的患者。CRT(有或没有 ICD)用于下列患者也可能有效: LVEF ≤ 35%,优化药物治疗后仍有心衰症状的 NYHA 分级 Ⅱ ~ 非卧床 Ⅳ 级, LBBB 且 QRS 为 0.12~0.15s 或非 LBBB 且 QRS ≥ 0.15s,需要心室起搏的心房颤动或心率控制的房颤患者(通过房室结消融或者药物治疗)。

基础节律为心房颤动,提示心悸的病因可能为心房颤动伴快速心室率。这可能也是 ICD 放电的原因,因为 ICD 放电之前患者除了心悸无其他不适。程控 ICD 可以为患者的心悸和 ICD 放电的真正原因提供重要信息。■

一名 65 岁男性患者，第一次到他的初级保健医师处就诊。既往有心衰病史。1 年前因为心动过缓行起搏器植入术，而该患者不能提供有关的其他任何详细的信息。描记的心电图如下。

起搏器是什么类型?

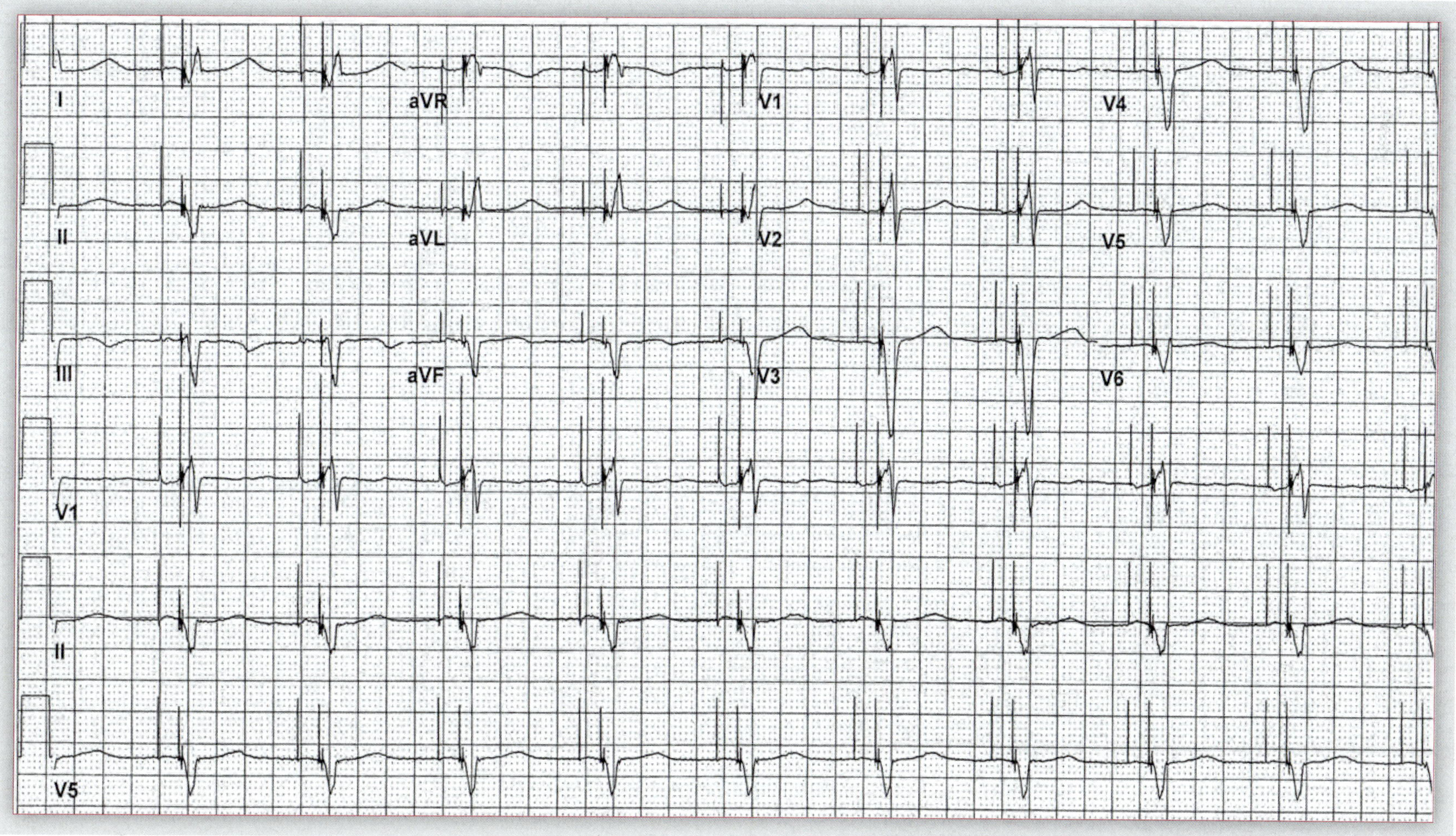

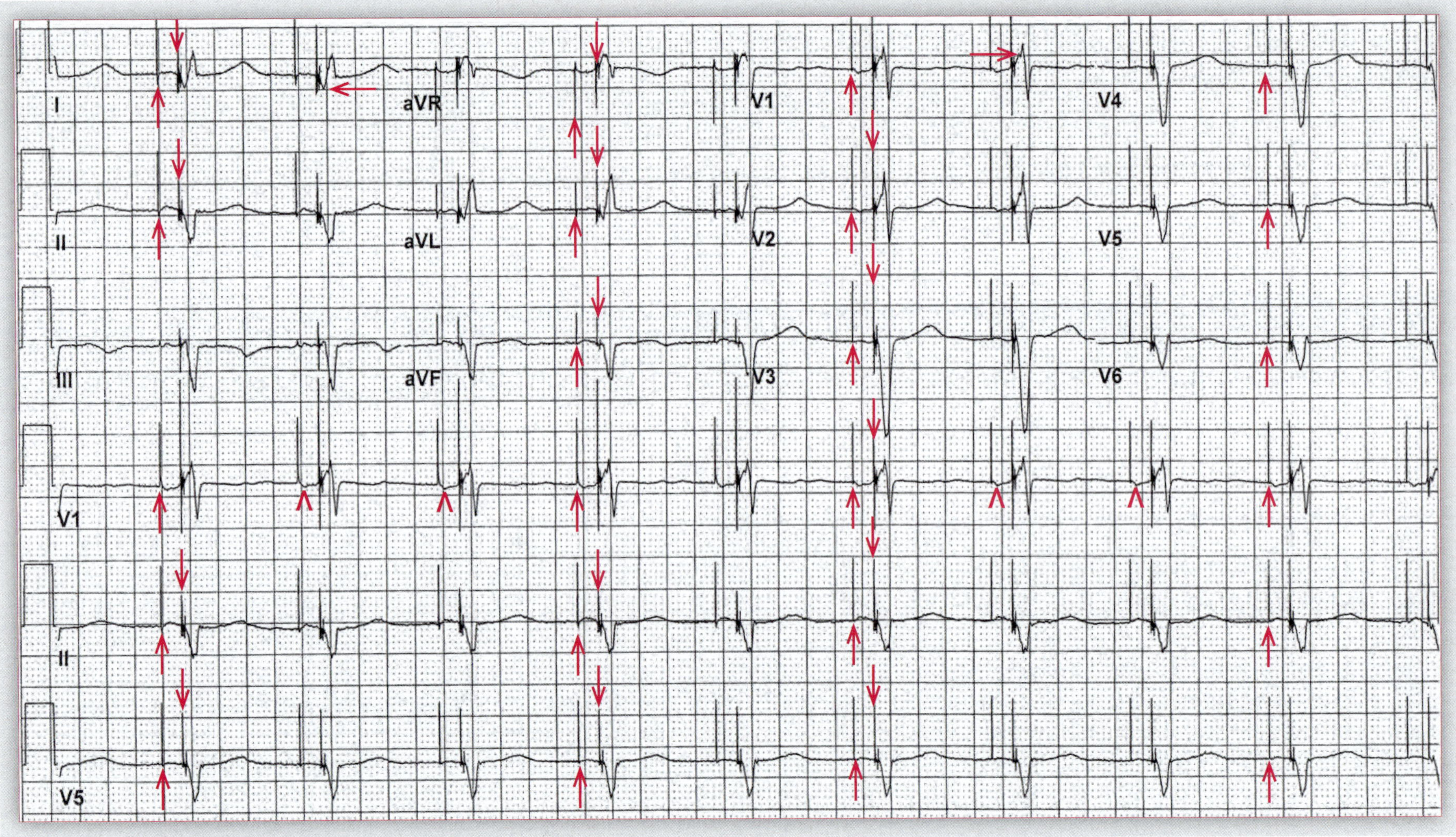

心电图 19 分析:双腔起搏器,房室顺序起搏,双心室起搏。

节律规整，心率为 60 次 / 分。可以看到两种起搏刺激信号。第 1 种（↑）在 P 波（^）之前，第 2 种（↓）在 QRS 波之前。因此这是双腔起搏器，起搏模式为房室顺序起搏。AV 间期为 0.16s。QRS 时限增宽（0.14s），而且形态不是典型的左束支传导阻滞（LBBB）型或者右束支传导阻滞型。因此，QRS 波的形态不是典型的右心室起搏图形。V_1 导联为高 R 波（→），说明冲动是由左向右传导，而不像右心室起搏时呈（LBBB）型或 V_1 导联呈 QS 型。但这个高的 R 波可见于右心室起搏电极位于室间隔部位时。另外，V_5~V_6 导联 QRS 波呈 QS 型，提示冲动是由左向右传导的，偶见于 LBBB。更重要的是，Ⅰ 导联起始部的 Q 波（←）证明起始部的冲动是由左向右传导，这在 LBBB 或右心室起搏时不会出现。Ⅰ 导联起始部 Q 波提示左心室起搏或双心室起搏。心电图中可以看到两个心室起搏刺激信号，尤其是Ⅱ、aVF、V_4~V_6 导联。这是因为左心室和右心室电极都有起搏刺激信号发放。■

病例 20

一名 71 岁女性患者，既往有高血压和病态窦房结综合征导致的先兆晕厥病史，并因此植入了起搏器。该患者没有任何不适，为行常规随访就诊其内科医生。常规描记了一份心电图。现在的心电图（心电图 20A）与过去的心电图（心电图 20B）相比，QRS 波有些变化。该患者需尽快联系她的心脏科医生，以进一步评估起搏器是否存在问题。

心电图 20A

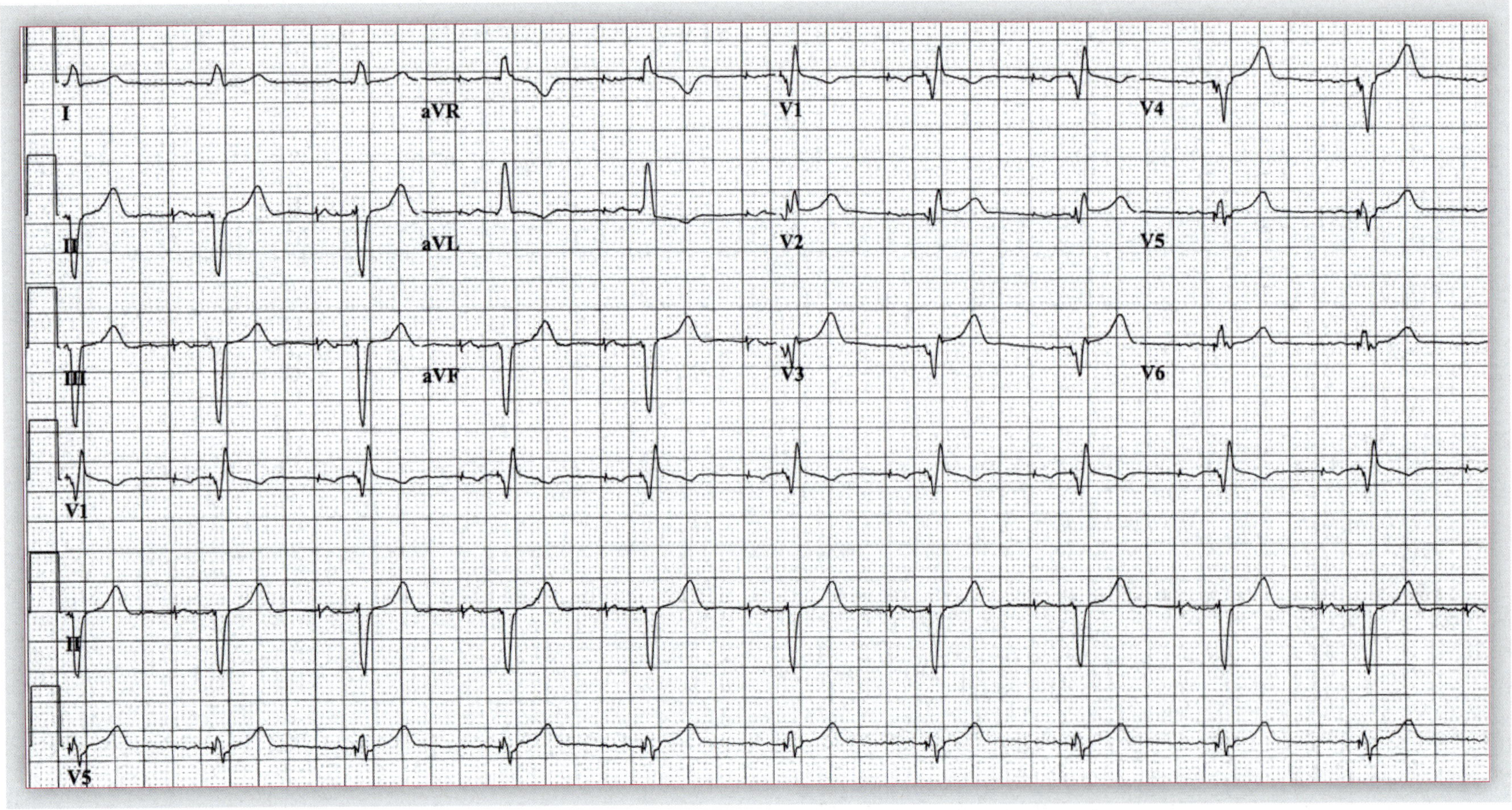

心电图提示什么?
是否存在起搏器故障的证据?
是否需要更进一步的治疗?

心电图 20B

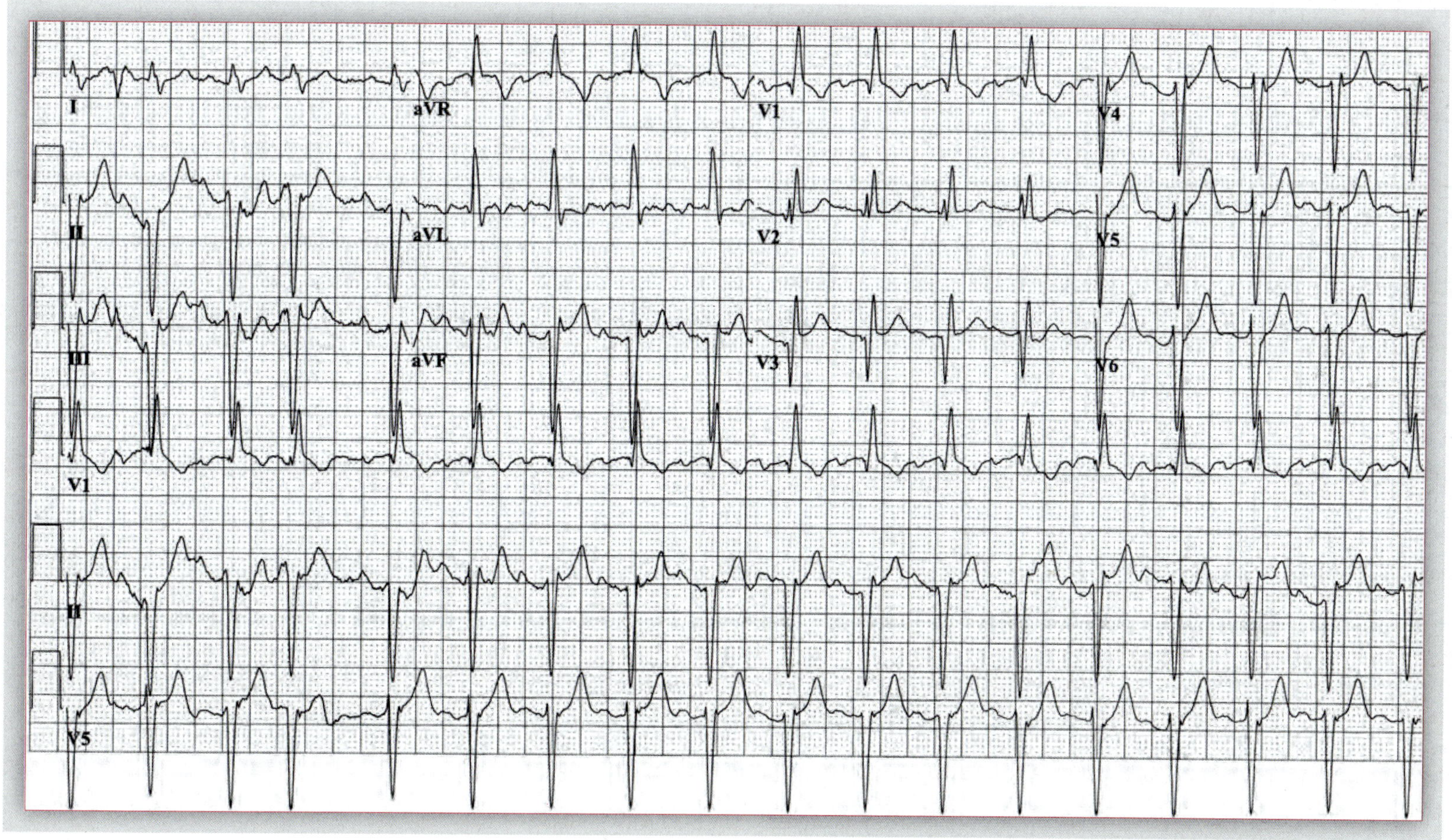

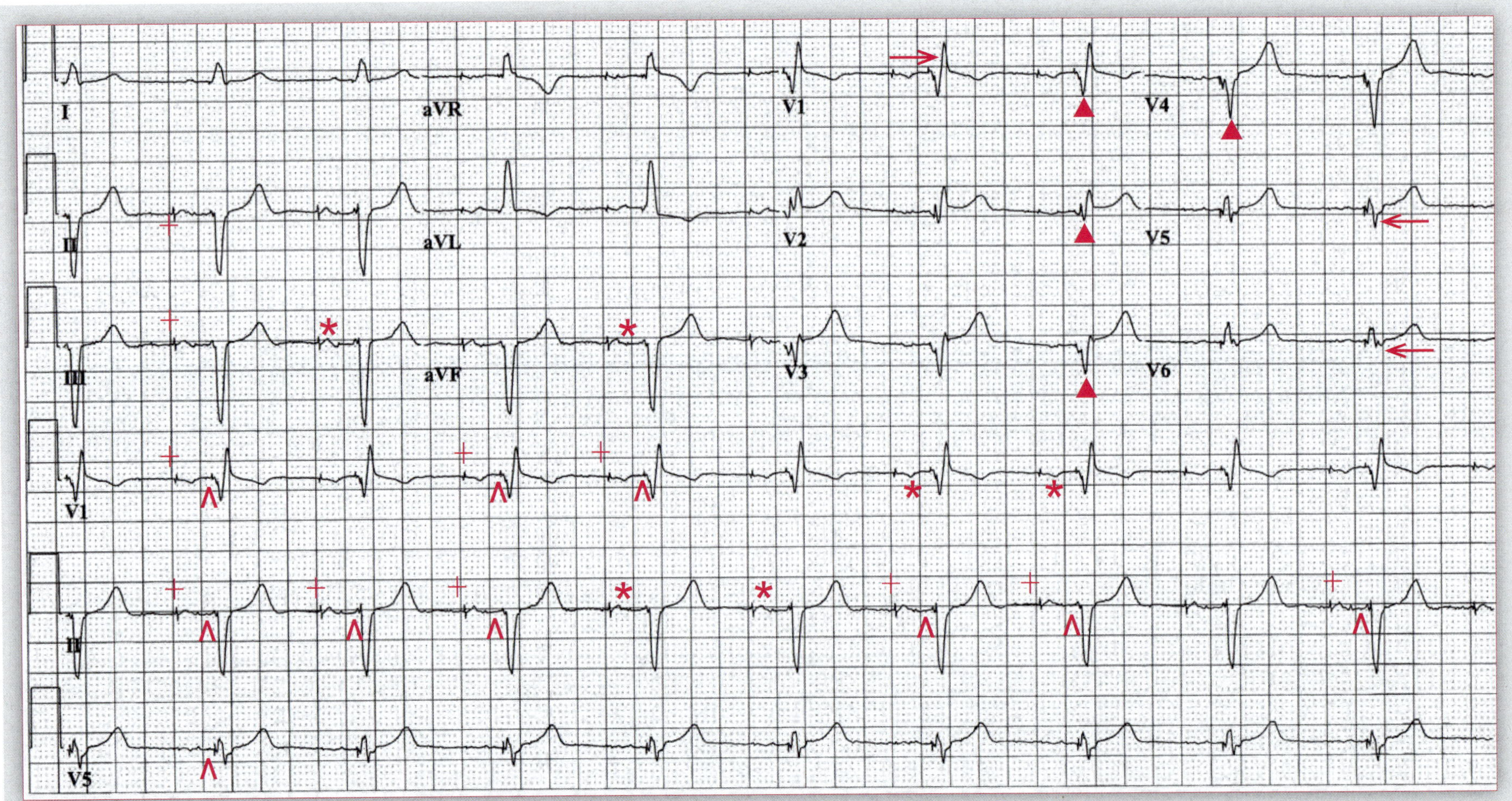

心电图 20A 分析:双腔起搏器,房室顺序起搏,假性融合波,右束支传导阻滞,左前分支阻滞,陈旧性前壁心肌梗死。

心电图 20A 显示节律规整，心率为 60 次 / 分。可以看到两种起搏刺激信号。第 1 种(+)在 P 波(*)之前，第 2 种(∧)在宽 QRS 波(0.12s)之前。AV 间期为 0.24s。该患者为双腔起搏器，起搏模式是房室顺序起搏。但是，QRS 波形态不是典型的右心室起搏形态即左束支传导阻滞(LBBB)型(Ⅰ、V5~V6 导联为宽 R 波，V_1 导联为 QS 型)，也不是典型的双心室起搏形态，即Ⅰ、V_5~V_6 导联呈 QS 型，V_1 导联为高而宽的 R 波。该图显示的 QRS 波在 V_1 导联为 qR 型(→)，V_5~V_6 可见小而宽的终末 S 波(←)。因此，这是典型的右束支传导阻滞(RBBB)型。另外，V_1~V_4 导联可见明显的 Q 波(▲)，这是陈旧性前壁心肌梗死的特点。电轴显著左偏，在 -30°~-90°(Ⅰ导联 QRS 波主波向上，Ⅱ、aVF 导联呈 rS 型)，可诊断为左前分支阻滞(LAFB)。QT/QTc 间期正常(420/420ms，考虑到增宽的 QRS 时限 QT/QTc 间期应为 400/400ms)。因此该心电图中 QRS 波的形态提示不是起搏的 QRS 波，而是自身下传的 QRS 波。也就是说，心室起搏刺激信号并没有夺获心室。■

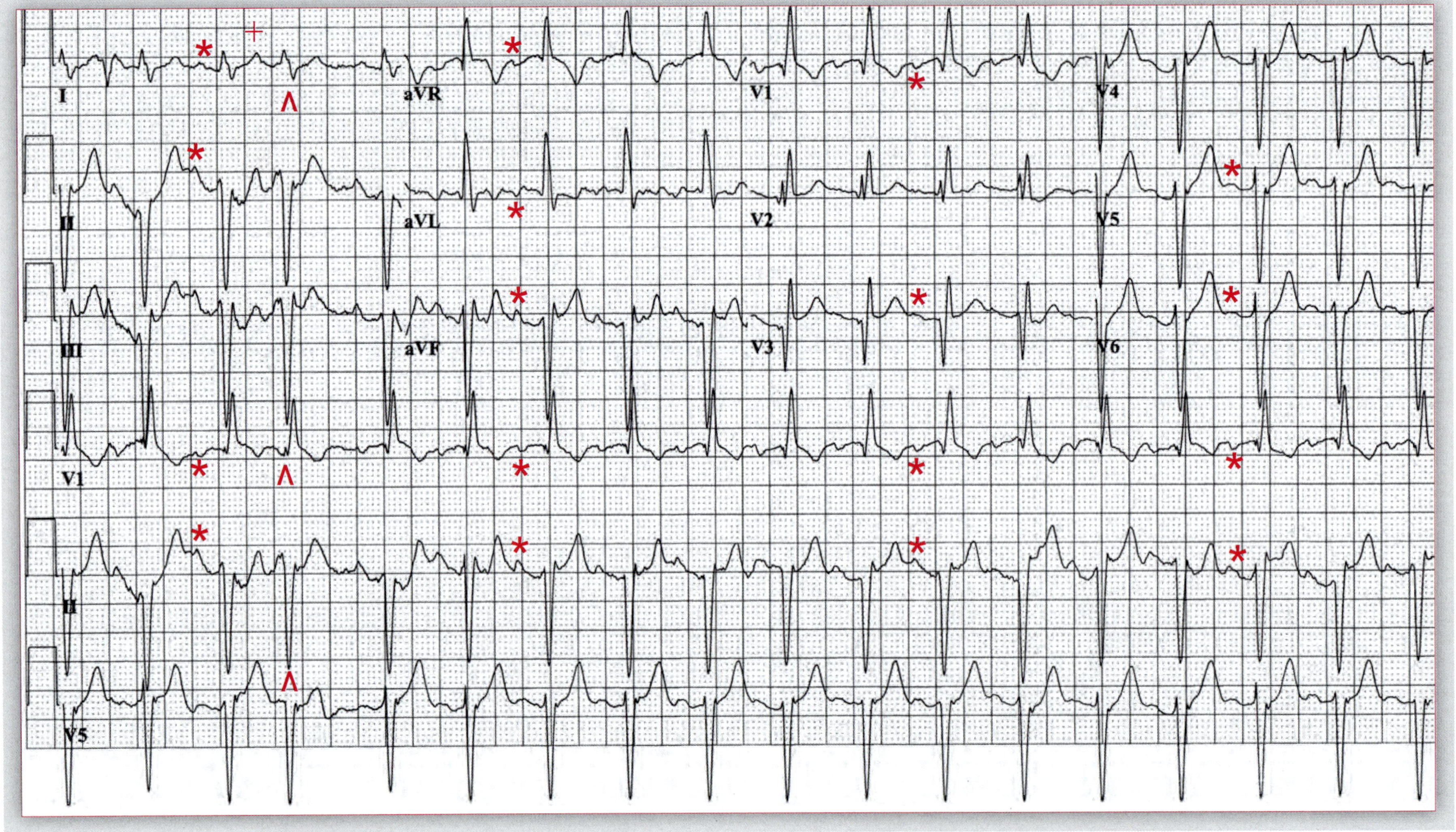

心电图 20B 分析:窦性心动过速,Ⅰ度房室传导阻滞,房性早搏,右束支传导阻滞,左前分支阻滞,陈旧性前壁心肌梗死。

心电图 20B 与心电图 20A 来自于同一位患者。心电图 20B 显示节律规整，心率 104 次 / 分。心电图中未见起搏器刺激信号。每个 QRS 波之前均可见 P 波（*），PR 间期固定为 0.24s，与心电图 20A 起搏器设定的 AV 间期一样。P 波在 Ⅰ、Ⅱ、aVF、V_4~V_6 导联上为直立，因此这是窦性心动过速伴 Ⅰ 度房室传导阻滞。第 4 个 QRS 波（∧）提前出现，与窦性下传的 QRS 波形态相同。Ⅰ 导联上可见 QRS 波之前可能存在 P 波（+），T 波形态与窦性下传形成的 T 波形态略有不同，提示其中有叠加的 P 波。因此这是一个房性早搏。

QRS 时限延长（0.12s），形态与心电图 20A 中的 QRS 波形态相同，即典型的 RBBB、LAFB 和陈旧性前壁心肌梗死。两份心电图的 QT/QTc 间期相等。因此心电图 20A 的 QRS 波是自身下传的，起搏器没有夺获心室。这被称为假性融合波，不属于起搏器故障（即失夺获），心室失夺获是由于自身冲动通过房室结传导的时间与起搏器的 AV 间期相同。这种情况下，心室激动通过房室结 - 希 - 浦系统传导，而不是由起搏器发放的刺激脉冲引起。因为存在正常的房室传导，所以起搏器刺激是无效（不能产生心室激动）和不必要的。因此，如果该患者植入的是标准的右心室起搏器，最好的治疗是延长起搏器的 AV 间期来避免不必要的起搏脉冲发放。但是，如果该患者植入的是双心室起搏器，则缩短起搏器的 AV 间期非常重要，缩短 AV 间期后可以连续成功夺获心室即连续左心室起搏，这对双心室起搏患者的获益非常重要。■

病例 21

一名 81 岁男性患者，既往有窦性心动过缓导致先兆晕厥发作，此次因频繁发作劳力性胸部不适就诊于急诊室。下图为患者在急诊室发作胸部不适时记录的心电图。该心电图提示目前为起搏器起搏状态，医生认为无法从心电图中确定是否存在缺血性改变。

心电图提示什么？

起搏器功能是否正常？

能否根据这份心电图评估缺血性改变？

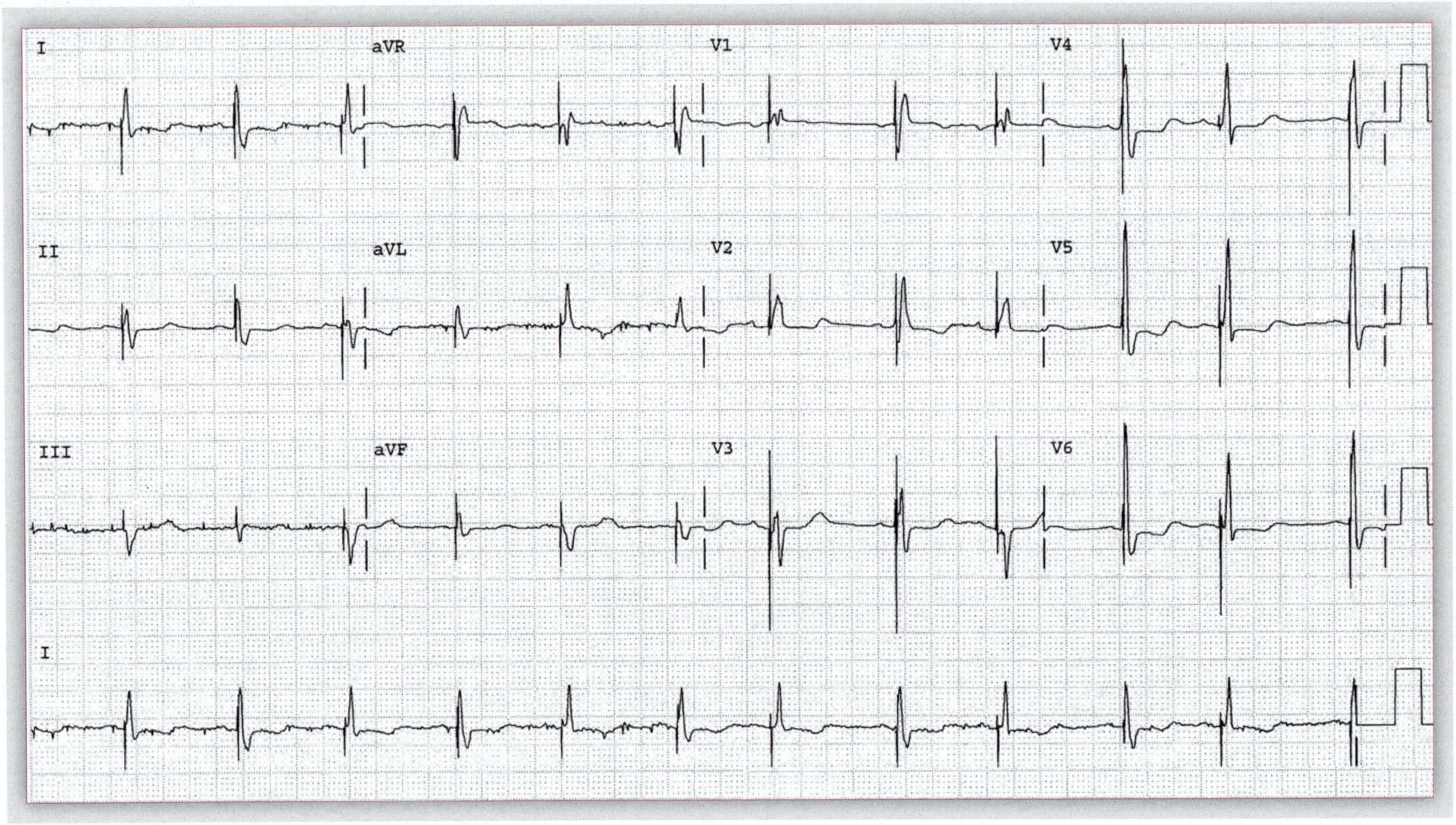

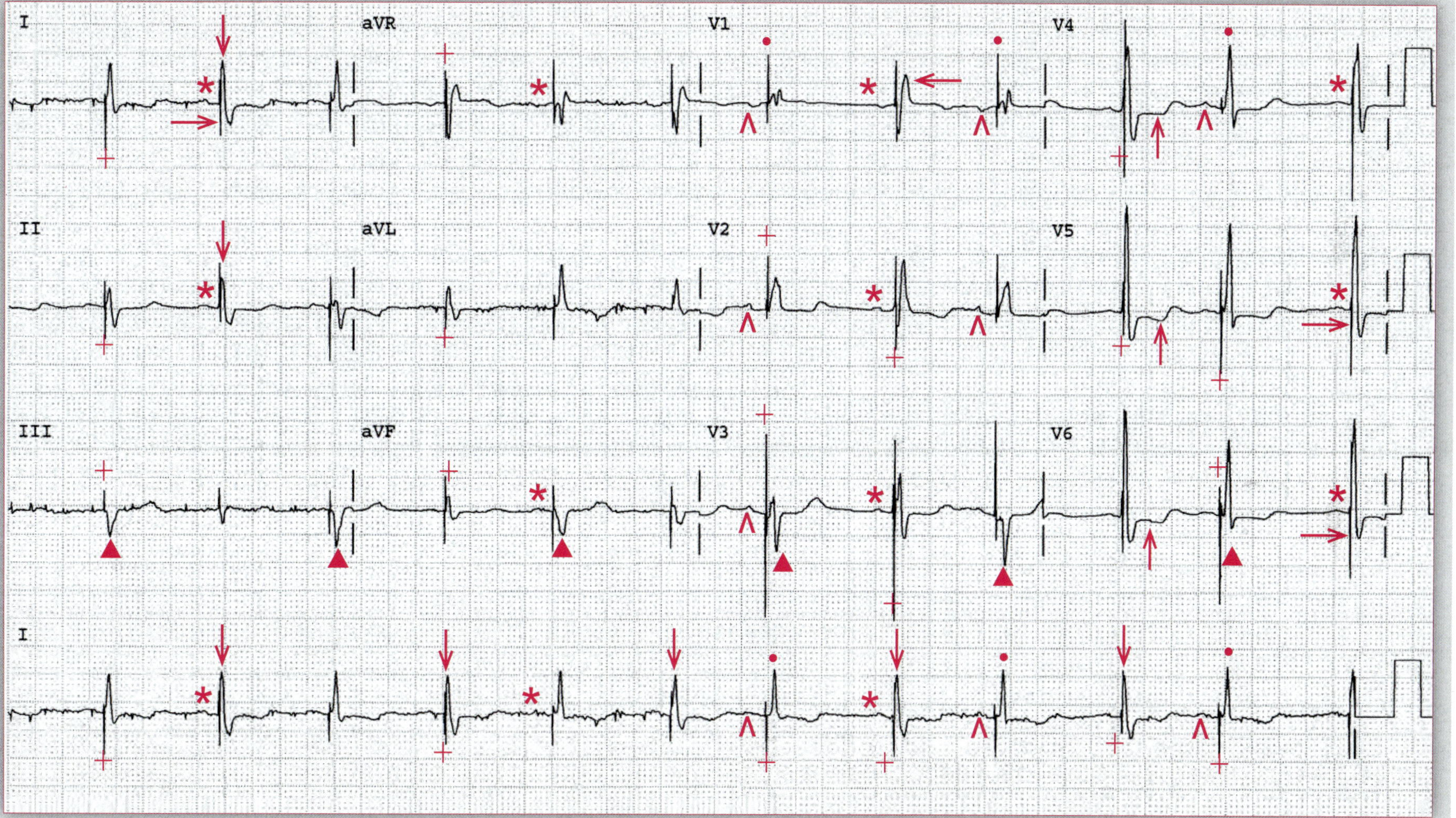

心电图 21 分析:窦性心律,房性早搏,双腔起搏器,心房感知,心室起搏(P 波同步心室起搏),假性融合波,ST-T 改变。

基础心率72次/分。每个QRS波之前都有P波(*)，PR间期固定(0.18s)。P波在Ⅰ、Ⅱ、aVF、V_4~V_6导联上为直立，因此这是正常窦性心律。第7、9、11个QRS波(●)稍提前出现，并且在其之前有P波(^)，但其P波形态略有不同。这是房性早搏波(PAC)。

每个QRS波(包括房性早搏波)之前都有起搏刺激信号(+)。因此，这是双腔起搏器，心房同步心室起搏(心房感知，心室起搏)。QRS时限延长(0.12s)。QRS波形态既不是典型的右心室起搏器图形[左束支传导阻滞(LBBB)型]，也不是双心室起搏器图形(Ⅰ、V_5~V_6导联呈QS型，V_1导联为高R波)。因此，心室起搏器刺激信号没有成功夺获心室。实际上，QRS波是自身的冲动通过房室结-希-浦系统传导形成的。这代表假性融合波，假性融合波出现了自身房室传导时间与起搏器AV间期相同时。这种情况下，心室激动通过房室结正常传导，没有抑制心室起搏脉冲发放是因为心室脉冲的发放与其同时出现。

但是，要注意，QRS波的形态有差异。这是因为起搏器刺激与冲动通过正常的房室结-希-浦系统传导的融合程度不同，导致房室结传导时间轻微改变。每隔1个QRS波(↓)可见呈典型右束支传导阻滞型的QRS波，即V_1导联呈RSR′(←)，而Ⅰ、V_5~V_6导联(→)呈宽S波。交替出现的QRS波(即房性早搏)(▲)形态略有不同；它们没有宽的终末S波，取而代之的是顿挫和上升支增宽，尤其在V_4~V_6导联更明显，电轴也左偏。该QRS波的融合程度更大，即心室肌更多的是通过起搏器激动，仅有少部分是通过正常房室结-希-浦系统激动。这是因为提前出现的房性早搏到达房室结稍早，而房室结存在递减传导，所以冲动在房室结的传导更缓慢。因此心室激动更多是由起搏器刺激导致的。

右束支传导阻滞型的QRS波不是起搏引起，而是自身下传产生。电轴正常，在0°~-30°(Ⅰ、Ⅱ导联QRS波主波向上，aVF导联QRS波主波向下)。QT/QTc间期延长(420/470ms)，考虑到增宽的QRS时限则QT/QTc间期尚属正常(400/440ms)。这些QRS不是起搏引起，所以可以解释QRS波和ST-T的异常改变，并可以诊断影响左心室的的异常改变，包括目前该患者存在的心肌缺血。实际上，该患者V_4~V_6导联(↓)ST段压低1mm，提示活动性心肌缺血，尤其是伴有胸部不适的临床症状时。■

一名65岁女性患者，主因此前两周脉搏不规律就诊其内科医生。在几年前发现阵发性心房颤动之前，她的脉搏一直是规律的。直到两周之前她的脉搏也是规律的。虽然没有其他不适症状，但她担心心房颤动复发。另外该患者曾因心房颤动行起搏器植入术，但她不能提供详细信息。下图为就诊时该患者的心电图。内科医师建议她就诊心内科医师进一步评估。

是否有心房颤动?
该患者的起搏器是什么类型?
起搏器功能是否正常?

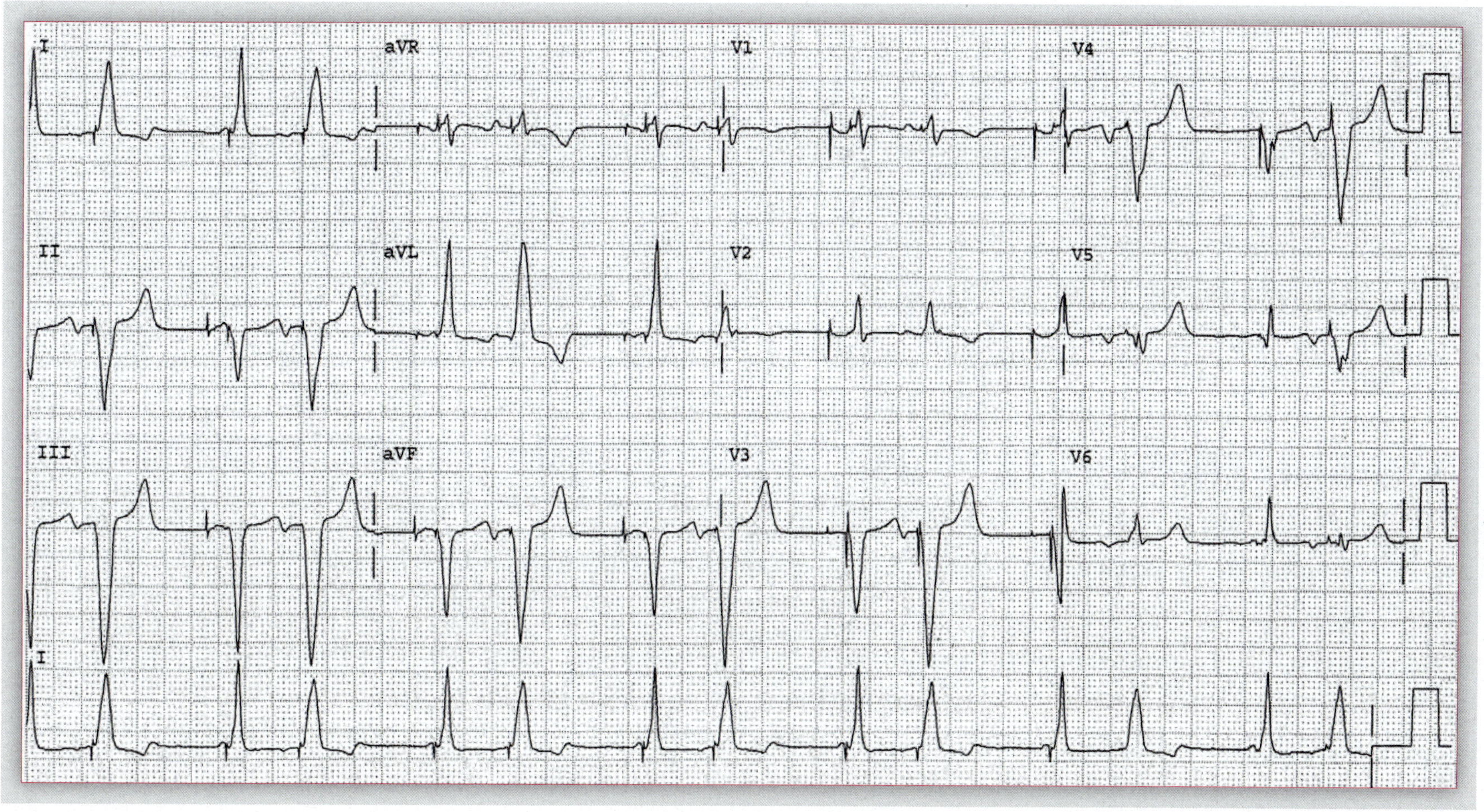

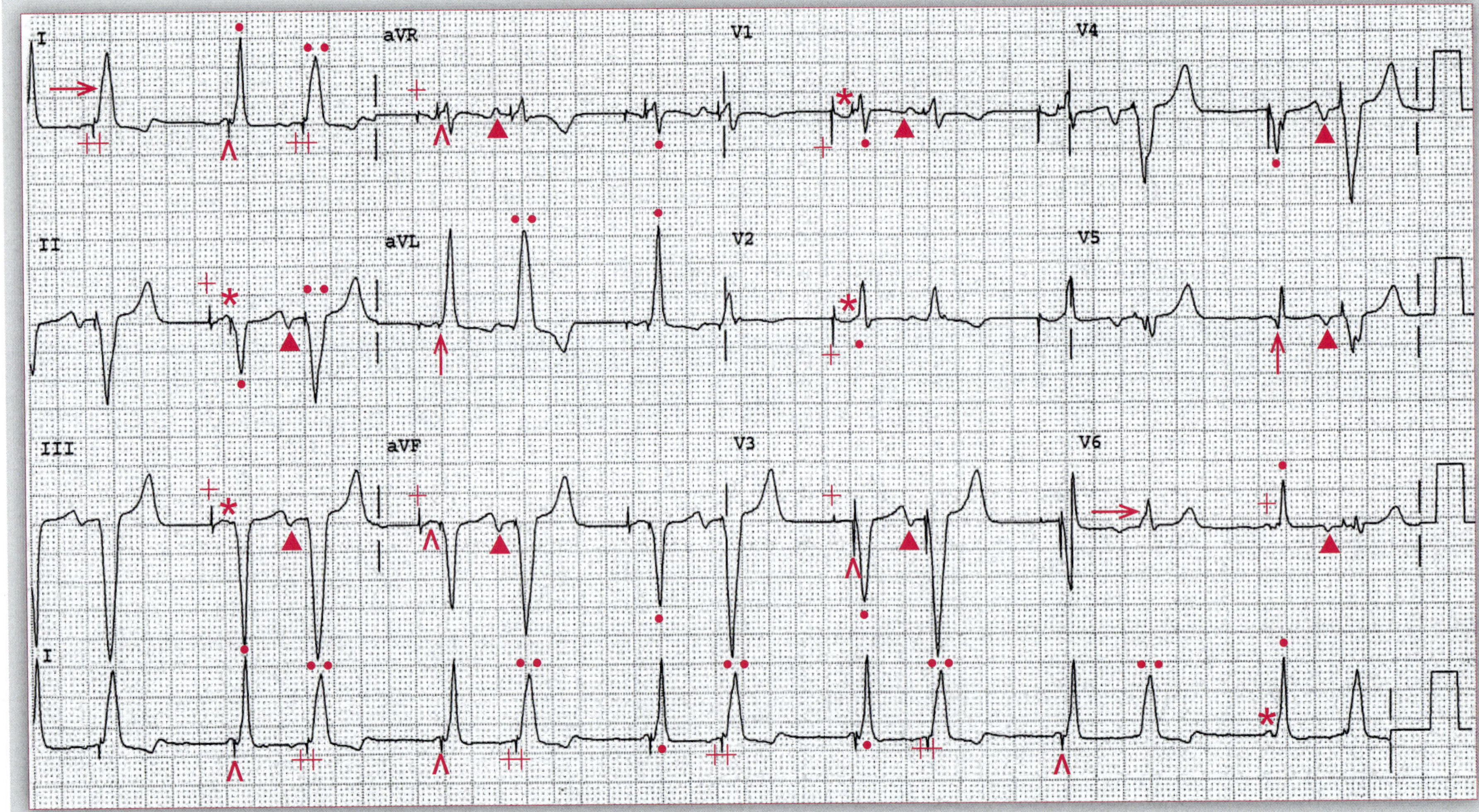

心电图 22 分析：双腔起搏器，房室顺序起搏，房早二联律，P 波同步心室起搏，假性融合波。

节律不规整，长短间期交替出现。因此心电图节律是有规律的不规整。平均心率 78 次 / 分。间歇后的 QRS 波（●）有 2 个起搏器刺激信号，第 1 个（+）在 P 波（*）之前，第 2 个（^）在 QRS 波之前。因此这是双腔起搏器，起搏模式为房室顺序起搏。AV 间期 0.16s，QRS 间期延长（0.12s）。但 QRS 波不呈典型右心室起搏器导致的左束支传导阻滞（LBBB）型。例如，aVL 和 V_5（↑）导联 QRS 波起始处可见间隔 Q 波。而 LBBB 不会出现间隔向量或 Q 波，因为这种波形起源于室间隔或左束支的中间支（冲动由左向右传导）。QRS 波也不呈双心室起搏图形，因为 Ⅰ 导联的 QRS 波起始为 R 波而不是 Q 波。因此，本例心电图的 QRS 波为室内传导延迟。尽管 QRS 波前面有起搏钉，但没有夺获心室，即心室对起搏器刺激无反应。QT/QTc 间期延长（420/480ms），但考虑到增宽的 QRS 时限后 QT/QTc 间期尚属正常（400/455ms）。

短 RR 间期的每个 QRS 波（●●）之前都有 P 波（▲），没有起搏器刺激信号。P 波在Ⅱ、Ⅲ、aVF、V_4~V_6 导联上向下。该 P 波不是逆行 P 波，因为前面的 QRS 波（●）之前有 P 波，QRS 波之前有心房激动时不会再发生心室逆传激动心房。逆传的心房激动可见于交界性心律、心室起搏心律（无起始心房激动）或室性心律。因此这是房性早搏。负向的 P 波之后跟随 QRS 波，QRS 波之前有起搏刺激信号（++）。AV 间期（或者 PR 间期）为 0.16s，与起搏器的 AV 间期一致。因此是心房同步心室起搏（心房感知，心室起搏）。QRS 时限（0.16s）比房室顺序起搏形成的 QRS 时限长，而且形态略有不同，更像典型的 LBBB 型，Ⅰ、V_6 导联呈宽 R 波（→）。这是由于起搏刺激完全夺获心室导致。

房室顺序起搏的 QRS 波是假性融合波，因为自身的 PR 间期与起搏器的 AV 间期基本相同。因此左心室激动主要通过正常房室结 - 希 - 浦系统传导，较少由右心室起搏器产生。而房性早搏后的 QRS 波为起搏刺激完全夺获心室形成，因此时限更宽，形态更畸形，为典型的 LBBB 型。这时的左心室激动由起搏器刺激引起，而不是通过正常的房室结 - 希 - 浦系统传导形成。提前出现的房性冲动发生在房室结完全复极化之前，此时房室结部分处于不应期，冲动通过房室结的传导时间比平常慢。这是房室结的递减性传导特性导致，即非交感兴奋状态下冲动的传导频率越快，通过房室结的传导速度越慢。从而导致冲动在房室结的传导延迟，心室肌完全通过起搏器刺激激动。■

病例 23

一名 74 岁男性患者，因咳嗽咳痰，发热，体温 39.4℃（103°F），白细胞计数升高就诊急诊室，既往曾植入双腔起搏器。胸片提示双侧肺炎。下图为该患者心电图。急诊室医师担心患者存在起搏器故障，要他咨询心内科医师。

心电图可见什么异常？
起搏器功能是否正常工作？
还需要其他必要的治疗吗？

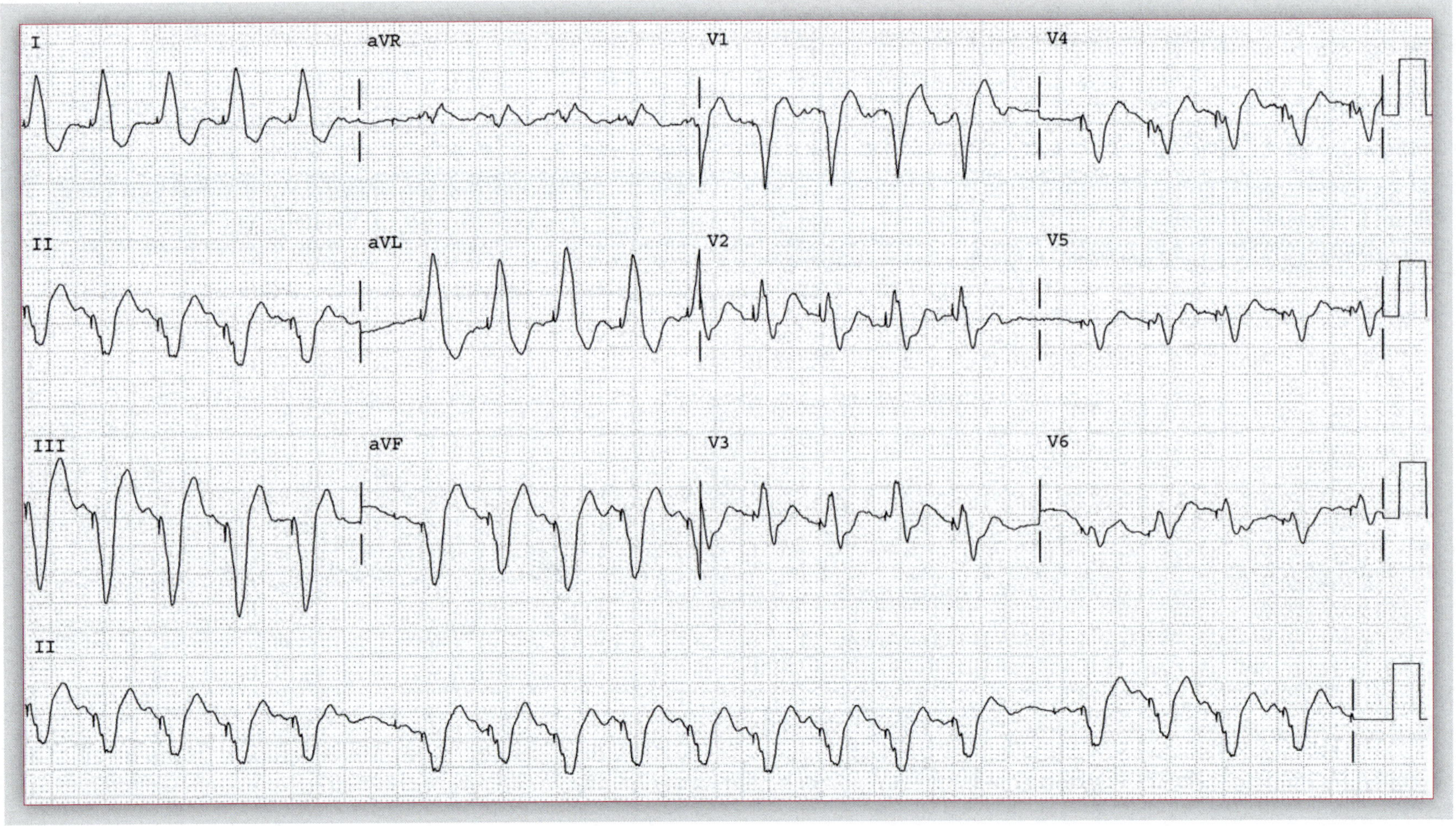

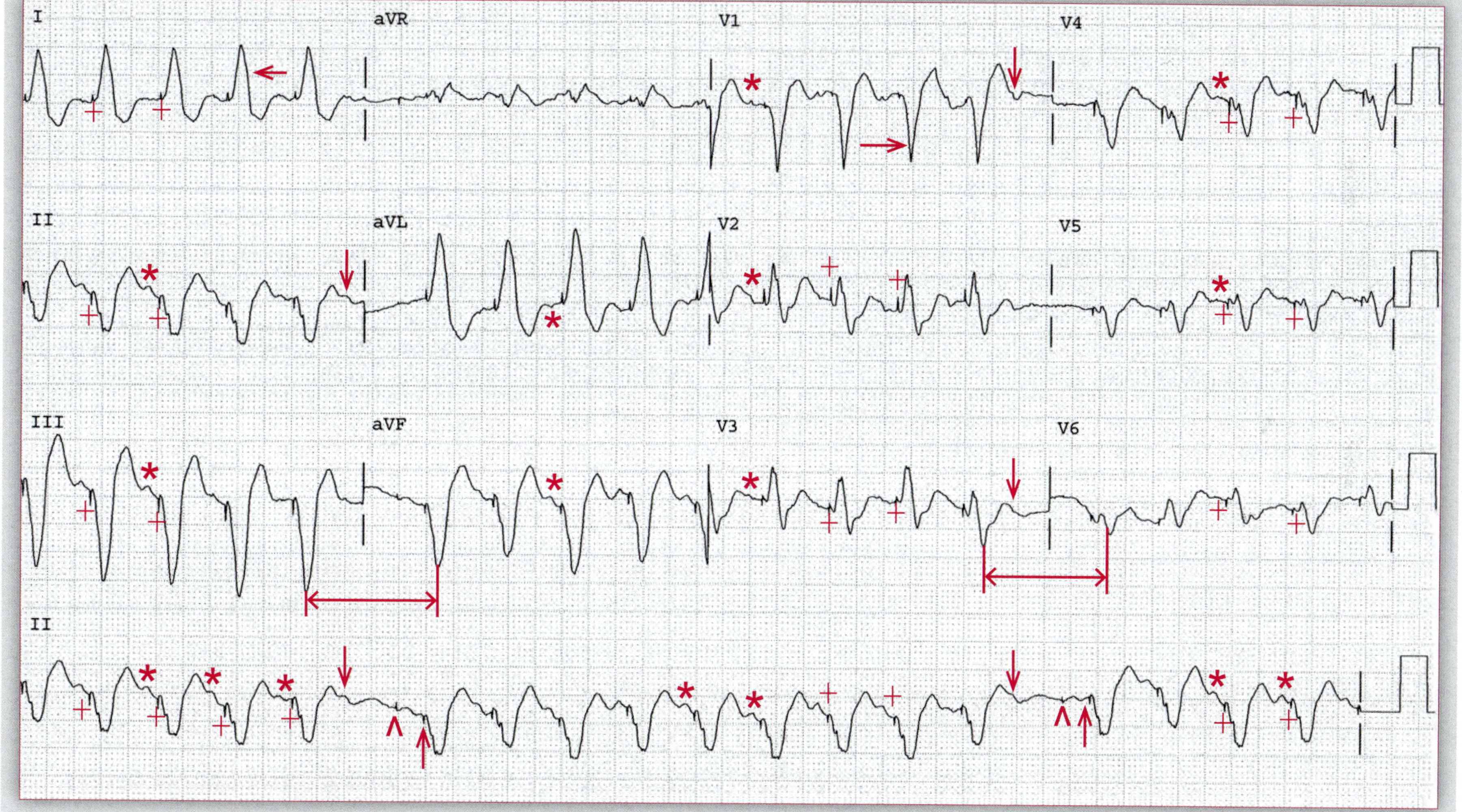

心电图 23 分析：窦性心动过速，双腔起搏器，心房感知，心室起搏（P 波同步心室起搏），心房间断不感知 P 波（伪Ⅱ度房室传导阻滞）。

节律规整，心率 130 次 / 分，但是其中可见 2 个长 RR 间期（↔）（心律暂停）。每个 QRS 波之前可见 P 波（*），在Ⅰ、Ⅱ、aVF、V_4~V_6 导联 P 波直立，所以为窦性心动过速。每个 QRS 波之前均可见起搏器刺激信号（+）。QRS 时限增宽（0.18s），并且为左束支传导阻滞（LBBB）型，即Ⅰ导联为宽 R 波（←），V_1 导联呈 QS 型（→）。因此这是双腔起搏器，工作模式为心房感知、心室起搏（心房同步心室起搏）。起搏器设定的 AV 间期为 0.14s。QT/QTc 间期延长（340/500ms），但考虑到增宽的 QRS 时限后 QT/QTc 间期尚属正常（260/380ms）。

每个长 RR 间期中间可见一个窦性 P 波（↓），其后没有起搏的 QRS 波。因此，这是未感知的 P 波。长 RR 间期结束后有起搏器刺激信号，分别位于 P 波之前（^）和 QRS 波（↑）之前。因此这时起搏器的工作模式为房室顺序起搏。

未感知的 P 波没有引起起搏的 QRS 波的原因是自身心率（窦性心动过速）快于起搏器的上限频率（130 次 / 分）。因此，起搏器偶尔不感知准时出现的 P 波（↓）（频率稍快于 130 次 / 分时）。这是因为起搏器的空白期由心室后心房不应期（PVARP）决定，即在 QRS 波之后起搏器不能感知心房冲动。由于空白期内起搏器不能感知 P 波，所以起搏器不发放刺激信号，从而导致一次长间期。重要的是，如果 P 波被感知，起搏器则会发放心室刺激信号，除非有自身的心室激动抑制起搏器刺激信号的发放，即室性早搏或通过房室结正常下传的自身 QRS 波。这个发现也提示，患者有完全性房室传导阻滞或心脏传导阻滞，如果该患者有正常的房室传导，未感知的 P 波后面应该有正常下传的 QRS 波，并且 PR 间期比起搏器的 AV 间期长。在长 RR 间期之后，下一个窦性 P 波之前，有心房起搏刺激信号，之后还跟随起搏的 QRS 波，因此为房室顺序起搏。长 RR 间期与起搏器的下限频率有关，下限频率由上一个心室起搏刺激信号和下一个心房起搏刺激信号的间期决定，该患者起搏器的下限频率为 75 次 / 分。因此，起搏器工作正常。

一旦患者的肺部感染得到控制且窦性心率减慢，这种异常将会改善，因为心率减慢后，每个窦性 P 波都会被正常感知，完成正常的心房感知和心室起搏。■

病例 24

一名68岁男性患者，既往植入双腔起搏器，为行起搏器常规检查就诊。检查记录到患者的心率为120次/分，并记录如下心电图。

心电图提示什么？
基础节律是什么？
起搏器功能是否正常？

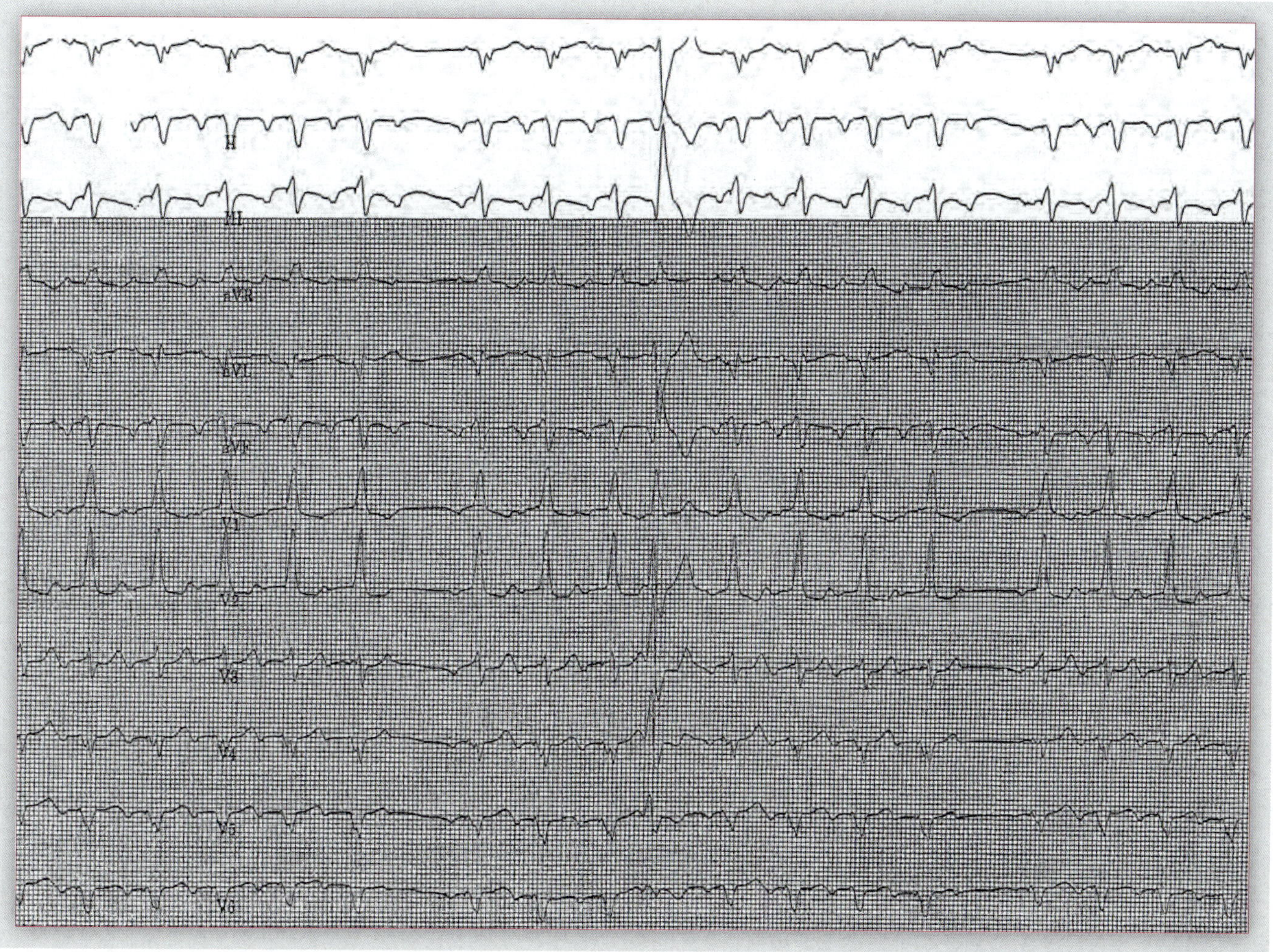

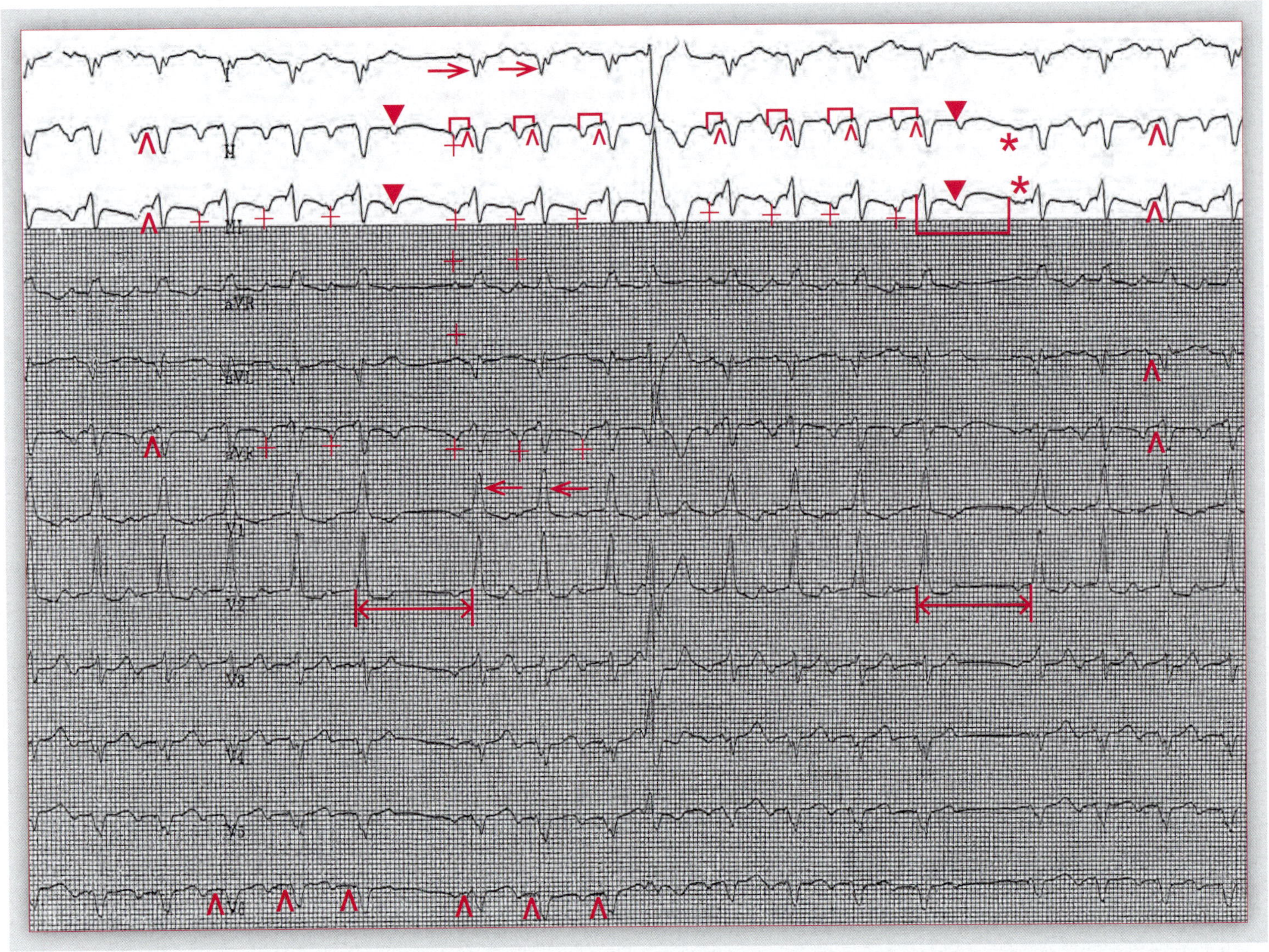

心电图 24 分析:房性心动过速,双腔起搏器,心房感知,心室起搏(P 波同步心室起搏),双心室起搏,伪文氏现象(起搏器介导的文氏传导),伪Ⅱ度房室传导阻滞。

节律大致规整，心率 120 次 / 分，尽管心电图中可见长 RR 间期(↔)。每个 QRS 波前都有 P 波(+)。P 波在长 RR 间期内尤其明显，这些是未被感知的 P 波(▼)，即 P 波后面没有 QRS 波。P 波在Ⅱ、aVF、V_4~V_6 导联向下，所以这不是窦性心律，而是房性心动过速。每个 QRS 波之前均可见起搏刺激信号(∧)。因此，这是双腔起搏器，工作模式为心房感知、心室起搏(房室顺序起搏)。第二个长 RR 间期后可见 P 波，P 波之前有心房起搏刺激信号(*)，这个 P 波形态和其他 P 波形态不同。因此这是房室顺序起搏的心电图表现。QRS 时限增宽(0.14s)。但是，QRS 波形态不呈典型的右心室起搏型，该心电图中Ⅰ导联(→)呈 QS 型，V_1 导联(←)可见高 R 波。这是典型的左心室或双心室起搏器。Ⅰ导联是最重要的导联，因为它是唯一的右向左双极导联。任何起源于右侧的冲动都在Ⅰ导联形成 R 波，起源于左侧的冲动则在Ⅰ导联形成 Q 波或 QS 波。QT/QTc 间期延长(340/500ms)，但考虑到增宽的 QRS 时限后 QT/QTc 间期尚属正常(300/440ms)。

尽管每个 QRS 波之前都有起搏器刺激信号，但起搏器的 PR 间期(⊓)(AV 间期或 AV 延迟，即 P 波到心室起搏刺激信号的时间)并不完全相同。PR 间期逐渐延长，在未下传的 P 波(▼)之前，PR 间期从 0.12s 延长到了 0.26s。PR 间期逐渐延长直到 1 个 P 波未下传被称为莫氏Ⅰ型或文氏型传导。当发生在植入起搏器时则被称为伪文氏或起搏器介导的文氏传导。

这种现象的发生与起搏器的两个程控参数有关，即心室后心房不应期(PVARP)，它决定了起搏器的上限频率(起搏器感知或跟踪心房并起搏心室的最快频率)，以及起搏器的 AV 间期。这两个参数决定了心房的总不应期(TARP)。如果基础窦性心率或心房频率接近起搏器的上限频率(如本例心电图，大部分 P 波被感知并引起心室起搏)，心房冲动则被心房电极感知(即心房冲动发生在 PVARP 之后)。如果心房冲动被感知，起搏器则发放心室起搏刺激信号(除非有自身的心室激动抑制起搏刺激信号发放，即室性早搏或通过房室传导形成的 QRS 波)。然而，以 AV 间期(可能是缩短的)为基础，心室信号的发放可影响起搏器上限频率，起搏器在上限频率之内可以发放心室冲动。心室冲动发放后再次形成 PVARP。如果心房频率固定，下一次的心房冲动越接近 PVARP，在下一次心室起搏刺激信号发放之前就形成一个更长的间期，这可以解释 AV 间期的延长。这种情况持续存在，直至心房冲动隐藏在 PVARP 之中不能被感知，所以不能引起心室激动，即 P 波未下传。这种情况多见于双心室起搏，因为这是为了保证起搏器夺获心室，设定的 AV 间期较短。

这 2 个长 RR 间期是由于 P 波(▼)未被感知导致，因为这两个 P 波与前面起搏的 QRS 波形成的联律间期较短，导致其落入 PVARP，不能被心房电极感知，因此没有形成心室激动。第二个长 RR 间期之后是房室顺序起搏图形，并且最后一次心室刺激信号和心房刺激信号之间的间期(⊔)与起搏器的下限频率一致(72 次 / 分)。可以看到心房起搏刺激信号比正常出现的房性 P 波出现得早。第一个长 RR 间期之后，正常出现的房性 P 波频率快于起搏器的下限频率，所以没有看到起搏的心房波。■

病例 25

一名 62 岁男性患者，曾因病态窦房结综合征植入起搏器，此次因心悸和心率不规则就诊急诊室。患者自述虽然植入起搏器前心率较慢，但一直心律规则。下图是该患者的心电图。

他植入的是什么类型的起搏器？
起搏器功能是否正常？

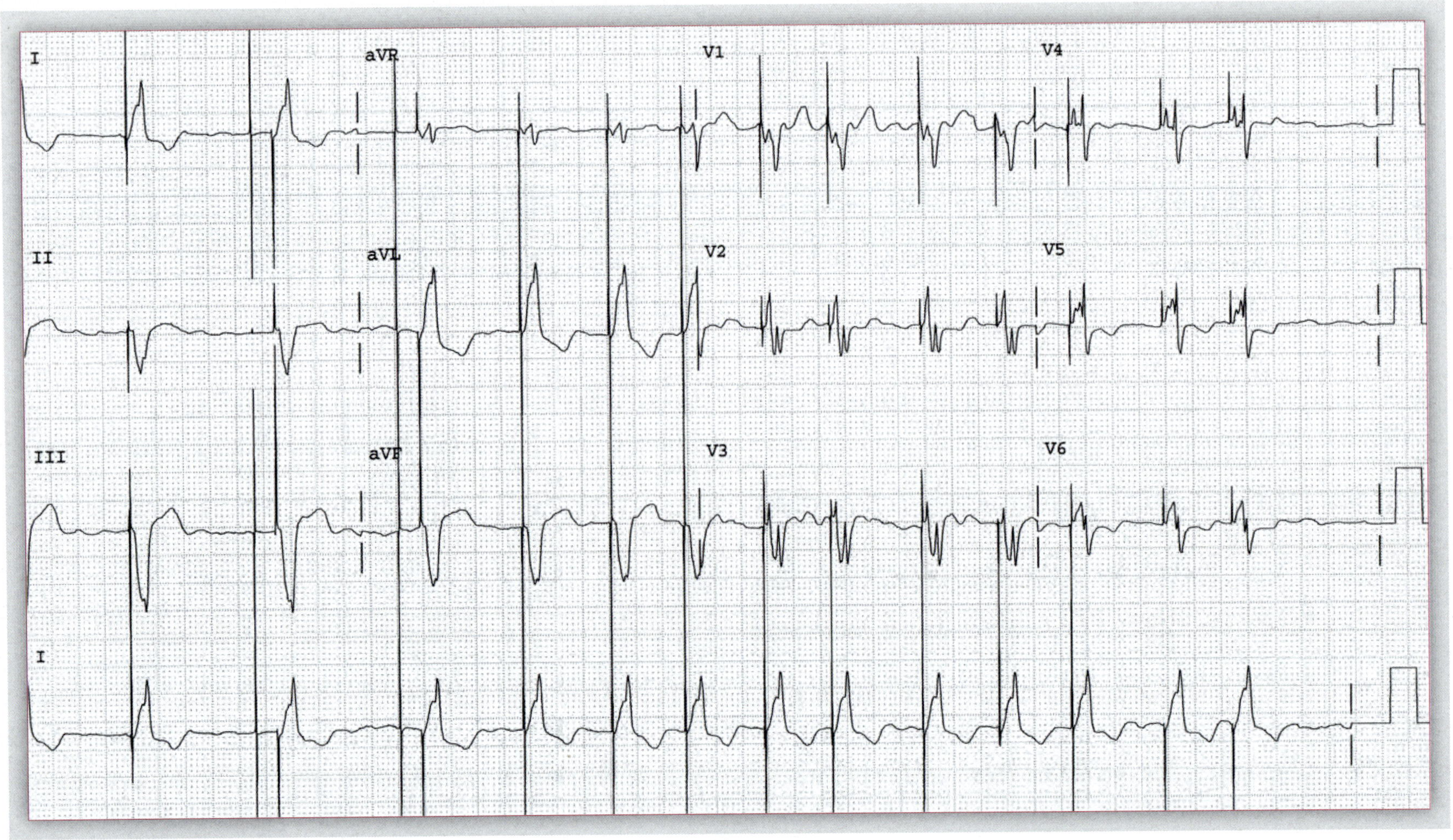

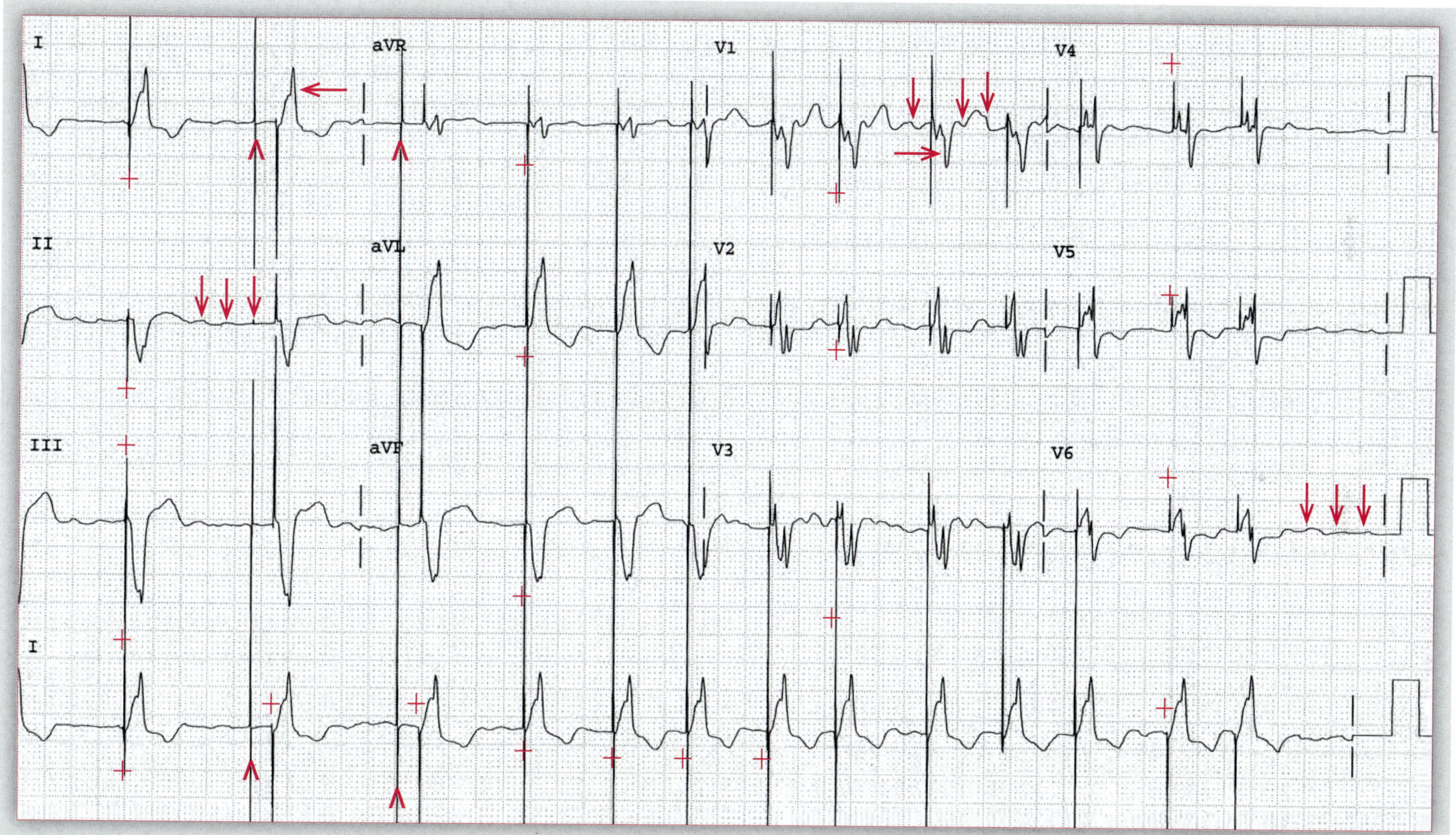

心电图 25 分析：心房颤动，P 波同步右心室起搏（心房感知心室起搏），间断房室顺序起搏。

节律无规律不规整。平均心率为 84 次 / 分。QRS 波之前或之后没有 P 波。但基线上可见快速的不规则的波形(↓),为心房颤动波。因此基础节律为心房颤动。QRS 时限增宽(0.16s),呈左束支传导阻滞型,Ⅰ导联为宽 R 波(←),V_1 导联呈 QS 型(→)。每个 QRS 波之前都有起搏器刺激信号(+)(心室起搏)。第 2、3 个 QRS 波之前能看到第 2 个起搏器刺激信号(∧),为心房起搏刺激信号。两个起搏刺激信号之间的间期为起搏器的 AV 间期(0.16s)。所以这是双腔起搏器,起搏模式大部分是心房感知心室起搏。但第 2、3 个 QRS 波提示该心电图为房室顺序起搏,因为心房活动未被感知。QT/QTc 间期延长(400/470ms),但考虑到增宽的 QRS 时限后 QT/QTc 间期尚属正常(340/400ms)。

患者存在心房颤动且心房率快而不规则,所以心房起搏电极只感知部分但不是所有的心房活动。心房电极感知到的心房波不规律,导致心室输出起搏信号或频率反应也无规律不规整。另外,有些心房活动未被心房电极感知,所以出现了房室顺序起搏(即第 2、3 个 QRS 波)。但是,快速的心房率使心房持续处于不应期,心房电极发放的起搏刺激信号不能夺获心房。心房颤动作为一种心律失常,其发病机制主要是左右心房内有许多折返环。因此心房波只能间断被感知,这依赖于心房波的起源部位,与右心房起搏电极导线的位置有关。另外,受心房电极的感知灵敏度的影响,心房颤动波的振幅可能太小而不能被感知。通常,所有的心房颤动波都可以被心房电极感知,导致起搏器感知了所有的心房活动。这就形成了快速而规律的心室起搏频率,即达到起搏器的上限频率。起搏器有个重要的程控参数被称为"模式转换"。模式转换要求起搏器可以在 PVARP 内检测到心房事件,即使起搏器不跟踪这些心房事件。这种情况下,如果快速的心房波被心房电极感知,起搏器可以自动消除所有的心房感知(即心房感知无效),并且使起搏模式转变为 VVI,即心室按需起搏。如果没有心房感知,起搏器就不能追踪任何心房冲动,防止起搏器发生快速起搏。如果起搏器没有模式转换功能,患者心房颤动时心房率增快,可以将磁铁放置在起搏器上。磁铁可以使起搏器失去全部感知功能,起搏模式变为 DOO,即以固定频率起搏,这样就不能感知任何心房活动和心室活动,而以起搏器设定的下限频率持续发放起搏刺激信号。■

一名 76 岁的女性患者，既往有慢性阻塞性肺疾病（COPD）病史以及因心房颤动服用索他索尔治疗病史，此次因 COPD 急性加重就诊。给予激素、雾化及多种吸入药物治疗。入院时描记的心电图提示正常窦性心律，起搏器模式为心房感知、心室起搏。经过几天的心电监测显示她的心律出现变化，描记了一份变化后的心电图。

该患者的心律发生了什么改变？
起搏器是否正常工作？

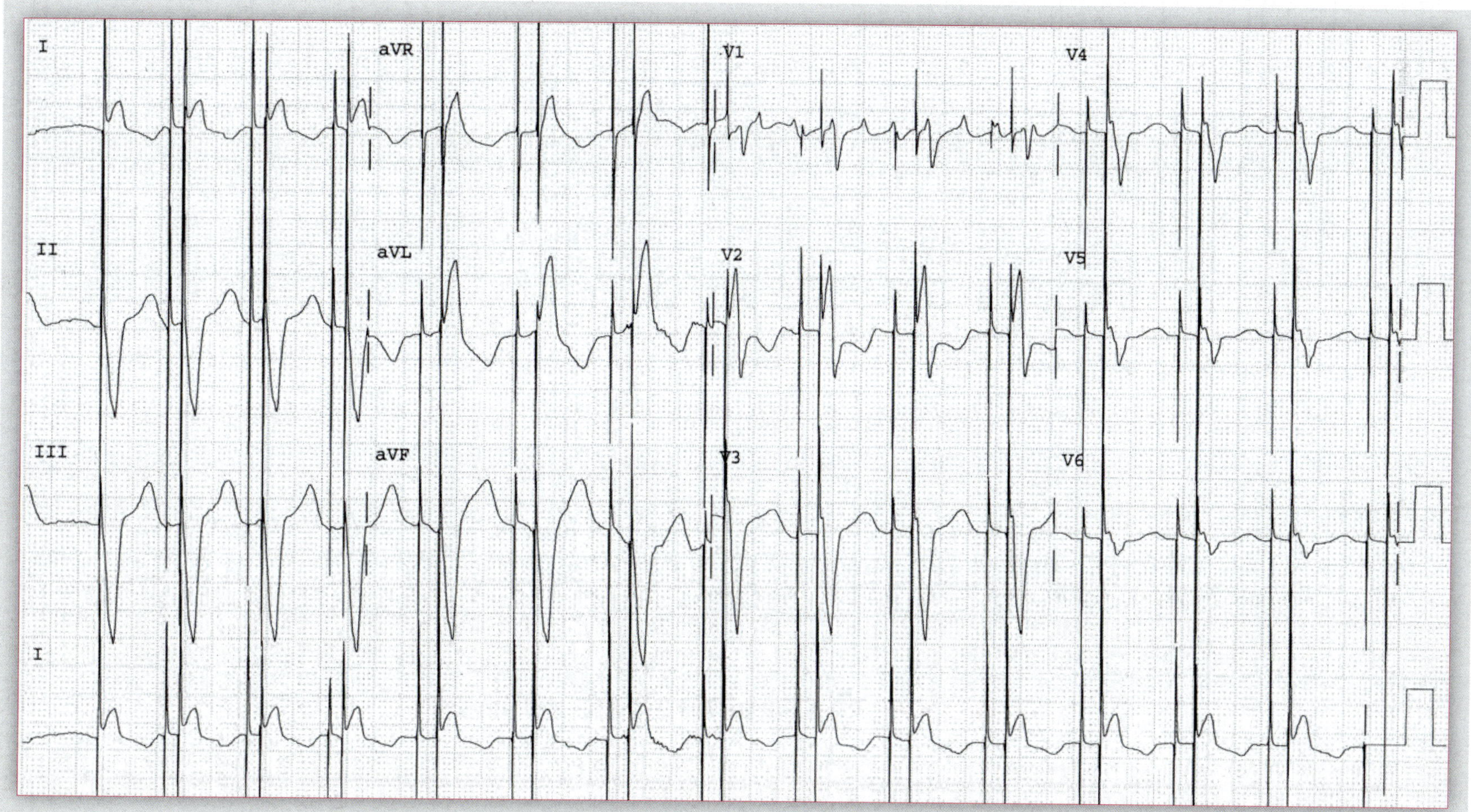

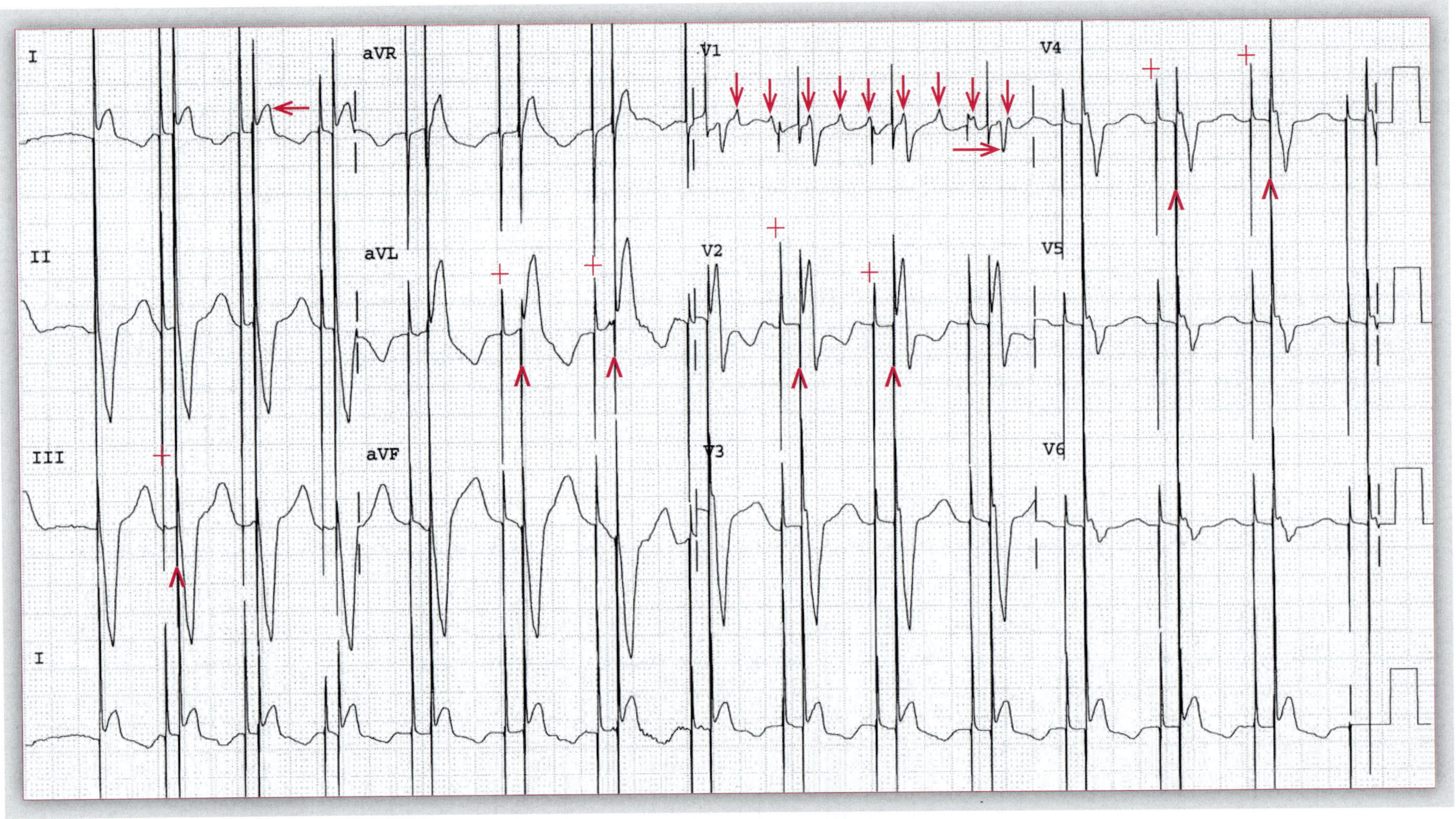

心电图 26 分析：心房扑动，房室顺序起搏，心房电极失感知、失夺获。

节律规整，心率 86 次 / 分。QRS 波之前可见 2 个起搏刺激信号，即心房起搏刺激信号（+）和其后的心室（∧）起搏刺激信号。100% 心室夺获。因此这是房室顺序起搏，AV 间期为 0.14s。QRS 时限增宽（0.16s），为类左束支传导阻滞（LBBB）型，Ⅰ 导联为宽 R 波（←），V_1 导联呈 QS 型（→），提示右心室起搏。QT/QTc 间期延长（440/530ms），校正增宽的 QRS 时限后 QT/QTc 间期正常（380/455ms）。但是，很明显的是该心电图的基础节律为心房扑动，尤其是 V_1 导联可见明显的心房扑动波（↓），频率为 300 次 / 分。心房电极既没有感知心房活动（因为心电图中可见心房起搏刺激信号）也没有夺获心房（因为尽管有起搏刺激信号，但仍可见明显的心房扑动波）。在 V_1 导联最明显。

心房电极未感知心房扑动波，是因为右心房内存在折返环路。这种情况下，心房电极导线的位置可能会影响正常心房扑动波的感知。另一个原因是心房扑动波的振幅或其他特点导致心房电极不能感知。这是由心房电极的感知灵敏度决定，即心房电极的灵敏度低。另外，心房电极的输出电压不能夺获心房。这是因为心房扑动波的频率太快，心房持续处于不应期，使起搏器不能夺获心房。

感知心房扑动波可能导致心室起搏频率过快，即到达起搏器的上限频率。但是，起搏器有一个程控参数被称为模式转换。感知到过快的心房率时，起搏器自动转换起搏模式为 VVI，即心室按需起搏。这样可以避免右心房电极感知过快的心房率导致心室起搏频率达到起搏器的上限频率。■

病例 27

一名 86 岁男性患者，既往慢性心房颤动病史并植入起搏器。在白内障手术之前就诊眼科医师。体格检查除了血压低未发现其他问题。注意到患者心律不规整，但监测有心律规整的时段。护士医生认为该患者需要引起重视。

心电图的基础节律是什么？
起搏器是否正常工作？

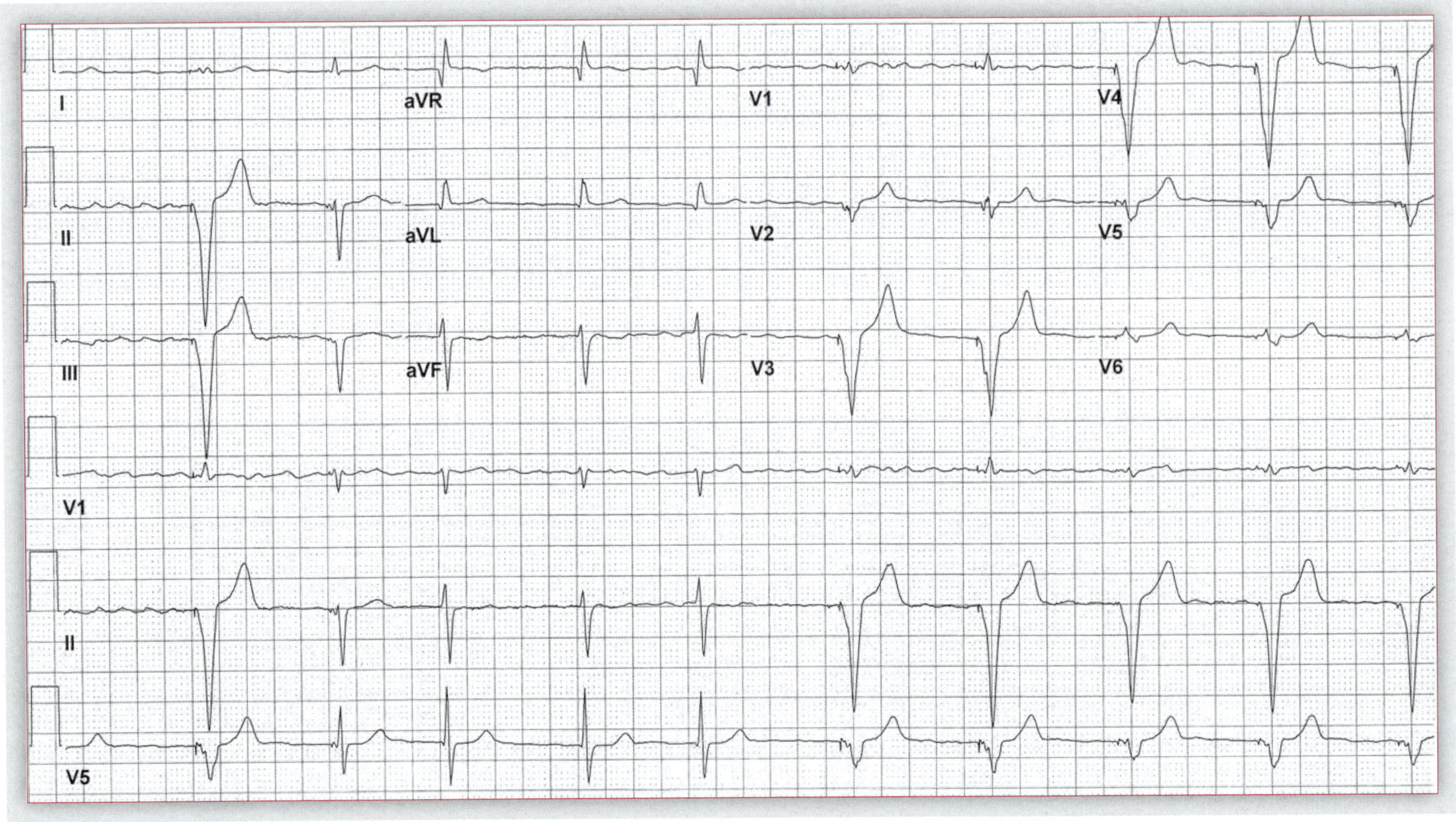

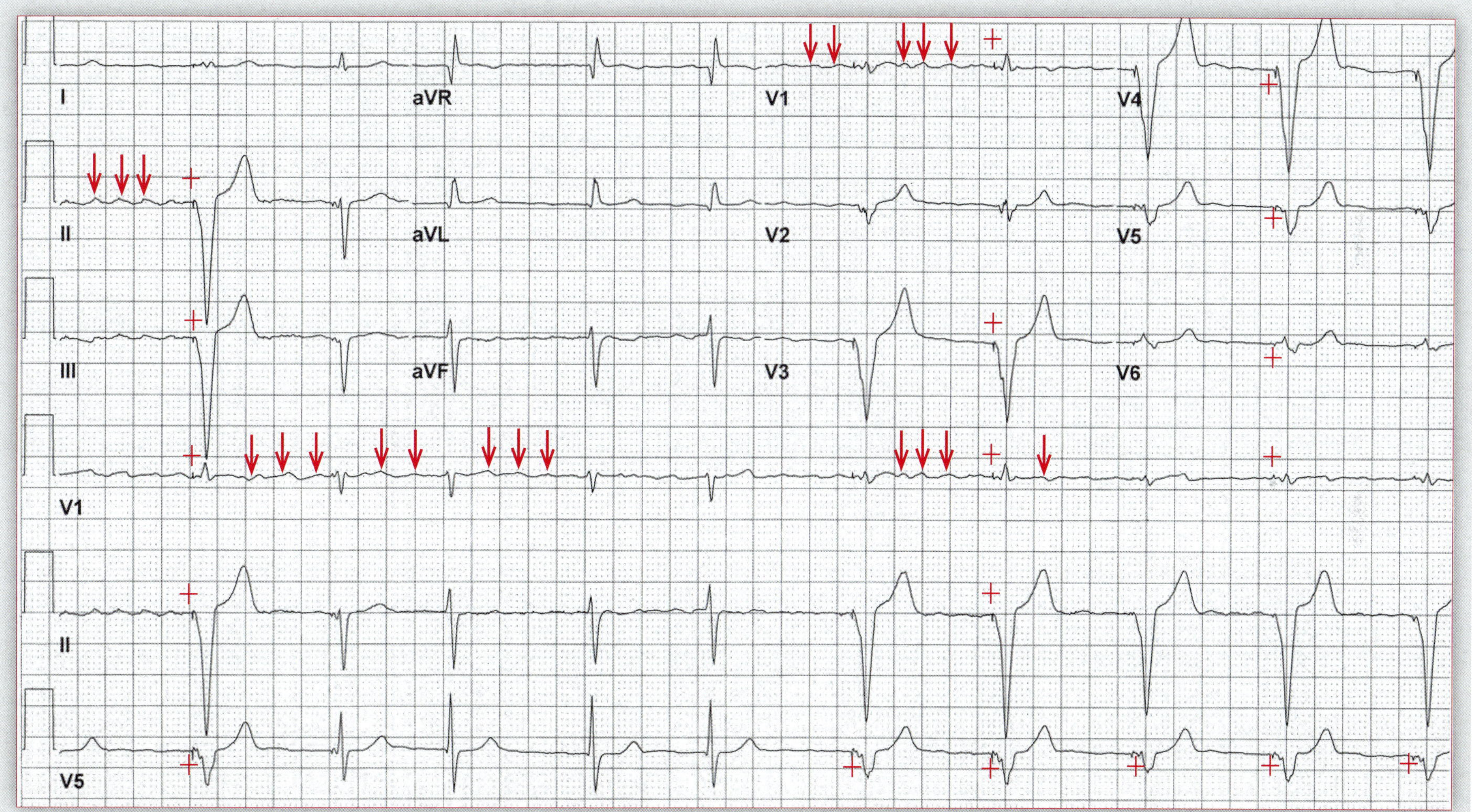

心电图27分析：心房颤动，右心室按需起搏。

QRS 波增宽（0.16s），节律规整，心率为 60 次 / 分。QRS 之前可见起搏刺激信号（+）。这是心室起搏形成的左束支传导阻滞（LBBB）型，因此为右心室起搏。心电图中也可见窄 QRS 波（0.10s），但 RR 间期绝对不齐。尽管基线上有不规律的波形（↓），尤其在Ⅱ、Ⅲ、aVF、V_1 导联明显，但任一 QRS 波前后均未见明显的 P 波。因此基础节律为心房颤动。QT/QTc 间期正常（380/380ms）。心房频率（350~450 次 / 分）快速且不规律，所以心室应答频率也不规律。该心电图显示，只要心室频率 >60 次 / 分，起搏器则被抑制，不会发放心室起搏刺激信号。当心室频率 <60 次 / 分，起搏器则发放固定频率为 60 次 / 分的心室起搏刺激信号。因此，这是用于心房颤动患者的心室按需起搏模式（即 VVI）。这也可能是具有模式转换功能的双腔起搏器，即当感知到快速的心房率时，起搏器自动开启模式转换功能，转换至 VVI 模式，以避免快速心房率后过快的心室起搏。总之，该起搏器在 VVI 模式下正常工作。■

一名 71 岁男性患者，因头晕和疲乏无力就诊于急诊室。他告知住院医师，两年前因为上述症状行起搏器植入术。为患者描记了一份心电图，担心起搏器出现故障。

基础节律是什么？
是否能提供起搏器故障的证据？

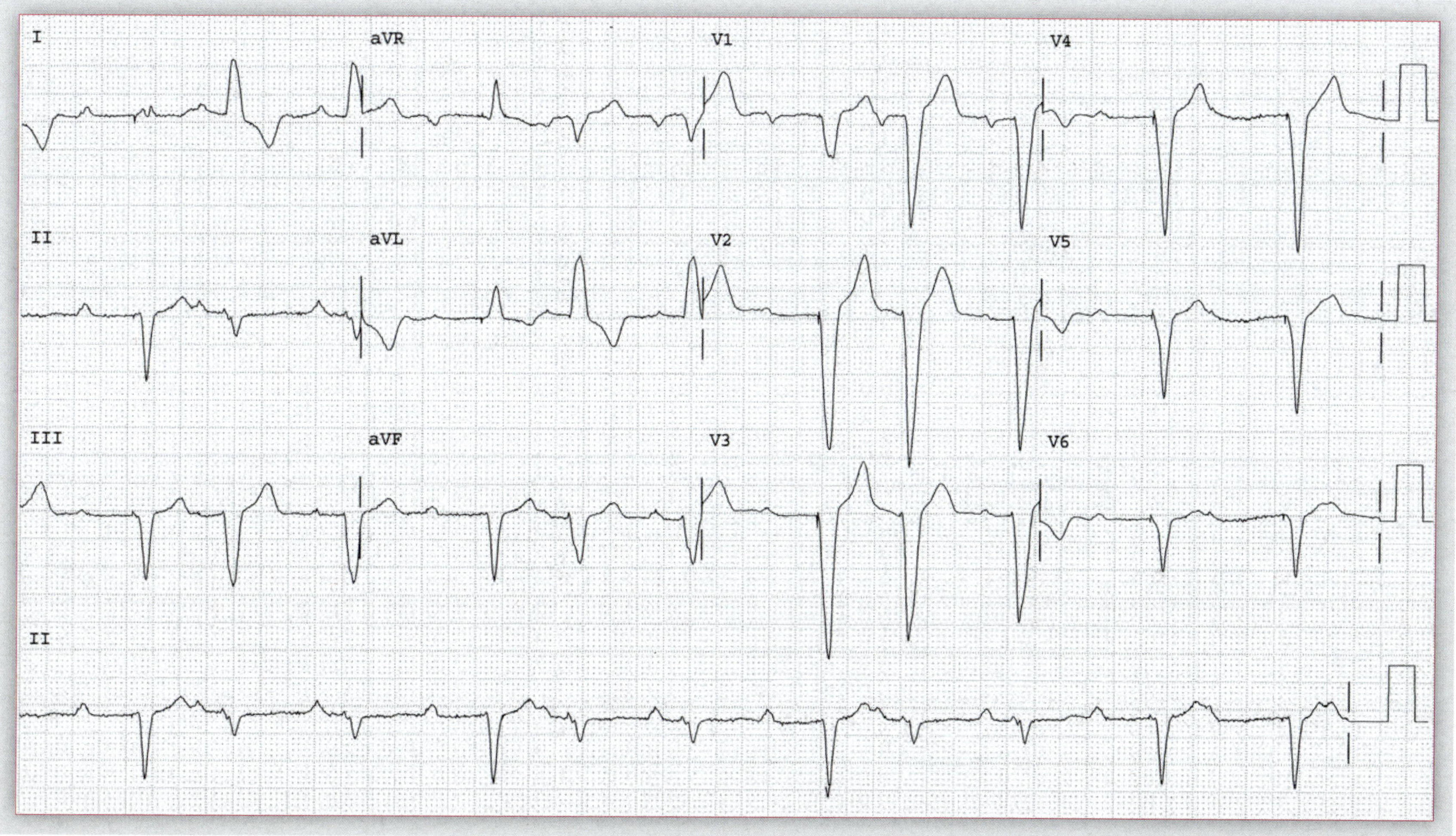

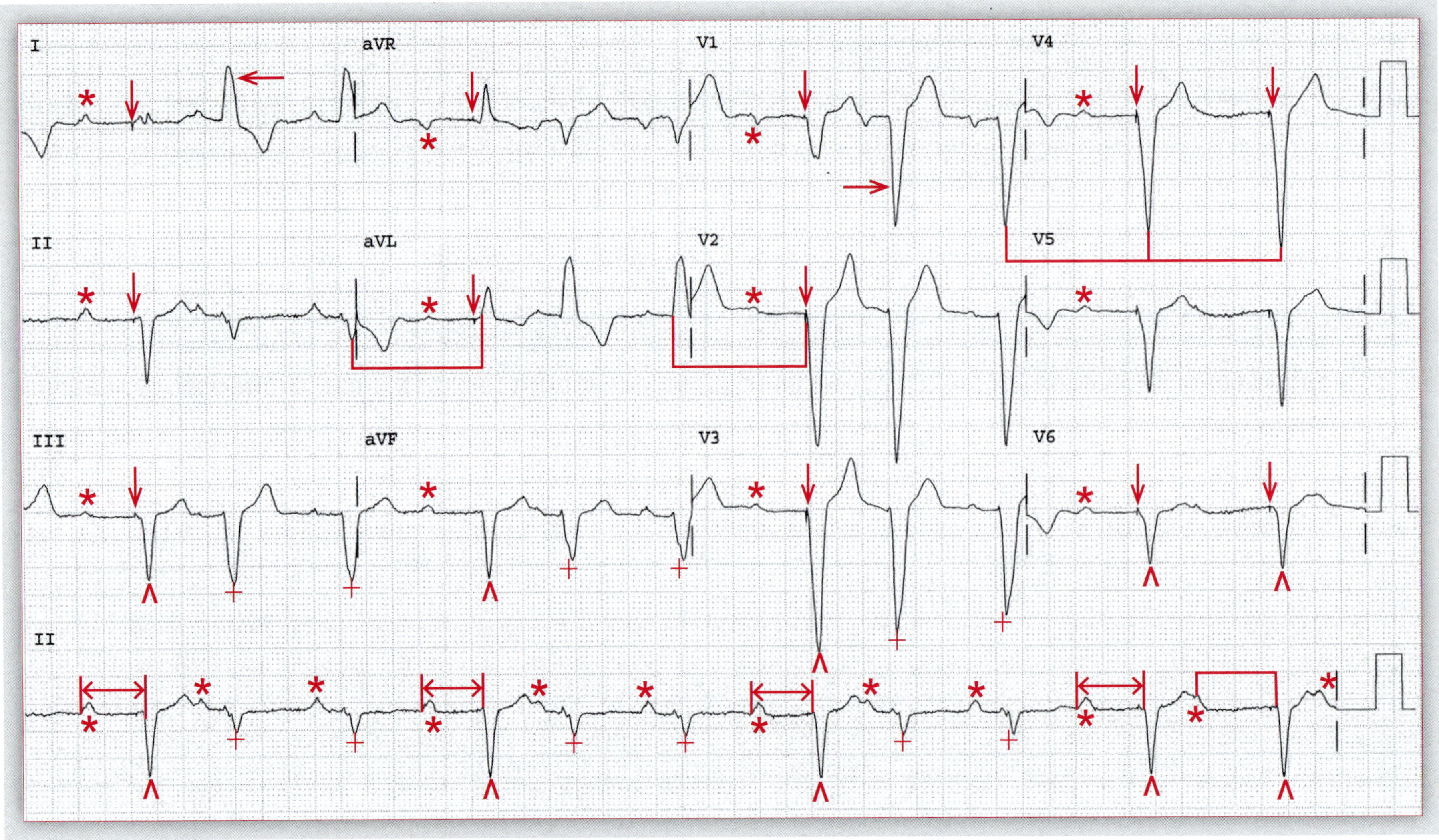

心电图 28 分析：正常窦性心律，Ⅰ度房室传导阻滞，左束支传导阻滞，VVI 模式（右心室按需起搏）。

基础节律规整，心率为 68 次 / 分。QRS 波之前可见 P 波（*）。P 波在Ⅰ、Ⅱ、aVF、V_4~V_6 导联直立，因此为窦性心律。QRS 波有两种不同形态，第 2、3、5、6、8、9 个 QRS（+）时限为 0.14s，呈典型的左束支传导阻滞（LBBB）型，Ⅰ导联为宽 R 波（←），V_1 导联呈 QS 型（→）。PR 间期固定（0.26s）。因此为窦性心律伴Ⅰ度房室传导阻滞或房室传导延迟。QT/QTc 间期延长（460/490ms），校正增宽的 QRS 时限后 QT/QTc 间期正常（420/450ms）。第 1、4、7、10、11 个 QRS 波（∧）轻度增宽（0.16s），呈典型的 LBBB 型。这几个 QRS 波之前可见起搏刺激信号（↓）。因此这是右心室起搏的波形。QRS 波之前有 P 波（+），且 PR 间期固定（0.46s）。这些波形的出现提示心房同步心室起搏，伴长 AV 间期。第 11 个 QRS 波的 PR 间期（ ┌┐ ）更长（0.60s）。因此，这个起搏的 QRS 波不是对前面 P 波反应，即不是心房同步心室起搏。窦性心律下传的 QRS 波（+）和起搏的 QRS（ └┘ ）之间的关系固定，频率为 60 次 / 分。两个连续起搏的 QRS 波（第 10、11 个）时限相同，因此起搏模式为 VVI 或心室按需起搏。因此，该患者间断出现完全性房室传导阻滞，在长且不稳定的 PR 间期之后出现心室起搏（固定频率为 60 次 / 分），起搏器的功能正常。■

病例 29

一名 69 岁女性患者，因心悸两天就诊急诊室。既往有阵发性心房颤动并植入起搏器。但现在的心悸和既往心房颤动导致的心悸不同，因为现在的心悸快而规律，原来心房颤动导致的心悸快而不规律。以下为该患者的心电图。

基础节律是什么？
起搏器存在什么问题吗？

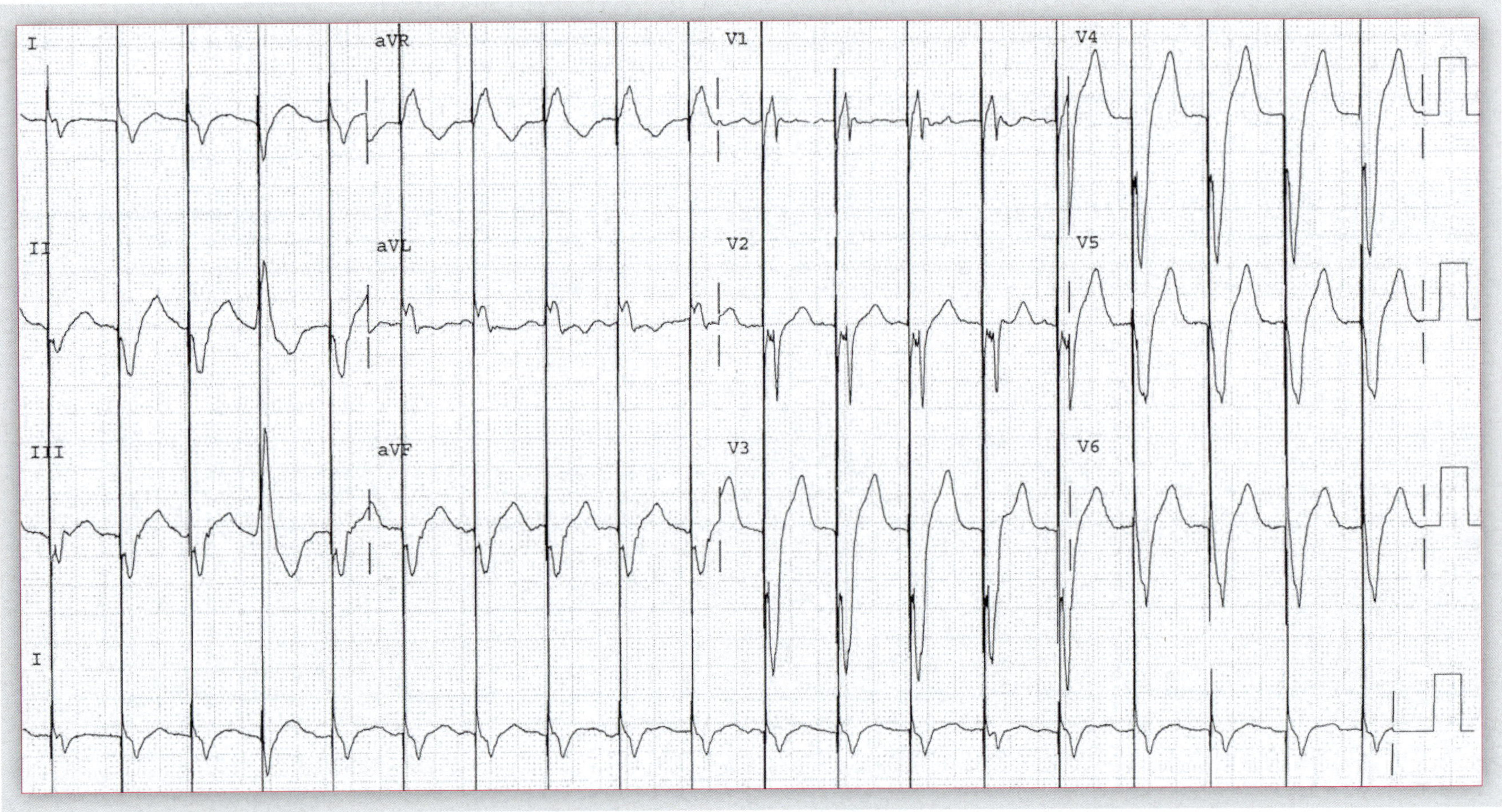

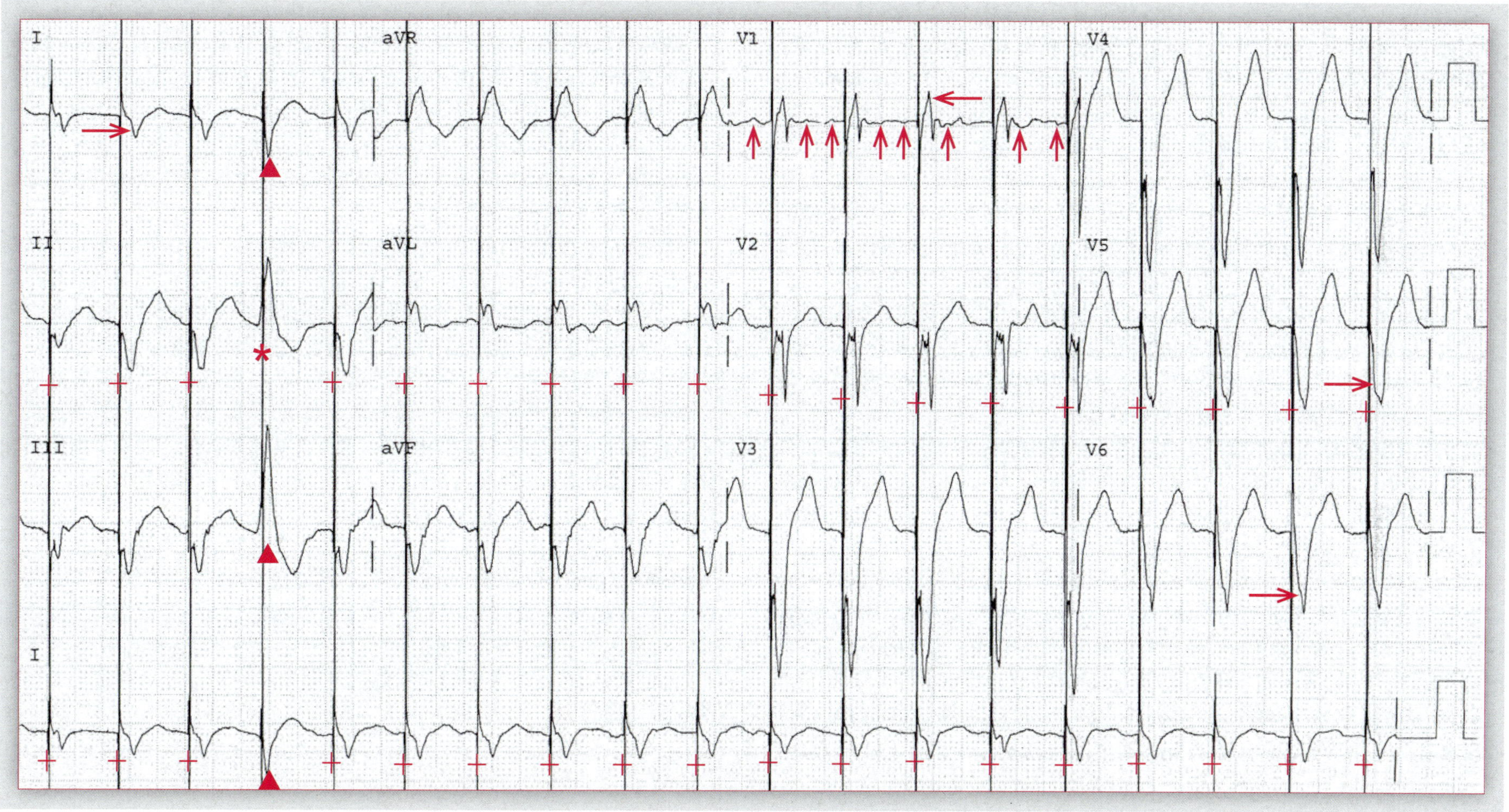

心电图 29 分析：心房颤动，心房触发心室起搏（以起搏器的上限频率），双心室起搏，室性早搏。

节律规整，频率为125次/分。QRS间期延长(0.16s)，每个QRS波之前可见起搏刺激信号(+)。因此这是心室起搏心律。QT/QTc间期延长(380/550ms)，校正增宽的QRS时限后QT/QTc间期仅轻微延长(320/460ms)。任一QRS波之前或之后都没有明显的P波；但基线上可见快速而不规整的波动(↑)，尤其是V_1导联。因此，基础节律为心房颤动。心室起搏心律为125次/分，所以肯定是心房感知导致心室起搏。因此这是双腔起搏器，右心房电极感知心房冲动，心室电极起搏心室。基础节律为心房颤动时，心房率>350~450次/分，心房电极感知到快速的心房率，心室电极以起搏器的上限频率起搏心室。所以心室率快速而规整。因此该起搏器为双腔起搏器，以心房感知、心室起搏模式正常工作。第4个QRS波(▲)形态不同，且较其他QRS波稍微提前出现。这是一个未被心室电极感知的室性早搏，因此在室性早搏(*)除极开始后仍可见按时发放的心室刺激信号。当室性早搏的起源点距离心室电极位置较远时，室性早搏通常不容易被心室电极感知。

另外，起搏的QRS波形态不是典型的右心室(RV)起搏图形，即不是左束支阻滞(LBBB)型，与之相反，V_1导联为宽R波(←)，Ⅰ、V_5~V_6导联为QS型(→)。这更像是右束支阻滞型，提示冲动的传导方向为由左向右。最重要的是Ⅰ导联，它是双极导联，冲动由右传向左传导。而该心电图中Ⅰ导联呈QS型，提示心室激动由左向右传导，即心室起搏刺激脉冲来源于左心室(LV)。该心电图为典型的左心室起搏图形，即双心室起搏。双心室起搏多用于药物治疗难以控制的心衰伴QRS时限增宽的患者，尤其是LBBB导致的QRS时限增宽，用以恢复左心室的同步化收缩，即心脏再同步化治疗(CRT)。除了右心房和RV的起搏电极，还有另一个电极位于LV表面的冠状静脉窦。LBBB时心室收缩不同步，即室间隔比LV后壁提前收缩。通过CRT治疗，LV后壁作为较早激动部位可以与室间隔同步收缩，从而恢复心室的同步收缩。

CRT(有或没有ICD)的首要适应证是：LVEF ≤ 35%，LBBB且QRS ≥ 0.15s，窦性心律，优化药物治疗后仍有心衰症状的NYHA分级Ⅱ～非卧床Ⅳ级患者。CRT(有或没有ICD)用于下列患者也可能有效：LVEF ≤ 35%，优化药物治疗后仍有心衰症状的NYHA分级Ⅱ～非卧床Ⅳ级患者，LBBB且0.12s ≤ QRS ≤ 0.15s或非LBBB且QRS ≥ 0.15s，需要心室起搏的心房颤动或心率控制较好的房颤患者(通过房室节消融或者药物治疗)。

该起搏器工作正常，能感知心房并适时起搏心室。当心房颤动时，起搏器不能感知全部的心房波并同步起搏心室，但可以按起搏器的上限频率起搏心室，从而产生该心电图中规整的起搏频率。起搏器作为心房和心室之间的第2条传导通路，通常用于抑制房室结传导、减慢心房颤动患者心室率的治疗，不能有效减慢起搏频率。所以为了避免这种情况，起搏器有一个程控参数叫作模式转换。当心房电极感知到快速心房率时，起搏器能够自动转换起搏模式为VVI。这时心房电极不能激动心房，也不再有感知功能。但心室电极仍有感知功能，起搏器变为心室按需起搏。这种情况下，抑制房室结的药物可以有效减慢心率，因为房室结的冲动传导正常。

当没有模式转换时，可以通过在起搏器上面放置磁铁来治疗快速的心室起搏频率。这时所有的感知功能失效，起搏器以DOO模式工作，即不是按需或固定频率起搏，而是以起搏器的下限频率起搏心房和心室。当心房频率过快时，心房冲动不能夺获心房肌。然而，如果心肌处于可兴奋状态时，心室肌可以间断被夺获，这取决于心肌细胞的不应期和冲动经过房室结形成自身QRS波的时间。■

一名 74 岁男性患者，既往因阵发性心房颤动服用胺碘酮治疗，本次因心悸就诊于初级保健医师，他认为这和以前心房颤动发作时的症状一样。两年前因为左心室射血分数（LVEF）下降植入 ICD，但不确定植入的是哪种 ICD。目前看来，除了心率快，为 112 次 / 分，其他体格检查未见明显异常。下图为该患者心电图。

该患者植入的起搏器为哪种类型？
起搏器功能是否正常？
基础心律是什么？

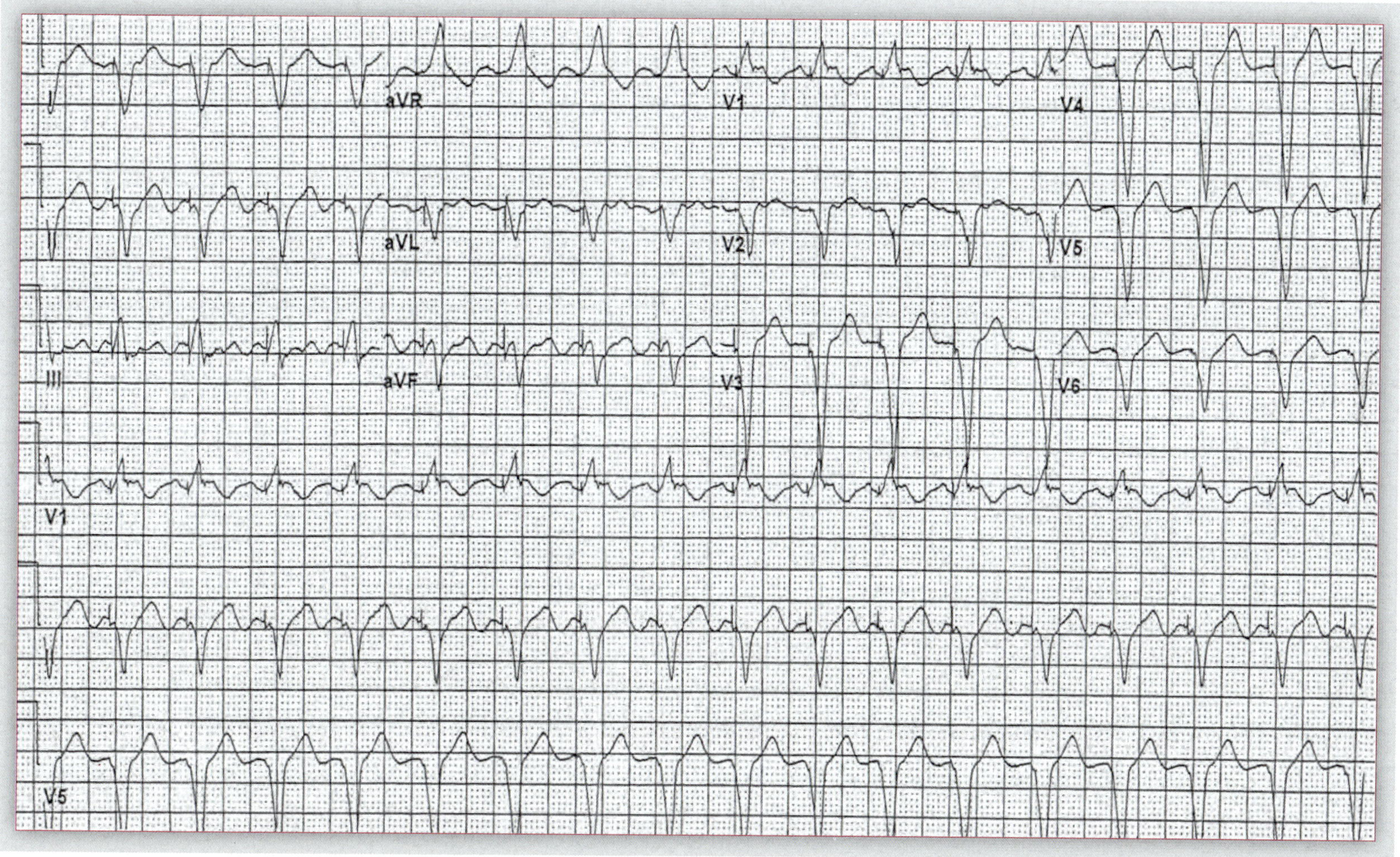

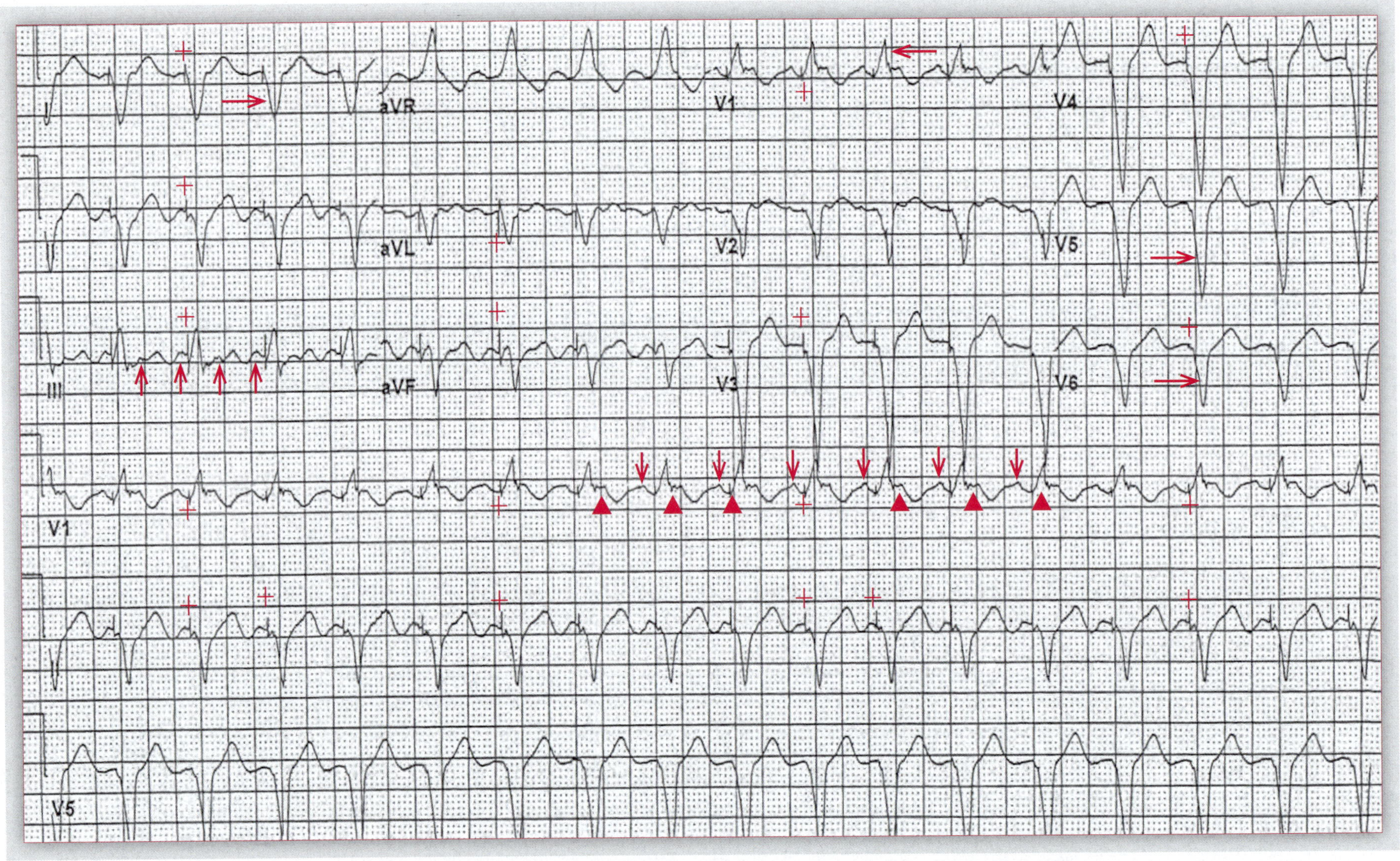

心电图 30 分析：心房扑动，双心室起搏，心房感知，心房扑动伴 2∶1 下传起搏心室（心房同步心室起搏）。

节律规整，心率为 112 次 / 分。QRS 时限延长（0.14s）。QT/QTc 间期延长（380/520ms），校正增宽的 QRS 时限后 QT/QTc 间期正常（340/460ms）。每个 QRS 波之前可见起搏刺激信号（+）。因此该图为心室起搏心律。每个 QRS 波之前可见心房波（↓），尤其是 V_1 导联。但是，另一个心房波（▲）紧跟 QRS 波之后。PP 间期固定，频率大约为 220 次 / 分。基础心律为房性心律，每隔 1 个 P 波被感知并引起心室起搏和 QRS 波。因此这是房室 2∶1 传导，起搏器每隔一个 P 波跟踪 1 次。所以这是双腔起搏器，起搏模式为心房感知，心室起搏（心房同步起搏心室）。房性心律失常的病因不明，为房性心动过速或心房扑动伴 2∶1 房室传导。Ⅱ、Ⅲ、aVF 导联可见连续不断的锯齿样心房波（↑），更像是心房扑动波。但是心房率比一般的心房扑动频率（260~320 次 / 分）慢，这可能是由于胺碘酮的作用，它可以延长心房的不应期并减慢心房扑动频率。

另外，起搏导致的 QRS 波呈不典型的右心室起搏图形，即呈非左束支传导阻滞（LBBB）样的图形（Ⅰ导联为宽 R 波，V_1 导联呈 QS 型）。与之相反，V_1 导联为宽 R 波（←），Ⅰ、V_5~V_6 导联呈 QS 型（→）。这更像是右束支传导阻滞型，提示冲动由左向右传导。最重要的是Ⅰ导联，如果为右心室起搏，Ⅰ导联应一直为宽 R 波，因为它是唯一能看到冲动由右向左或由左向右传导的双极导联。而该心电图中Ⅰ导联 QRS 波主波向下，所以心室传导方向是由左向右，即冲动起源于左心室。因此该心电图是明显的冲动起源于左心室的图形，即双心室起搏器，多用于药物治疗难以控制的心衰伴 QRS 波增宽者，尤其是 LBBB 导致的 QRS 波增宽，以恢复左心室的同步化收缩，即心脏再同步化治疗（CRT）。除了右心房和 RV 的起搏电极，还有另一个电极位于左心室表面的冠状静脉窦。LBBB 时心室收缩不同步，即室间隔比 LV 后壁提前收缩。通过 CRT 治疗，LV 后壁作为起始激动部位可以与室间隔同步收缩，从而恢复心室的同步收缩。

CRT（有或没有 ICD）的首要适应证是：LVEF ≤ 35%，LBBB 且 QRS ≥ 0.15s，窦性心律，优化药物治疗后仍有心衰症状的 NYHA 分级Ⅱ ~ 非卧床Ⅳ级患者。CRT（有或没有 ICD）用于下列患者也可能有效：LVEF ≤ 35%，优化药物治疗后仍有心衰症状的 NYHA 分级Ⅱ ~ 非卧床Ⅳ级患者，LBBB 且 0.12s ≤ QRS ≤ 0.15s，或非 LBBB 且 QRS ≥ 0.15s，需要心室起搏的心房颤动或心率控制较好的房颤患者（通过房室结消融或者药物治疗）。

该起搏器正常工作，以合适的比例跟踪心房扑动波起搏心室。因为心房率明显快于起搏器的上限频率，所以每隔一个心房信号被感知，并下传心室，即心率为 112 次 / 分。这可能低于起搏器的上限频率。因为起搏器作为连接心房心室的另一种通路，不会被抑制房室结的药物所影响，所以心率是固定的。然而，通过磁铁可以使心房感知功能失效，将起搏器的模式调整为 DOO 模式，这样就会以固定的起搏器下限频率起搏心室。心室也就不能跟踪心房率，心室应答频率就只与房室结的传导能力有关。因此，抑制房室结传导的药物可以有效控制心室率。然而，当起搏器以固定频率起搏时，心房心室以起搏器的下限频率起搏，而不感知自身的心房波或 QRS 波（因为目前无感知功能）。另外，只有在心肌恢复兴奋性时才能对刺激信号应答并夺获心肌，否则起搏器不能夺获心肌。或者是起搏器有模式转换功能，感知到快速心房活动时可以转换模式为 VVI 或心室按需起搏器。在这种模式下，没有心房感知功能或心房输出信号，当自身心率低于起搏器的下限频率时，只有心室输出信号。这时的心室应答频率仅与冲动通过房室结的时间有关。■

病例 31

一名 78 岁男性患者，有完全性房室传导阻滞病史并植入双腔起搏器。主因心悸就诊于急诊室，行心电监测，心悸发作时记录了如下心电图。

心电图显示什么，心动过速的发生机制是什么？

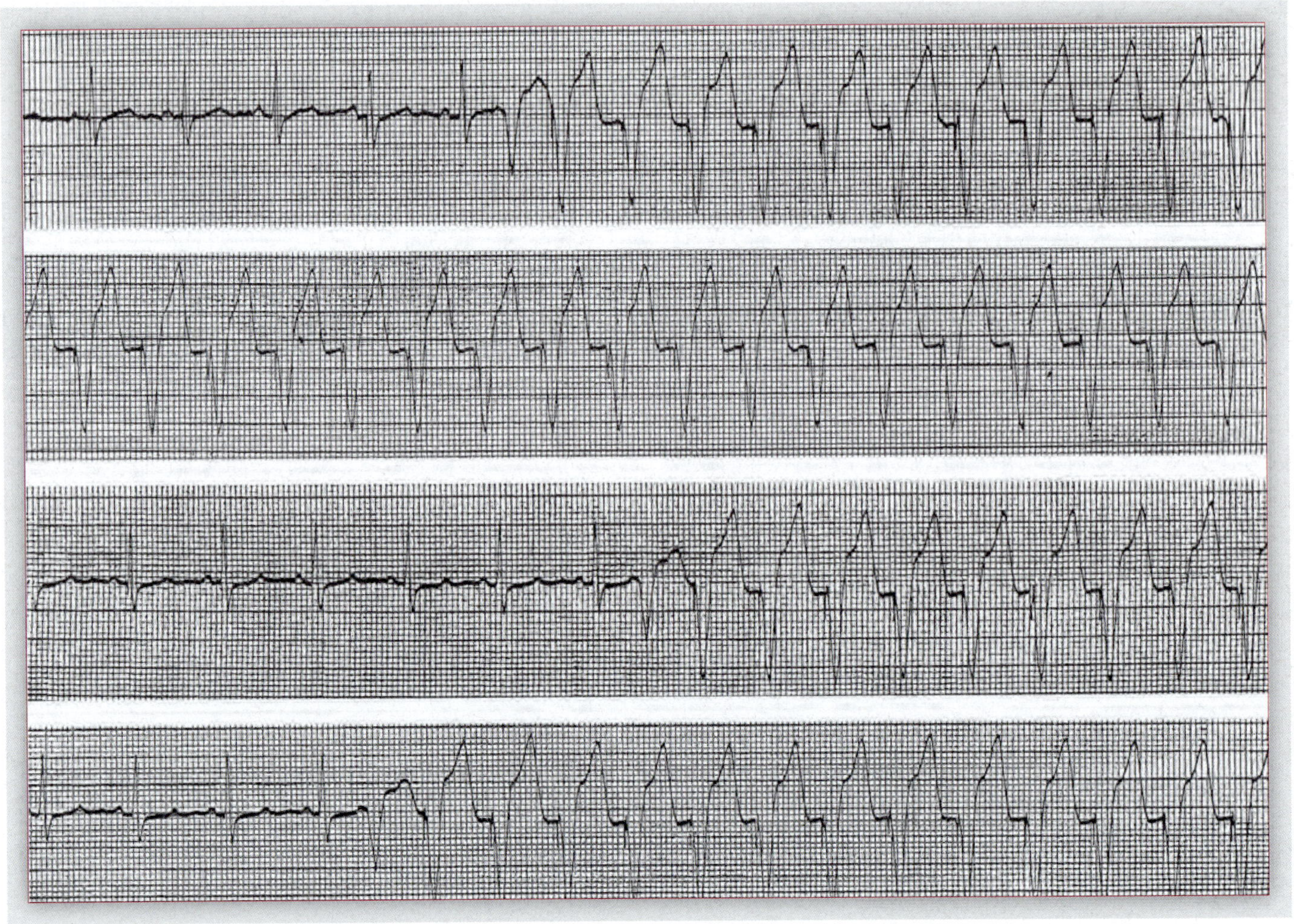

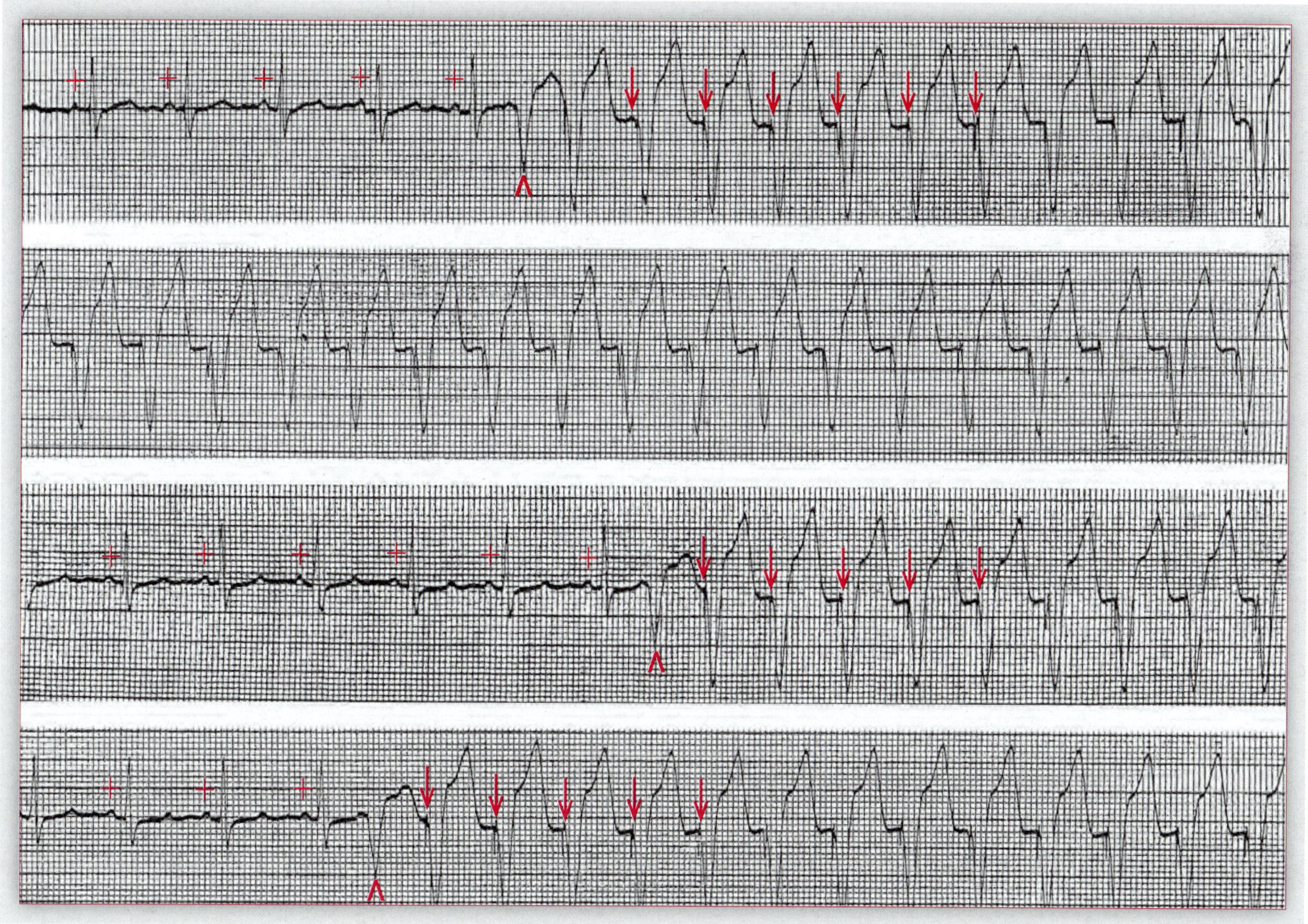

心电图 31 分析：正常窦性心律，室性早搏伴室房传导，起搏器介导的心动过速。

心电图中有3个不同节律的条图,第1条和第2条心电图是连续记录的,第3条和第4条是互相独立的。第1条心电图显示前6个QRS波群的时限正常(0.08s),其前均有P波(+),这些是窦性心律。第7个QRS波群(^)提前出现,前面无P波,且时限增宽(0.14s),所以是室性早搏(PVC)。PVC之后是一阵有规律的宽QRS波心动过速,频率130次/分。每个QRS波之前都可以看到心室起搏刺激信号(↓),这是典型的起搏器介导的心动过速,由之前的PVC诱发。在第3条心电图中也可见到相似情况:7个窦性心律(+)后跟随一个PVC(^),诱发一阵宽QRS波心动过速(130次/分),每个QRS波之前都有起搏刺激信号(↓)。第4条心电图是3个窦性心律后出现一个PVC(^),诱发一阵130次/分的宽QRS波心动过速,每个QRS波之前都有起搏刺激信号(↓)。

植入双腔起搏器(右心房和右心室)后,当激动通过房室结逆传至心房时,可以出现起搏器介导的心动过速。这种情况下,从心房到心室有两个传导通路,即有心房和心室电极导线的起搏器和正常的房室结-希-浦系统,也就是潜在的逆向传导通路。如果PVC逆传激动心房(室房传导)正好发生在能被心房电极感知的时间内,形成的心房冲动则会引起心室激动,后者类似于自身的心房活动。如果起搏的心室激动再次逆传激动心房,这个过程持续存在就可以引起起搏器介导的心动过速,也称为无休止环形折返性心动过速。起搏频率为起搏器的上限频率,这依赖于心房电极对逆行P波的感知能力,即逆行P波发生在起搏器的空白期之后,由心室后心房不应期(PVARP)决定。当上述情况发生时,可通过在起搏器周围放置磁铁来终止或预防其发作。因为磁铁可以消除起搏器的感知功能,尤其是心房电极的感知功能。这样逆传的P波就不再被感知,心动过速则可以终止并预防其发作。从长期来看,上述情况可以通过延长PVARP来预防发作,后者通过延长空白期来实现,在此间期内起搏器不能感知心房活动。■

一名 67 岁男性患者，已知有病态窦房结综合征病史，数年前行双腔起搏器植入术，主因间断心悸就诊急诊室，发作不频繁，持续时间数秒钟或 1 小时不等。在急诊室进行了心电监测，监测过程中患者再次出现典型的上述症状的发作。心电监测记录如下。

发生了什么异常情况？

如何处理？

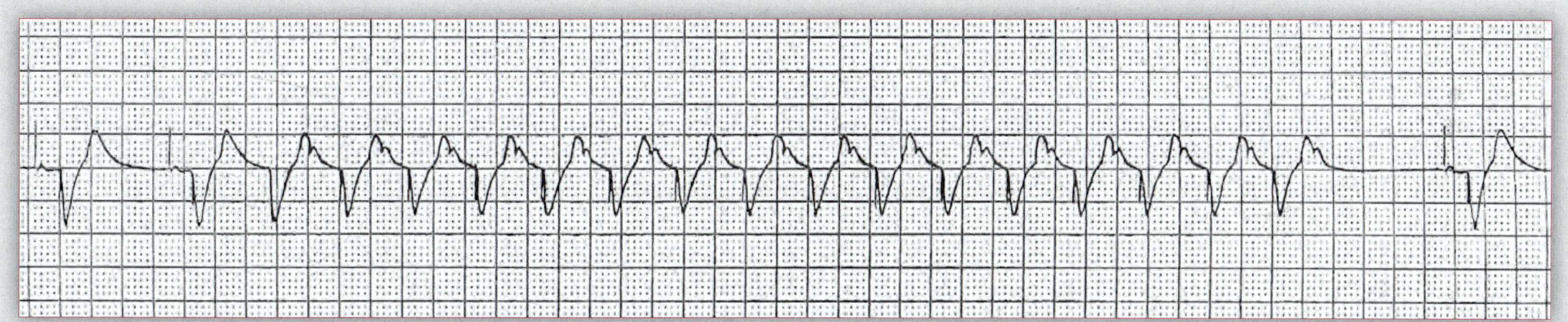

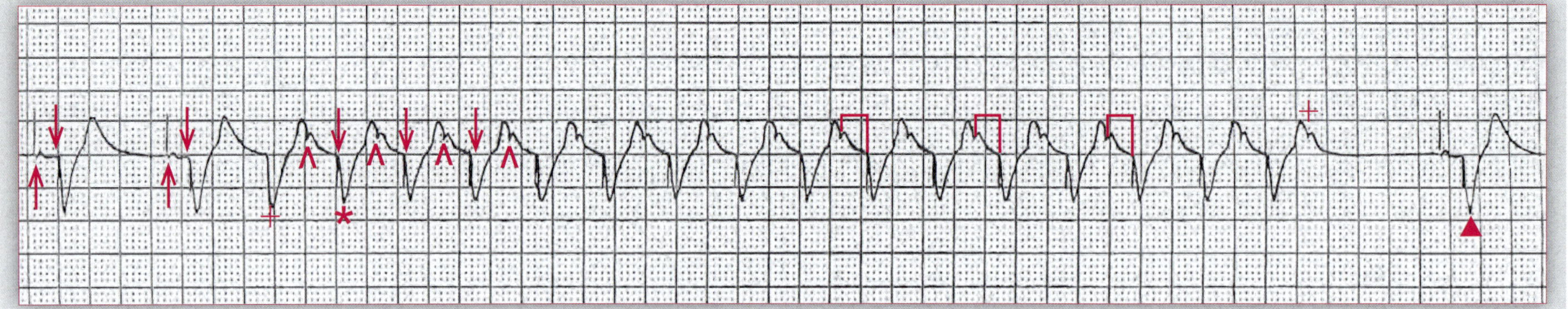

心电图32分析：双腔起搏器，房室顺序起搏，起搏器介导的心动过速。

条图的前两个波群中，P 波之前有起搏刺激信号(↑)，QRS 波群之前也有起搏刺激信号(↓)。因此这是房室顺序起搏，AV 间期 0.16s。提前出现的第 3 个 QRS 波群(+)前面无起搏刺激信号。该波群时限增宽，为室性早搏(PVC)。在这个 QRS 波群之后 T 波的下降支有一个顿挫，为逆传的 P 波。下一个(第 4 个)QRS 波群(*)之前有起搏信号(↓)，其后跟随一个逆传的 P 波(^)。此后，重复出现起搏的 QRS 波群(↓)后跟随一个逆行的 P 波(^)。逆行 P 波与心室起搏刺激信号之间的间期固定(⊓)(0.16s)，与前两个 QRS 波的 AV 间期相等，也是房室顺序起搏。因此，这是起搏器介导的心动过速，或称无休止环形折返性心动过速，由一个 PVC 诱发，这个 PVC 与室房传导有关。心率为 140 次 / 分，代表了起搏器的上限频率。逆行 P 波被心房电极感知，在起搏器程控的 AV 间期后触发心室起搏刺激信号。心室起搏波群存在室房传导，这一过程重复出现。心电图中可以看到第 18 个 QRS 波之后心动过速终止。此时逆行的 P 波没有被心房电极感知，所以没有产生心室激动。这是因为逆行的 P 波发生在“空白期”，由心室后心房不应期(PVARP)决定。这一时间内心房活动不被心房电极感知，所以没有触发心室激动。心动过速终止后出现一个间歇，其后跟随房室顺序起搏所产生的波群(▲)。心动过速最后一个心室起搏信号与下一心房起搏信号之间的间期代表起搏器的低限频率，即 52 次 / 分。

起搏器介导的心动过速可以通过在起搏器周围放置磁铁而立即终止，磁铁可以消除所有的感知功能。如果逆行 P 波未被起搏器感知，则不会触发心室起搏。这时起搏器为 DOO 模式，为固定频率起搏。从长期来看，为了预防起搏器介导的心动过速可以延长起搏器的 PVARP(空白期)，即增加心房活动不被感知的时间。起搏器介导的心动过速常常由 PVC 诱发，所以很多厂家已经将 PVC 后自动延长 PVARP 的功能整合到了起搏器中。■

病例 33

一名 80 岁老年男性患者，7 年前因病窦综合征行起搏器植入术，此次为行常规复查就诊。患者没有任何症状，描记了一份心电图如下，护士担心存在起搏器功能故障。

你同意起搏器存在故障吗？
如果是的话，存在什么故障？

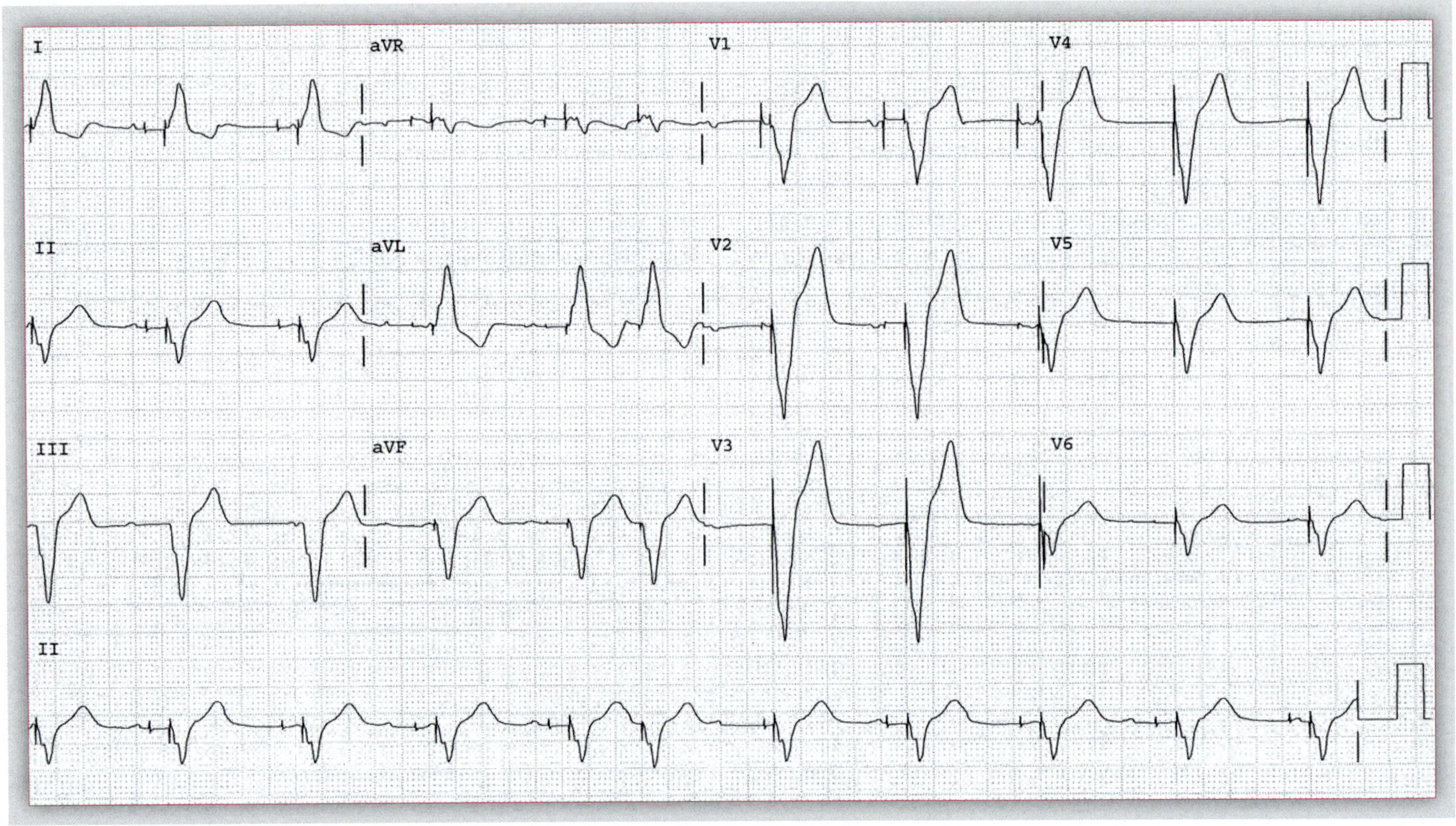

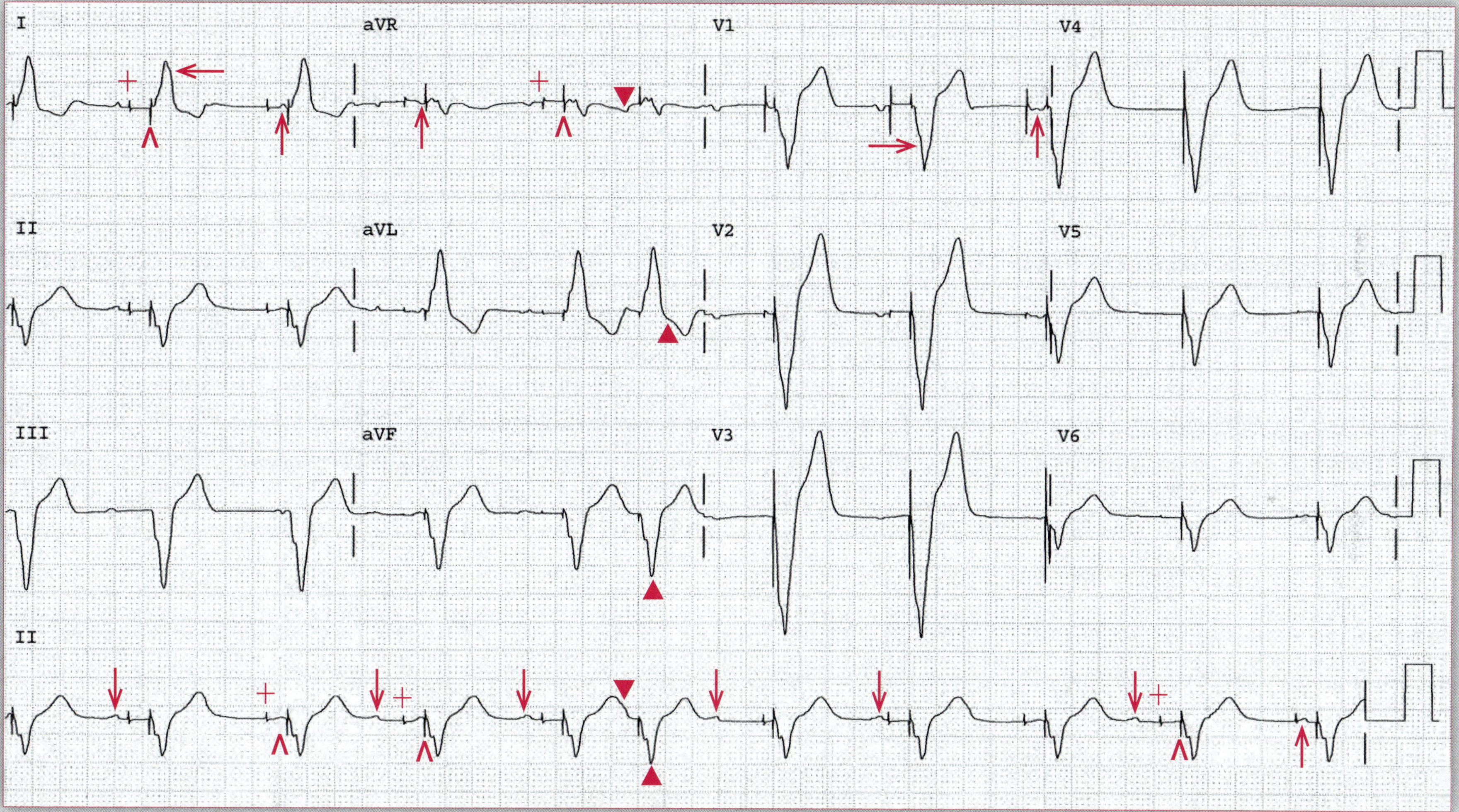

心电图 33 分析：正常窦性心律，房室顺序起搏，心房感知不良，房性早搏。

这份起搏心电图的心率为 60 次 / 分。每个 QRS 波前均有两个起搏刺激信号，第一个为心房起搏刺激信号(+)，第二个为心室起搏刺激信号(∧)，AV 间期为 0.14s。QRS 时限延长(0.16s)，呈典型的左束支传导阻滞型，Ⅰ导联为宽 R 波(←)，V_1 导联呈 QS 型(→)。因此是右心室起搏的图形。QT/QTc 间期延长(450/480ms)，校正增宽的 QRS 时限后 QT/QTc 间期正常(420/420ms)。心室起搏刺激信号和起搏的 QRS 波之间的关系固定，每个 QRS 波之前都有起搏刺激信号。然而，心房刺激信号与 P 波(↓)之间没有规律。可以注意到在第 1 和 2、3 和 4、4 和 5、6 和 7、7 和 8、9 和 10 个 QRS 波之间有一个自身的 P 波(↓)。P 波在Ⅰ、Ⅱ、aVF 导联中直立，所以为正常的窦性心律。P 波与起搏的 QRS 波之间无固定关系，提示该患者存在完全性房室传导阻滞。大部分 P 波后跟随一个心房起搏刺激信号，所以心房电极没有感知到自身 P 波。当心房起搏刺激信号发生在自身 P 波后很短的时间内时，起搏刺激并不能产生心房活动，即心房起搏刺激信号之后没有 P 波。这是因为自身的心房活动和心房起搏刺激信号之间的时间短，心房肌仍处于不应期，不能对起搏刺激做出反应。但如果心房起搏刺激信号发生在自身心房活动之后的恰当时间内，心房起搏刺激则可以夺获心房，从而形成起搏的 P 波。在第 3、4、9 和最后一个 QRS 波之前可以看到上述情况。因此，该患者的心房感知功能出现异常，心房起搏功能正常。但是第 6 个 QRS 波群(▲)提前出现，前面只有一个心室起搏刺激信号。出现这种情况提示 P 波重叠在 T 波(▼)之中，并且被感知，触发心室起搏刺激信号发放。

尽管起搏器功能可能处于非同步模式(非按需或 DOO 模式)，对自身心电活动没有任何感知，起搏不受自身心律的影响，但本例患者不是这种情况，因为第 6 个 QRS 波(▲)提前出现，是对前面房性早搏的反应(▼)。因此，心房电极能够感知提前出现的 P 波，并在恰当的 AV 间期后触发心室激动。另一个可能是起搏器处于 DVI 功能，即起搏器不能感知自身的心房活动，将会忽略任何自身 P 波，即感知功能低下。但本例患者也不像是这种情况，因为房性早搏是被确切感知的。

心电图显示起搏器可能存在故障，右心房电极感知功能低下或不能感知心房活动。因为房性早搏被感知，所以起搏器的心房电极是间断不感知或感知与心房活动形成的位置有关，这受右心房电极植入部位的影响，即心房异位搏动可能起源于接近心房电极处，从而被恰当感知。

因此，心电图中存在起搏器故障的证据，右心房电极感知低下或不能感知心房活动。这可以通过增加右心房电极的感知灵敏度来解决。如果无效，可更换右心房电极。另外，也可以将起搏模式调整为 VVI。■

一名 74 岁老年女性患者，曾有病态窦房结综合征病史，7 年前行起搏器植入术，1 年前常规检查时发现脉冲发生器异常。描记了一份心电图，看上去起搏器功能正常。

这种解释正确吗？

如果不正确，问题出在哪里？

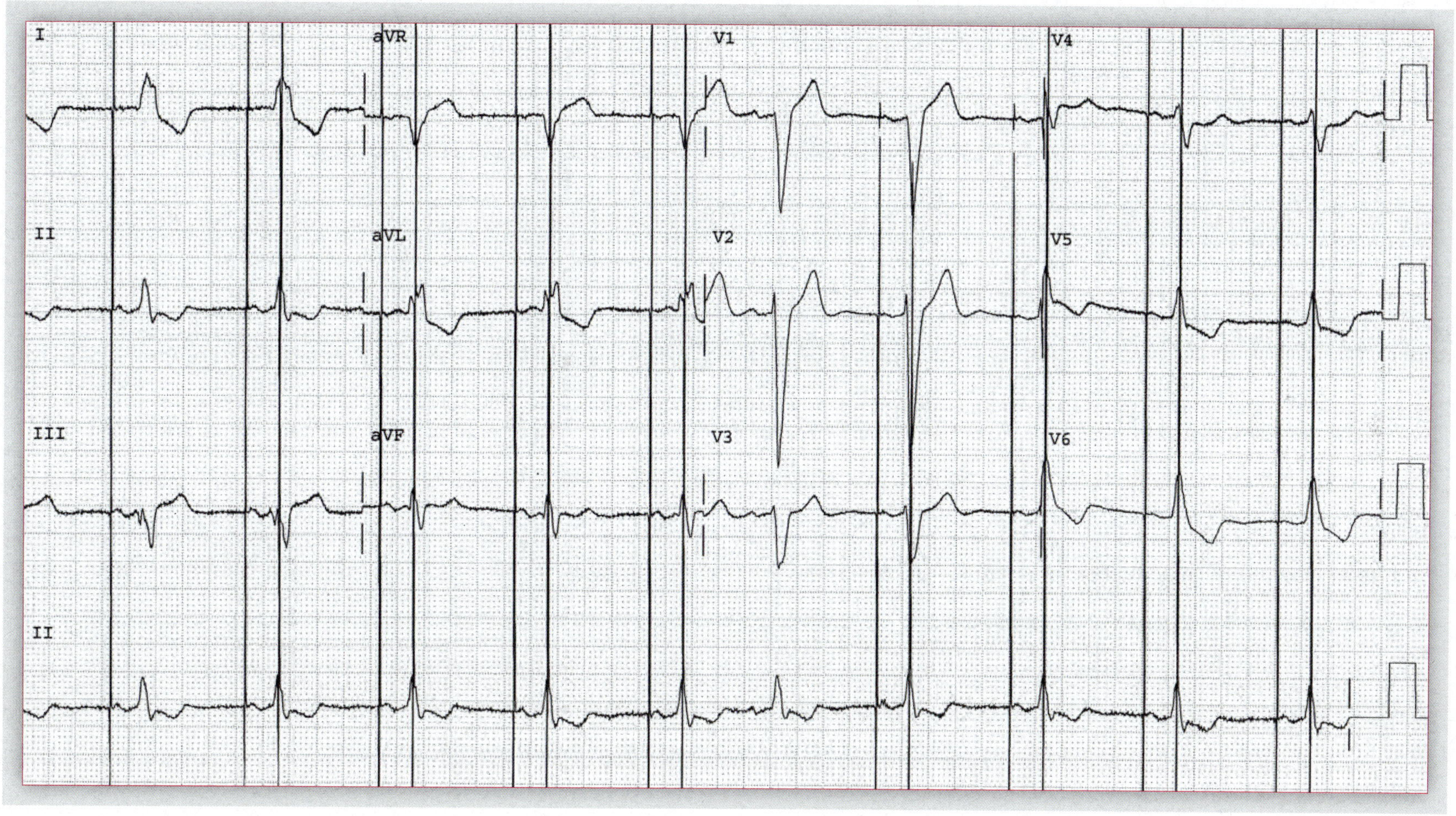

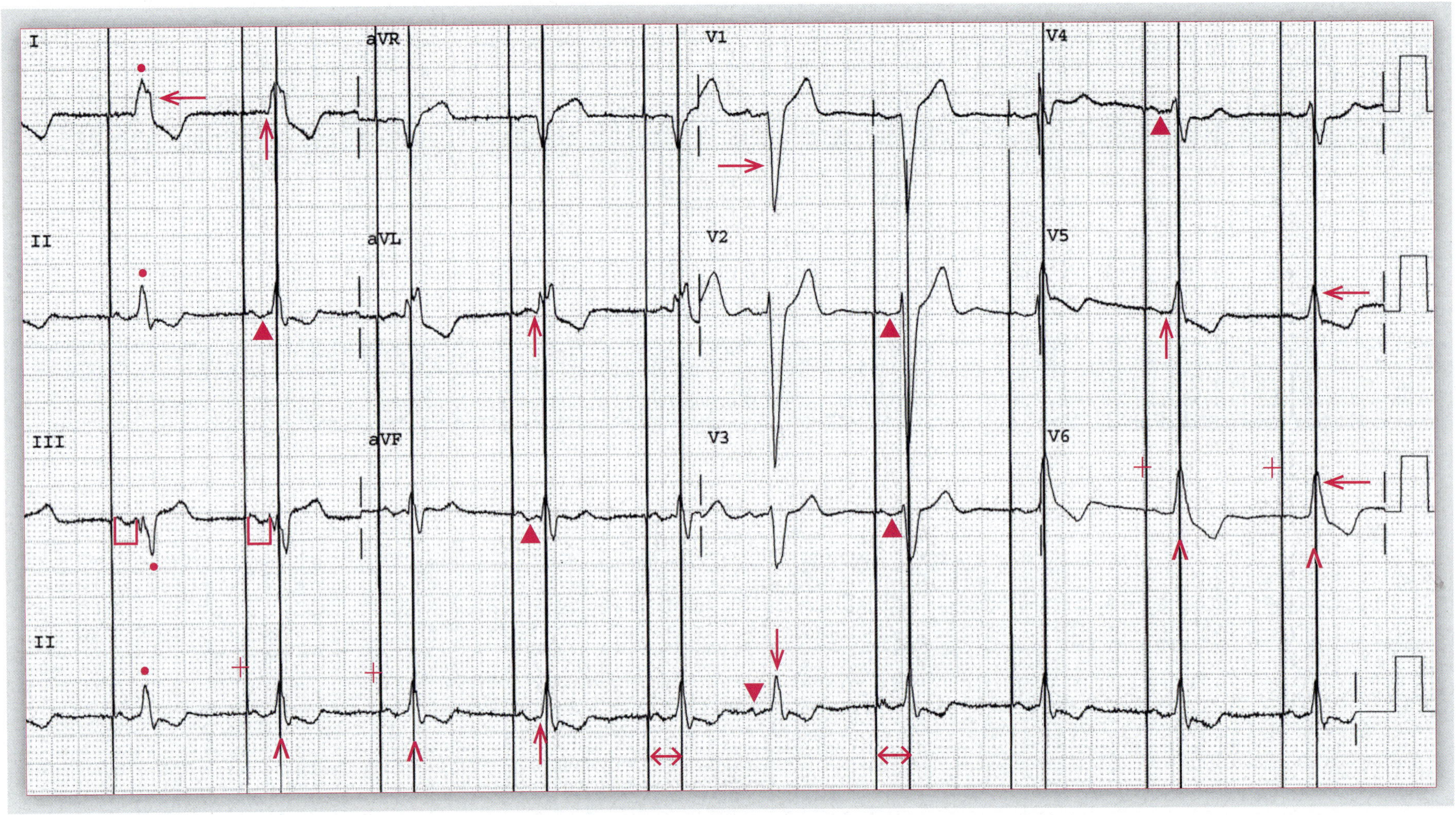

心电图 34 分析：双腔起搏器，房室顺序起搏，心室感知功能异常，自身 QRS 波呈左束支传导阻滞型。

节律规整，心电图中有两种起搏刺激信号，一种是心房起搏刺激信号（+），另一种为心室起搏刺激信号（∧）。起搏频率固定在 60 次 / 分，每个 P 波（▲）（除了第 6 个）之前都有心房起搏刺激信号。因此这是起搏心律。每个心房起搏刺激信号之后，跟随心室起搏刺激信号（除了第 1 个）。起搏器的 AV 间期为 0.24s（↔），而自身的 PR 间期为 0.20s（ ⊔ ）。需要注意的是，QRS 波起始部先于心室起搏信号出现（↑），因而 QRS 波不是心室起搏引起，而是自身传导引起。因此，心室电极不能感知自身的心室激动。但是，第一个 QRS 波（●）前为心房起搏，在 QRS 波前无心室起搏刺激信号，提示心室电极间断不感知。另外，第 6 个 QRS 波（↓）前有一个提前出现的 P 波（▼），而未见起搏刺激信号。P 波的形态与起搏 P 波不同。这个 P 波既可能是正常的窦性 P 波也可能是房性早搏（PAC）。QRS 波与其他 QRS 波相同，前面没有心室起搏信号。因此心房电极感知了 PAC，心室电极感知了 QRS 波。该心电图显示心室电极间断不感知。

起搏和非起搏的 QRS 波形态相同，证实 QRS 波不是由起搏刺激产生，而是自身的 QRS 波。QRS 时限延长（0.14s），呈典型左束支传导阻滞型，Ⅰ、V_5~V_6 导联 R 波增宽（←），V_1 导联呈 QS 型（→），QT/QTc 间期正常（420/420ms，校正增宽的 QR 时限后 QT/QTc 间期为 380/380ms）。

心室电极不感知可能是因为感知功能低下，可以通过增加心室电极的感知灵敏度纠正。也有可能是心室电极的问题，如果是这样则需要更换电极。■

病例 35

一名 77 岁老年男性患者，有双腔起搏器植入病史，因急腹症收入院。行急诊外科手术前心内会诊并对起搏器进行程控。外科手术后，患者被送往外科 ICU，描记了一份心电图如下。

起搏器功能正常吗？
如果不正常，依据是什么？
应进行什么恰当的治疗？

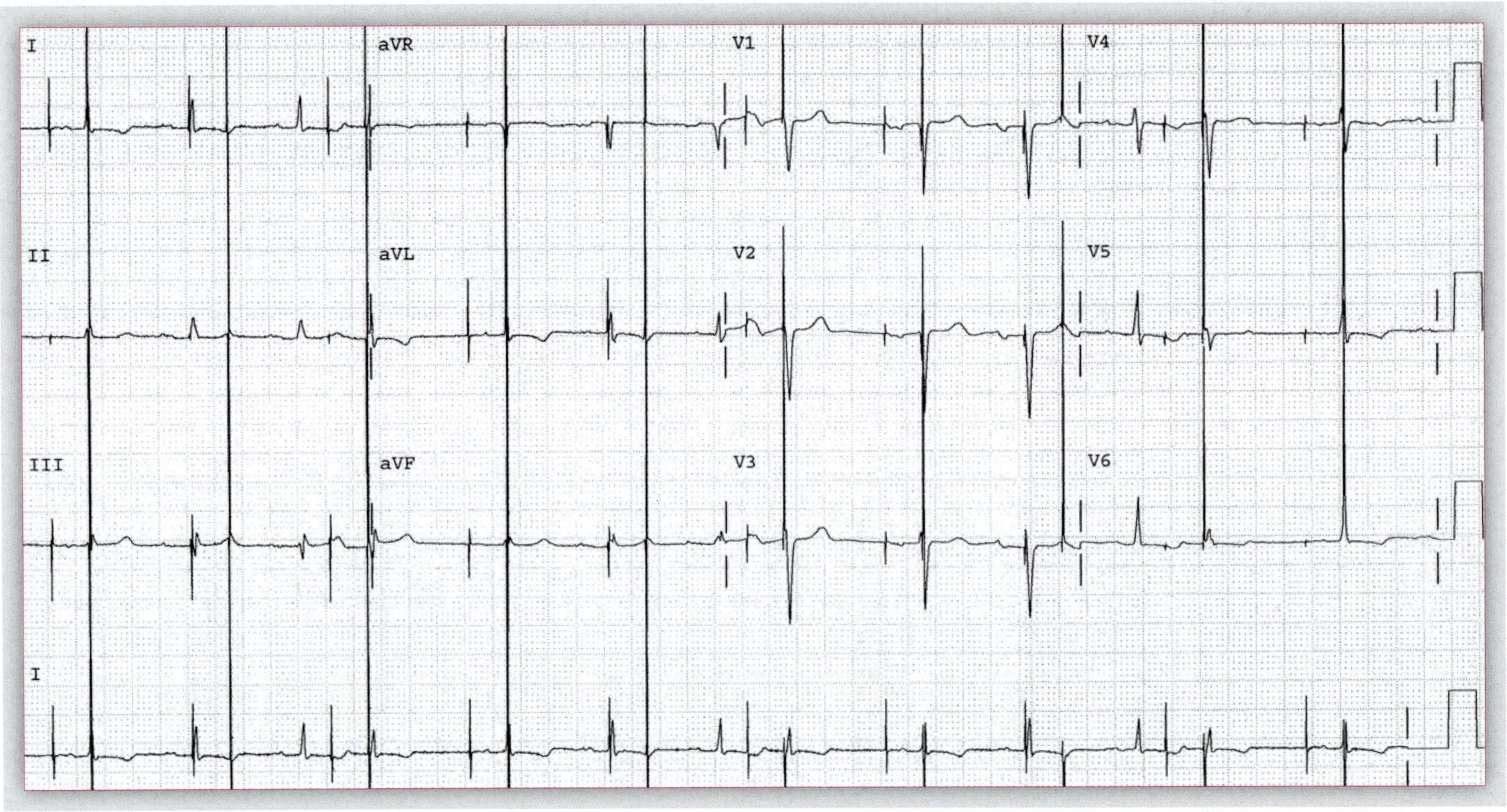

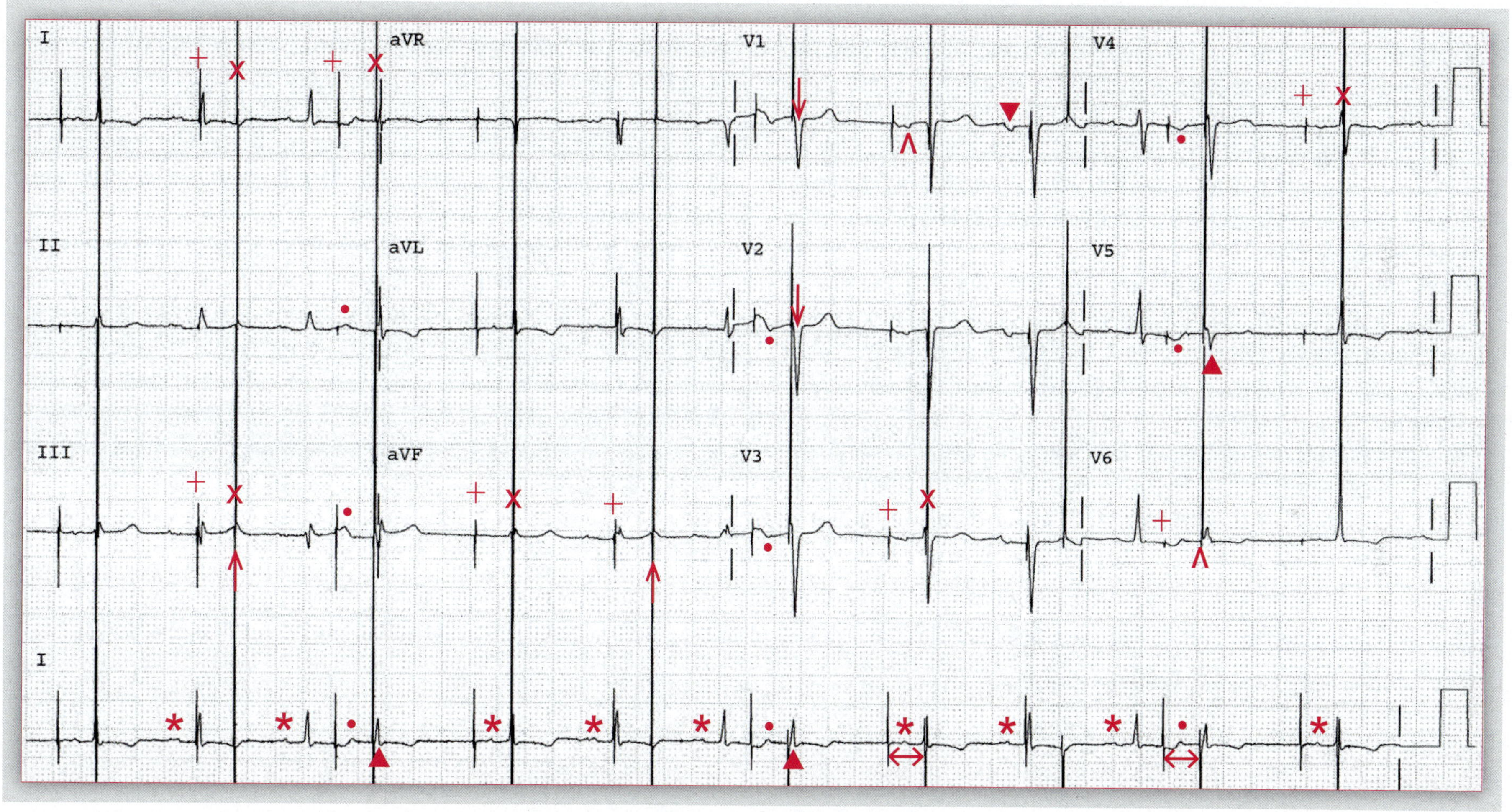

心电图 35 分析：正常窦性心律，QRS 低电压，心房心室感知不良，起搏模式为 DOO，间断心房夺获。

心电图中可以看到起搏刺激信号，固定频率起搏，60 次 / 分。有两种起搏刺激信号，心房（+）和心室（×）。AV 间期（↔）为 0.28s。心室电极不能有效感知自身的心室激动，也不能夺获心室，因为心室起搏刺激信号与 QRS 无关。QRS 波较窄且形态正常。部分窄 QRS 波之前有起搏刺激信号，这可能是假性融合波。但又不像假性融合波，因为每个 QRS 波之前都有 P 波（*），且 PR 间期固定（0.20s），短于起搏器的 AV 间期。因此，QRS 波的出现是因为有自身的 P 波。心房不感知和失夺获也很常见，因为大部分心房起搏刺激信号与 P 波无关，P 波为自身的心房激动。

自身 QRS 波规律出现，频率为 76 次 / 分。每个 QRS 波之前均有 P 波（*），PR 间期固定在 0.20s。QRS 时限正常（0.08s），电轴正常，在 0°~+90°（Ⅰ、aVF 导联 QRS 波主波向上）。肢体导联 QRS 低电压（即任一导联 <5mm）。V_1~V_2 导联呈 QS 型，提示陈旧性前间壁心肌梗死。QT/QTc 间期正常（340/410ms）。

心电图中有部分心房刺激信号夺获心房。例如，V_1 导联第 2 个波群的 P 波（^）在心房起搏刺激信号之后，形态与 V_1 导联第 3 个波群中自身 P 波的形态不同，第 3 个波群前没有心房起搏刺激信号。另外，也有一些 QRS 波群提前出现（▲）（第 4 个、8 和 12 个 QRS 波），其前有提前出现的 P 波（●），与窦性 P 波的形态不同。而且这些 P 波之前有心房起搏刺激信号，是起搏产生的 P 波，起搏的 P 波下传激动心室产生自身的 QRS 波。因而，尽管心室电极不感知 QRS 波或不夺获心室（起搏刺激信号与自身窄 QRS 波无关），但仍然偶尔出现心房起搏刺激产生的 P 波。可以认为是当心房起搏刺激出现在心房肌脱离不应期后，心房电极能够夺获心房肌。没有心室起搏信号夺获心室的原因是自身的 QRS 波造成心室肌处于不应期。

如上所示，最可能的起搏模式是非同步起搏（DOO），起搏脉冲的发放没有被自身心房或自身心室激动抑制，即没有感知到自身心房或心室激动。然而，也有可能是心室起搏失夺获，尽管起搏刺激信号与自身的 QRS 波同时出现可能提示假性融合波。其他非夺获的心室起搏刺激信号发生在 QRS 波（↑）之后，但是没有引起夺获，是因为心室肌仍处于不应期。因此，如果确实存在失夺获则不能确诊。进行外科手术之前，应该是将起搏器调整为 DOO 模式，以便于起搏器不被外科手术中出现的额外刺激所抑制。术后应该将起搏器程控为手术之前的起搏模式。■

一名65岁男性患者，有病态窦房结综合征病史，因间断头晕而行起搏器植入术。起搏器植入术后，该患者的头晕症状与术前一样，体格检查正常。描记了一份心电图，看上去起搏功能正常。

起搏器功能正常吗？
如果不正常，不正常的依据在哪儿？

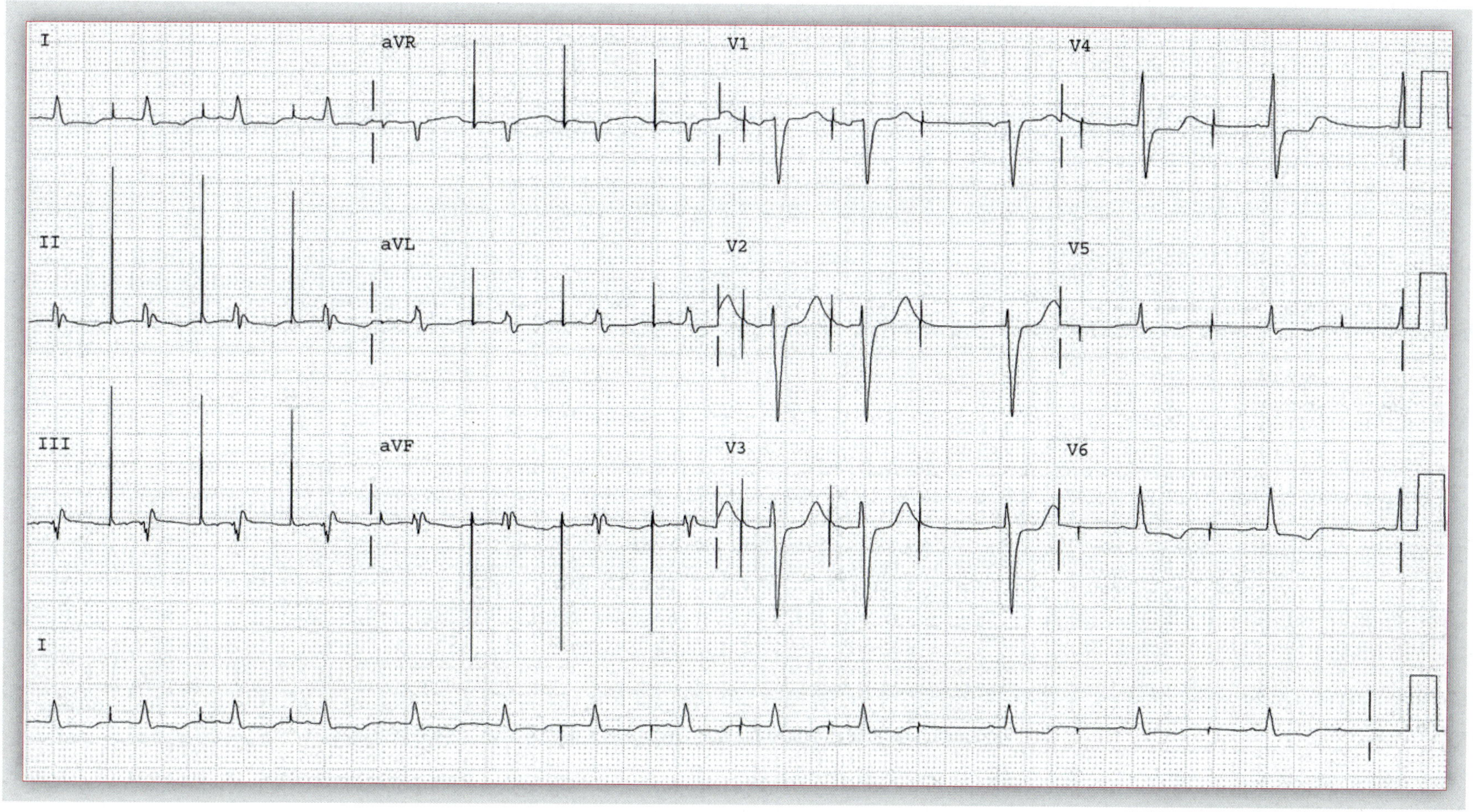

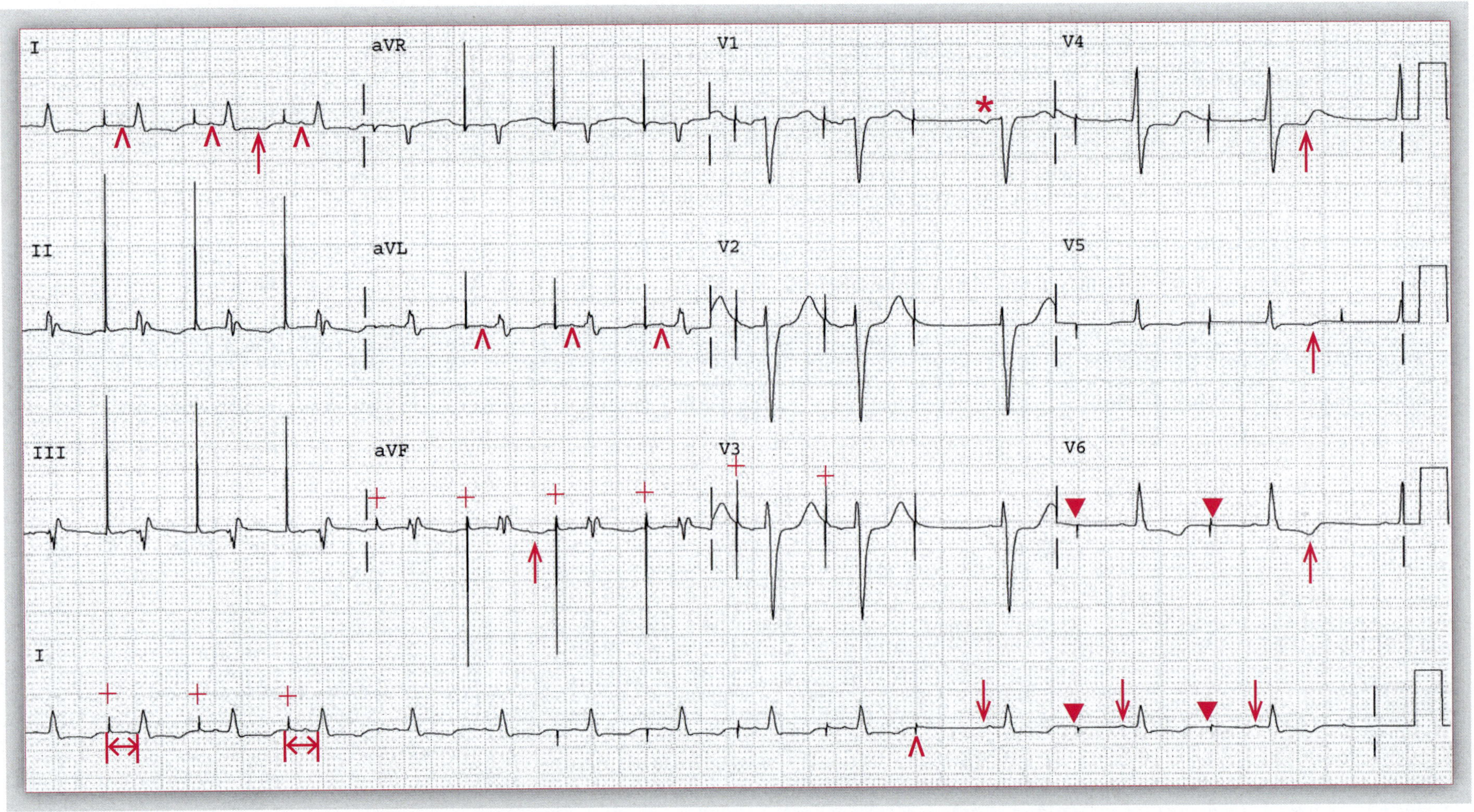

心电图 36 分析：心房起搏心律，间断心房失夺获，自身 QRS 波伴室内传导延迟，肢体导联低电压。

心电图第一部分显示节律规整，心率 96 次 / 分，每个 P 波（∧）之前都有起搏刺激信号（+）。起搏刺激信号与 QRS 波群的间期（即 PR 间期）固定为 0.20s（↔）。自身 QRS 波之前没有起搏刺激信号。QRS 时限延长（0.14s），不符合左束支传导阻滞的形态，因此存在室内传导延迟。心电图中显示肢体导联 QRS 低电压（每个导联均 < 5mm）以及非特异性 ST-T 改变（↑）。电轴正常，在 0°~+90°（Ⅰ、aVF 导联 QRS 波主波向上）。QT/QTc 间期延长（480/505ms），校正增宽的 QRS 时限后 QT/QTc 间期仅轻微延长（360/455ms）。

第 10 个 QRS 波之后，心房起搏刺激信号（∧）没有夺获心房，因为起搏刺激信号后无 P 波。所以心房失夺获，出现自身 P 波（↓），频率为 60 次 / 分。在 V_1 导联可见自身 P 波（*），与起搏 P 波形态不同。心房起搏刺激信号仍存在（▼），频率不规则，为 50~60 次 / 分。这可能是因为心房起搏刺激由心室激动触发，因为心室频率也较慢。因此，心房电极失夺获持续存在，可能是由于心房电极输出电压低于阈值或是电极故障所致。

基础心律为窦性心律，频率 60 次 / 分（起搏器失夺获时），但心房起搏频率稍快。窦性心律的频率甚至更慢，如果没有恰当的心房夺获，可能会出现心动过缓相关的症状。■

病例 37

一名 78 岁男性患者，因间断头晕伴先兆晕厥就诊急诊室，但否认有明确的晕厥。过去曾经发生这种情况并因此植入了起搏器。描记了一份心电图并没有观察到异常。

该患者植入的是什么类型的起搏器？
起搏器功能是否正常？

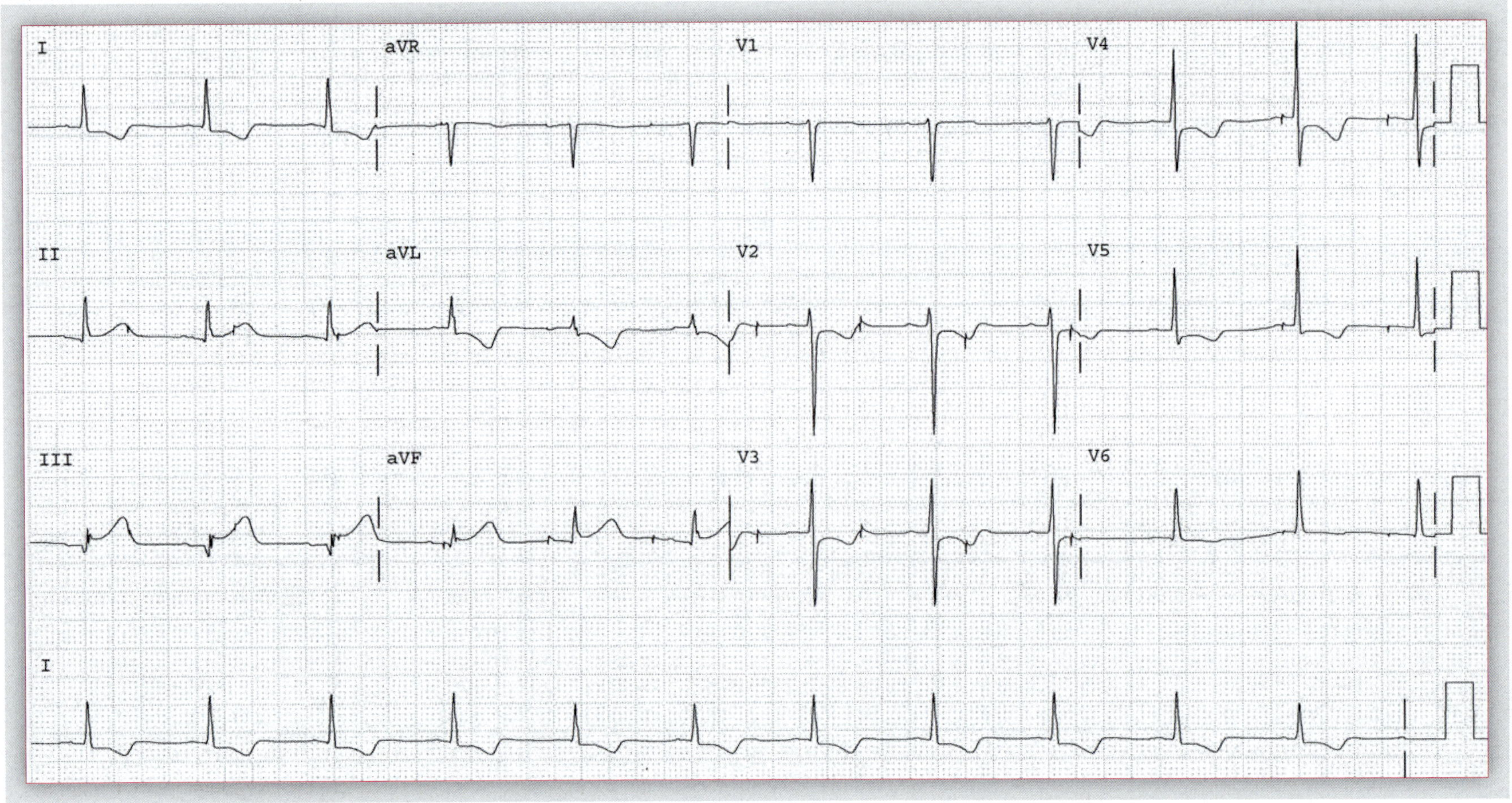

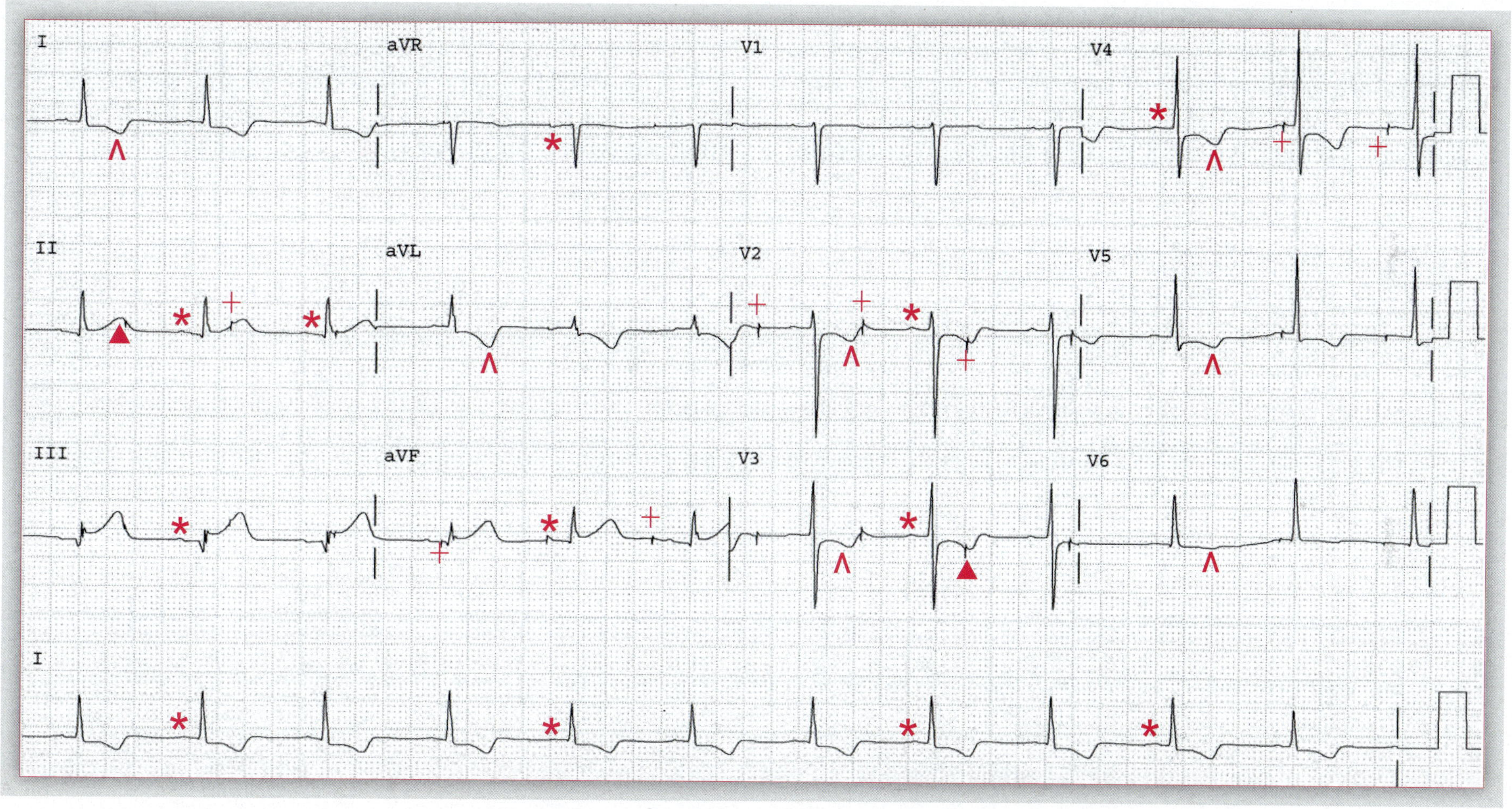

心电图 37 分析：正常窦性心律，非特异性 ST-T 改变，心房或心室起搏，感知及夺获功能异常。

节律规整，心率 68 次 / 分。每个 QRS 波之前均有 P 波（*），PR 间期固定（0.16s）。P 波在Ⅰ、Ⅱ、aVF、V_4~V_6 导联直立，此图为窦性心律，QRS 时限（0.08s）及形态正常。电轴在 0°~+90°（Ⅰ、aVF 导联 QRS 波主波向上），侧壁及前侧壁导联广泛性 ST-T 改变（^）。QT/QTc 间期正常（400/425ms）

起搏刺激信号以 80 次 / 分的频率出现，既不感知也不夺获，但心电图看不出是心房还是心室起搏。因而起搏模式为 AOO 或 VOO。尽管有些起搏刺激信号落在 T 波（▲）上，但诱发室性心动过速性心律失常（即室颤）的可能性非常小，因为起搏器发放的脉冲能量非常低不足以诱发室颤（即没有达到产生室颤阈值）。然而，在急性心肌缺血时室颤的阈值下降，起搏器发放的脉冲能量可能足够诱发室性心律失常（室颤）。■

一名 85 岁男性患者，既往有起搏器植入史，病因不明。因在家附近散步时出现胸部不适就诊急诊室。胸部不适部位为整个胸前区，并向颈部及上肢放射。该症状持续大约 45 分钟，症状缓解后仍有轻度残余不适症状。在急诊室的体格检查正常，心电图显示起搏心律，频率为 76 次 / 分。第一次的心肌标志物阴性，被收入院观察。几小时后，再次出现胸部不适，描记了一份心电图如下。护士担心他的病情，并通知了心内科医师。

心电图显示什么？
有什么异常需要关注？

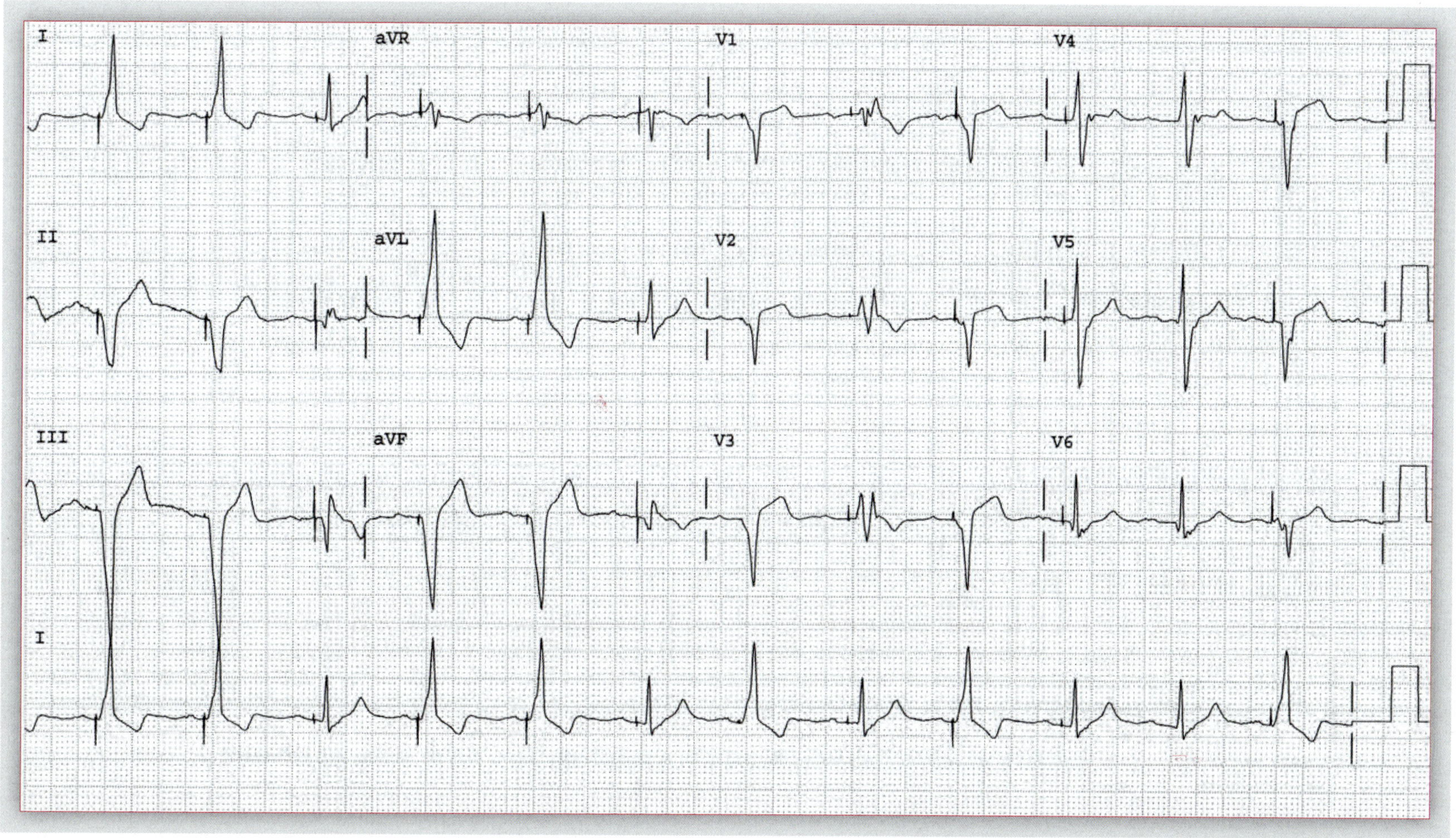

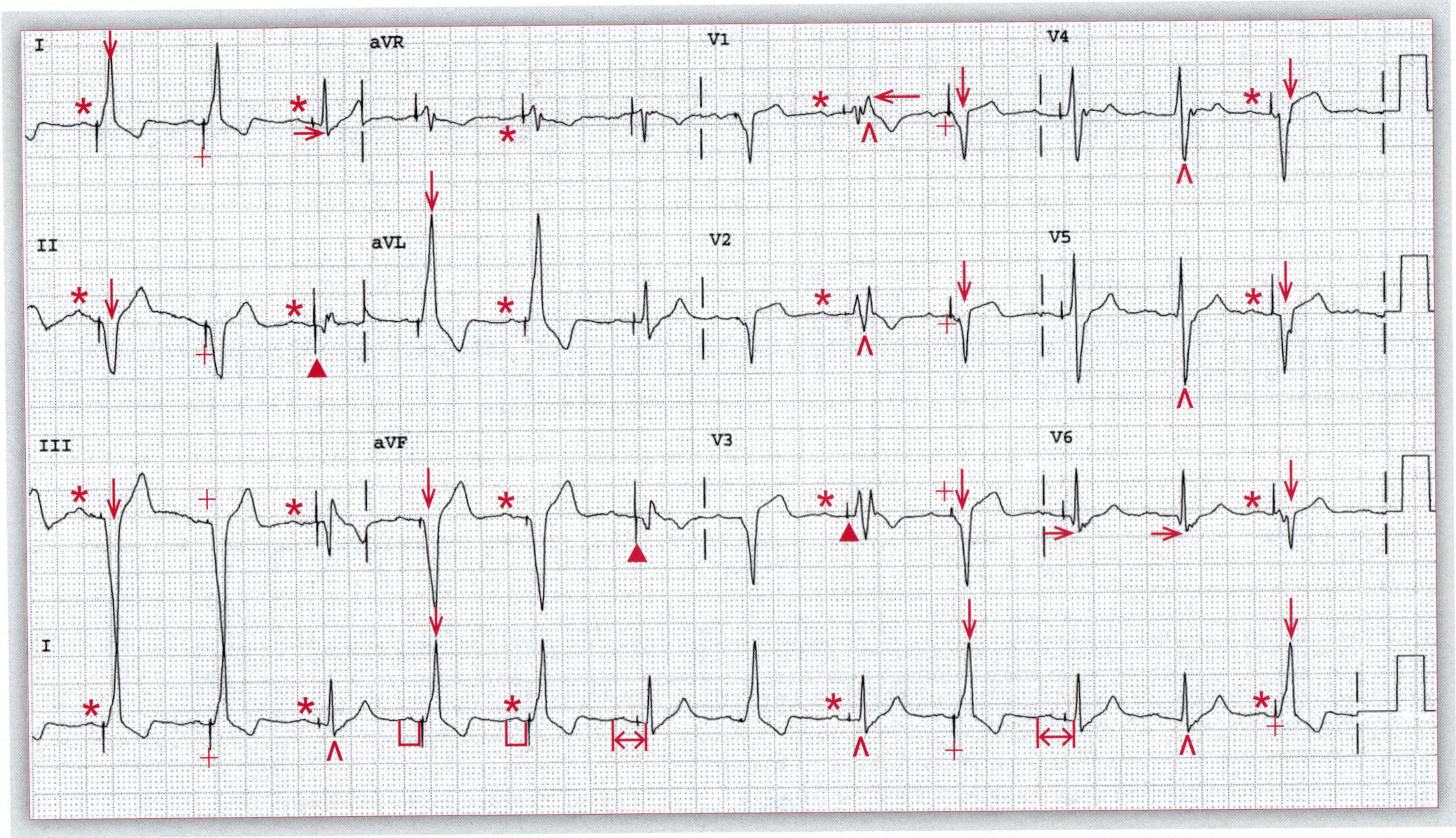

心电图 38 分析:正常窦性心律,双腔起搏器,心房感知心室起搏(心房同步)模式,右心室起搏,间断心室电极失夺获。

节律规整，心率 76 次 / 分。每个 QRS 波前均有 P 波（*）。部分 QRS 时限增宽（0.14s），呈左束支传导阻滞（LBBB）型（↓），V_1 导联 R 波增宽，呈 QS 型。其他 QRS 波（第 3、6、8、10、11）的时限也增宽（0.14s），但呈典型的右束支传导阻滞（RBBB；∧），V_1 导联呈 RSR′ 型（←），Ⅰ、V_4~V_6 导联 S 波增宽（→）。起搏刺激信号（+）后紧跟一个呈 LBBB 型的 QRS 波，这些 QRS 波是右心室起搏电极发放起搏脉冲引起的。因此，起搏模式为心房感知心室起搏（心房同步心室起搏），PR 间期（AV 间期）固定为 0.16s（ ⊔ ）。

呈 RBBB 型的 QRS 波之前也有一个心室起搏刺激信号（▲），AV 间期也为 0.16s。但是没有发生心室夺获，因为 QRS 波并不是由心室起搏刺激引起，即 QRS 波形态与起搏波形不同。另外，PR 间期（↔）固定，但为 0.24s，长于起搏的 AV 间期。因此，间断出现心室失夺获。两种 QRS 波的 QT/QTc 间期相同（420/470ms），均较正常延长，但校正增宽的 QRS 时限后 QT/QTc 间期正常（380/430ms）。

ST 段改变不能用起搏的 QRS 波来解释，因为心室激动不是通过正常的希－浦系统，当 QRS 波不是由起搏刺激引起时可以解释 ST 段的改变，即呈 RBBB 型的 QRS 波。尽管 QRS 波呈 RBBB 型，但仍可以在心电图中发现左心室的异常，例如缺血。在这种情况下，非特异性 ST-T 改变，与持续性胸部不适相关联。该患者没有胸部不适伴随的明显 ST 段改变。

这种间断心室失夺获的时间不清楚，可能是因为电极故障之前已存在失夺获，也可能是因为心肌缺血导致新发的右心室起搏阈值改变或需要夺获心室的起搏脉冲能量改变。■

病例 39

一名 69 岁男性患者，既往有因完全性心脏传导阻滞植入起搏器病史，本次主要因为间断头晕就诊急诊室。

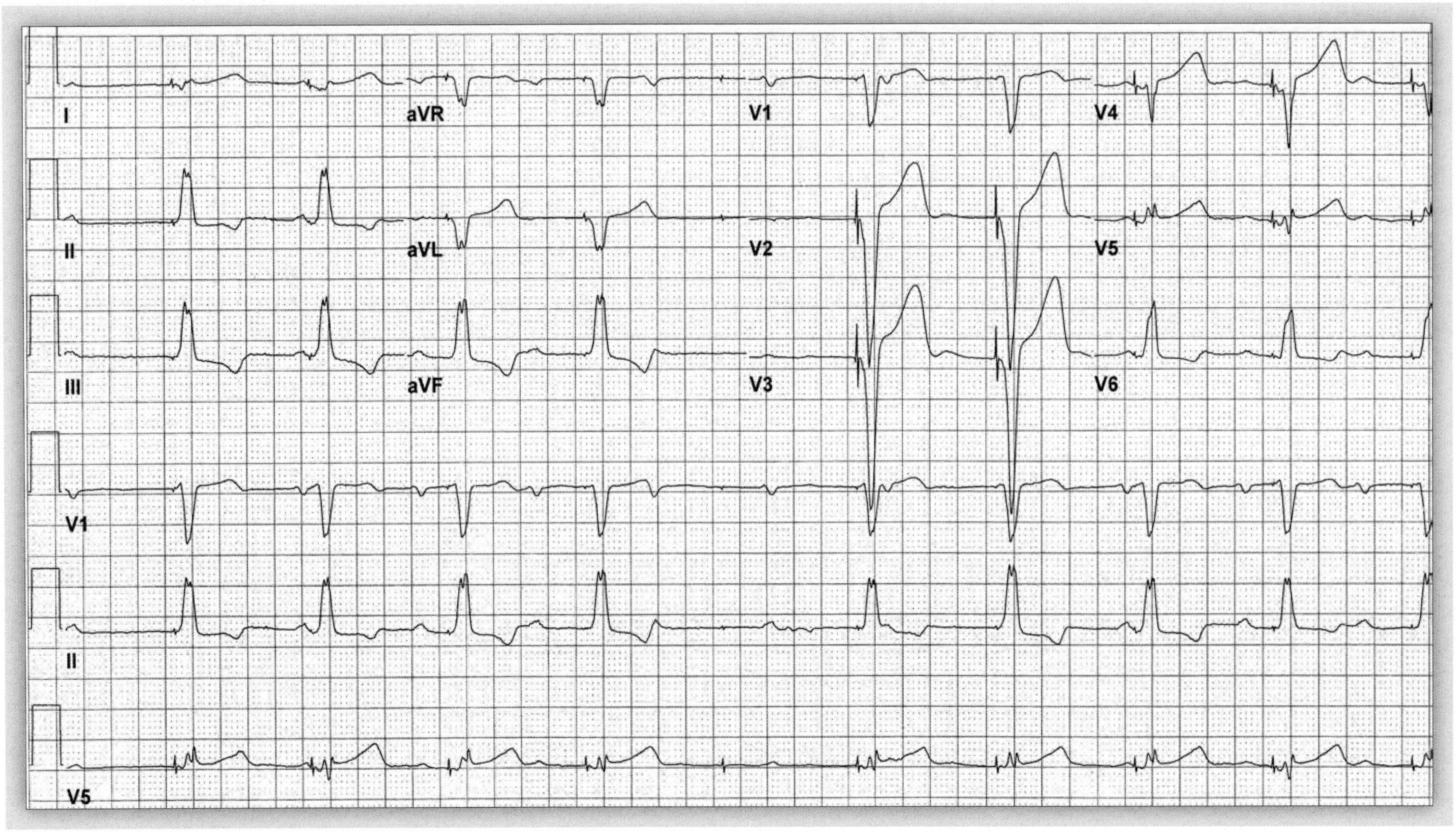

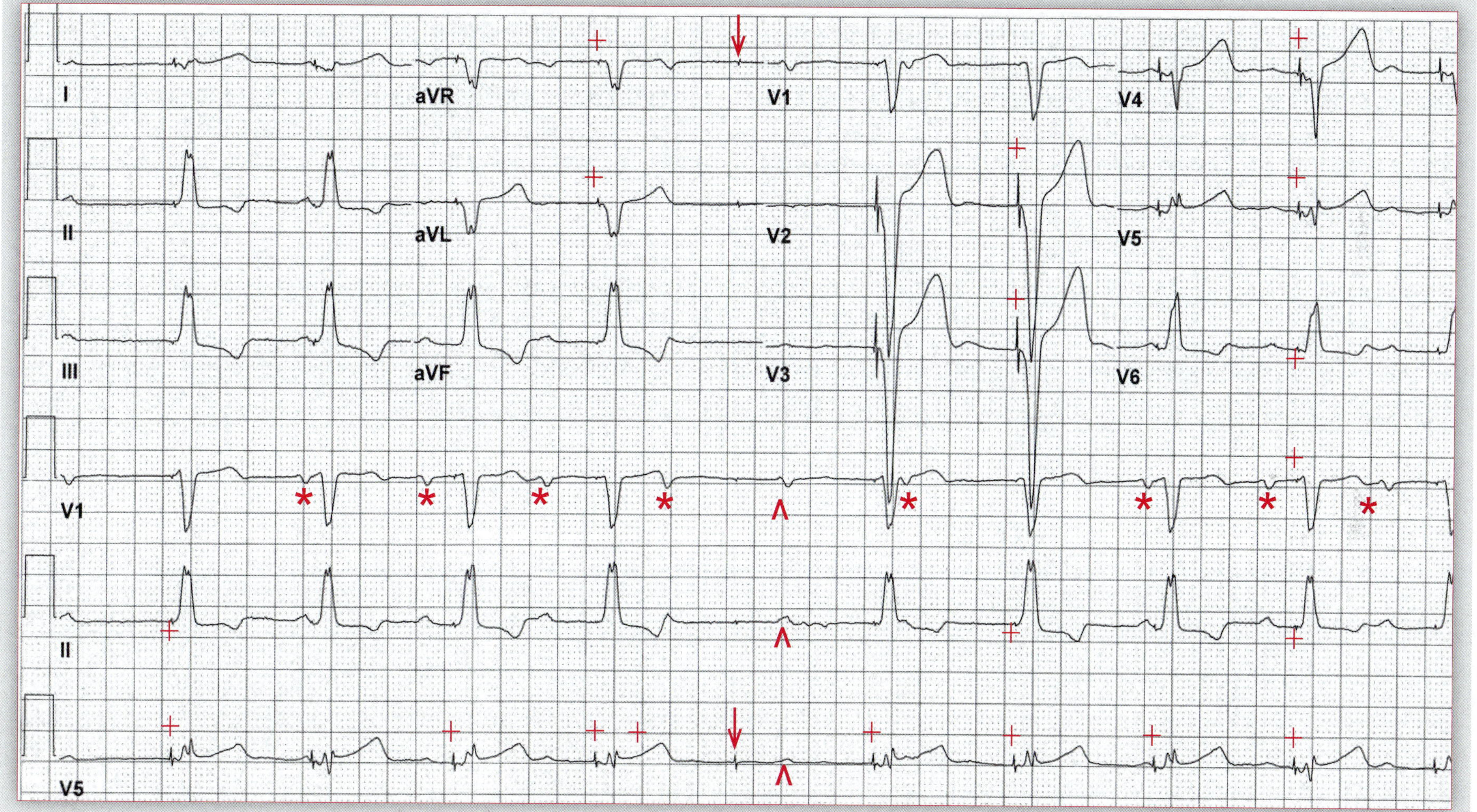

心电图 39 分析，正常窦性心律，完全性心脏传导阻滞，右心室 VVI 起搏，间断失夺获。

节律规整，心率60次/分。QRS间期时限增宽(0.16s)，呈左束支传导阻滞型。QT/QTc间期延长(500/500ms)，校正增宽的QRS时限后QT/QTc间期正常(440/440ms)。每个QRS波前都有起搏刺激信号(+)，因此为右心室起搏心律。P波(*)以72次/分的频率规律出现，与QRS波无关，即存在房室分离。心房率稍快于起搏频率，所以该患者的基础心律为完全性心脏传导阻滞，起搏模式为VVI。第4个QRS波之后出现一个间歇，是因为按时发放的心室起搏刺激脉冲没有夺获心室(↓)，引起一个心室起搏QRS波的缺失。未下传的P波(^)后没有产生QRS波，证实了完全性心脏传导阻滞，并且存在间断心室失夺获。

头晕症状的最可能原因是存在完全性心脏传导阻滞时起搏器发生了心室失夺获。从心电图中不能确定完全性心脏传导阻滞是否伴有室性或交界性逸搏节律，因为起搏的心室波终止了间歇。■

一名 82 岁女性患者，为行常规起搏器评估就诊。患者诉偶有头晕，但没有其他症状。起搏器检查发现了异常。

心电图显示了什么？

起搏器出现什么问题？

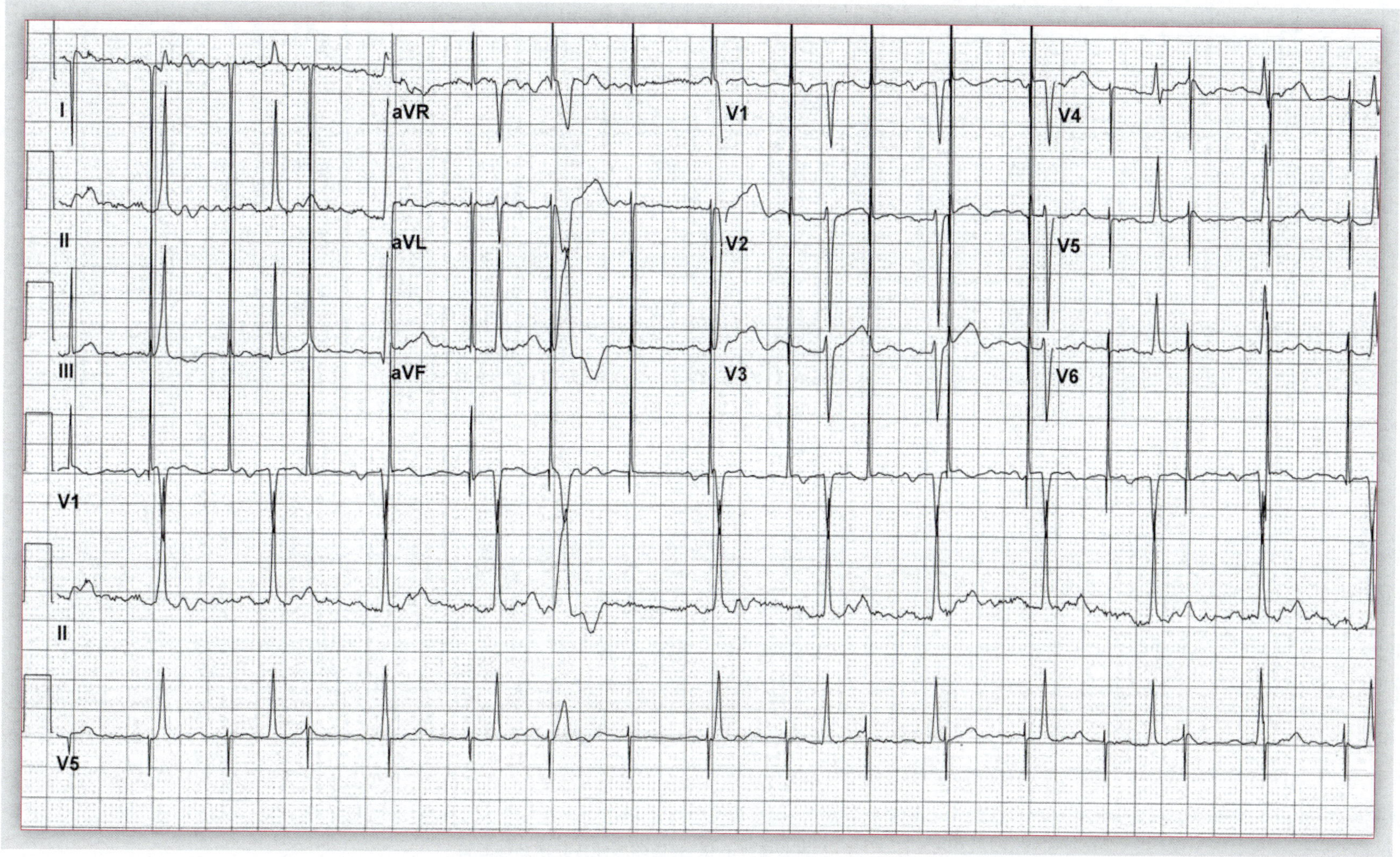

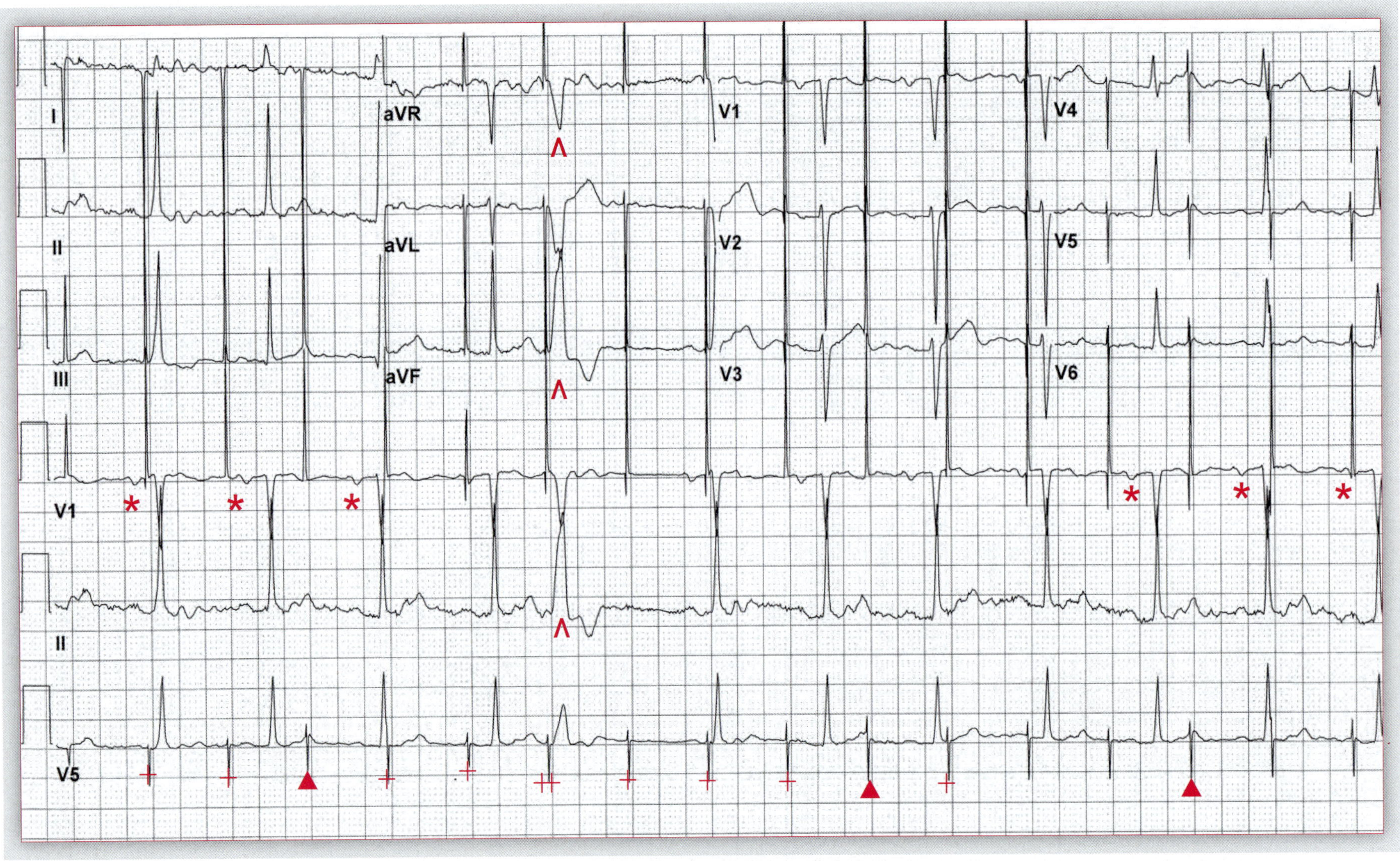

心电图 40 分析：正常窦性心律，起搏器感知及起搏功能异常。

起搏刺激信号（+）规律出现，频率 100 次 / 分。自身基础心率为 76 次 / 分。QRS 时限正常（0.08s），形态正常，电轴在 0°~+90°（Ⅰ、aVF 导联 QRS 波主波向上）。每个 QRS 波前均有 P 波（*），PR 间期固定（0.24s），提示Ⅰ度房室传导阻滞或房室传导延长。QT/QTc 间期正常（400/450ms）。起搏刺激信号与 P 波或 QRS 波无关，因而，起搏器感知功能低下或失夺获。而第 5 个 QRS 波（^）提前出现，时限延长，QRS 波在其前的起搏钉（++）之后立即出现，可能提示为一次心室夺获，尽管也可能是自身的室性早博恰好发生在起搏刺激发出时。

事实上起搏频率为 100 次 / 分，可能是起搏器附近放置了磁铁的结果，这是通常所说的磁频率。起搏器的低限频率设置为 100 次 / 分的可能性不大，而是磁铁消除了所有的感知功能，使起搏器以非同步模式或 VOO 模式工作。这可以解释感知功能低下，但不能解释失夺获现象。合适的夺获将会产生心室起搏，频率为 100 次 / 分，而不是窦性心律的 76 次 / 分。

尽管一些起搏刺激信号落在 T 波（▲）上，但诱发室性心动过速性心律失常（即室颤）的可能性非常小，因为起搏器发放的脉冲能量非常低不足以诱发室颤（即没有达到室颤阈值）。然而，在急性心肌缺血时室颤阈值下降，起搏器发放的脉冲能量足可以诱发室性心律失常。由于间断出现的右心室起搏失夺获，所以植入一根新的起搏电极非常必要。■

病例 41

一名 73 岁女性患者，因急性胆囊炎入院，医生计划给她行急诊胆囊切除术。麻醉科医生在询问病史时得知尽管她的心电图显示为窦性心律，但她曾因病态窦房结综合征行起搏器植入术。请心内科医师会诊，在手术前重新程控了起搏器，术后返回病房描记了一份心电图。护士担心有问题，于是通知了心内科医师。

该患者植入了什么类型的起搏器？

心电图中有什么异常？

这些异常是否提示起搏器故障？

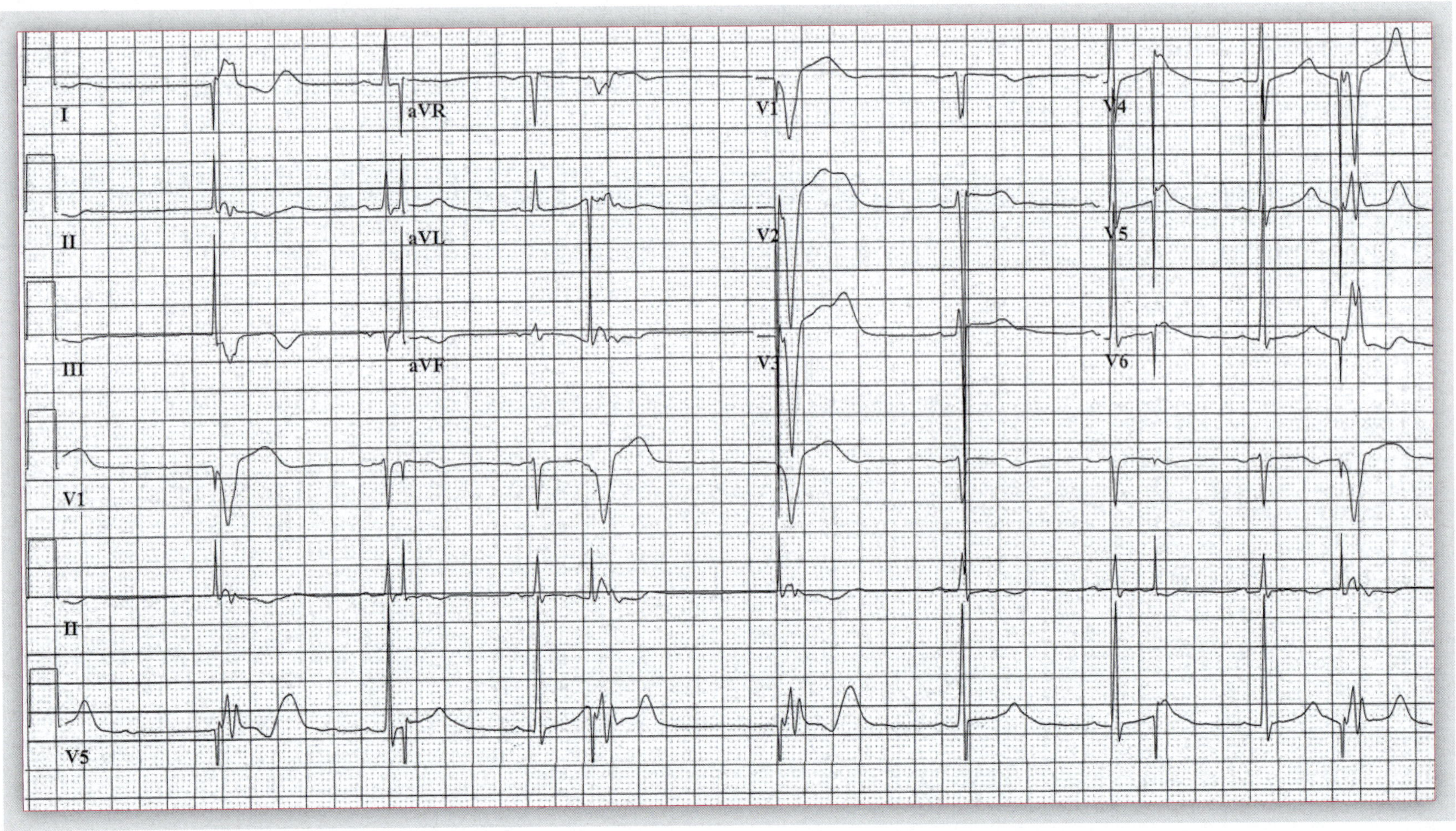

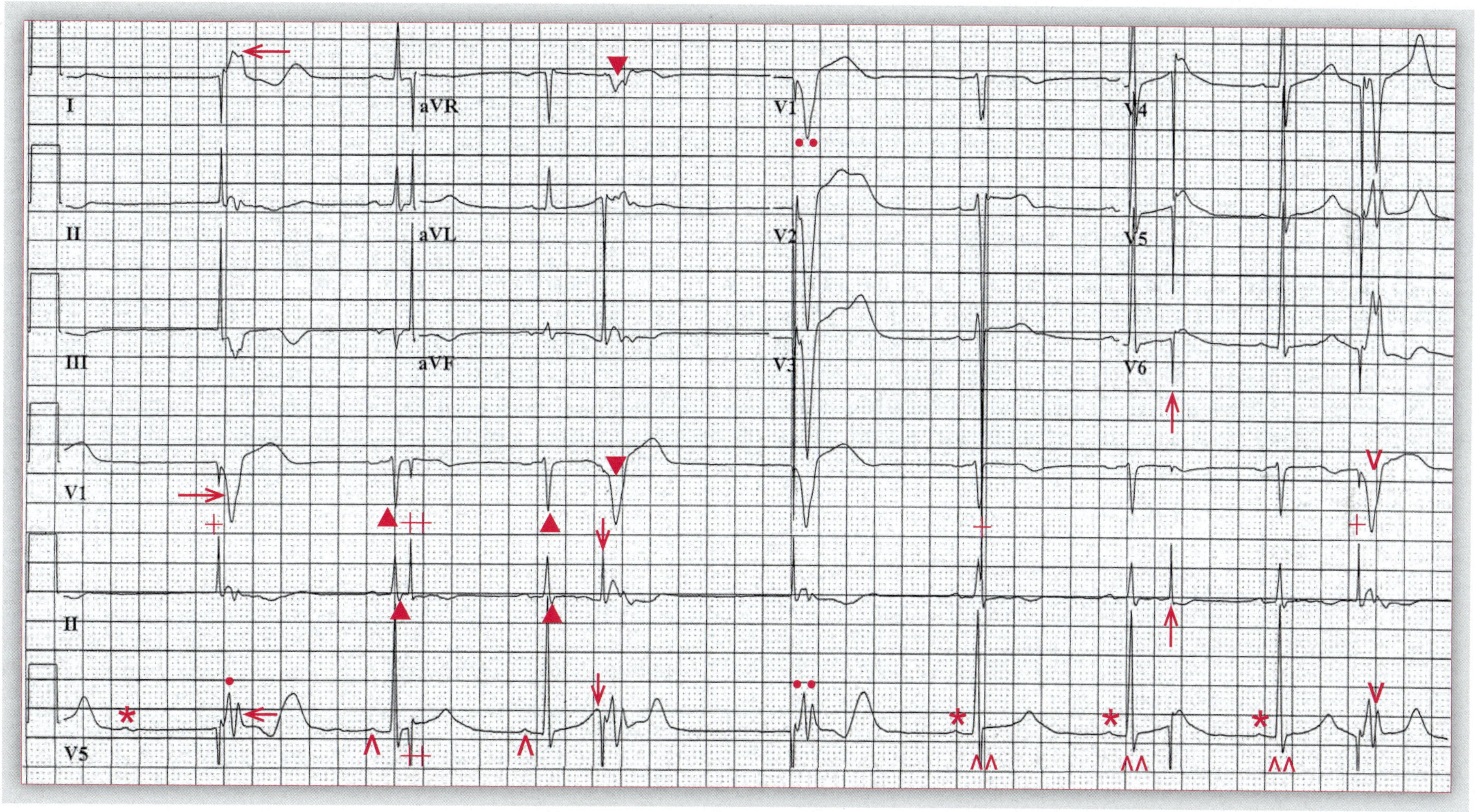

心电图 41 分析：正常窦性心律，VVI 右心室起搏，起搏模式程控为 VOO，感知功能低下。

心电图中有起搏证据，心室起搏刺激信号(+)以 44 次 / 分的频率规律出现。但应注意到节律并不规整，因此节律为有规律的不规整。第一个 QRS 波(●)前有起搏刺激信号，为心室夺获引起的 QRS 波。QRS 波呈左束支传导阻滞型，Ⅰ、V_5 导联 R 波增宽(←)，V_1 导联呈 QS 型(→)。在该 QRS 波之前，有一个未下传的 P 波(*)，提示存在完全性心脏传导阻滞，产生了起搏的 QRS 波。所以该患者为 VVI 起搏器，第 2 和 3 个 QRS 波(▲)时限正常(0.08s)，其前有 P 波(^)，PR 间期 0.18s；因此为自身的窦性心律，心率为 56 次 / 分，QT/QTc 间期正常(440/425ms)。第 2 个 QRS 波之后 ST 段上有一个起搏刺激信号(++)，提示感知功能低下。该起搏刺激信号未能夺获心室是因为心室肌处于不应期(鉴于自身 QRS 波与起搏刺激信号之间短的间期)。第 3 个 QRS 波后有一个起搏信号(↓)，也提示感知功能低下。但是该起搏刺激夺获了心室，引起了一个提前出现的宽 QRS 波(▼)(心室起搏)，因为这时心室肌已经脱离不应期，自身 QRS 波与起搏刺激信号之间的间期较长。需要注意的是，起搏刺激发生在 T 波波峰稍后(即 R onT)。第 5 个 QRS 波(●●)是起搏刺激引起的，为右心室起搏的 QRS 波，它前面无自身 P 波。第 6、7、8 个 QRS 波(^^)时限正常(0.08s)，前面均有 P 波(*)，PR 间期固定(0.18s)，这是正常的窦性心律。第 7 个 QRS 波后有起搏刺激信号(↓)，没有引起夺获，因为它出现较早，心室肌仍处于不应期。但是，第 8 个 QRS 波之后的心室起搏刺激引起了起搏的 QRS 波(v)，这是因为窦性心律与起搏刺激信号的间期较长，心室肌已经完成复极，能够被起搏脉冲激动。

因而，心电图显示窦性心律，间歇性完全性心脏传导阻滞。尽管该患者为心室起搏(VVI)，但心室电极不能感知自身 QRS 波，心室起搏功能正常完好。感知功能低下可能是右心室起搏电极的问题，也可能是因为起搏器功能为 VOO 模式而无感知功能。这就是患者可能存在的问题，因为外科手术前已经程控起搏器，由 VVI 模式调整为 VOO 模式，可以防止术中电刺激导致起搏脉冲的发放受到抑制，这对起搏器依赖的患者尤其重要。

尽管有些心室起搏刺激信号落在 T 波(▲)上，但诱发室性快速心律失常(即室颤)的可能性非常小，因为起搏器发放的脉冲能量非常低不足以诱发室颤(即没有达到产生室颤阈值)。然而，在急性心肌缺血时室颤阈值下降，起搏器发放的脉冲能量足可以诱发室性心律失常(室颤)。■

一名26岁男性患者，因日常活动时气短就诊其经治医生。在过去的几周，他逐渐注意到打篮球时跟不上其他朋友。最近，回家爬2层楼即出现明显的呼吸困难。

该患者无心悸及头晕症状，无乏力，无食欲及排便习惯改变，无皮肤、指甲、头发改变。否认潜在出血征象。近期无发热。他提到近期在新英格兰短期、徒步旅行后出现发热，以及明显的较大的红色皮疹，伴有肌肉疼痛及关节

心电图 42A

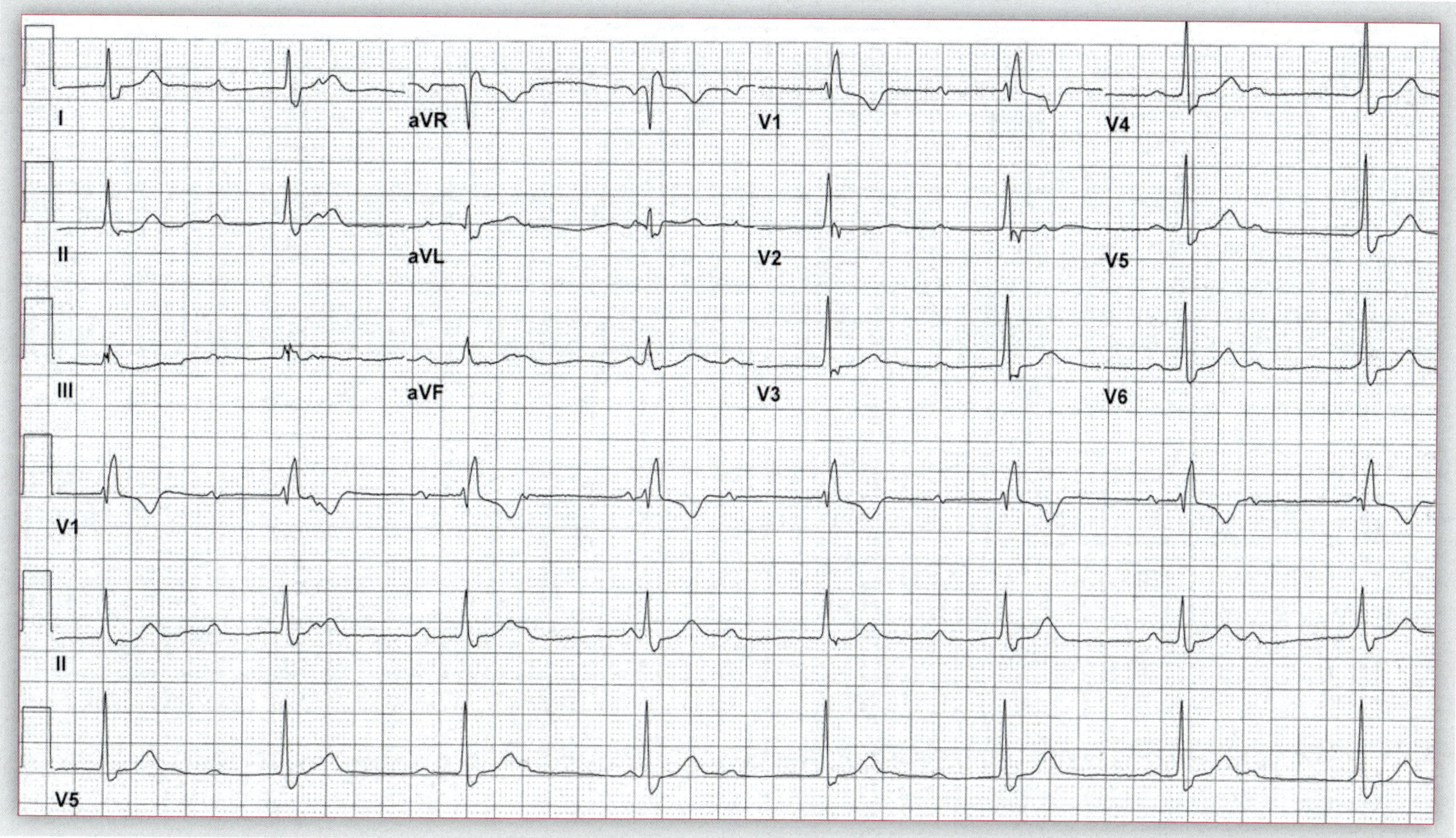

痛。但上述症状在两周内很快缓解。所以当时没有去看医生。

他没有其他病史，也没有任何用药史。

作为综合检查的一部分，医生为他做了心电图（心电图42A）。

基于上述结果，他被收入院治疗。

目前该患者已经出院，但是几天前，他再次发作间断头晕及心悸症状，急诊室为他进行了心电图检查（心电图42C）。

心电图 42B

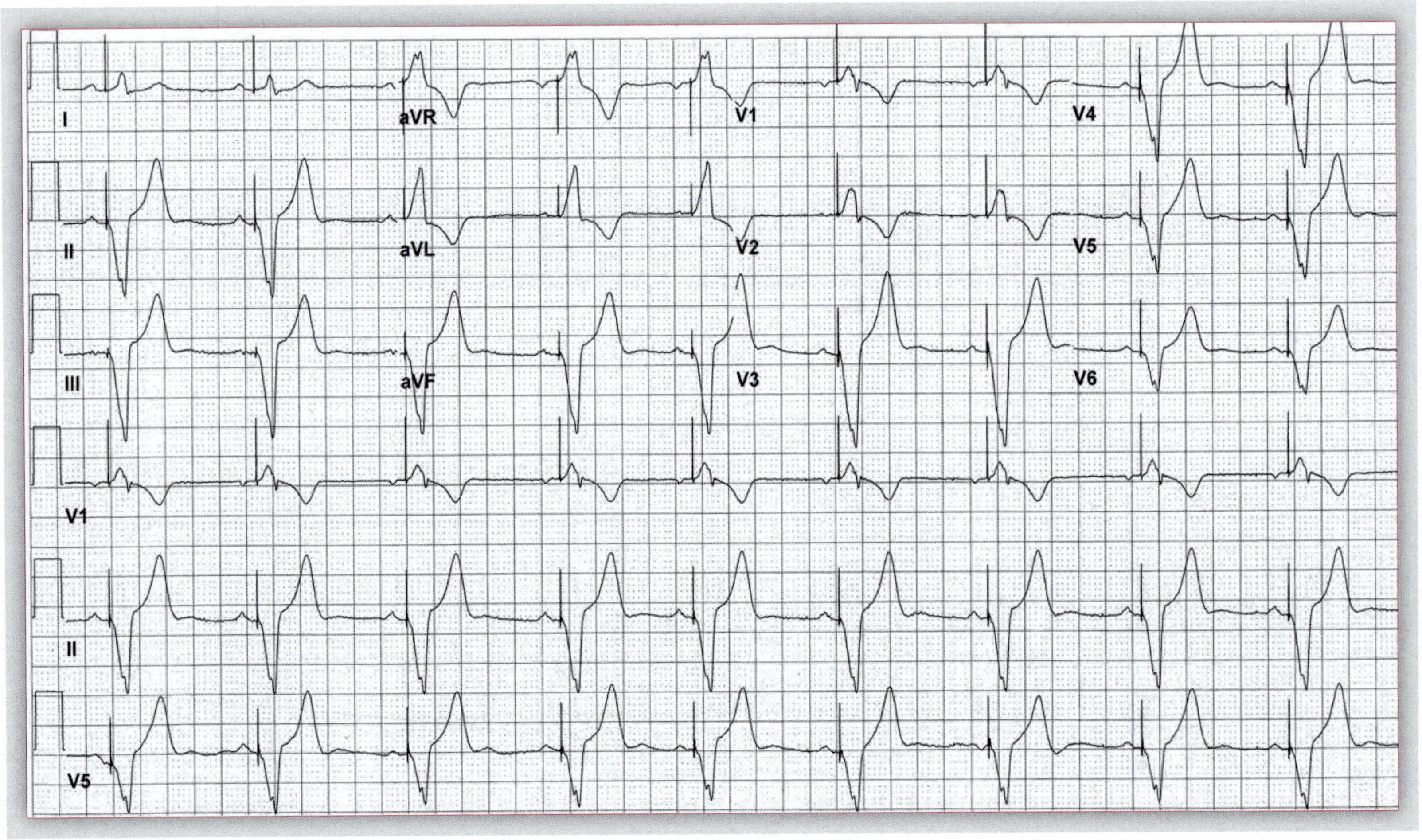

需要注意什么异常，为什么将其收入院？
住院期间，给予相应治疗，复查心电图（心电图 42B）有什么新发现？

基于病史与心电图，该患者的诊断是什么？
什么异常可以解释患者的症状？

心电图 42C

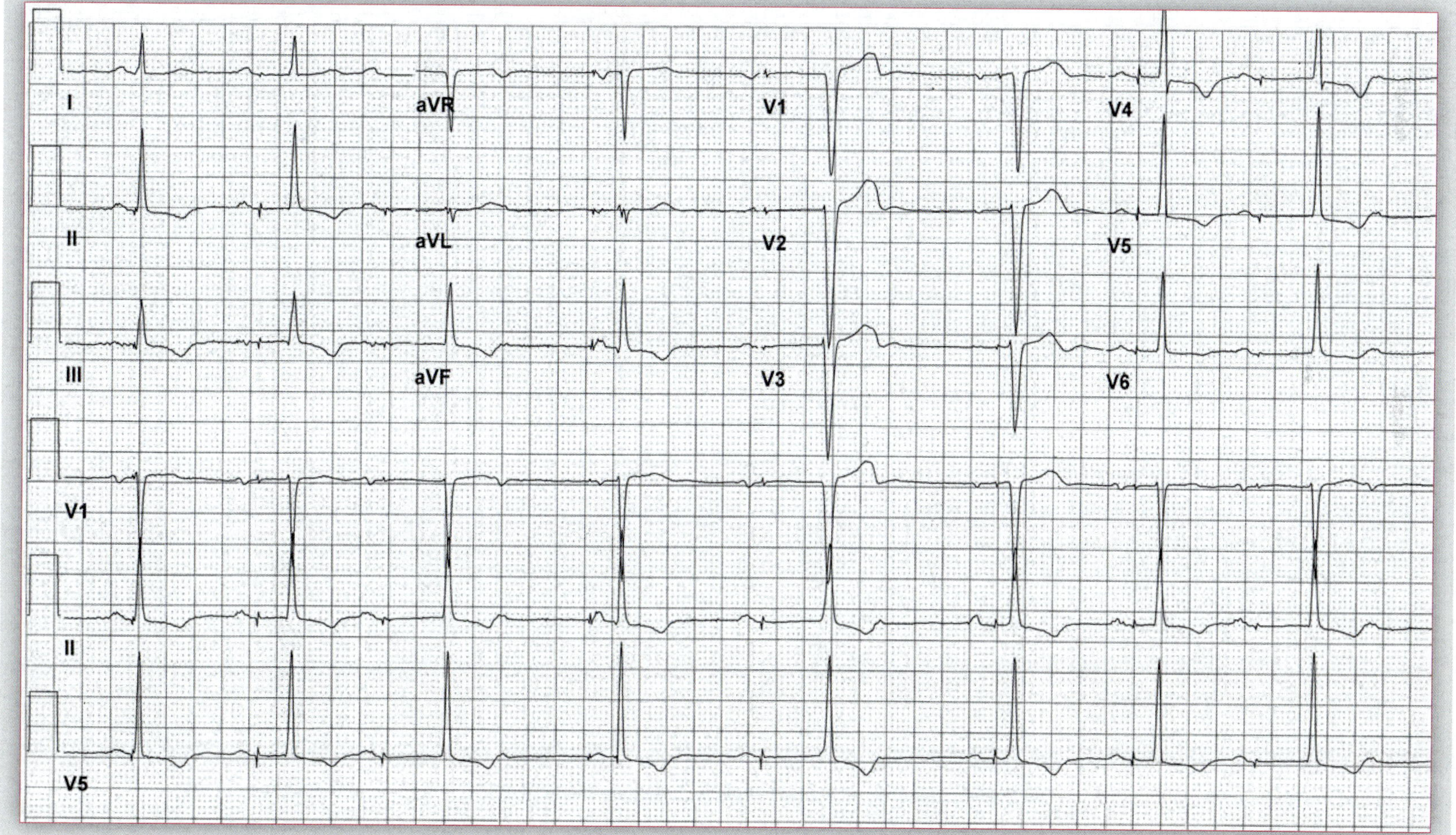

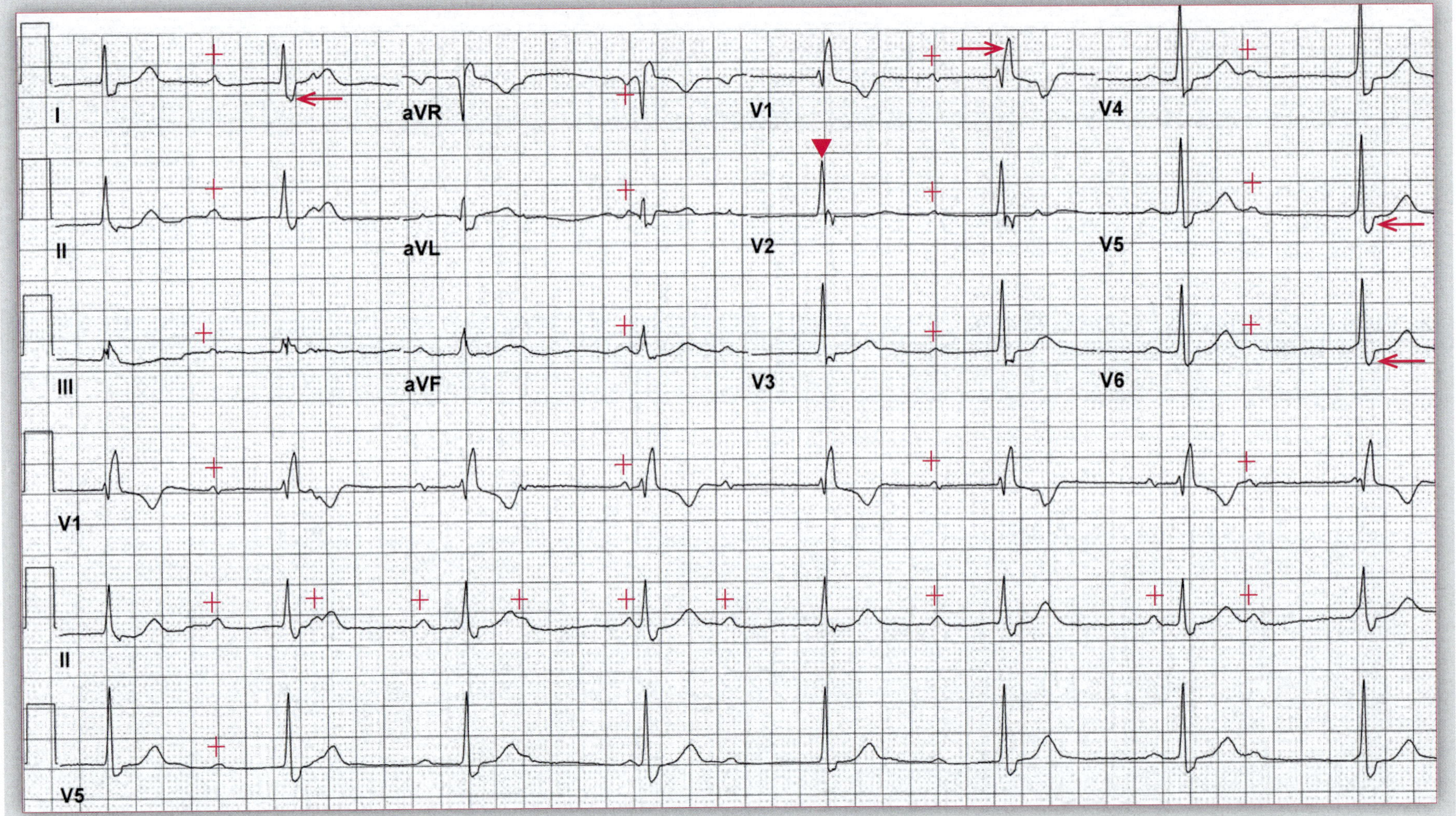

心电图 42A 分析，窦性心律，房室分离，Ⅲ度房室传导阻滞，交界性逸搏心律伴右束支传导阻滞，逆钟向转位。

心电图 42A 显示节律规整，心率 48 次 / 分。可以看到 P 波（+），频率为 86 次 / 分。P 波在Ⅰ、Ⅱ、aVF、V_4~V_6 导联直立，aVR 导联倒置，因此为窦性心律。PR 间期不固定，是房室分离的表现。心房率快于心室率，因此为完全性（Ⅲ度）房室传导阻滞。QRS 时限增宽（0.14s），呈典型的右束支传导阻滞（RBBB）型，V_1 导联呈 RSR′（→），Ⅰ、V_4~V_6 导联 S 波增宽（←）。电轴正常，在 0°~+90°（Ⅰ、aVF 导联 QRS 波主波向上）。QT/QTc 间期正常（460/410ms，校正增宽的 QRS 时限后 QT/QTc 间期为 420/372ms）。V_2 导联 R 波增高（▼），移行较早。这是因为发生了水平面的逆钟向转位，即从膈肌下方沿着假想的心脏长轴观察而确定。因为逆钟向转位时，左心室向量在胸前导联出现早，可以解释过早移行现象。因此逸搏节律为交界区心律，伴右束支传导阻滞。

完全性房室传导阻滞在年轻人非常少见，考虑到患者有发热、红疹、关节痛、肌肉痛，可能的诊断为莱姆病。早期莱姆病的特征为出现特异性皮肤损伤、游走型红斑伴或不伴全身症状。全身症状包括疲劳、萎靡、嗜睡、轻度头痛、轻度颈强直、肌痛、关节痛和局部淋巴结肿大。

感染后数周至数月，患者可能出现心脏表现。心脏受累包括房室传导阻滞、轻度心肌病和心包炎。最常见的是房室传导阻滞，包括文氏现象或完全性房室传导阻滞。罕见其他传导异常，包括分支或束支传导阻滞。出现完全性房室传导阻滞时患者可能有症状，但通常数周后可以缓解。可能需要植入临时起搏，但永久性起搏器一般不作为常规推荐。

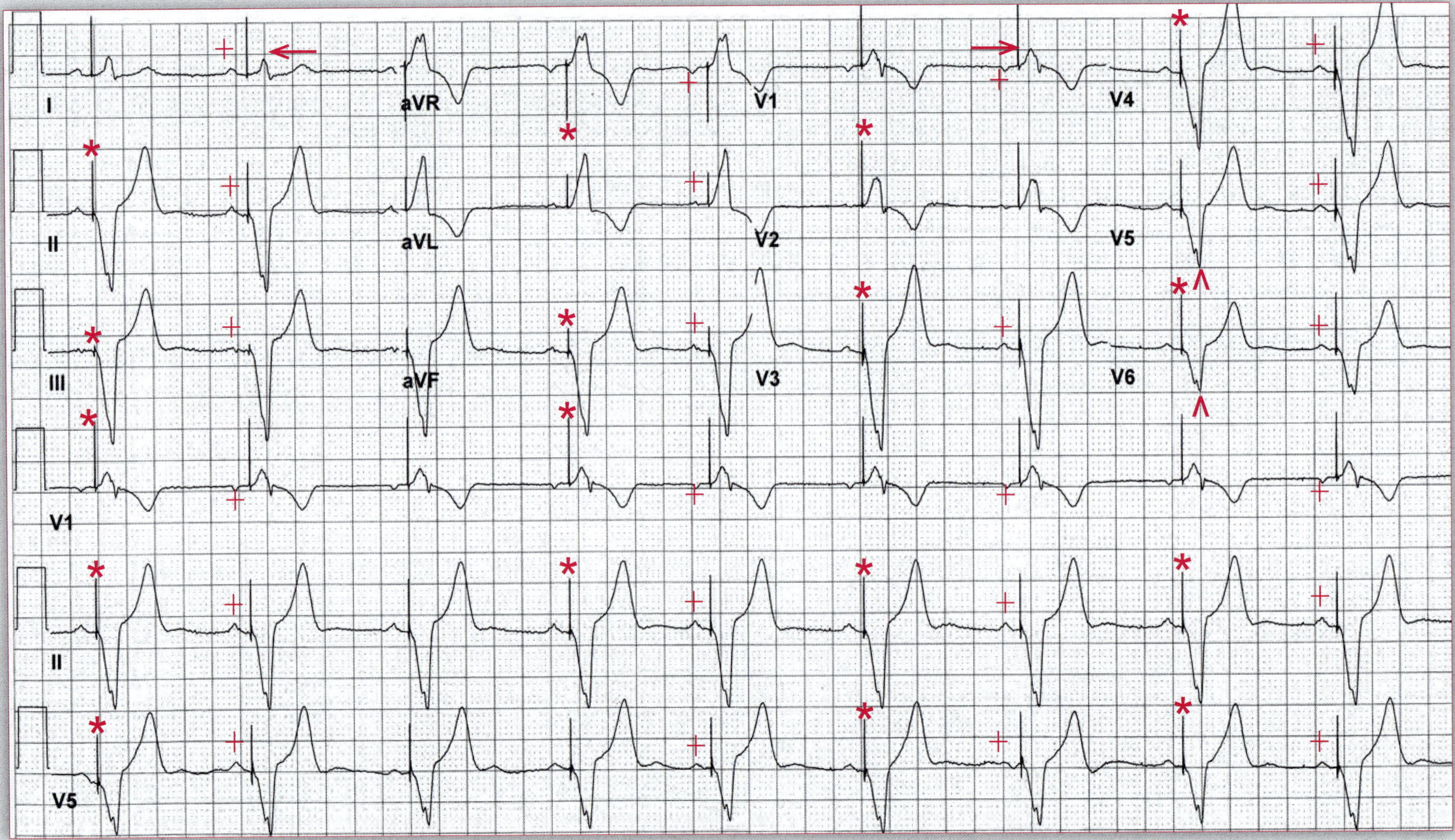

心电图 42B 分析：窦性心律，双腔起搏器，心房感知，心室起搏（心房同步右心室起搏）。

心电图 42B 显示没有考虑莱姆病的诊断，因该患者存在症状性完全性房室传导阻滞，所以植入了起搏器，如心电图 42B 所示。节律规整，心率 62 次 / 分。每个 QRS 波前均有 P 波(+)，P 波在Ⅰ、Ⅱ、aVF、V_4~V_6 直立，aVR 导联为倒置，因此这是窦性心律。每个 QRS 波之前均有起搏刺激信号(*)，PR 间期(或 AV 间期)固定(0.18s)，QRS 时限增宽(0.16s)，QT/QTc 间期延长(480/490ms)，校正增宽的 QRS 时限后 QT/QTc 间期正常(440/425ms)。Ⅰ导联为宽 R 波(←)，提示起搏电极在右心室，尽管 V_1 导联为宽 R 波(→)，V_5~V_6 导联呈 QS 型(^)。右心室电极位于室间隔附近时可以出现高 R 波。Ⅰ导联是确定右心室或左心室起搏(双室起搏)最重要的导联，因为它是双极导联，代表从右向左的脉冲方向。因此任何起源于右心室的激动在Ⅰ导联一定呈现正向的 QRS 波，起源于左心室的激动在Ⅰ导联一定呈现负向的 QRS 波。

起搏器为双腔起搏器，功能为心房感知心室起搏(心房同步)模式。

如上所述，莱姆病的房室传导异常通常为一过性的，一般不需要植入永久性起搏器。遗憾的是，该患者未能考虑到莱姆病的诊断，因为考虑可能是永久性完全性房室传导阻滞而植入了起搏器。

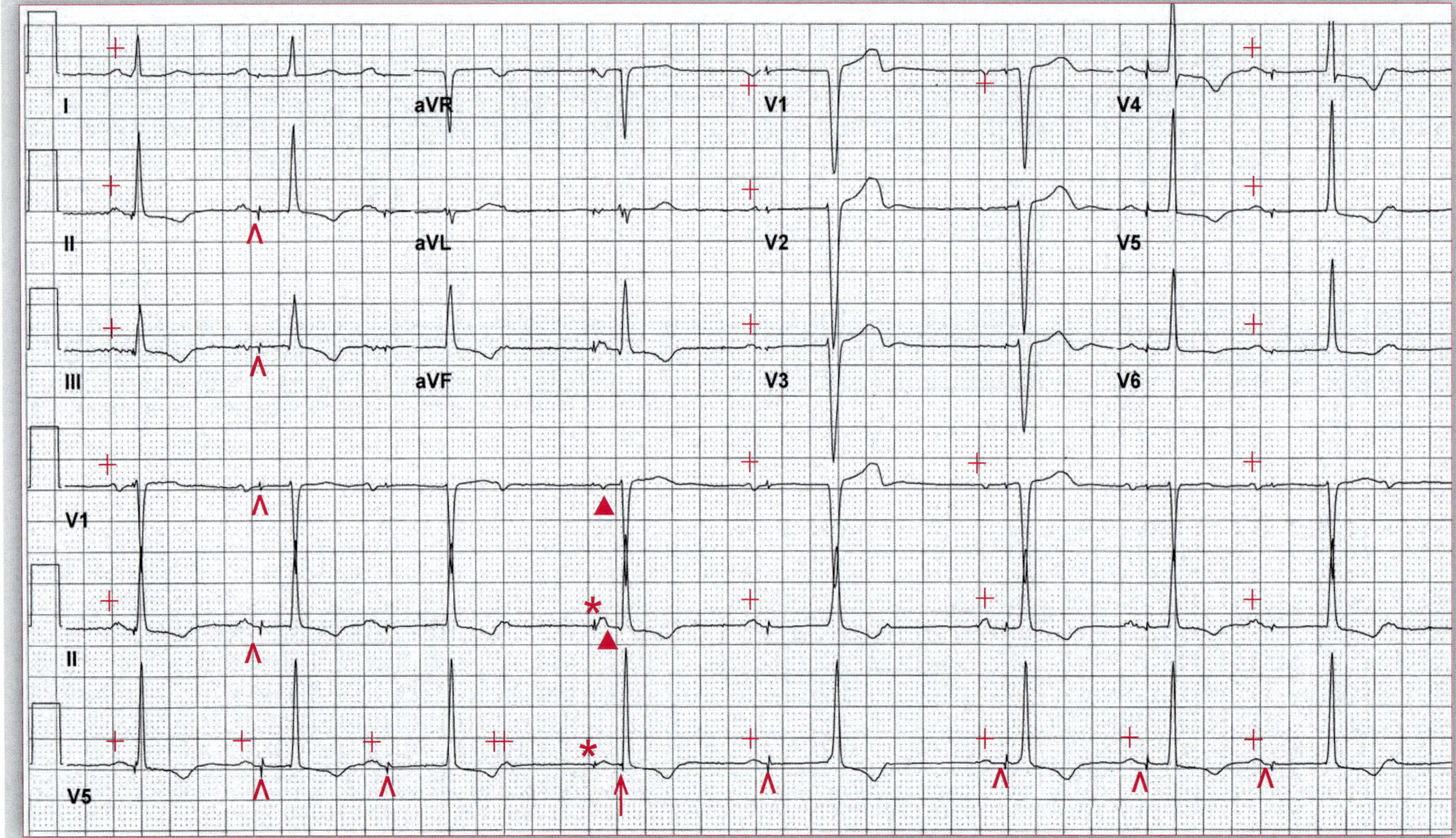

心电图 42C 分析:窦性心律,完全性房室传导阻滞伴交界性逸搏心律,心室失夺获。

起搏器植入术后两天，患者出现心率减慢，如心电图 42C 所示， QRS 时限正常（0.10s），平均心率 48 次 / 分。QT/QTc 间期正常（440/390ms），电轴正常，在 0°~+90°（Ⅰ、aVF 导联 QRS 波主波向上）。P 波频率 64 次 / 分，在Ⅰ、Ⅱ、aVF、V_4~V_6 直立，为窦性 P 波。然而，PR 间期并不固定，P 波与 QRS 波之间无任何关系，即存在房室分离，心房率快于心室率，因此为Ⅲ度或完全性房室传导阻滞伴交界性逸搏心律。起搏（^）频率 64 次 / 分，P 波与起搏刺激信号的间期固定（0.18s）。与心电图 42B 中的 PR 间期（AV 间期）相等。因此这是心房感知引起的心室起搏（即心房感知，心室起搏或心房同步心室起搏）。但没有发生心室夺获，因为起搏刺激信号之后没有 QRS 波，因此心室电极失夺获。

第 3 个 QRS 波之后有一个短暂的间歇。可以看到有一个 P 波没有被感知，因为它在 QRS 波之后出现早，起搏器仍处于空白期（在 PVARP 或心室后心房不应期的基础上），造成了 P 波不感知， P 波后无心室起搏刺激。第 4 个 QRS 波之前有心房起搏刺激信号（*）和 P 波（▲），这个 P 波与其他 P 波形态不同，是起搏的 P 波。在合适的 AV 间期（0.18s）后出现心室起搏刺激信号，提示房室顺序起搏。但是心室起搏刺激信号之后并未跟随 QRS 波，进一步证实失夺获。没有被夺获的起搏刺激信号是心室起搏信号，因此心室电极失夺获。心房电极的感知和起搏功能正常。

因为是近期植入的起搏器，最大的可能是右心室电极与右心室心肌未能充分接触，需要重新调整。另一个可能是起搏器电极头端的炎症反应和血栓使起搏阈值升高，即需要更大的脉冲输出能量来夺获心室肌。因此可以增加起搏输出电压。

不常见的是，心电图 42A 中交界性逸搏心律呈 RBBB 型，而在心电图 42C 中交界性逸搏心律的 QRS 时限正常。尽管这可能是心率相关的 RBBB，但两种交界性逸搏心律的频率相近。另一种可能是 RBBB 由莱姆病引起，尽管上面已经提到这并不常见。■

病例 43

一名 64 岁男性患者，有扩张型心肌病病史，LVEF25%，1 年前行双心室埋藏式心脏转复除颤器（ICD）植入。上次就诊心内科医师是在 1 个月前，当时临床状态稳定。心电图显示频率规则，以 60 次 / 分的频率起搏，符合双心室起搏。本次主因呼吸困难和乏力就诊急诊室。这些症状已经出现两周，呈进行

心电图 43A

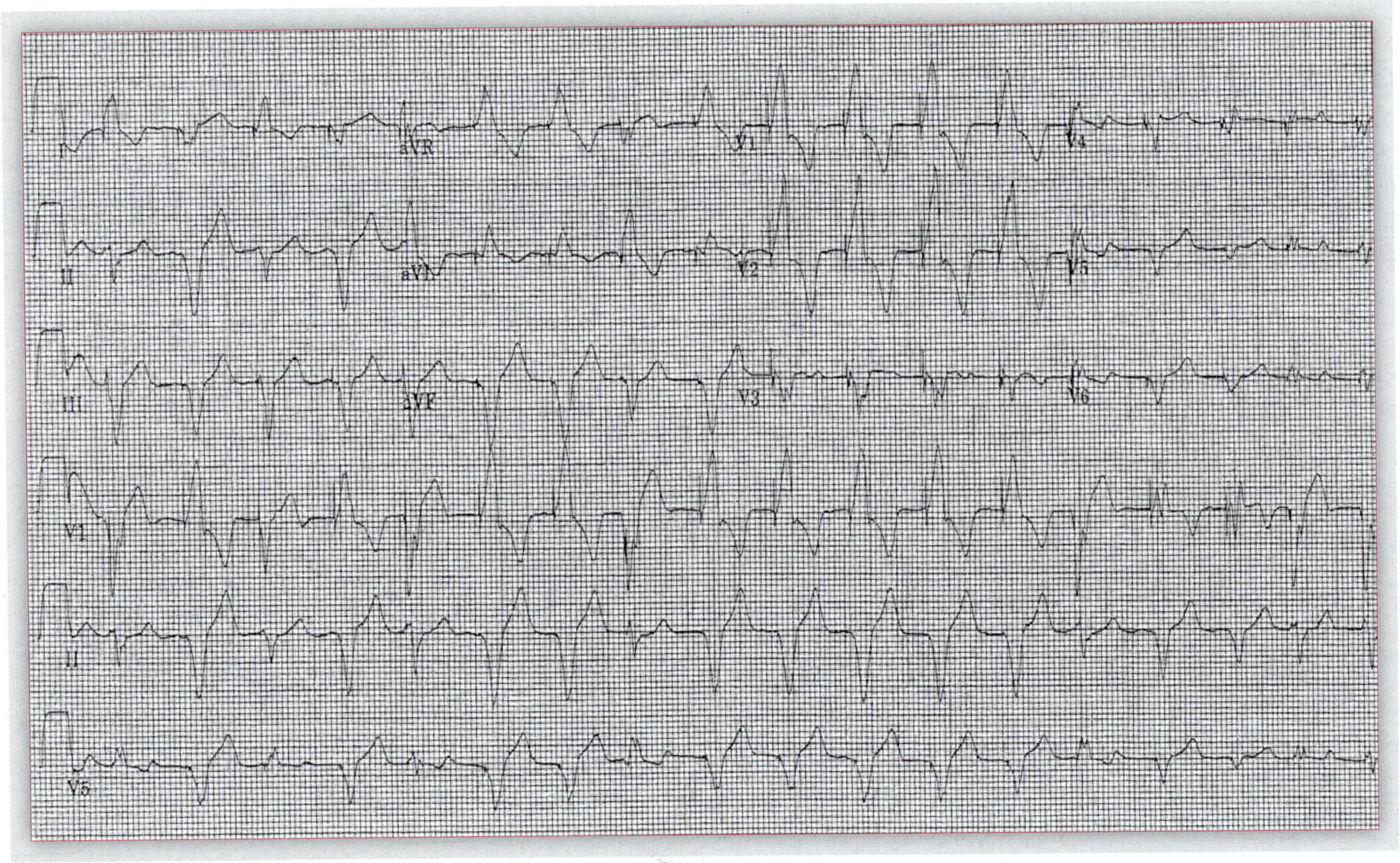

性加重。患者也注意到在过去的两周体重增加了 8 磅。体格检查显示双肺可闻及湿啰音，双下肢水肿 2+，颈静脉怒张，心率 120 次 / 分。胸部 X 线显示肺水肿。就诊时的心电图见心电图 43A。给予呋塞米静注，尿量为 2 L。第 2 天，患者诉呼吸困难改善，症状较前好转，因为存在持续心动过速复查心电图（心电图 43B）。

心电图 43C 是植入 ICD 之前的心电图。

心电图 43B

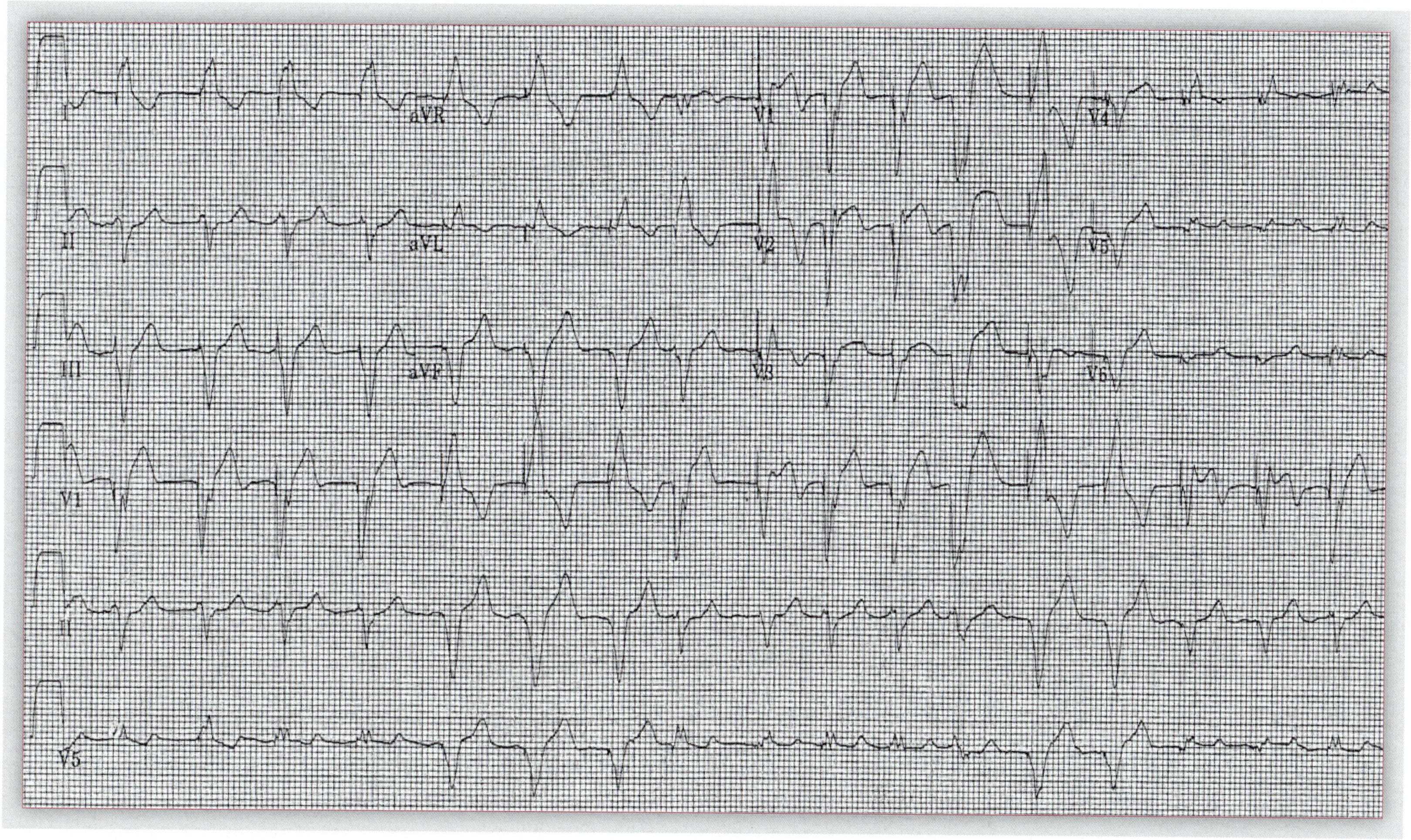

起搏器功能正常吗?
如果不正常,有什么异常?

心电图 43C

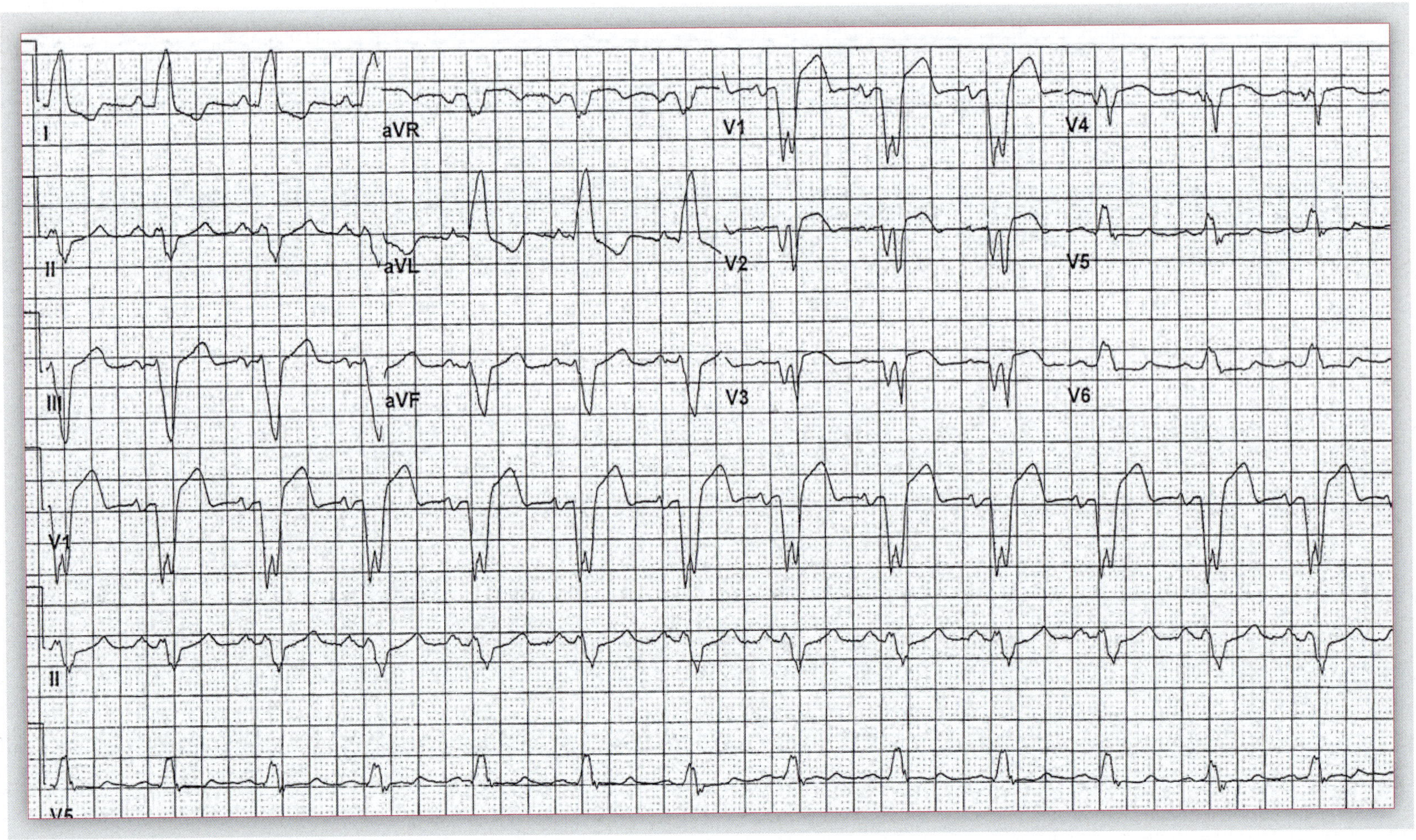

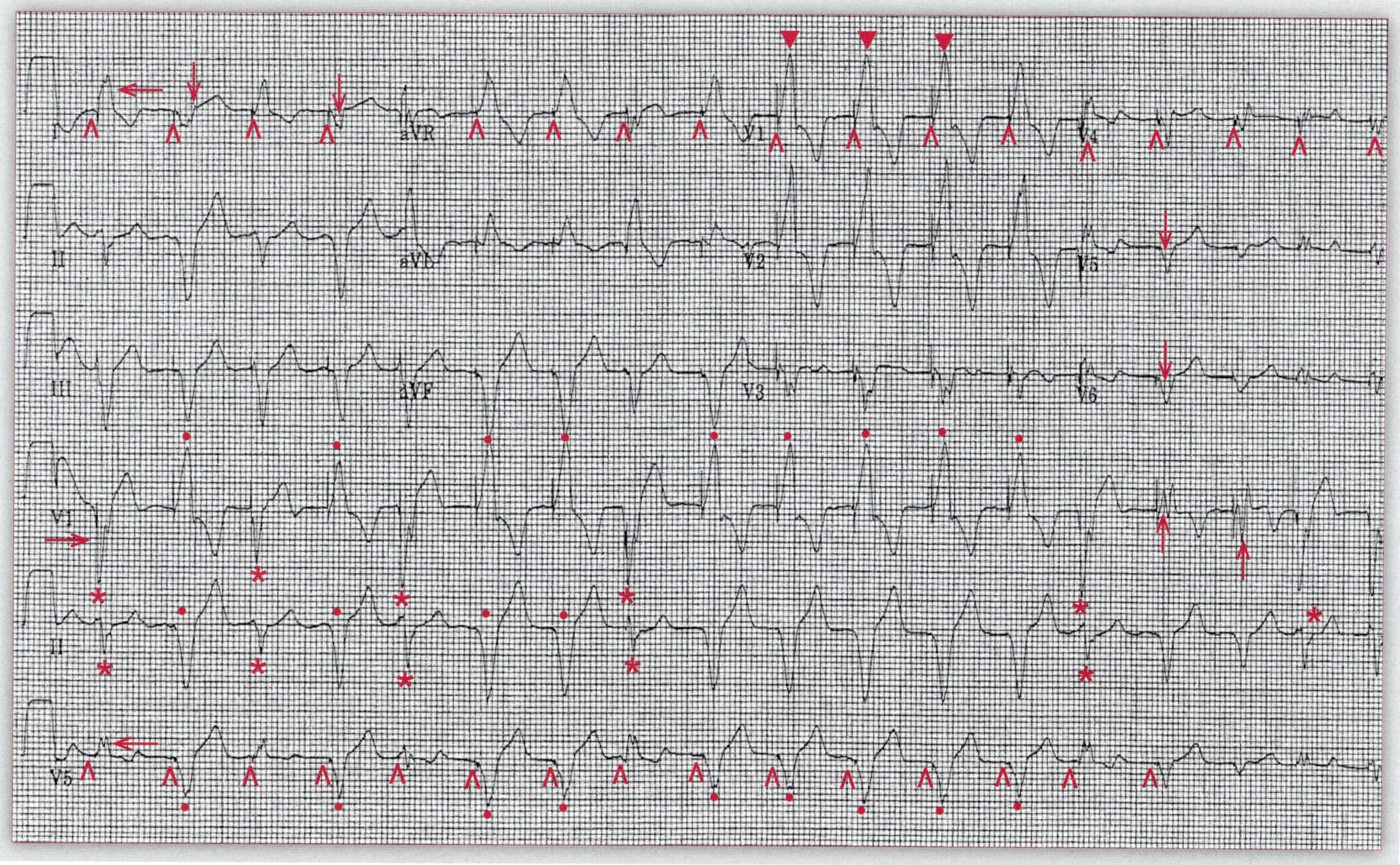

心电图 43A 分析：心房颤动，双腔起搏器，心房感知，心室起搏，间断左心室失夺获（左右心室起搏），假性融合波。

心电图 43A 显示节律规整，心率 110 次 / 分。未见心房活动。每个 QRS 波之前均可见起搏刺激信号(∧)，QRS 波有两种不同形态。第 1、3、5、8、14、17 个 QRS 波(*)时限增宽(0.14s)，呈左束支传导阻滞(LBBB)型，Ⅰ、V_5 导联 R 波增宽，V_1(→)导联呈 QS 型，这是典型的右心室起搏形态。其余的 QRS 波(2、4、6、7、9~13)(●)时限也增宽(0.16s)，Ⅰ、V_5~V_6 呈 QS 型，V1 呈高 R 波(▼)。Ⅰ导联是双极导联，可以看作冲动从右向左传导。从右向左传导的冲动在Ⅰ导联形成向上的 QRS 波(高 R 波)，见于右心室起搏。从左向右传导的冲动在Ⅰ导联形成初始 Q 波或呈 QS 型(QRS 波向下)，见于左心室或双心室起搏。另外，左心室起搏伴 V_1 导联高 R 波是因为冲动向右传导。第 2、4、6、7、9~13(●)个 QRS 波在 V_1 导联呈高 R 波，是左心室(双心室)起搏的结果。因此，存在间断左心室电极失夺获。出现这种情况时，只有右心室起搏。QT/QTc 间期延长(360/490ms)，校正增宽的 QRS 时限后 QT/QTc 间期正常(300/405ms)。

起搏频率为 110 次 / 分，所以这是心室起搏刺激跟踪心房率引起的。心电图中没有发现心房活动的证据，所以基础节律可能为心房颤动，起搏器以起搏上限频率跟踪这种心律失常。第 15 和 16 个 QRS 波(↑)形态与其他 QRS 波不同，尽管类似左心室或双心室起搏的图形。这两个波可能是起搏与自身 QRS 波的融合波。这也支持基础节律是心房颤动，偶尔心室应答频率稍快于 110 次 / 分，从而发生通过房室结 - 希 - 浦系统传导的自身 QRS 波与起搏 QRS 波的融合。

心房颤动和持续性 110 次 / 分的快心室率(连续性心室起搏)，可能导致患者心衰症状加重。另外，心衰加重也可能是因为间断左心室电极失夺获，不能进行双心室起搏。

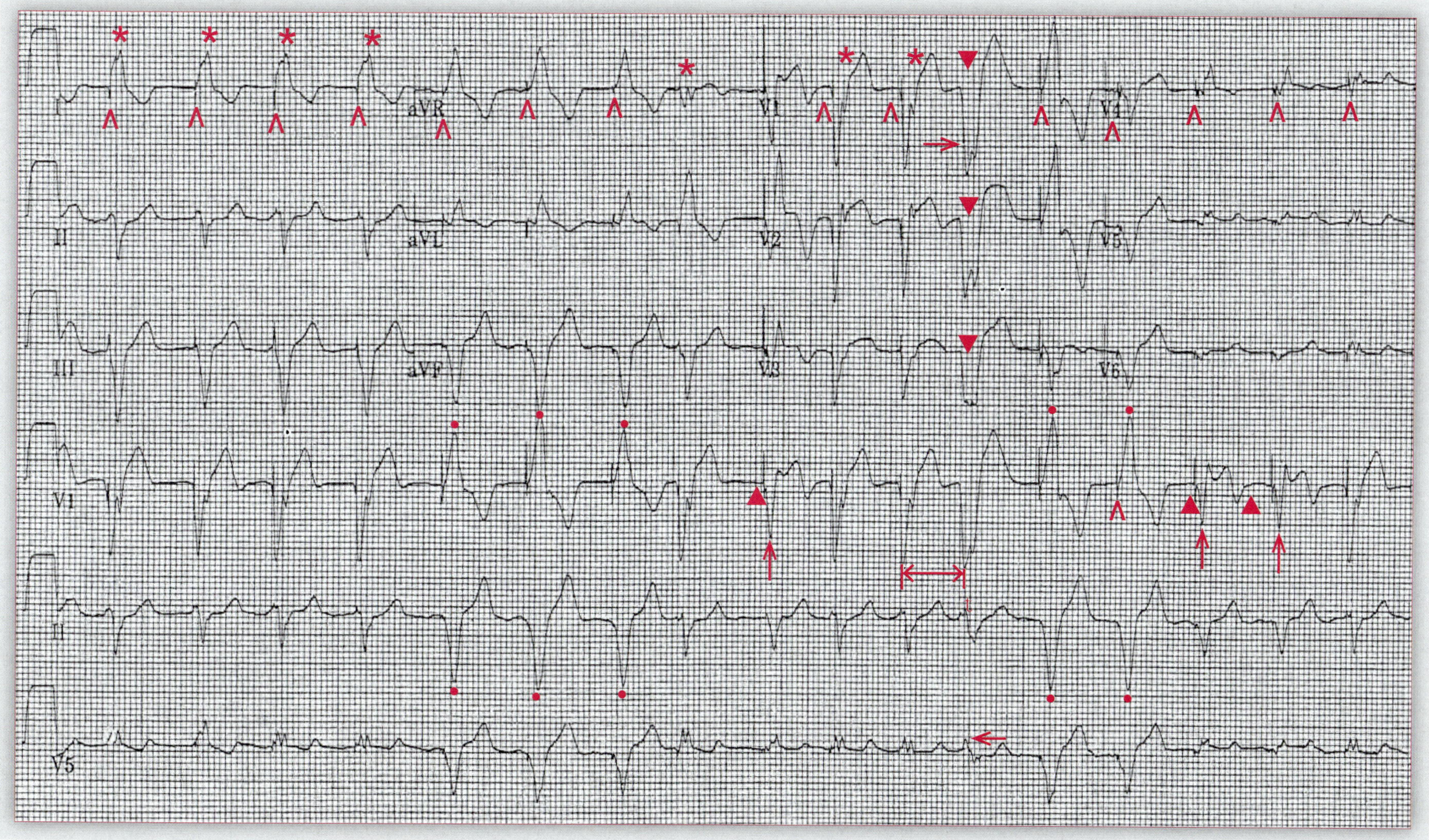

心电图 43B 分析:心房颤动,双心室起搏,心房感知,心室起搏,间断左心室电极失夺获(左右心室起搏)。

心电图43B是在入院后第1天复查的。节律轻度不规整，尽管心率大致在110次/分，但偶有短RR间期，心率为120次/分。每个QRS波(^)前均有起搏刺激信号，除第12个QRS波(▼)外。与心电图43A相似的是，部分QRS波显示为右心室起搏(*)，其他的QRS波显示为左心室或双心室起搏(●)，因此间断左心室电极失夺获仍然存在。另外，心率在100~120次/分，无心房活动，提示心房颤动仍然存在。

第12个QRS波(▼)之前没有心室起搏刺激信号，频率为150次/分(↔)，它的形态尽管呈典型的LBBB型，V_1导联(←)呈QS型，V_5导联(←)呈宽R波，但与右心室和左心室起搏的QRS波均不同。此外，该QRS波时限较起搏的QRS波宽(0.18s)。该QRS波前无起搏信号，提示为自身QRS波，频率快于起搏器的上限频率。

第9、15、16(↑)QRS波之前均有起搏刺激信号(▲)，形态也不同，在V_1导联最明显。它们与左心室或右心室起搏或自身的QRS波均不同，提示融合波，即自身QRS波与右心室起搏QRS波的融合。如果心房颤动的心室率等于起搏器的上限频率，通过自身房室结下传的QRS波与右心室起搏形成的QRS波的融合，就可以形成融合波。

该患者出现持续的心动过速，心率大于110次/分，治疗心衰就比较困难。这是起搏器跟随房颤心房率的结果。使用磁铁可能使起搏器失去感知功能，使起搏模式转变为DOO或固定频率起搏，起搏器将以低限频率起搏心房和心室，但是起搏器将不再感知心房颤动以快频率起搏心室。患者心室率完全依赖于房室结的传导，可以通过抑制房室结传导的药物来控制心室率。另外左室电极参数需要调整。

大部分起搏器有可程控的特征称为模式转换。当快速的心房率被感知时，起搏器会自动转换为VVI模式或按需心室起搏，这样可以终止跟随房性心律失常，房颤时心室率完全依赖于房室结的传导。

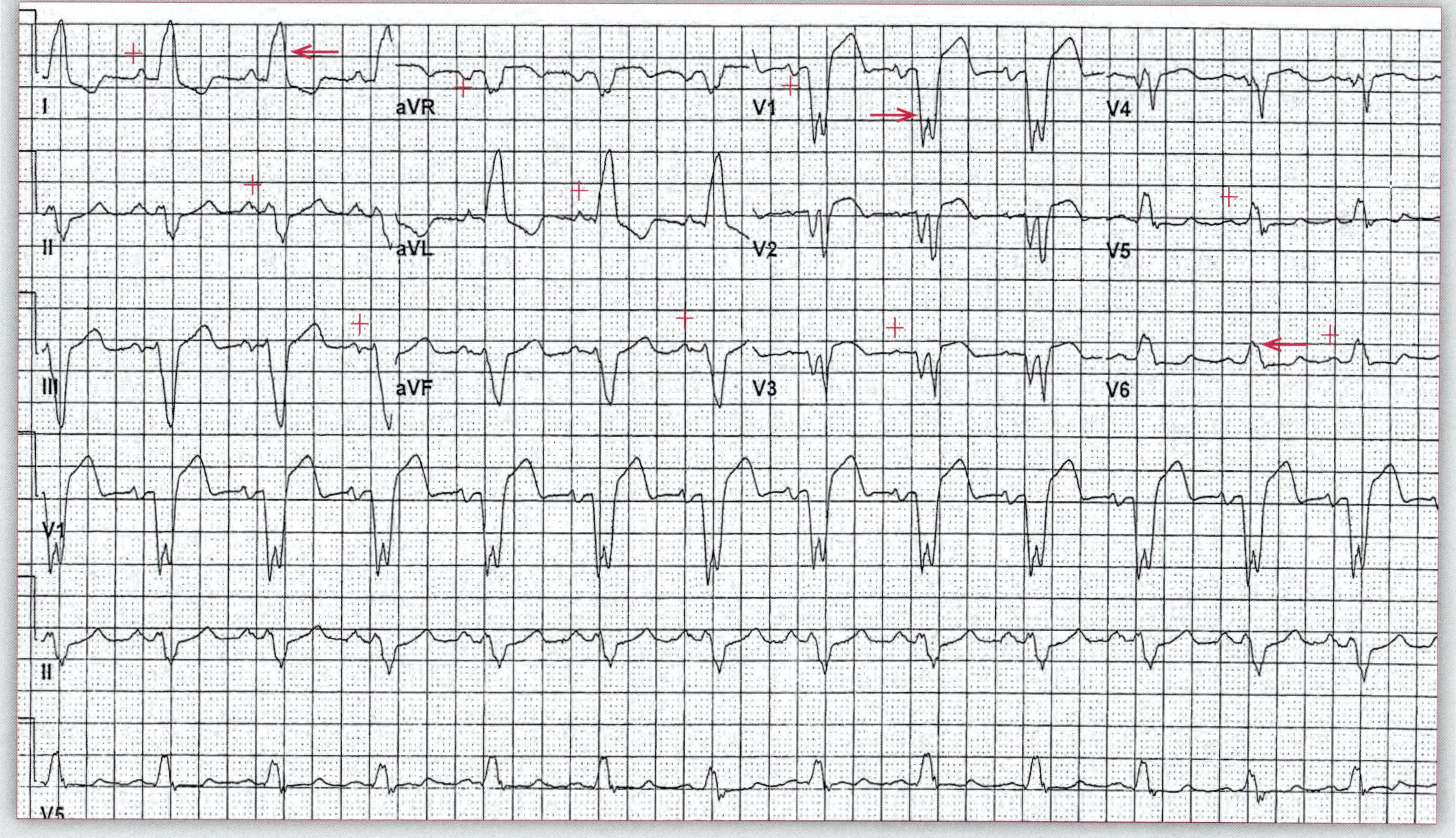

心电图 43C 分析，正常窦性心律，LBBB。

心电图43C与心电图43A和43B来自同一患者，是患者在植入双心室ICD前的基础心电图。心电图43C可见节律规整，心率为76次/分。每个QRS波(+)前均有P波，PR间期固定(0.18s)。P波在Ⅰ、Ⅱ、aVF、V_5~V_6导联直立，提示正常窦性心律。QRS时限增宽(0.18s)，呈典型LBBB型，Ⅰ、V_6(←)导联R波增宽，V_1导联呈QS型(→)。QT/QTc间期延长(440/495ms)，校正增宽的QRS时限后QT/QTc间期正常(360/450ms)。QRS波形态与心电图43B中的第12个QRS波相同，证实该QRS波为自身QRS波。

双心室起搏产生的QRS时限通常小于自身的QRS时限，这是因为左右心室同时(或几乎同时)激动，降低了心室内传导延迟的程度。■

病例 44

一名 77 岁男性患者，为行择期颈动脉内膜切除术被收入院。既往有冠心病病史，两年前于右冠植入两枚支架，此后病情稳定。曾因病态窦房结综合征行单腔起搏器植入术。在进行外科手术前，起搏器被程控为 VOO 模式，防止术中感知电脉冲。手术顺利，无并发症。在恢复室时，他突然发生严重的胸骨后不适，心电图显示Ⅱ、Ⅲ、aVF、V_5~V_6 导联新发的对称性 T 波倒置，舌下含服硝酸甘油及静脉注射 β 受体阻滞剂，尽管疼痛减轻，但他仍然有残余的心前区不适症状。心内科会诊讨论是否进行急诊心导管检查。几分钟后，心电监护显示节律改变，突发意识丧失。成功实施了心肺复苏，他被推往导管室，冠脉造影显示右冠中段原支架远端急性血栓形成。

心电监测提示什么？

心律失常的病因是什么？

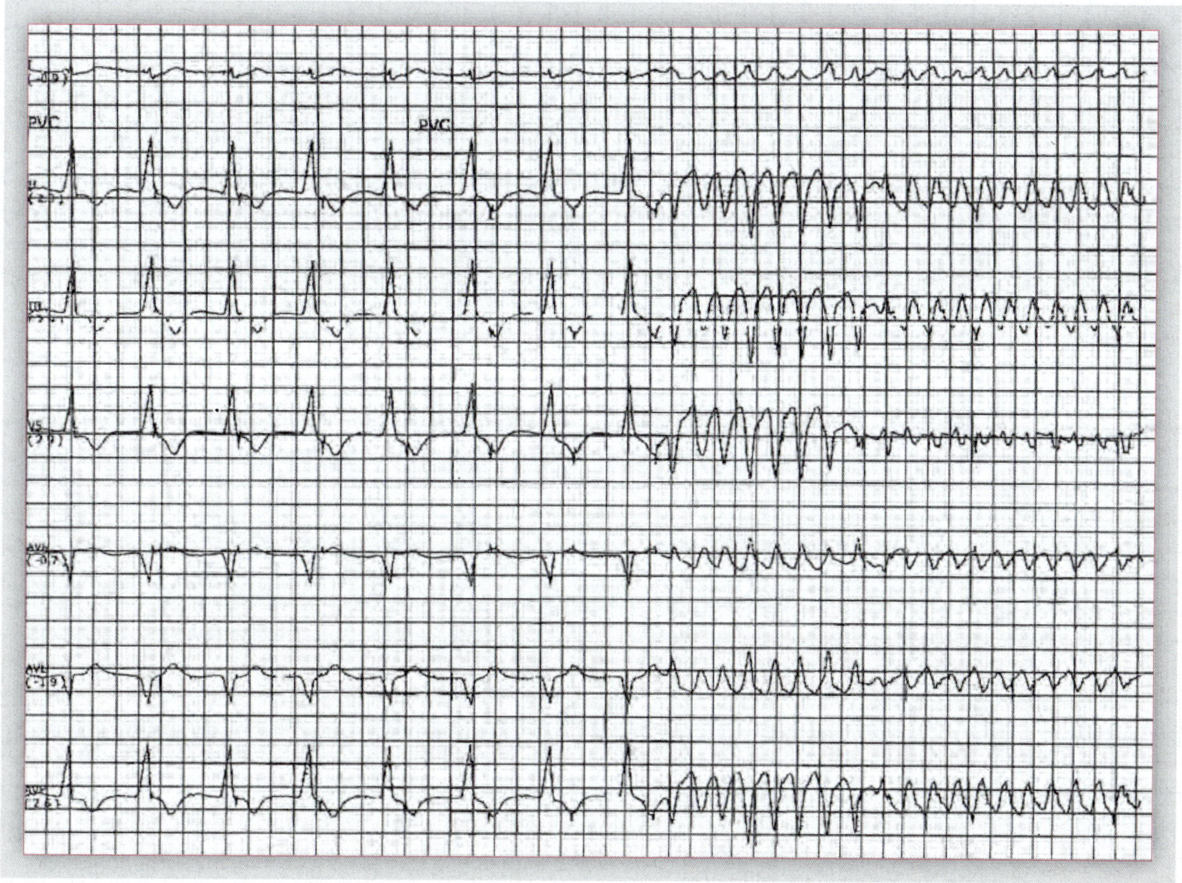

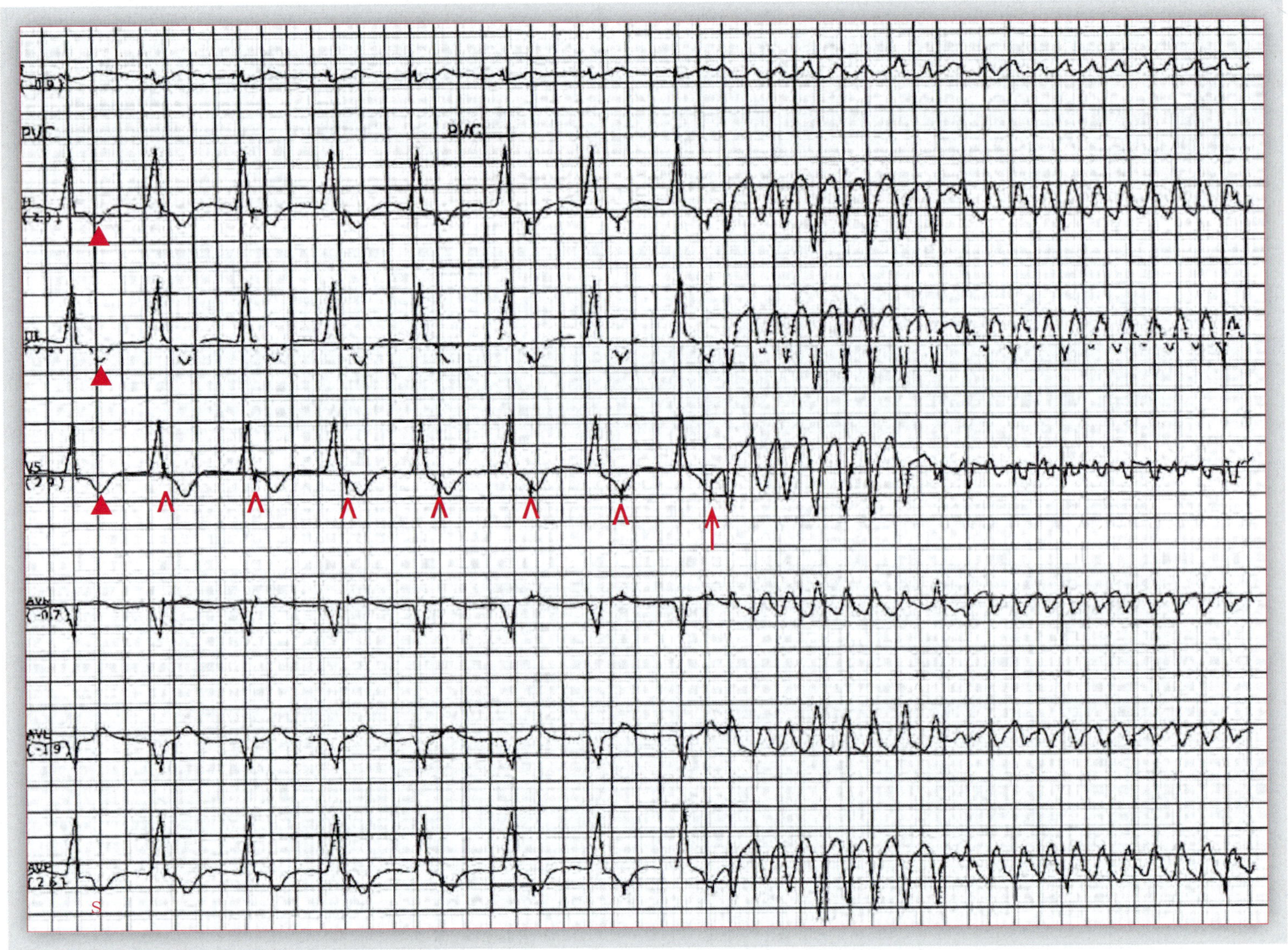

心电图 44 分析：交界性心律，心室起搏，心室不感知（VOO 模式），起搏刺激信号引起“R on T”，多形性室性心动过速。

起初的几个 QRS 波节律规整，频率为 84 次 / 分。未见心房活动。QRS 时限正常（0.10s），电轴正常，在 0°~+90°（Ⅰ、aVF 导联 QRS 波主波向上）。QRS 波形态正常，QT/QTc 间期正常（360/425ms）。Ⅱ、Ⅲ、aVF、V_5 导联 T 波倒置（▲）。可以看到起搏刺激信号（^），频率为 76 次 / 分，但它们与 QRS 波的关系不固定。第 8 个 QRS 波之后的起搏刺激信号（↑）在 T 波波峰稍后的位置出现，在这之后立即出现了一阵快速的多形性室性心动过速，其 QRS 波形态与电轴各不相同。

术后起搏器仍以 VOO 模式起搏，心室起搏频率固定为 76 次 / 分。由于心室感知功能被关闭，心室电极不能感知自身 QRS 波（频率 84 次 / 分）。因此起搏刺激信号与自身 QRS 波的时间关系不断变化，可见起搏刺激信号发生在 T 波上，在第 8 个 QRS 波之后，起搏刺激信号（↑）刚好发生在 T 波波峰。这被称为“R on T”现象，它与动作电位的易损期有关，发生在动作电位 3 相结束 4 相刚开始时。在这一时期内，动作电位出现短暂低于 -90mV 或发生超极化。这时心肌细胞膜易受电刺激影响，更容易诱发室颤。诱发室颤所需的最低能量被称为室颤阈值。正常情况下需要很大电流来诱发室颤（或多形性室性心动过速），即室颤阈值高。然而，存在心肌缺血时，室颤阈值降低，很小的电流强度即可诱发室颤。在非缺血性心脏病患者中，起搏器的脉冲输出能量不足以诱发室颤。但存在心肌缺血时，起搏器的脉冲输出能量则可以诱发心律失常。起搏器应当立即程控为 VVI 模式，以避免起搏刺激信号落在 T 波上。同时也应开始急性冠脉综合征的规范治疗。■

病例 45

一名 36 岁的男性患者，既往病史不详，因心源性休克收入 ICU。心脏超声报告提示左心室射血分数（LVEF）显著降低。住院医生阅读了这位患者的心电图（心电图 45A）后提出患者可能的病因为肥厚型心肌病。主治医生看过心电图后复查了一份心电图，并提出了完全不同病因的可能性，即炎症浸润或扩张型心肌病。

心电图 45A

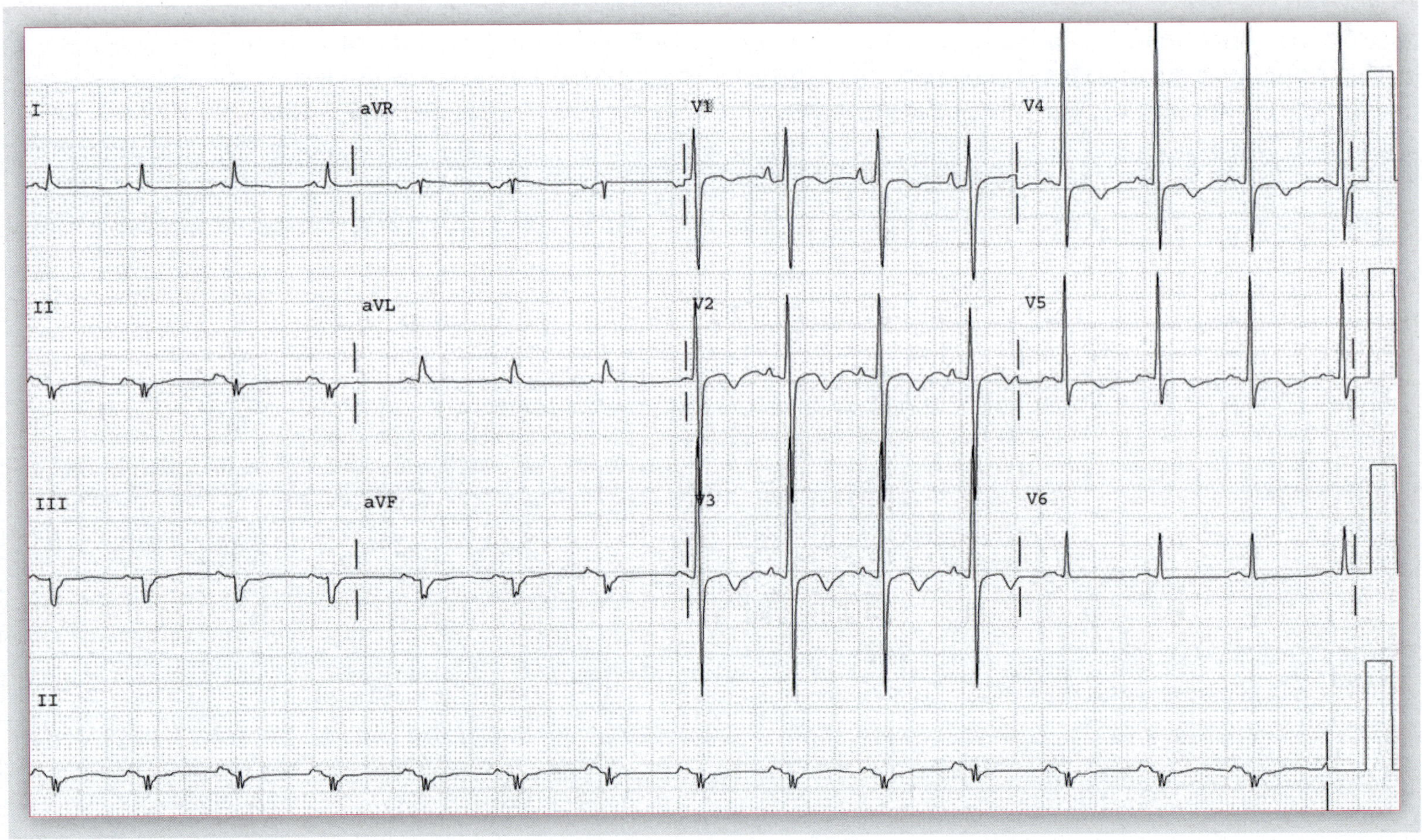

在第一份心电图中住院医生看到了什么异常从而提出肥厚型心肌病的诊断？

是什么原因促使主治医师做了第二份心电图并提出了不同的病因？

心电图 45B

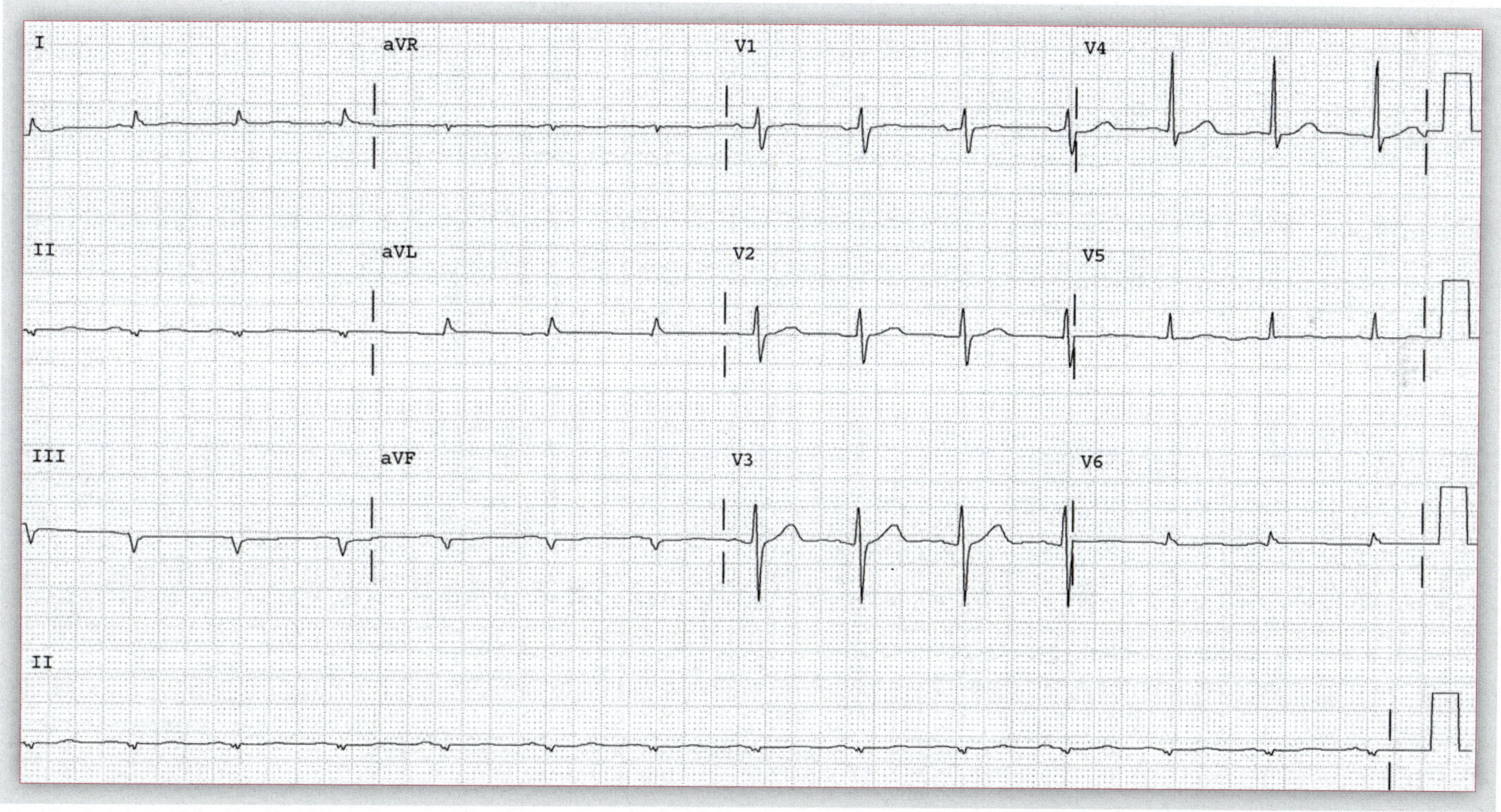

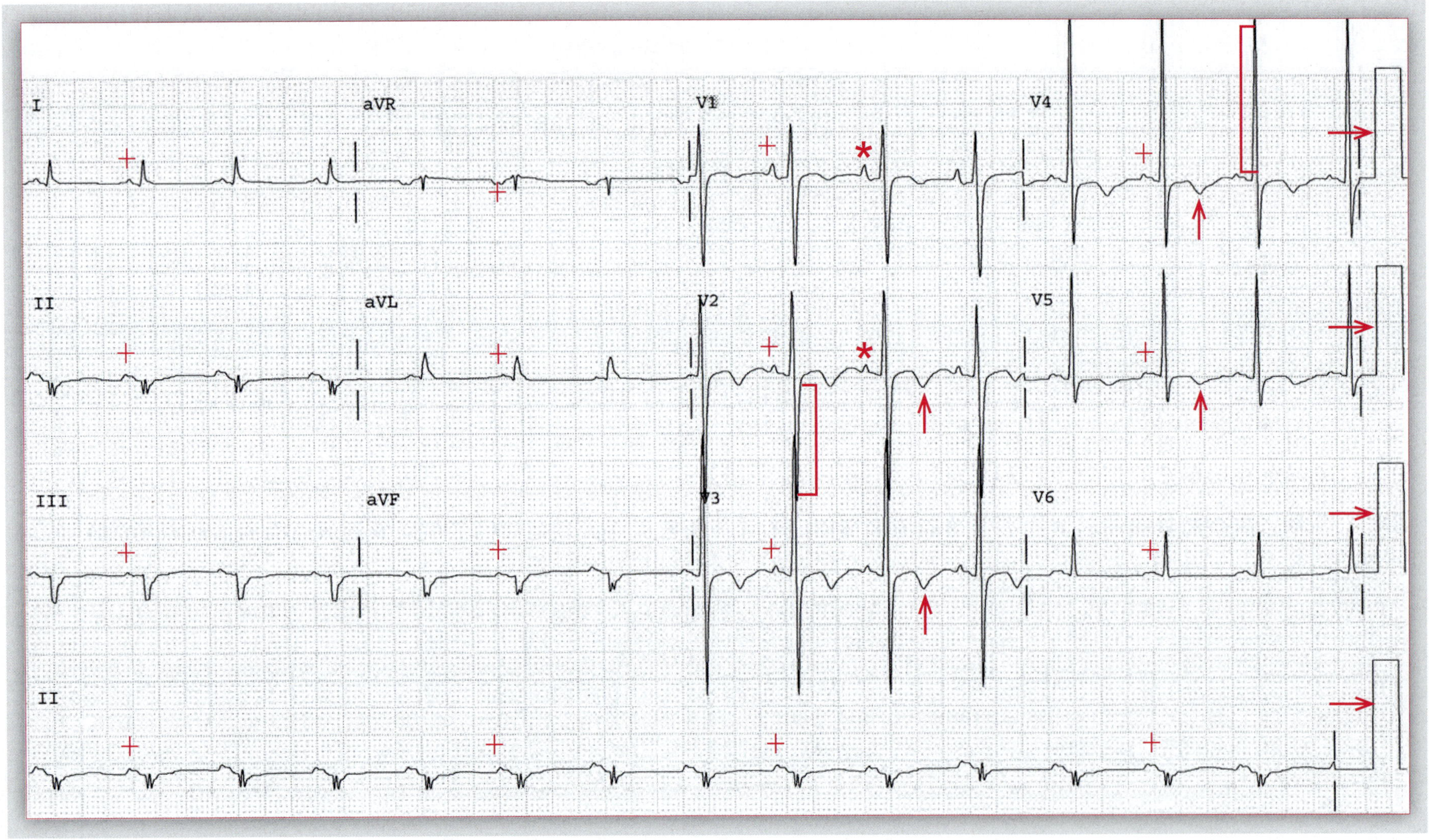

心电图 45A 分析:正常窦性心律,电轴左偏,陈旧性下壁心肌梗死,双倍标准电压心电图。

心电图 45A 显示节律规整，心率 86 次 / 分。每个 QRS 波群之前均有 P 波（+），且 PR 间期固定（0.16s），P 波在 Ⅰ、Ⅱ、aVF、V_4~V_6 导联直立，aVR 导联倒置，因此这是正常的窦性心律。P 波在 V_1~V_2 导联直立，振幅升高（＊），提示右心房肥大或右心房异常。

QRS 时限正常（0.08s），电轴极度左偏，在 -30°～-90°（Ⅰ导联 QRS 波主波向上，Ⅱ、aVF 导联 QRS 波主波向下），Ⅱ、aVF 导联呈 QS 型，电轴极度左偏是由陈旧性下壁心肌梗死引起的。QT/QTc 间期正常（360/430ms）。肢体导联低电压（每个肢体导联 QRS 波振幅＜ 5mm），而胸前导联电压非常高，V_4 导联 R 波振幅 30mm（[），V_2 导联 S 波振幅 22mm（[），这些符合左心室肥厚的标准（任意两个胸前导联的 S 波 +R 波振幅≥ 35mm），伴 V_2~V_5 导联 ST-T改变（↑）。然而应该注意到的是这份心电图是在双倍标准电压下记录（→），1mV=20mm（20 小格）。因此所有波形的振幅是正常值的两倍。当统一标准电压后，事实上并没有左心室肥厚，V_1 导联的 P 波也是正常的，而肢体导联低电压仍然存在。

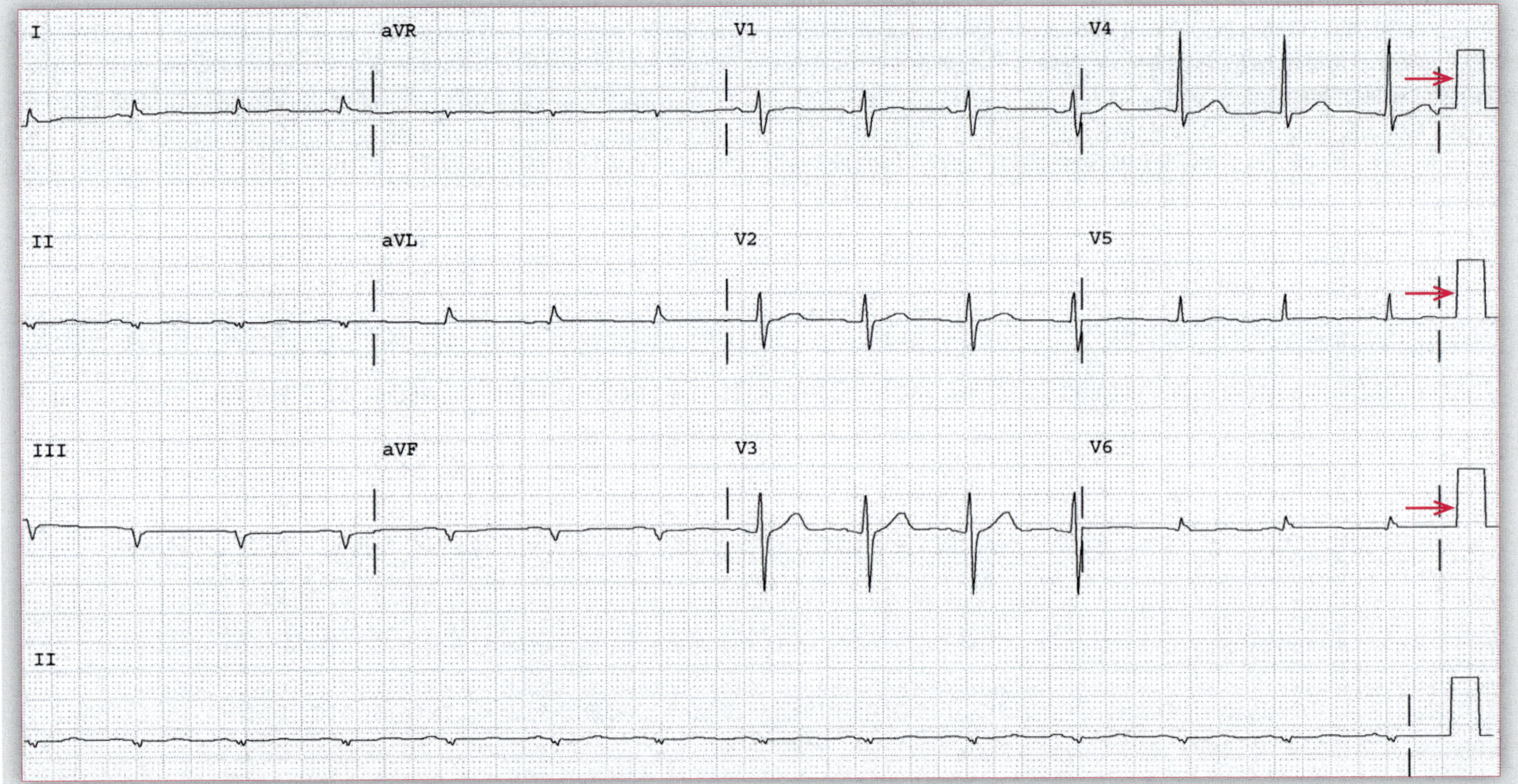

心电图 45B 分析:正常窦性心律,肢体导联低电压,电轴左偏,陈旧性下壁心肌梗死,正常标准电压心电图。

心电图45B与心电图45A来自同一位患者，采用正常的标准电压记录（→）（1mV = 10mm）。节律和间期与心电图45A均相同，而胸前导联QRS波振幅正常，没有左心室肥厚的证据。肢体导联QRS波电压很低。

低电压可能是由于某些原因导致传输到体表的电活动减少造成的，这些可能的原因有肥胖、肺部疾病（特别是慢性阻塞性肺病）、心包增厚或心包积液。低电压也可能是由于心肌丢失造成电活动产生减少引起，诸如浸润性心肌病、严重心肌梗死造成的弥漫性纤维化、非缺血性扩张型心肌病。

心电图偶尔会采用不同的标准电压记录，如当波形较小不易识别或是为了寻找某些特殊的波形时，如心动过速中的P波。因此在解读一份心电图之前查看它的标准电压是很重要的，以避免误读波形的振幅，特别是QRS波群的振幅。■

病例 46

一位医学生给主治医师带来了一份她认为正常的心电图(心电图 46A)。令她意外的是,主治医师认为基于心电图考虑患者存在心肌异常,需完善超声心动图检查。

心电图 46A

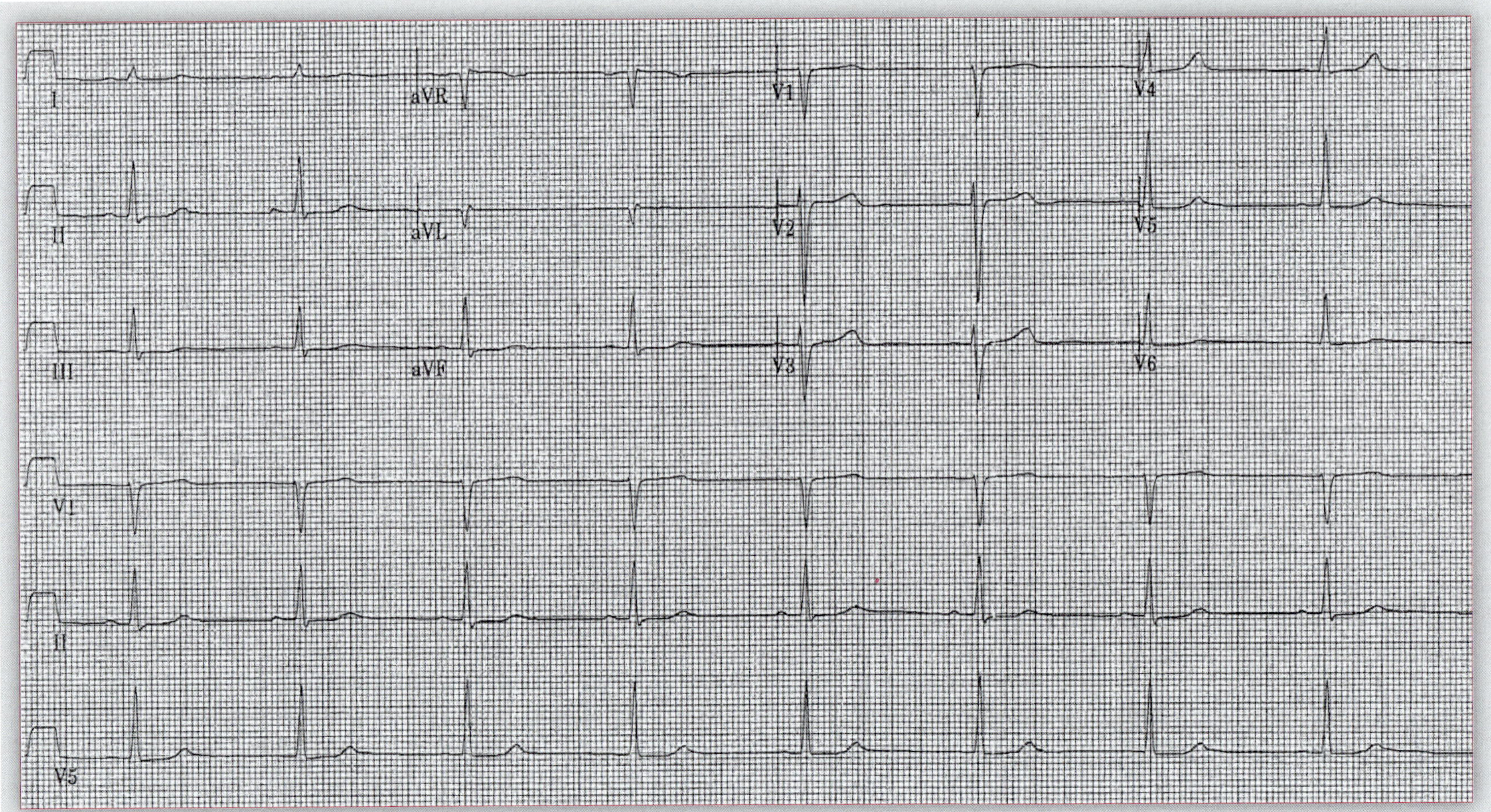

主治医师注意到学生的困惑，又重新描记了一份心电图（心电图 46B），并进一步说明后使该医学生认识到了行超声心动图检查的原因。

医学生从心电图 46A 中错过了哪些发现，是怎样错过的？

心电图 46B

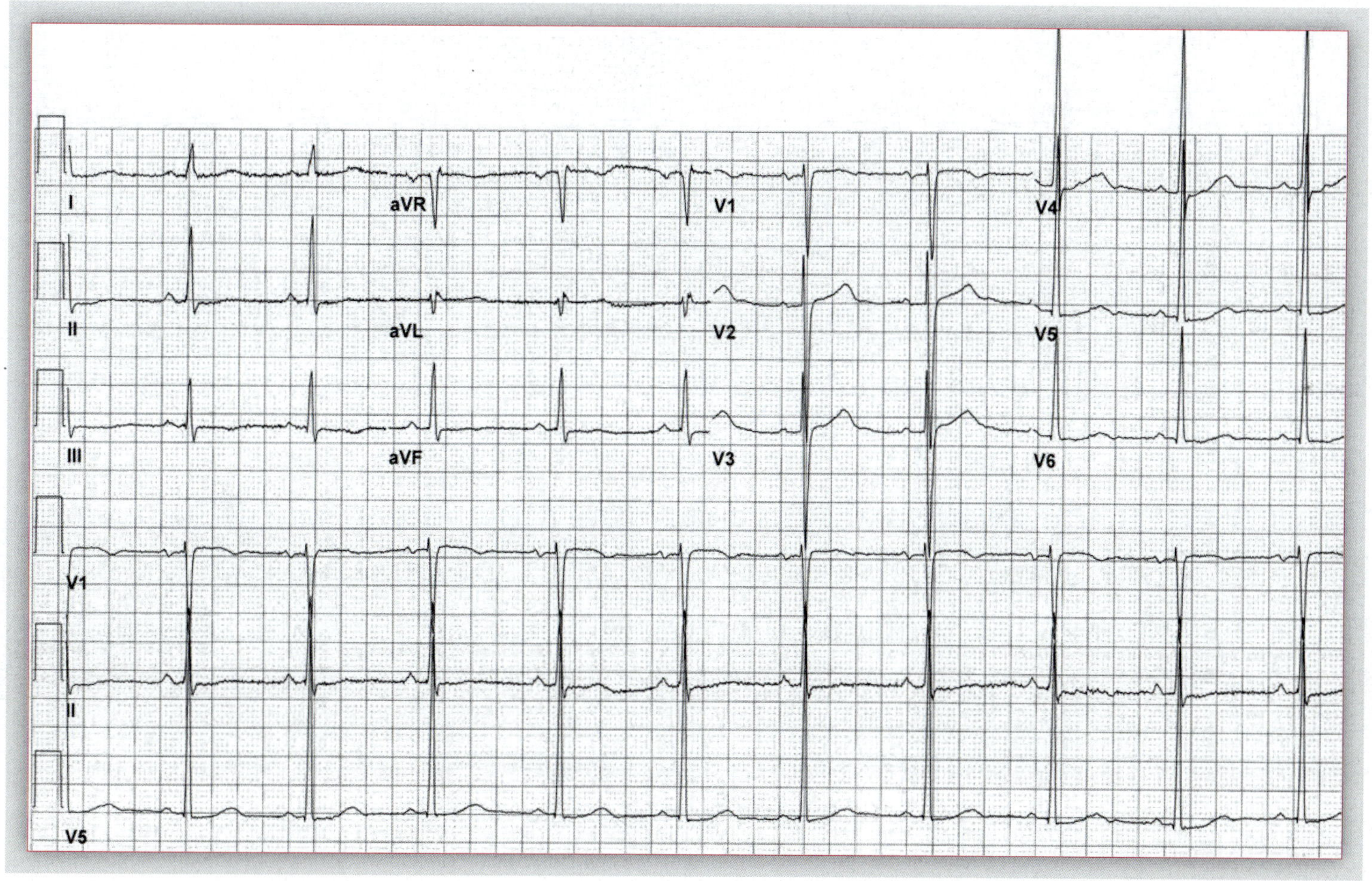

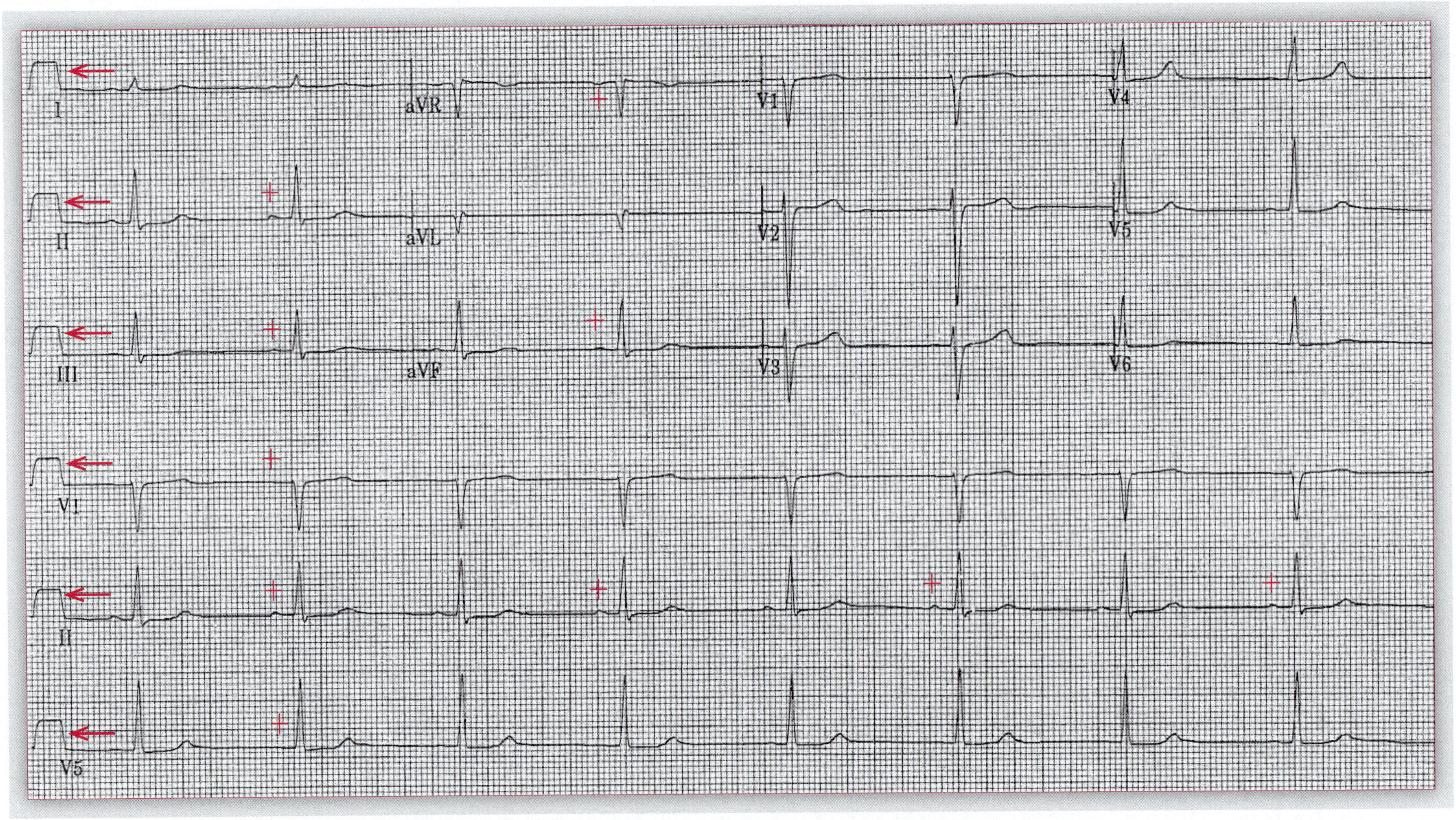

心电图 46A 分析:窦性心动过缓,心电图是在 1/2 标准电压下记录。

心电图 46A 显示节律规整，心率 50 次 / 分。每个 QRS 波群之前均有 P 波（+），PR 间期固定（0.18s），尽管 P 波振幅低，但它在Ⅰ、Ⅱ、aVF、V_4 导联直立，在 aVR 导联倒置，因此这是一份正常窦性心律心电图。

QRS 时限正常（0.08 s），形态正常，电轴不偏，在 0° ~+90°（Ⅰ、aVF 导联 QRS 波主波向上），QT/QTc 间期正常（480/440 ms）。

应该注意的是这份心电图是以 1/2 标准电压（←）（即 1mV = 5mm）记录，因此波形的振幅是正常的一半，V_5 导联 R 波的振幅实际上是 26mm，V_2 导联 S 波的振幅实际上是 32mm，符合左心室肥厚的诊断标准。

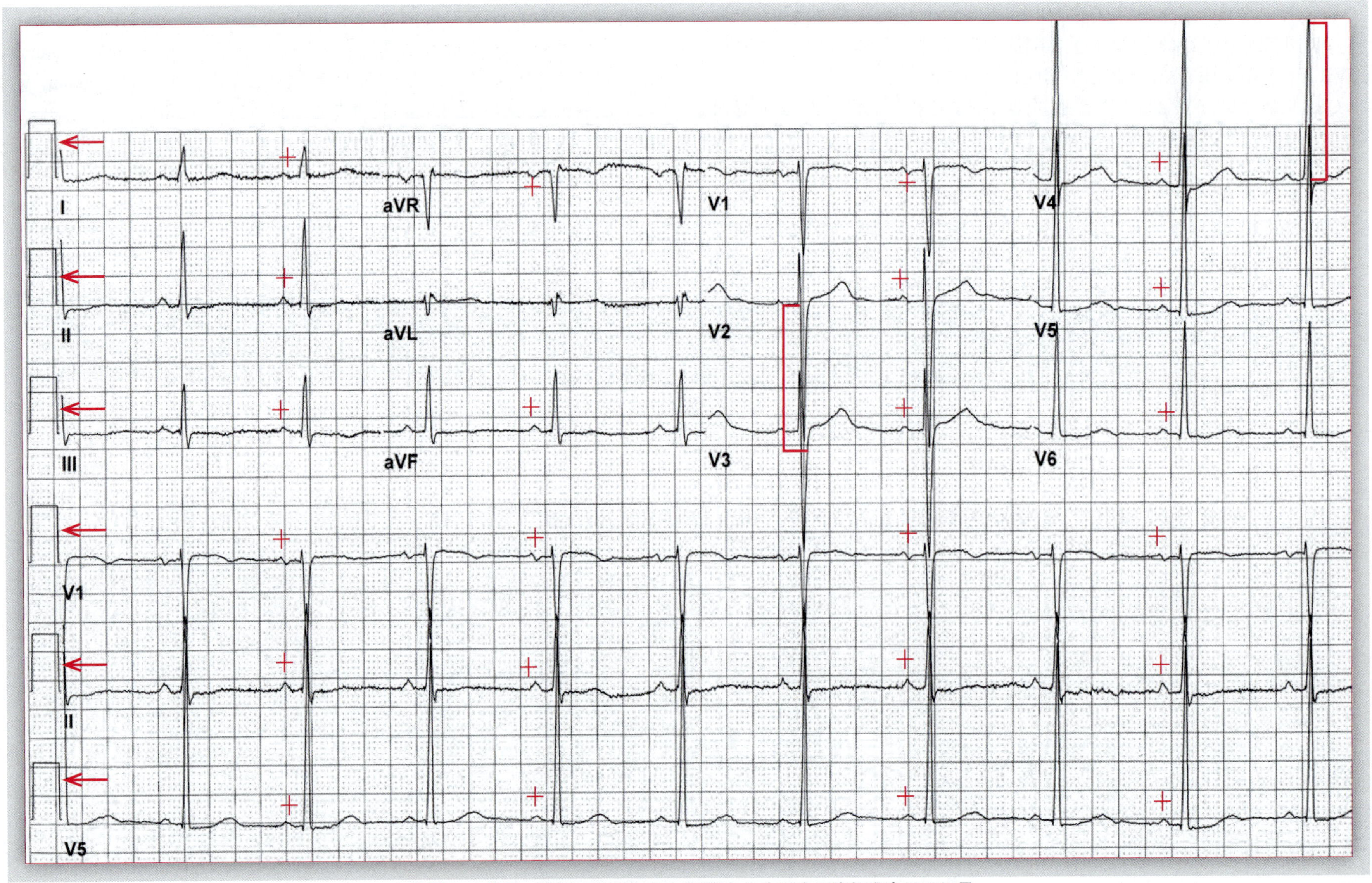

心电图 46B 分析：窦性心动过缓，左心室肥厚，心电图在正常标准电压下记录。

心电图 46B 与心电图 46A 来自于同一位患者，在正常标准电压下记录（←）（1 mV = 10 mm）。它的节律、频率、间期与心电图 46A 完全相同。心电图 46A 中 P 波振幅（+）正常，QRS 波群振幅增加，V_5（]）导联 R 波振幅是 30mm，V_2（ [）导联 S 波振幅是 25mm，符合左心室肥厚诊断标准（即 S V_2 + R $V_5 \geqslant 35$ mm）。

有时心电图会在 1/2 标准电压下记录，如当 QRS 波群的振幅特别高导致在同一列中的波形叠加在一起的时候。■

病例 47

一名 56 岁男性患者，既往有严重的高血压病史 5 年，血压没有得到有效控制，1 天前晚上开始出现胸痛。虽然胸痛为锐痛，且局限而短暂，医生仍关注是否存在心肌缺血可能。测量血压 188/110mmHg，这与上次就诊时记录的血压水平相似。描记了一份心电图显示与 6 个月前的心电图相比有变化。

心电图存在什么异常？

这位患者是否存在左心室肥厚？

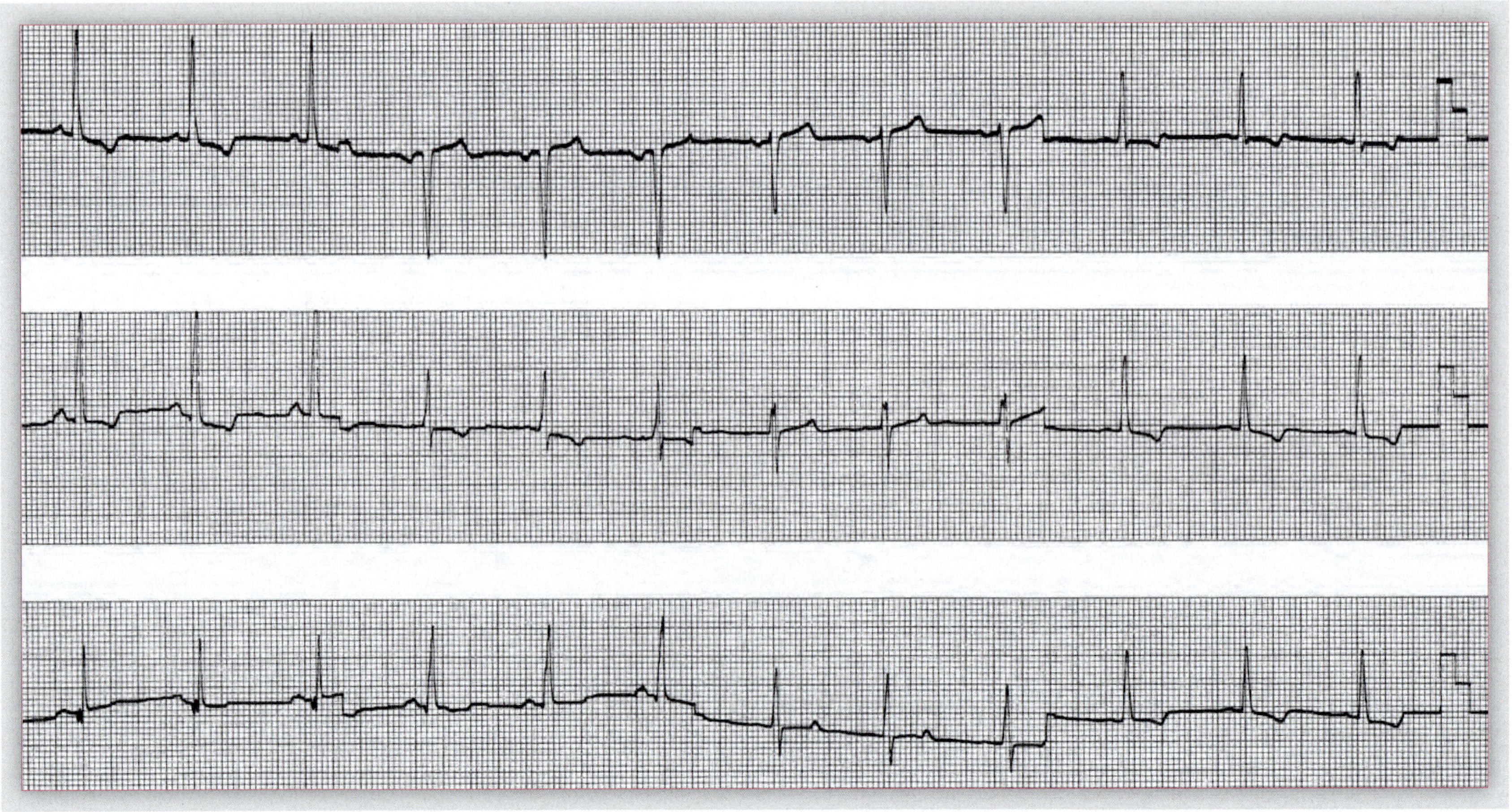

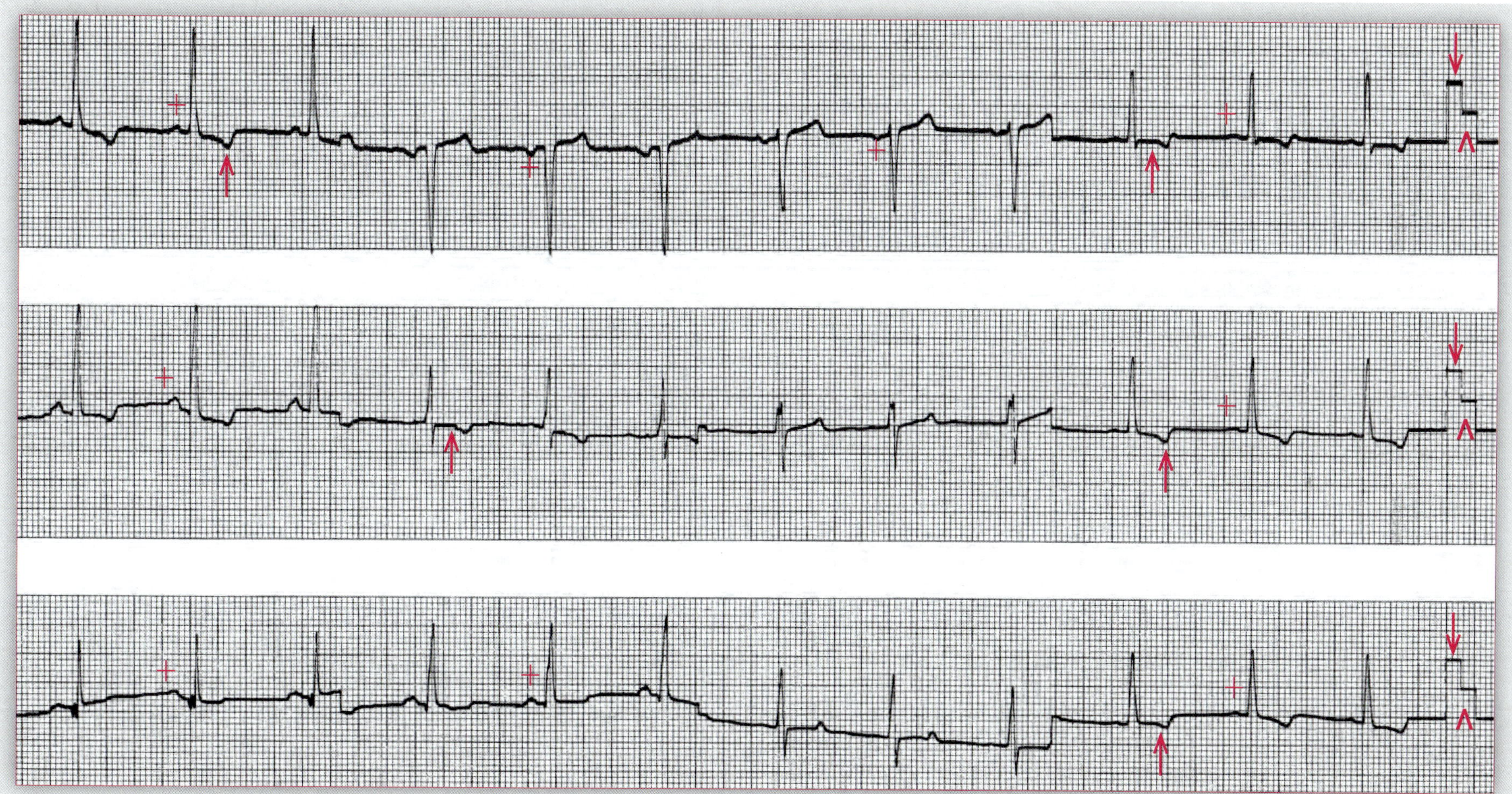

心电图 47 分析：正常窦性心律，肢体导联在正常标准电压下记录，胸前导联在 1/2 标准电压下记录，左心室肥大伴 ST-T 改变。

这份心电图节律规整,心率 70 次 / 分。每个 QRS 波群之前均有固定 P 波,PR 间期固定(0.16s)。P 波在Ⅰ、Ⅱ、aVF、V_4~V_6 导联直立,aVR 导联倒置,因此这是一份窦性心律心电图。

QRS 时限正常(0.08s),形态正常。电轴不偏,在 0°~+90°(Ⅰ、aVF 导联 QRS 波主波向上)。QT/QTc 间期正常(380/410ms)。虽然 QRS 波群的振幅在肢体导联偏高(Ⅰ导联 18mm),但尚不符合左心室肥厚的标准(即 R 波在任意肢体导联振幅≥ 20mm)。QRS 波群的振幅在胸前导联也不符合左心室肥厚的标准,尽管存在左心室肥厚常伴的 ST-T 改变(↑)。J 点正常,但存在 ST 段下斜型压低,这种形态常见于左心室肥厚造成的心内膜下心肌缺血。而如果不存在左心室肥厚,我们将考虑心外膜冠状动脉疾病所致的心肌缺血。但应该注意的是,这份心电图的肢体导联是在正常标准电压(1 mV = 10 mm)下记录,而胸前导联是在 1/2 标准电压(1 mV = 5mm)下记录。因此胸前导联 R 波或 S 波的振幅应该加倍,即 V_5 导联 R 波的振幅是 26mm, V_2 导联 S 波的振幅是 14mm。因此符合左心室肥厚标准(即 S V_2 + R V_5 ≥ 35 mm),ST 段改变可能是由于左心室肥厚造成的。左心室肥厚最可能的原因是高血压。这位患者血压控制的很差,因而可能造成左心室肥厚加重,从而引起 ST 段变化。

虽然很多的心电图机以 1/2 或双倍标准电压记录心电图,但我们应该迅速判断标准电压下的心电图。■

一名 59 岁女性患者，既往有高血压病史，为行常规体检就诊初级保健医生。无任何不适主诉及新发症状。自诉在家里测量血压在正常范围。服用的药物有 β 受体阻滞剂（美托洛尔 200 mg/d）、氢氯噻嗪（12.5 mg/d）、地尔硫䓬（240 mg/d）。做了一份常规心电图（心电图 48A），并与以前的心电图（心电图 48B）进行了对比。

心电图 48A

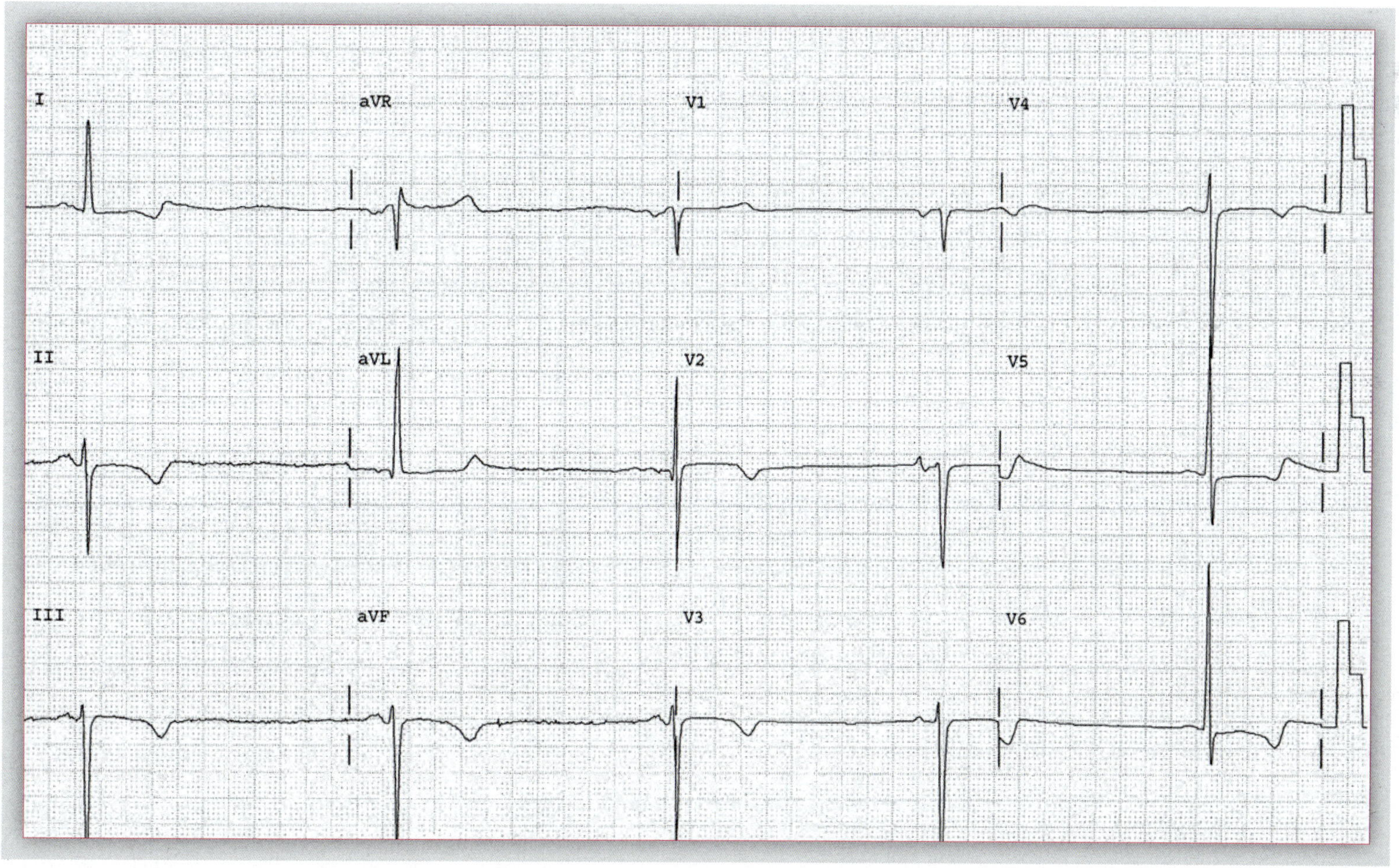

这两份心电图是否相同?
如果不同,存在哪些差异?
怎样解释这些差异?

心电图 48B

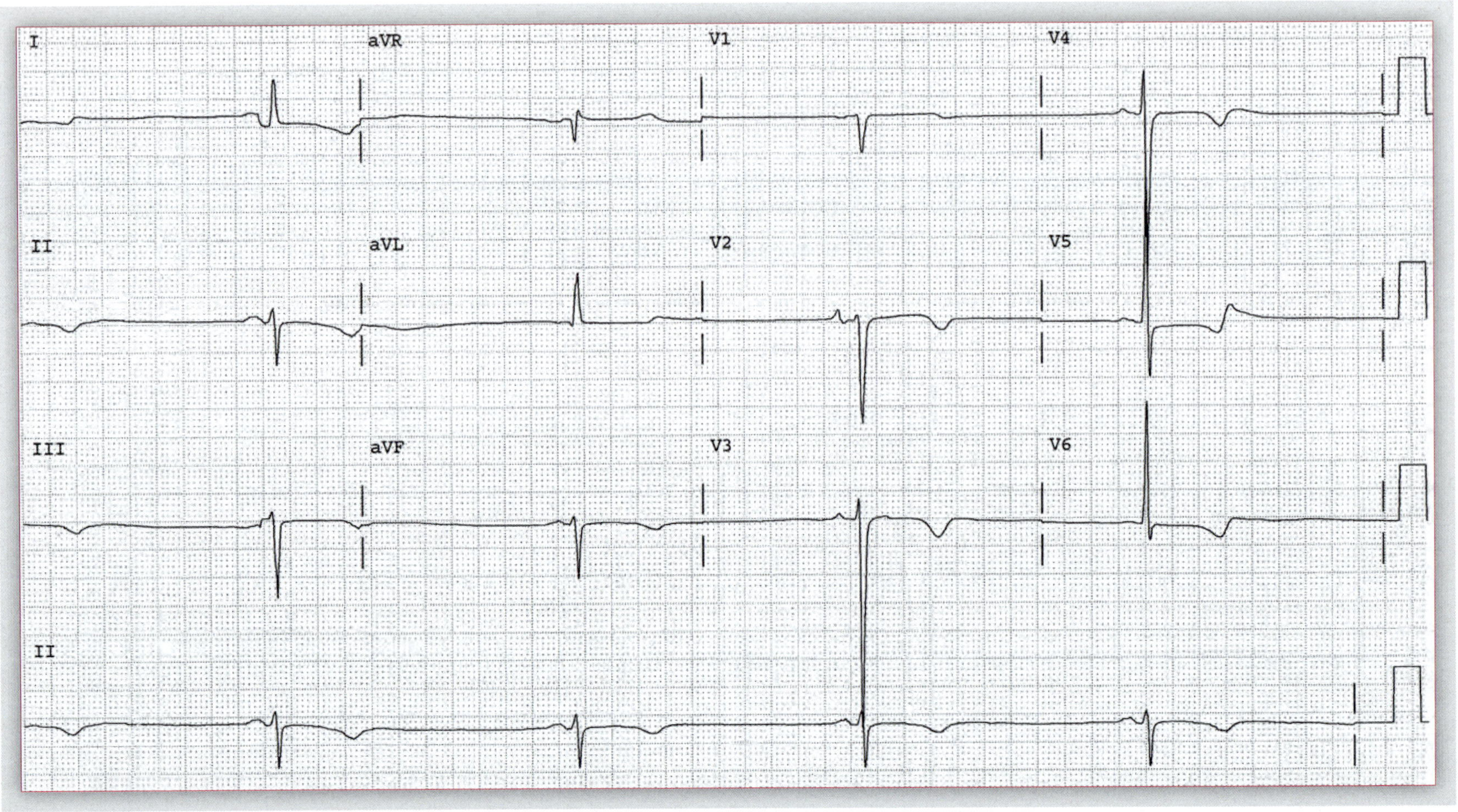

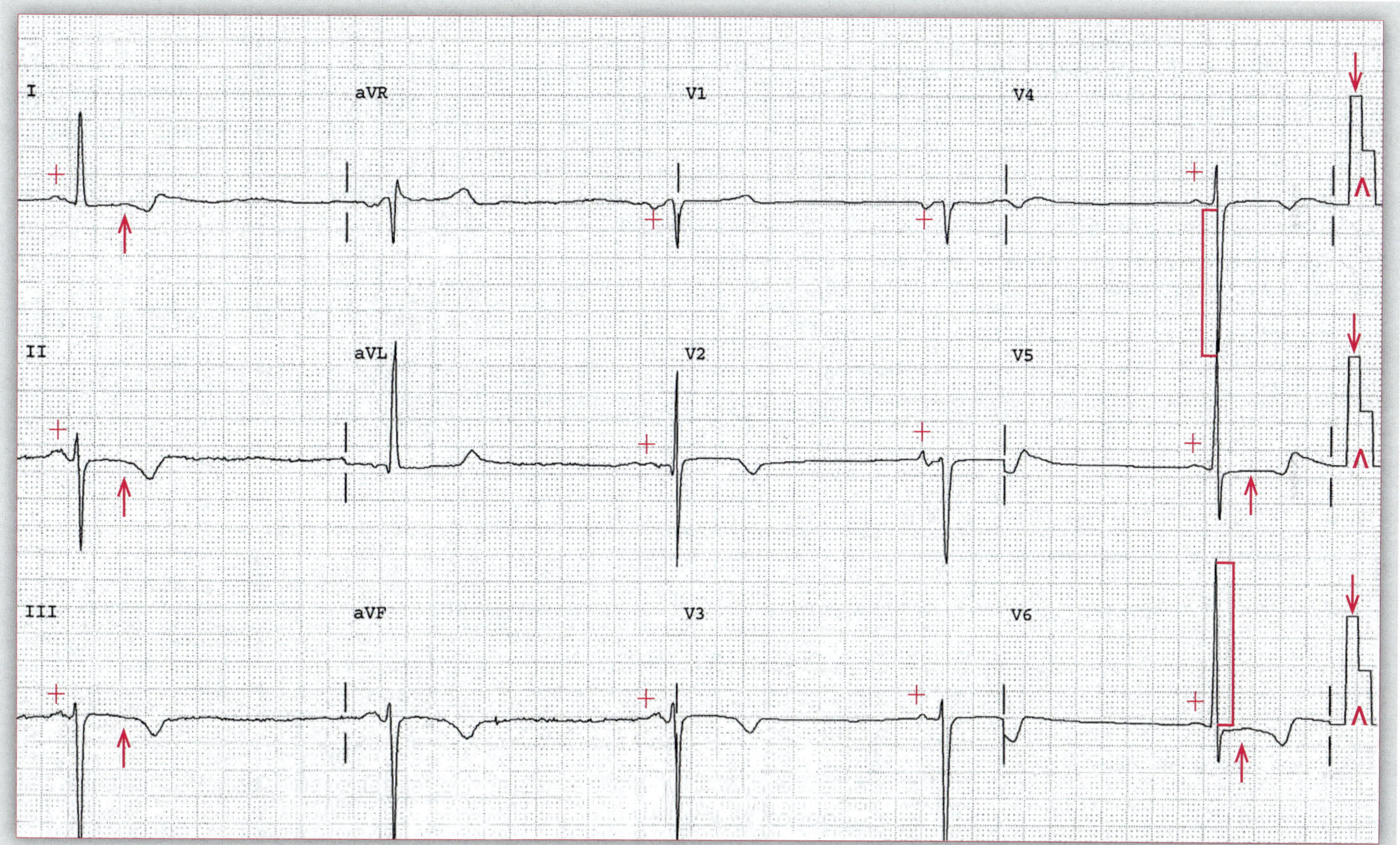

心电图 48A 分析：窦性心动过缓，左心室肥厚伴 ST-T 改变，左心房异常，肢体导联在双倍标准电压下记录，胸前导联在正常标准电压下记录。

心电图 48A 显示节律规整，心率 30 次 / 分，值得注意的是这份心电图走纸速度正常，为 25 mm/s。每个 QRS 波群之前均有固定 P 波（+），PR 间期保持固定（0.20 s）。P 波在 Ⅰ、Ⅱ、aVF、V_4~V_6 导联直立，aVR 导联倒置。因此，这份心电图是窦性心动过缓。P 波在 Ⅱ 和 aVF 导联增宽并且有切迹，在 V_1 导联倒置，符合左心房肥大的特点。

QRS 时限正常（0.10 s），形态正常。电轴极度左偏，在 –30° ~ –90°（Ⅰ导联 QRS 波主波向上，Ⅱ、aVF 导联 QRS 波主波向下，呈 rS 型），这称为左前分支传导阻滞。aVL 导联 QRS 波群振幅为 23mm（}），符合左心室肥厚的标准之一，即 R 波振幅＞ 11mm 或电轴左偏时＞ 18mm，应该注意的是肢体导联是在双倍标准电压下记录（↓），即 1 mV = 20 mm，因此 aVL 导联 R 波的振幅是 12mm。

胸导联在正常标准电压下记录（^），即（1 mV = 10 mm ）。V_6 导联 R 波的振幅 30mm（[），V_4 导联 S 波振幅 25mm（] ）。因此符合左心室肥厚在胸前导联的诊断标准（即任意两个胸前导联的 S 波和 R 波振幅之和≥ 35mm）。肢体导联和胸前导联均伴有 ST-T 改变（↑）。

QT/QT c 间期轻度延长（660/460 ms），但对于女性这个 QT c 间期可能是正常的。

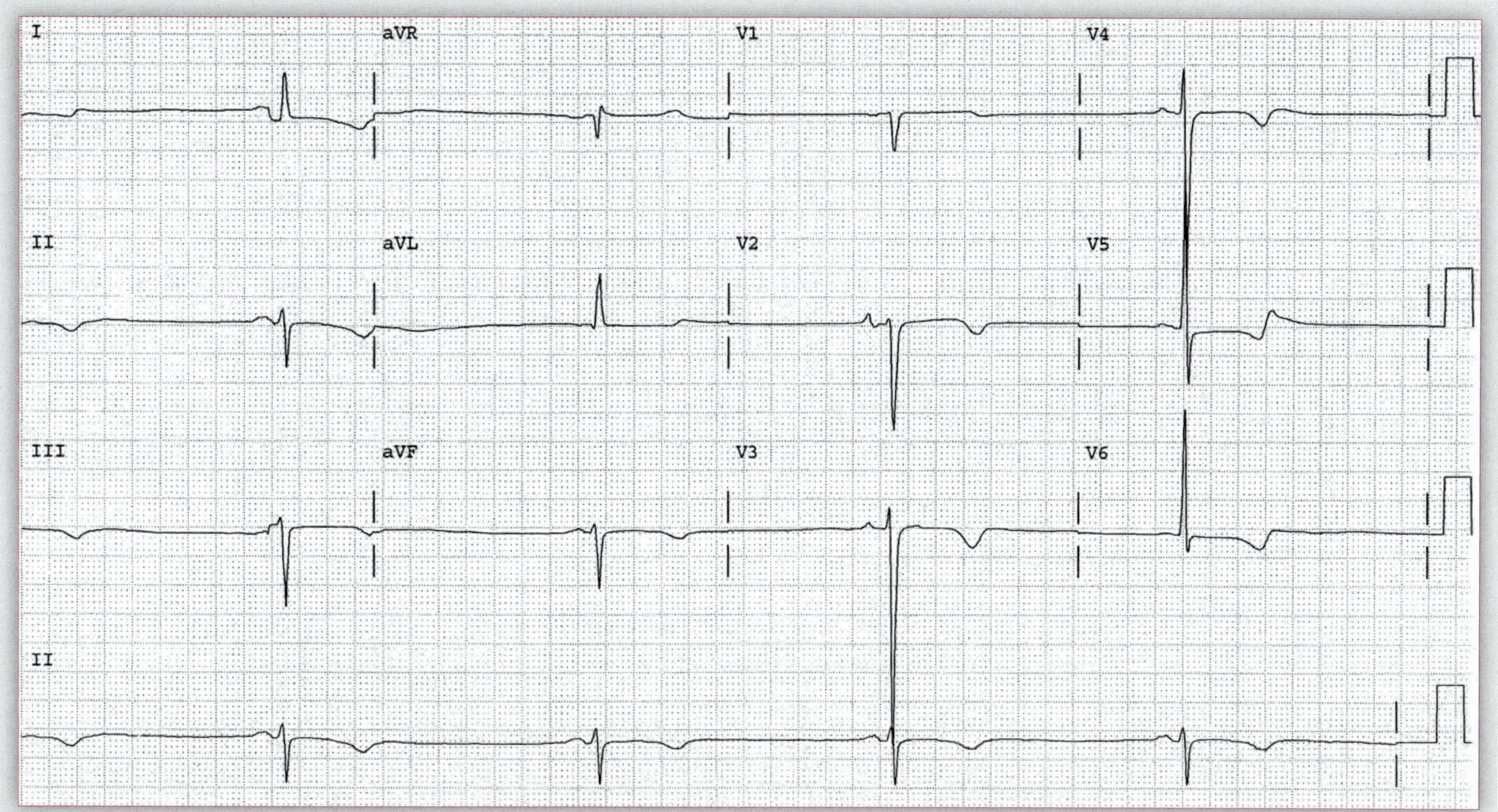

心电图 48B 分析：窦性心动过缓，左心室肥厚伴 ST-T 改变，左心房异常。

心电图 48B 与心电图 48A 是来自同一位患者的心电图，这份心电图整体都是在标准电压下记录。心率、节律、电轴和间期都与心电图 48A 相同，P 波和 QRS 波群形态也都相同。而这份心电图的肢体导联是在标准电压下记录（1mV = 10 mm），可以看出肢体导联的 QRS 波群振幅或电压是正常的。■

一名 56 岁的航空公司飞行员，既往无医疗或心脏病病史，其内科医生在为他做交通运输部门规定的每年一次的常规体检。无任何不适主诉，体检也未见明显异常。描记了一份心电图（心电图 49A）引起了医生的注意，因为这份心电图与 1 年前的心电图（心电图 49B）相比有变化。

心电图 49A

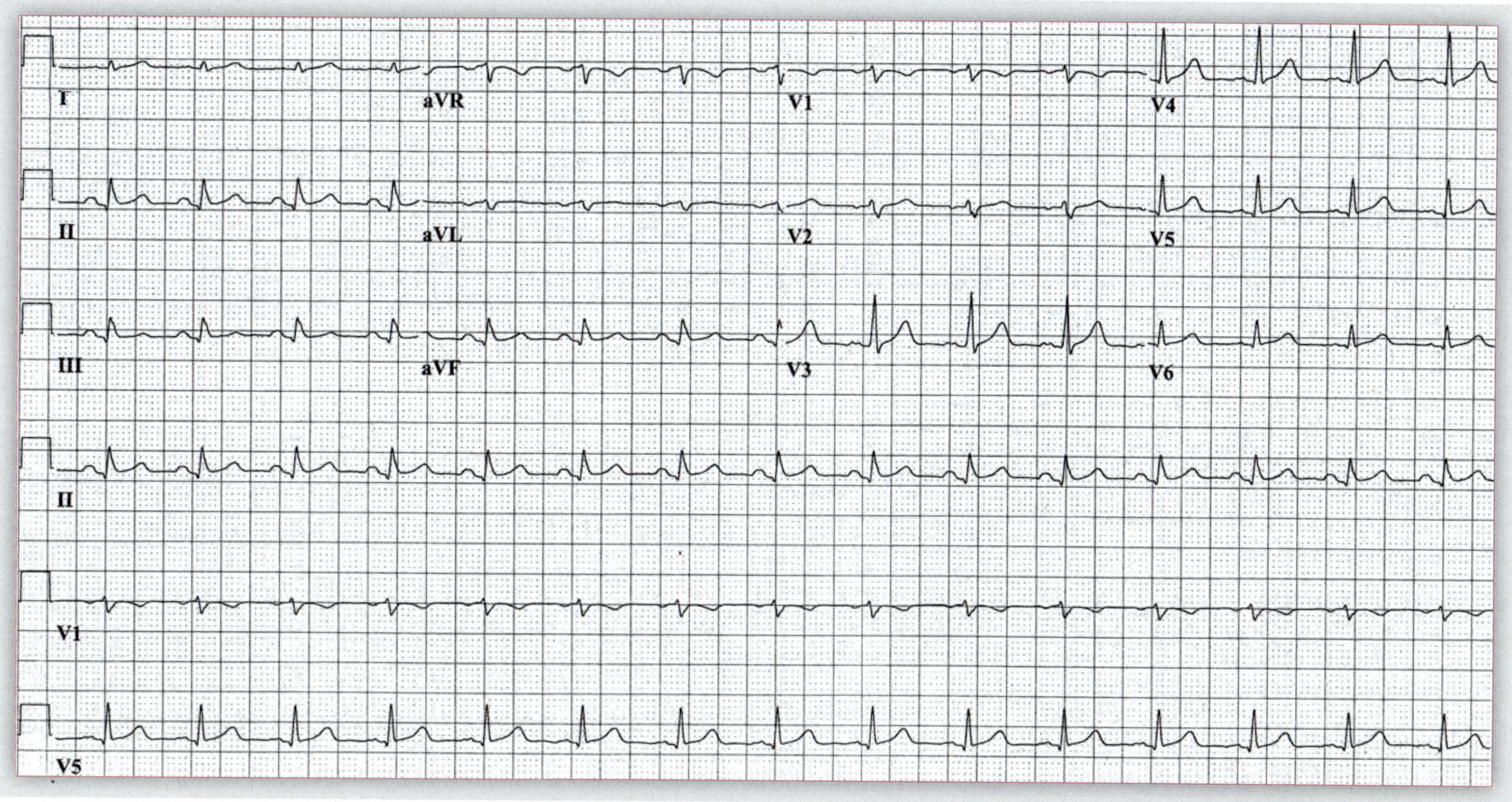

是什么发现引起了关注？
什么原因造成了这种心电图变化？

心电图 49B

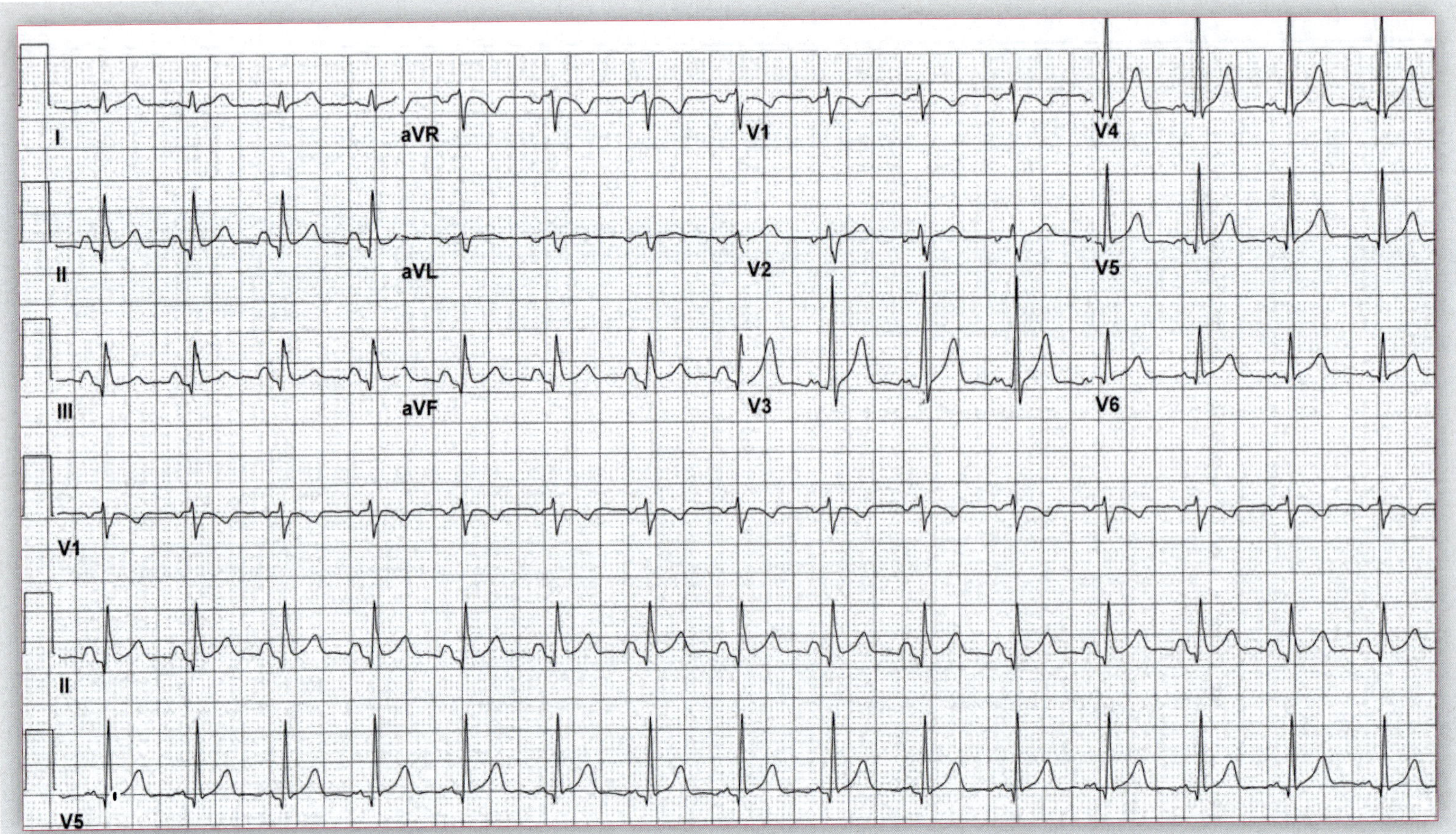

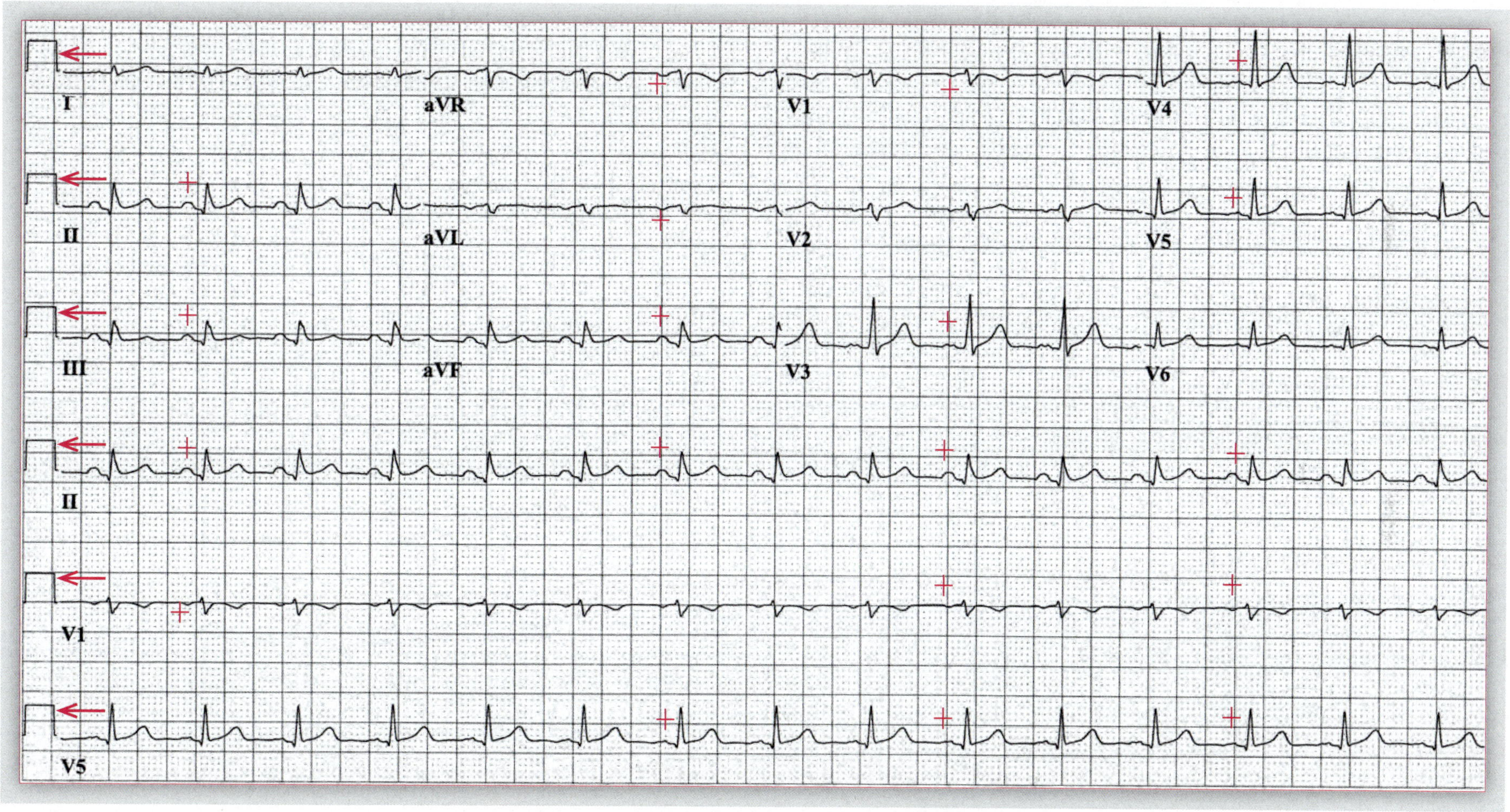

心电图 49A 分析:正常窦性心律,低电压,心电图在 1/2 标准电压下记录。

心电图 49A 显示窦性心律，心率 90 次 / 分，每个 QRS 波群之前均有固定 P 波（+），PR 间期固定（0.16 s）。P 波在Ⅰ、Ⅱ、aVF、V_5~V_6 导联直立，aVR 导联倒置，因此这是一份正常窦性心律心电图。

QRS 时限正常（0.08 s），形态也正常。电轴正常，在 0° ~+90°（QRS 波群在Ⅰ、aVF 导联主波向上），QT/QT c 间期正常（320/390 ms）。肢体导联（任一导联 QRS 波 < 5 mm ）和胸前导联（任一导联 QRS 波 < 10 mm）均存在低电压。但是，我们应该注意到整份心电图是在 1/2 标准电压下记录（←）（1 mV = 5 mm），因此 QRS 波群的振幅应该是测量值的两倍。所以 QRS 波群的电压是正常的。

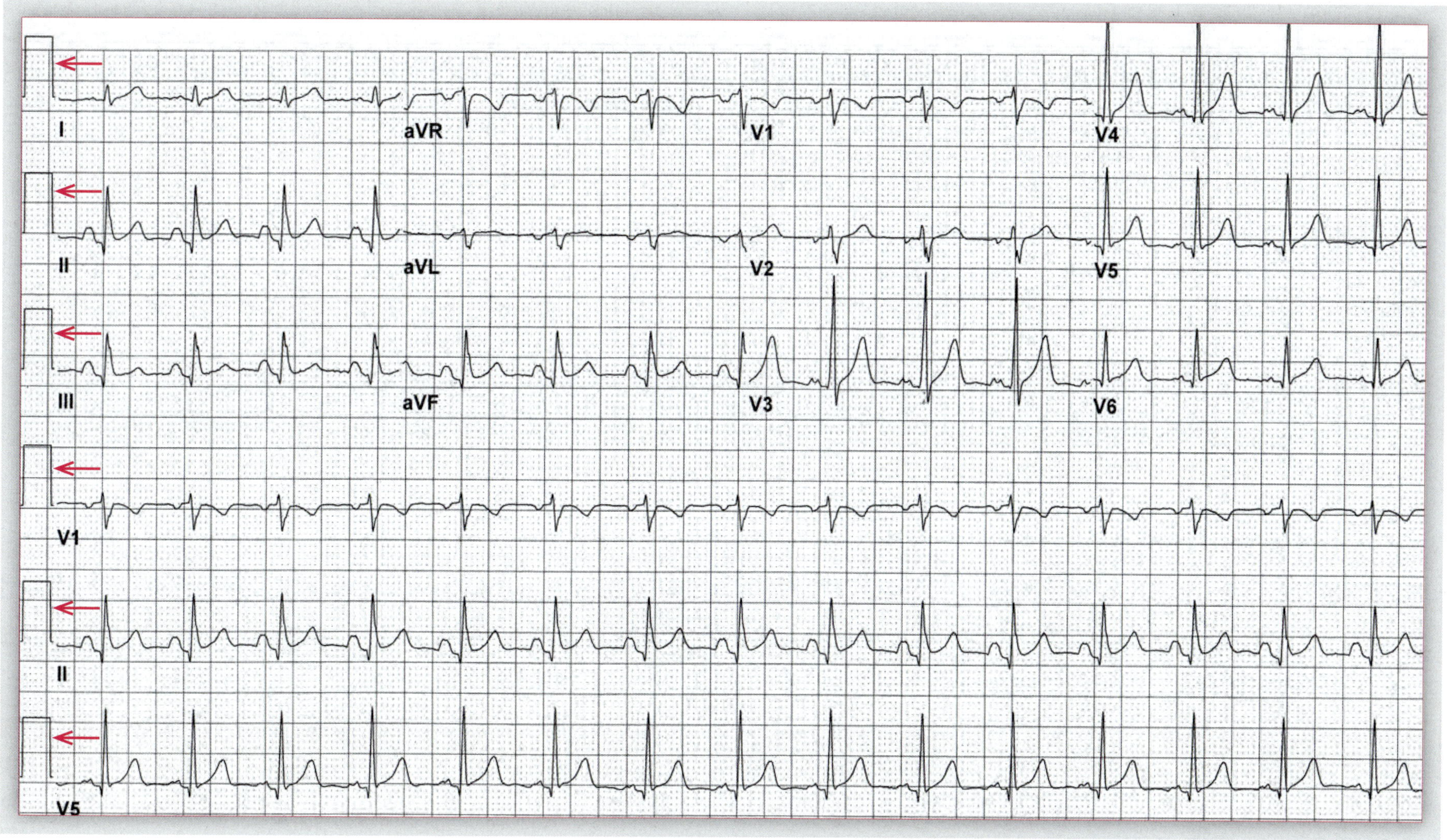

心电图 49B 分析：正常窦性心律，标准电压下记录的心电图。

心电图49B与心电图49A来自于同一位患者，心电图49B是在标准电压下记录的心电图(←)(1 mV = 10 mm)。它的频率、节律、间期以及P波和QRS波群形态均与心电图49A相同。QRS波群的振幅在所有导联都是正常的。

当QRS波群的振幅很高引起重叠时，心电图会在1/2标准电压下记录。而以1/2标准电压记录心电图往往不是有意调整的，就像该患者的心电图一样。部分心电图机会标明心电图在1/2标准电压下记录。对我们来说重要的是能注意到这个标识。■

一名 70 岁男性患者，有心肌病病史，左心室射血分数（LVEF）55%，主因严重的呼吸困难和新发的外周水肿就诊于急诊室。体格检查发现双肺明显湿啰音，双侧外周性水肿，颈静脉怒张，肝大。胸部 X 线片提示轻度肺瘀血。该患者以心衰被收入院并开始接受静脉利尿治疗。描记了一份心电图。

心电图提示什么？

可能是哪种类型的心肌病？

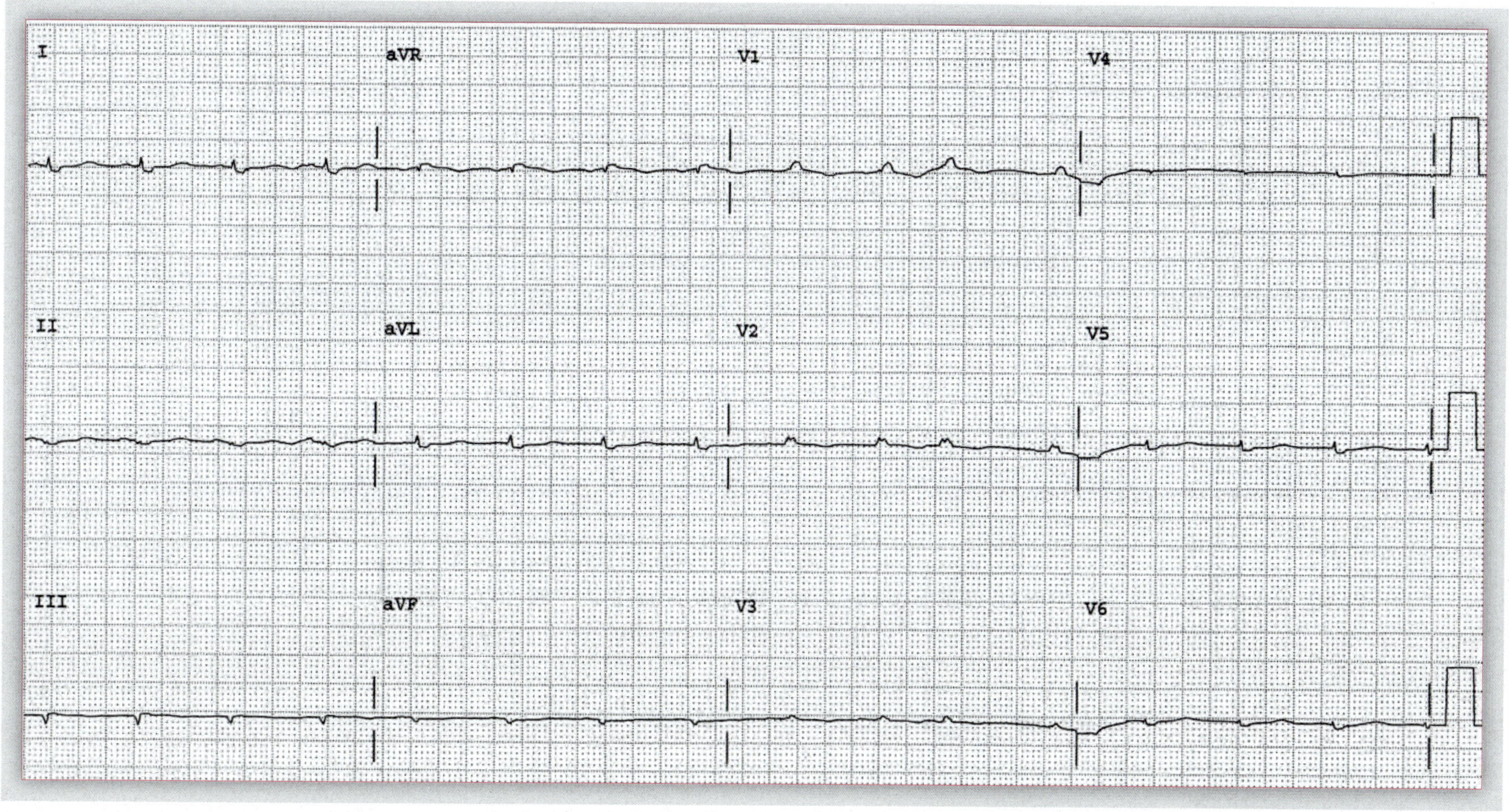

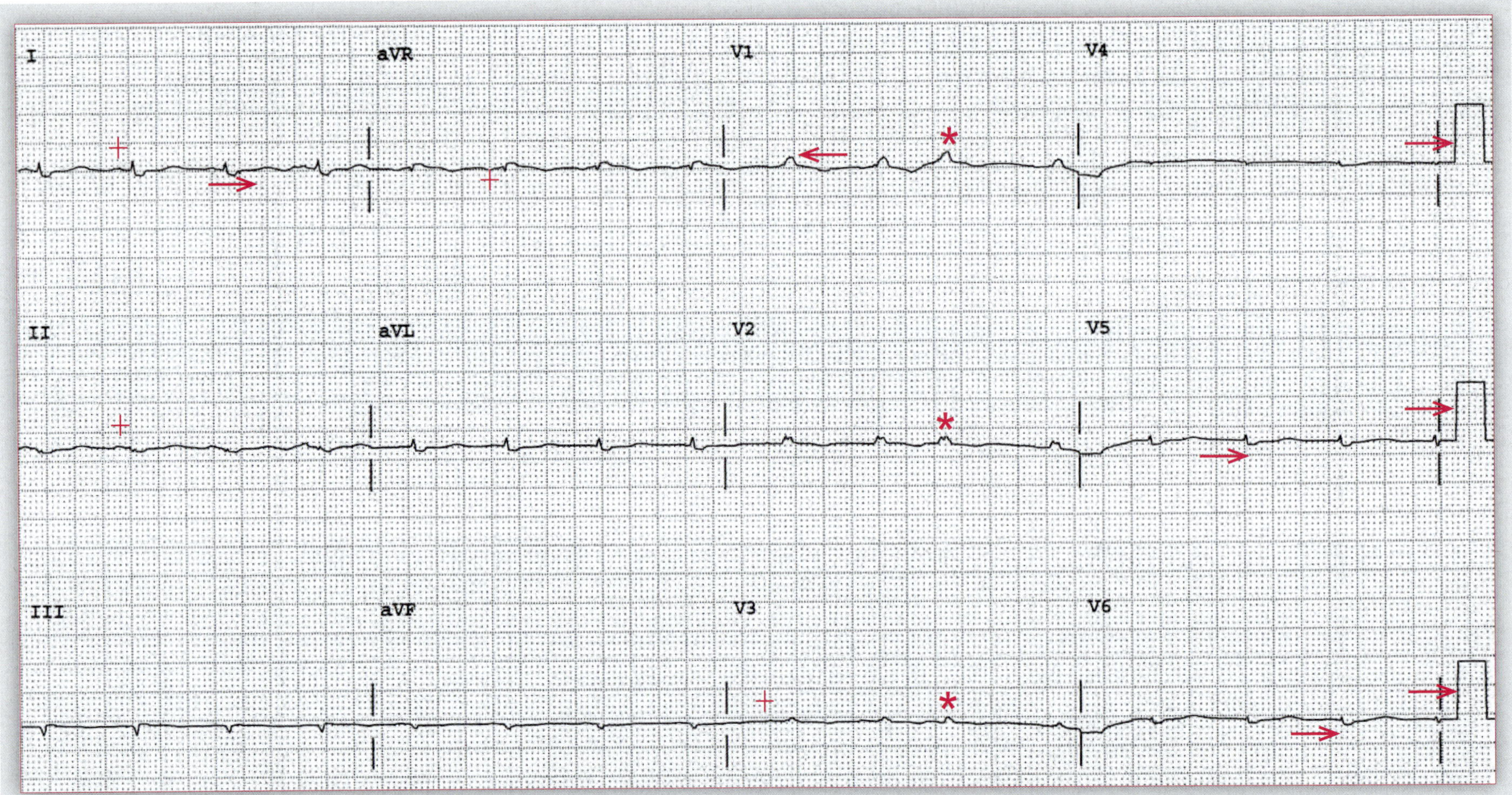

心电图 50 分析:胸前导联和肢体导联低电压(正常标准电压下记录)。窦性心律,房性早搏,电轴左偏,右束支传导阻滞。

这份心电图的节律规整，心率 92 次 / 分。每个 QRS 波群之前均有 P 波，尽管 P 波的振幅较低。P 波在Ⅰ、Ⅱ、aVR 导联最明显，PR 间期固定（0.14 s）。

QRS 时限延长（0.12 s），V_1 导联的 R 波增宽（←），Ⅰ、V_5~V_6 导联 S 波增宽（→），这与右束支传导阻滞的形态一致。电轴左偏，可能是极度左偏（即在 –30°～–90°）。有两个可能原因引起电轴极度左偏，即陈旧性下壁心肌梗死（Ⅱ、aVF 导联可见深大 Q 波）或左前分支传导阻滞（Ⅱ、aVF 导联 QRS 波群呈 rS 型）。然而，造成所有肢体导联（每一导联 QRS < 5mm）和胸前导联（每一导联 QRS < 10 mm）电压都很低的原因难以确定。应该注意的是，心电图均在标准电压下记录（→），即 1mV 等于 10mm 或 10 个小格。因此这是真正的低电压。

QT/QT c 间期延长（400/495 ms），校正了增宽的 QRS 时限后 QT/QT c 间期仍延长（380/470 ms）。然而考虑到电压低和波幅小，这个数值可能不够准确。心电图中的一个 QRS 波群提前出现（*）。它的形态与其他 QRS 波群形态相同。虽然不能确定它之前是否有 P 波，仍可判断这是个房性早搏。

低电压反映了电极记录到的到达体表的电流量减少，提示可能存在弥漫性心肌病变或浸润（如淀粉样变性）、心包积液、心包增厚、严重的肺部疾病（COPD）或肥胖。这位患者已知有心肌病病史，左心室射血分数正常，最可能的原因是浸润性心肌病。

这位患者应特别关注的是淀粉样心肌病。■

病例 51

一名 17 岁女性患者被收入 ICU。主因上呼吸道感染伴发热 3 天就诊急诊室，因迅速出现休克征象由急诊室转至 ICU。该患者没有携带任何已知的诊断，也没有服用任何药物。

患者到达 ICU 立即进行了麻醉和气管插管。体格检查：脉率正常，血压在两种升压药物辅助下达到 94/40mmHg。双肺呼吸音清晰，心跳规律，但是在呼吸机声音干扰下很难听到。腹部柔软，四肢末梢湿冷，无水肿。脉搏细数。

心电图如下。

在等待有创血流动力学参数以进一步评估该患者病情的同时，通过病史及心电图线索能做出什么诊断？

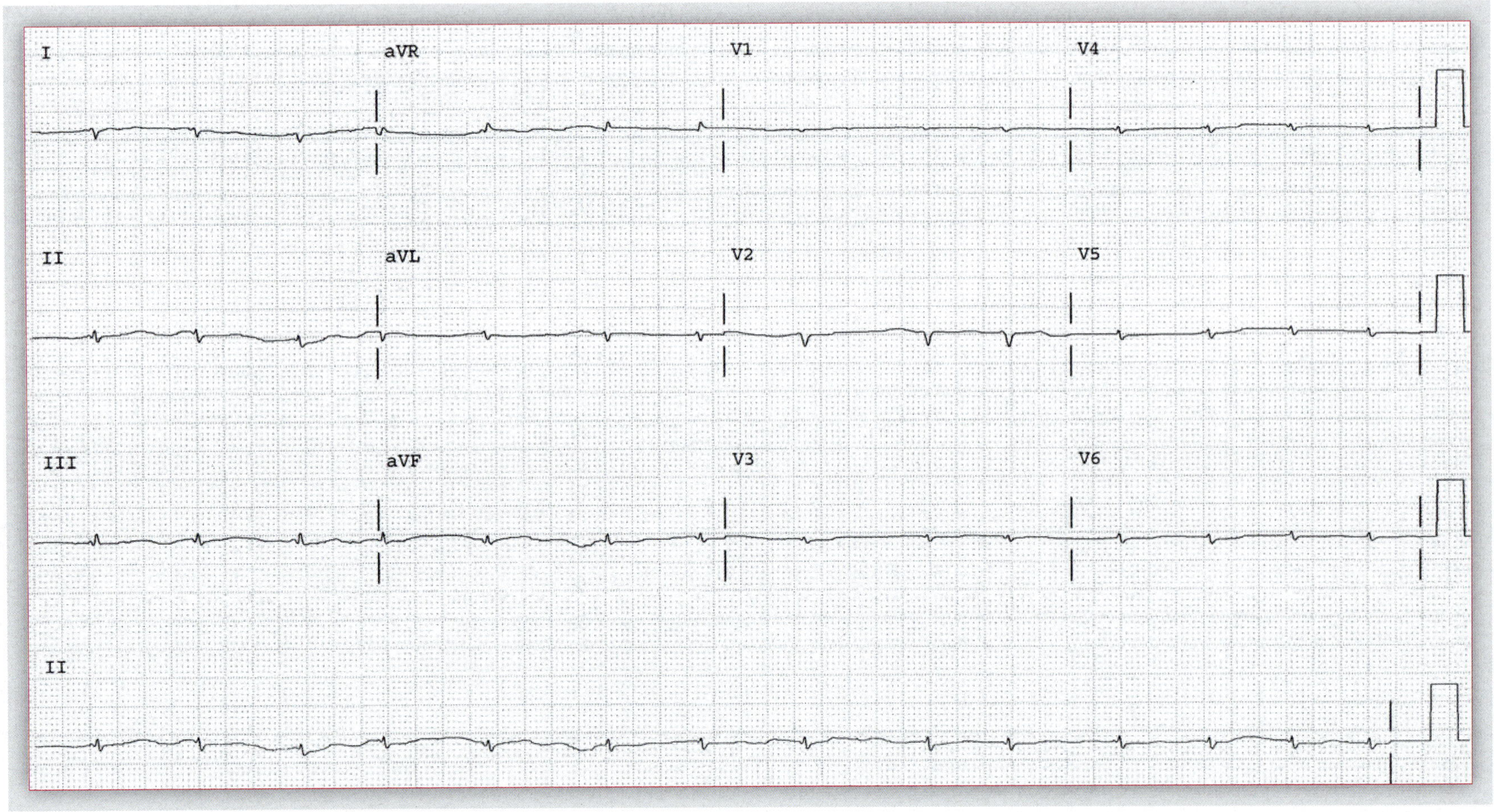

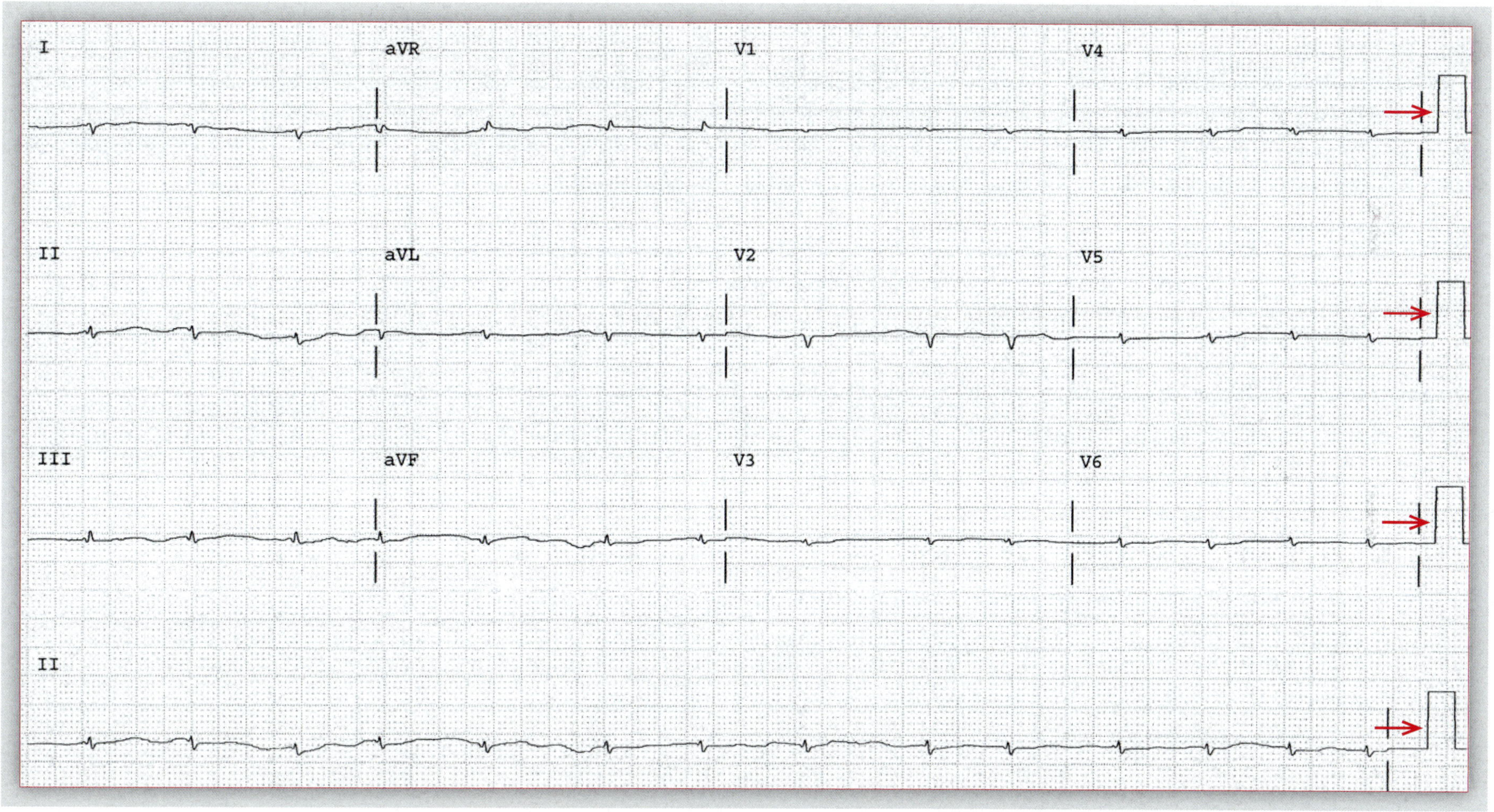

心电图 51 分析：肢体导联和胸前导联低电压，心房颤动，左后分支传导阻滞。

节律不规整，心率 84 次 / 分。未发现有明显 P 波，尽管波形的振幅较低。因此这可能是心房颤动。

QRS 时限正常（0.08 s），电轴右偏，在 +90°~+180°（Ⅰ导联 QRS 波主波向下，aVF 导联 QRS 波主波向上）。由于 QRS 波电压非常低（QRS 波在任一肢体导联振幅 < 5 mm 和任一胸前导联振幅 < 10 mm），很难确定是否存在任何 QRS 波群形态的异常来解释电轴右偏。这可能是左后分支传导阻滞。应该注意的是这份心电图是在正常标准电压下记录（→）（1 mV= 10 mm），因此是真正的低电压。低电压反映了被电极记录到的到达体表的电流量减少，提示可能存在弥漫性心肌病变或浸润（如淀粉样变性）、心包积液、心包增厚、严重的肺部疾病（COPD）或肥胖。患者在呼吸道感染后出现了急性心源性休克的表现，提示暴发性心肌炎的诊断。低电压是由于心肌的弥漫性炎症和水肿导致电流减少造成的。■

一名42岁男性患者为行年度常规体检就诊。无任何症状及任何医疗诊断记录。值得注意的是他的家族史，该患者的多个家庭成员有需要植入起搏器的特发性心动过缓，其中一些有扩张型心肌病。该患者没有任何与这些疾病相符的症状，每年的心电图和超声心动图检查也都正常。患者体检过程中

心电图 52A

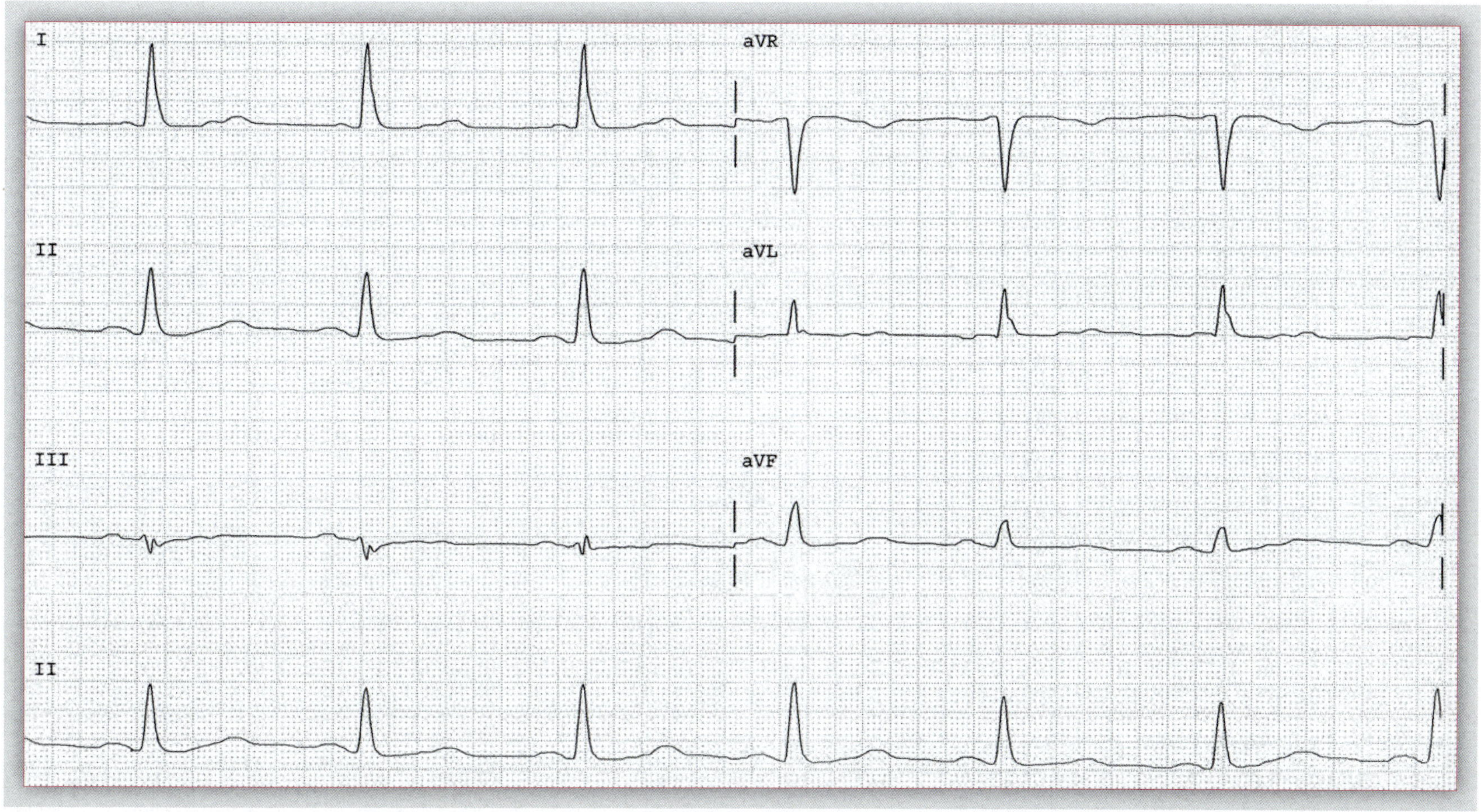

描记了两份心电图(心电图 52A 和 52B)。主治医生特别关注这两份心电图,并请求医疗组的心内科专家协助他做一解释,因为这位患者一年前的心电图完全正常。心内科专家对心电图做了评论,要求这位主治医生重新描记一份心电图,而不是做进一步检查。这位患者返回后又给他描记了一份心电图(心电图 52C)。

心电图 52B

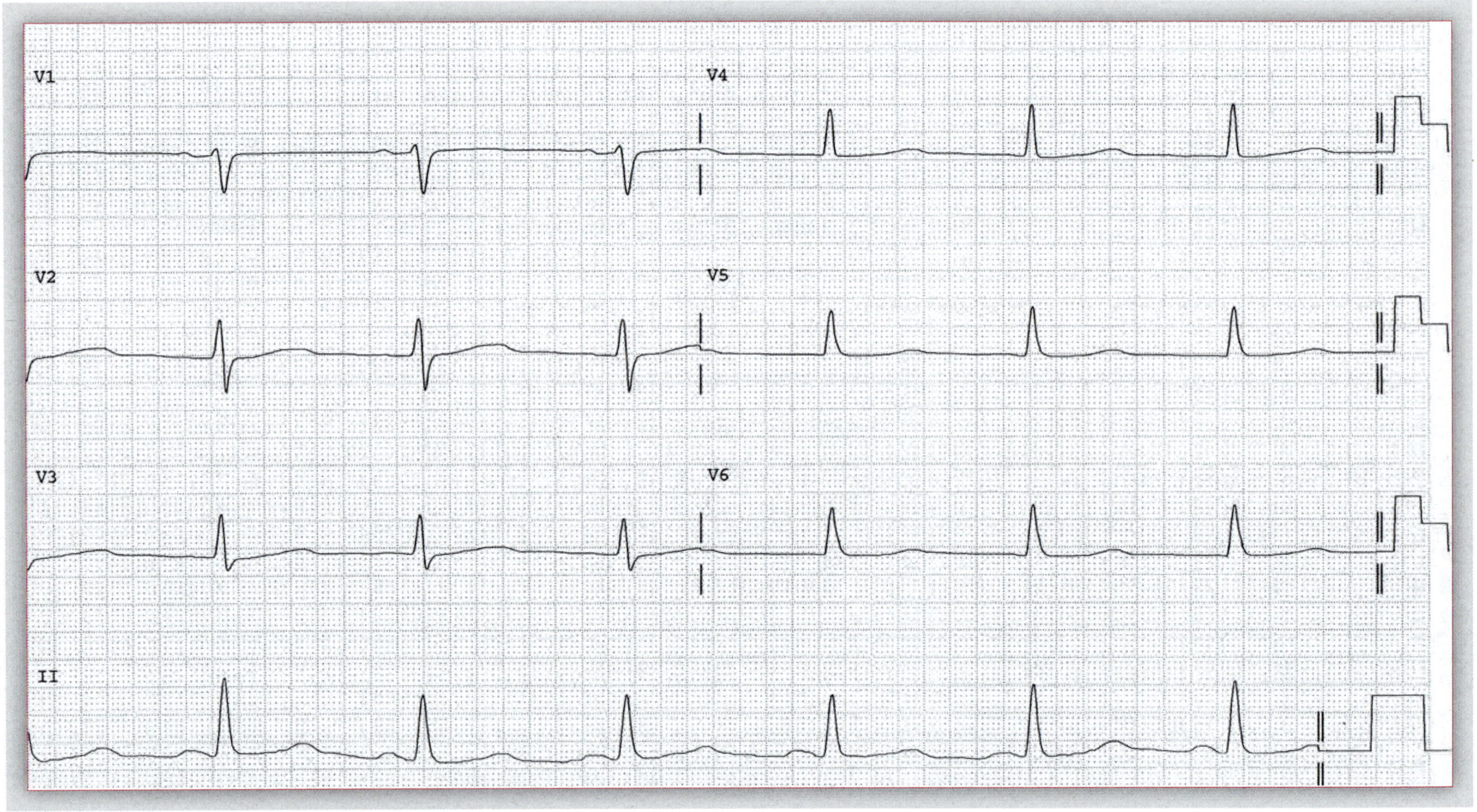

心电图 52A 和 52B 存在什么异常？
如何解释心电图 52C 与前两份心电图的差异？

心电图 52C

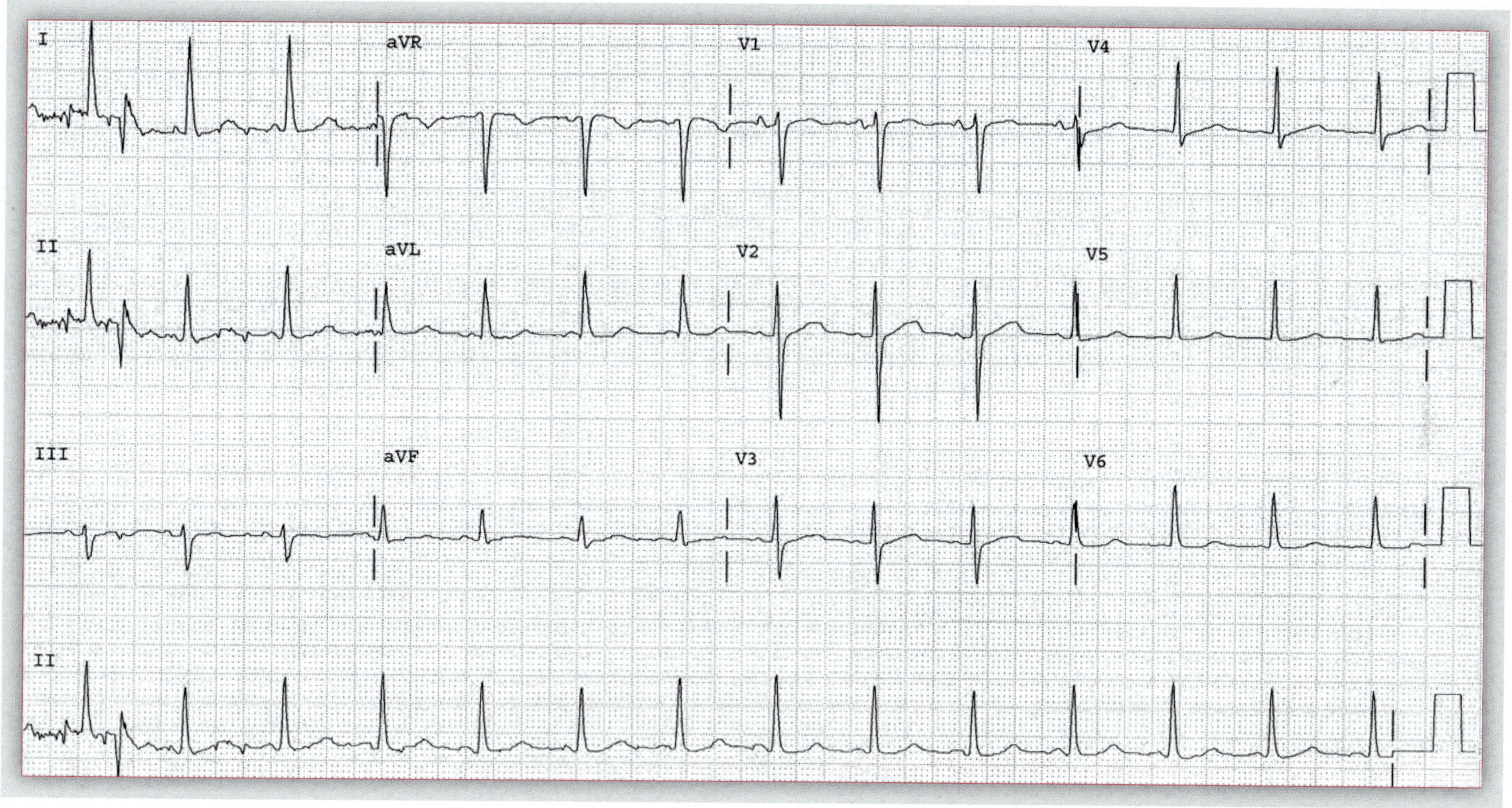

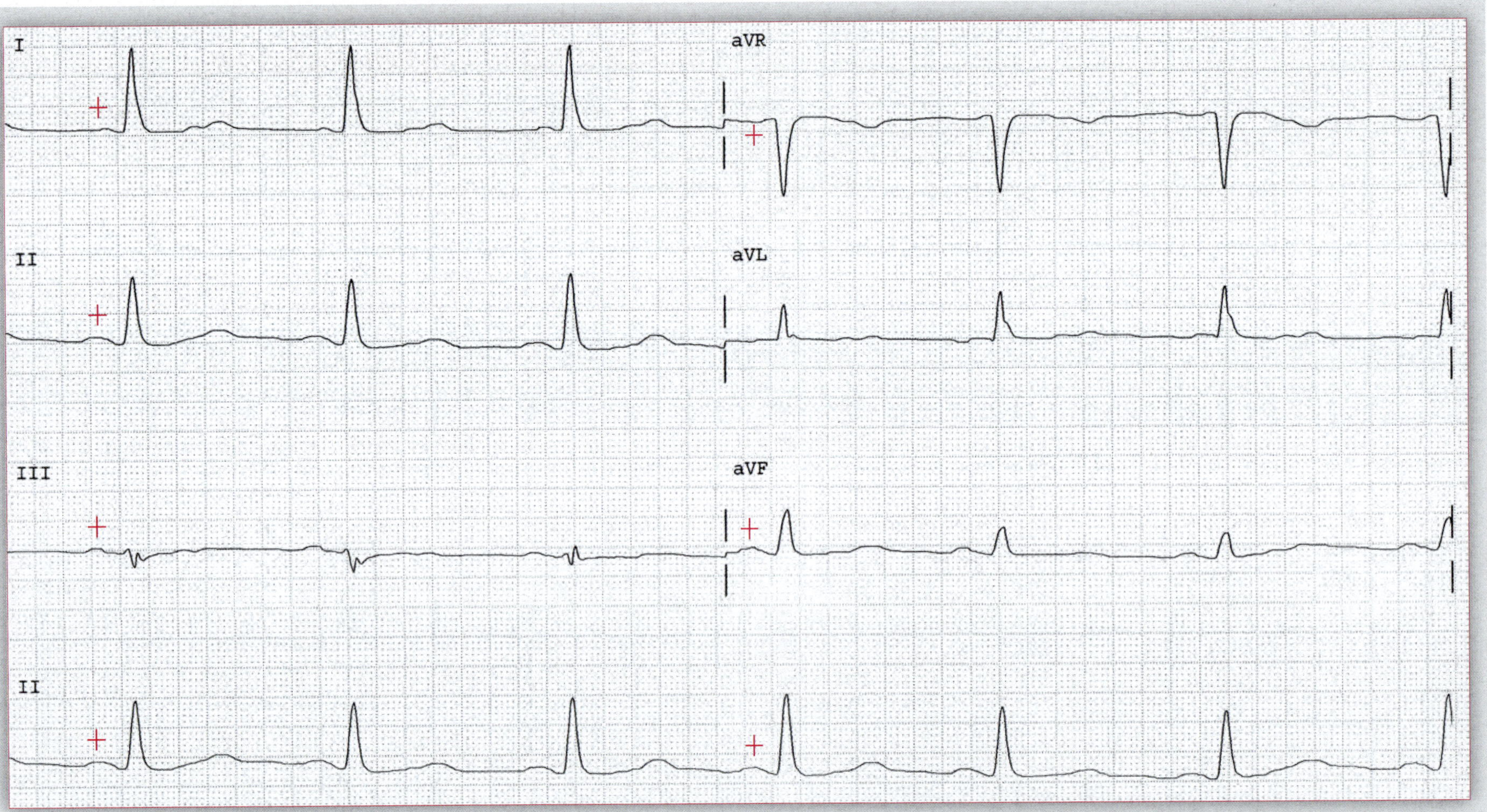

心电图 52A(和 52B)分析:心电图以 50 mm/s 或双倍走纸速度记录。

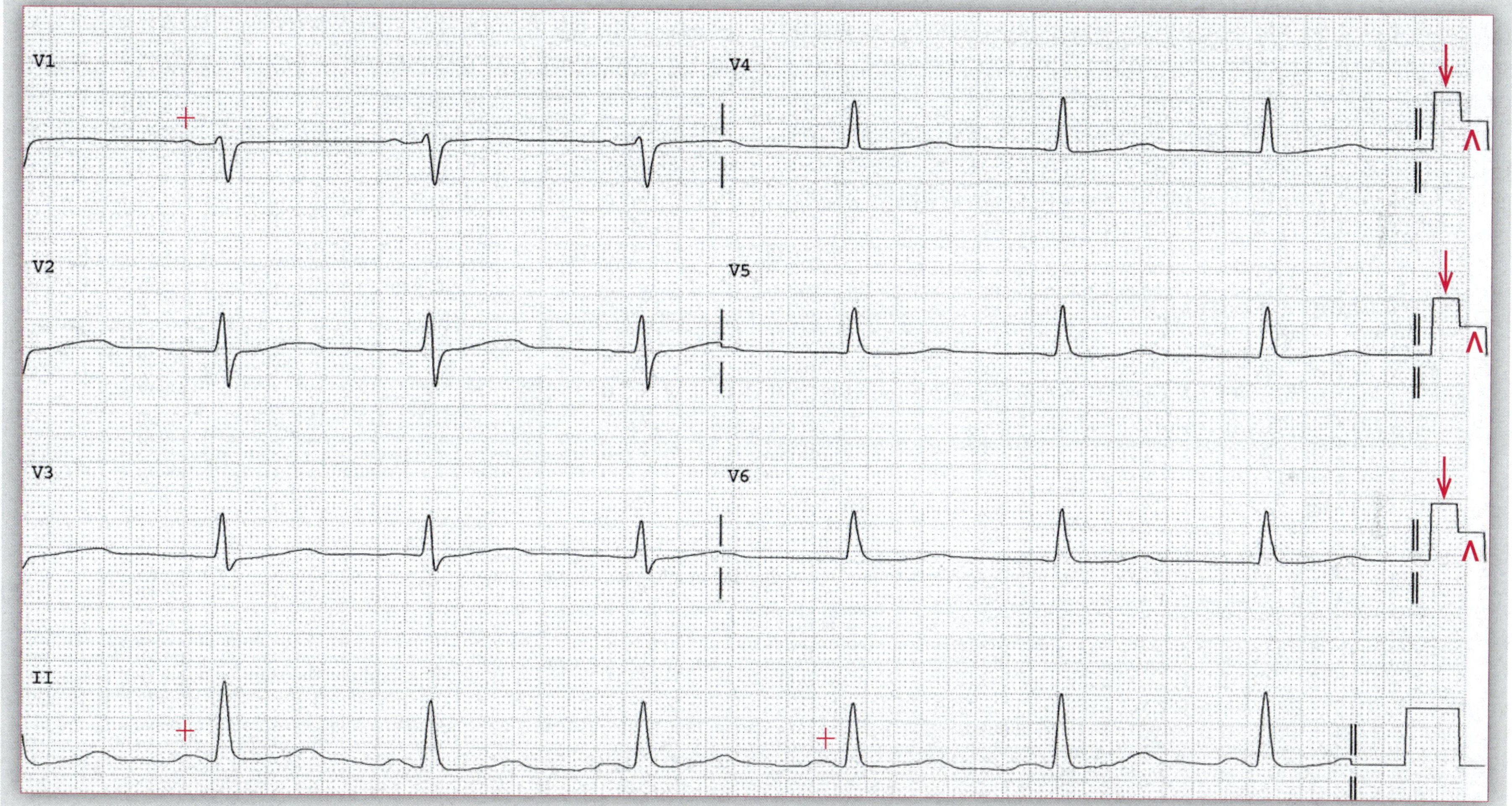

心电图 52B 分析：心电图以 50 mm/s 或双倍走纸速度记录，胸前导联在 1/2 标准电压下记录。

心电图 52A 和 52B 显示节律规整，心率 38 次 / 分。每个 QRS 波群之前均有固定 P 波（+），PR 间期固定（0.32 s）。P 波在 Ⅰ、Ⅱ、aVF、V_4~V_6 导联直立，aVR 导联倒置，因此这是一份窦性心律心电图。QRS 时限增宽（0.18 s），QT 间期延长（0.80 s）。电轴正常，在 0° ~+90°（QRS 波群在 Ⅰ 和 aVF 导联主波向上）。因此这两份心电图提示显著心动过缓以及 PR、QRS 和 QT 间期延长。应该指出的是，这两份心电图都仅显示了 6 个导联。心电图 52B 显示的是 6 个胸前导联，它的所有间期都延长，与心电图 52A 的所有间期一样。因此这份心电图也是以双倍走纸速度记录，即 50 mm/s，而不是正常走纸速度 25 mm/s。因此真实的心率应该是测量值的两倍（即 76 次 / 分），间期是测量值的一半，即 PR 间期 0.16 s，QRS 时限 0.09 s，QT 间期 0.40 s。也应该注意到心电图 52B 的肢体导联是在正常标准电压下记录（↓）（1 mV = 10 mm），而胸前导联是在 1/2 标准电压下记录（1 mV = 5 mm）。因此胸前导联正常 QRS 电压是测量值的两倍。

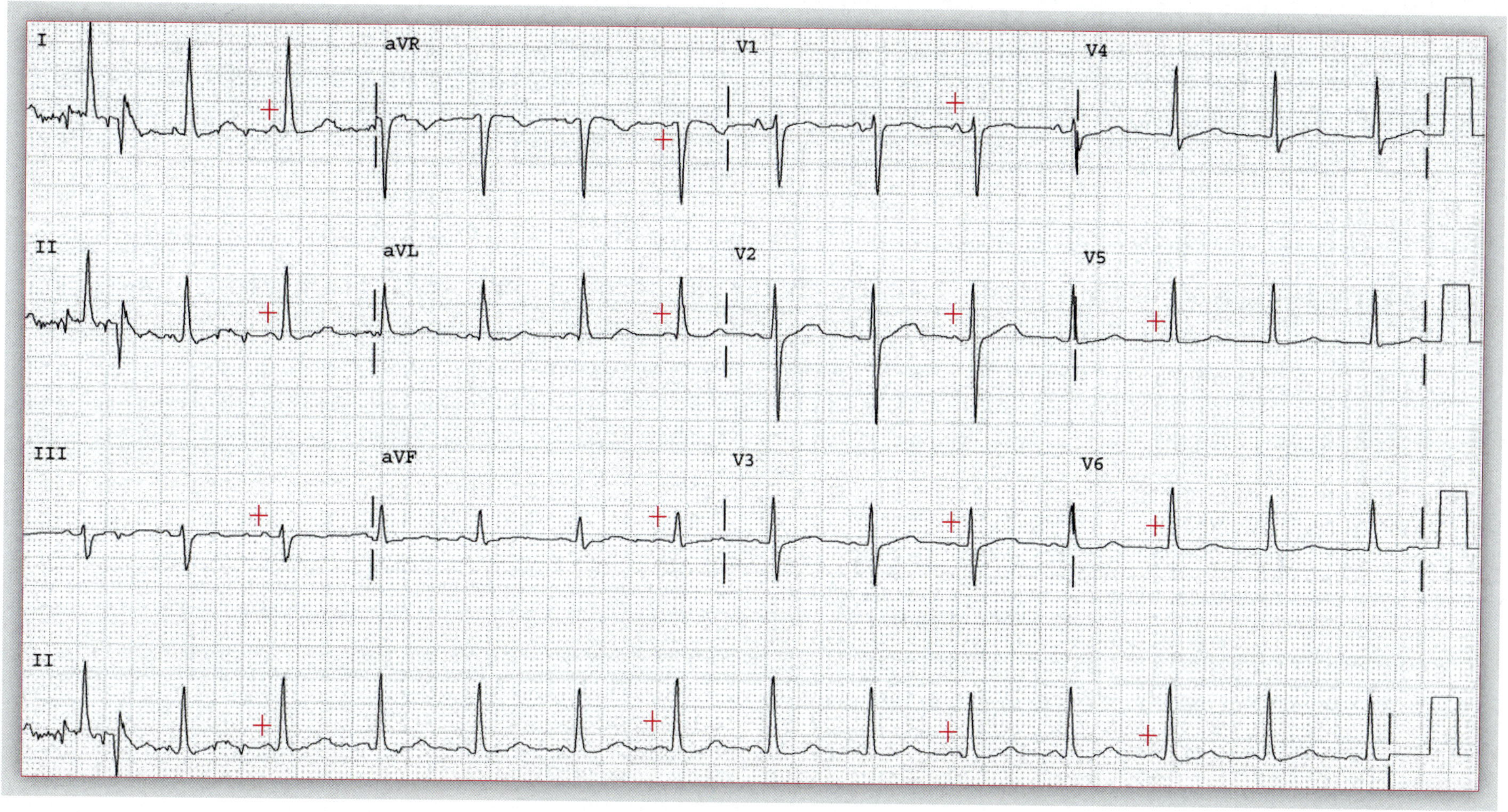

心电图 52C 分析:心电图在标准走纸速度为 25 mm/s 下记录。正常窦性心律,正常心电图。

心电图 52C 与心电图 52A 和心电图 52B 来自于同一位患者。但心电图 52C 是在正常走纸速度即 25 mm/s 下记录，所有导联均在正常标准电压(即 1 mV = 10 mm)下记录。心电图 52C 的心律规整，心率 86 次 / 分。每个 QRS 波群之前均有固定 P 波(+)，PR 间期固定(0.16 s)。P 波在Ⅰ、Ⅱ、aVF、V_4~V_6 导联直立，aVR 导联倒置，因此是正常的窦性心律。QRS 时限正常(0.08 s)，形态正常。电轴正常在 0° ~+90°（Ⅰ 和 aVF 导联 QRS 波主波向上)，QT/QT c 间期正常(360/430 ms)。

尽管许多心电图机会标记所记录的心电图走纸速度，但没有标记时，如果一页纸中仅有 6 个导联，心率非常慢，PR、QRS 及 QT 间期非常长均为走纸速度是正常值两倍的重要提示。■

一名63岁男性患者，以急性冠脉综合征的症状被收入院。入院后被送入导管室，冠脉造影显示三支病变，左主干狭窄90%。鉴于这个结果建议患者行冠脉搭桥手术。患者接受三支冠脉搭桥术，术后无并发症。

转回外科重症监护室后立即描记了一份心电图。

心电图是否正常？

心电图是怎样记录的？

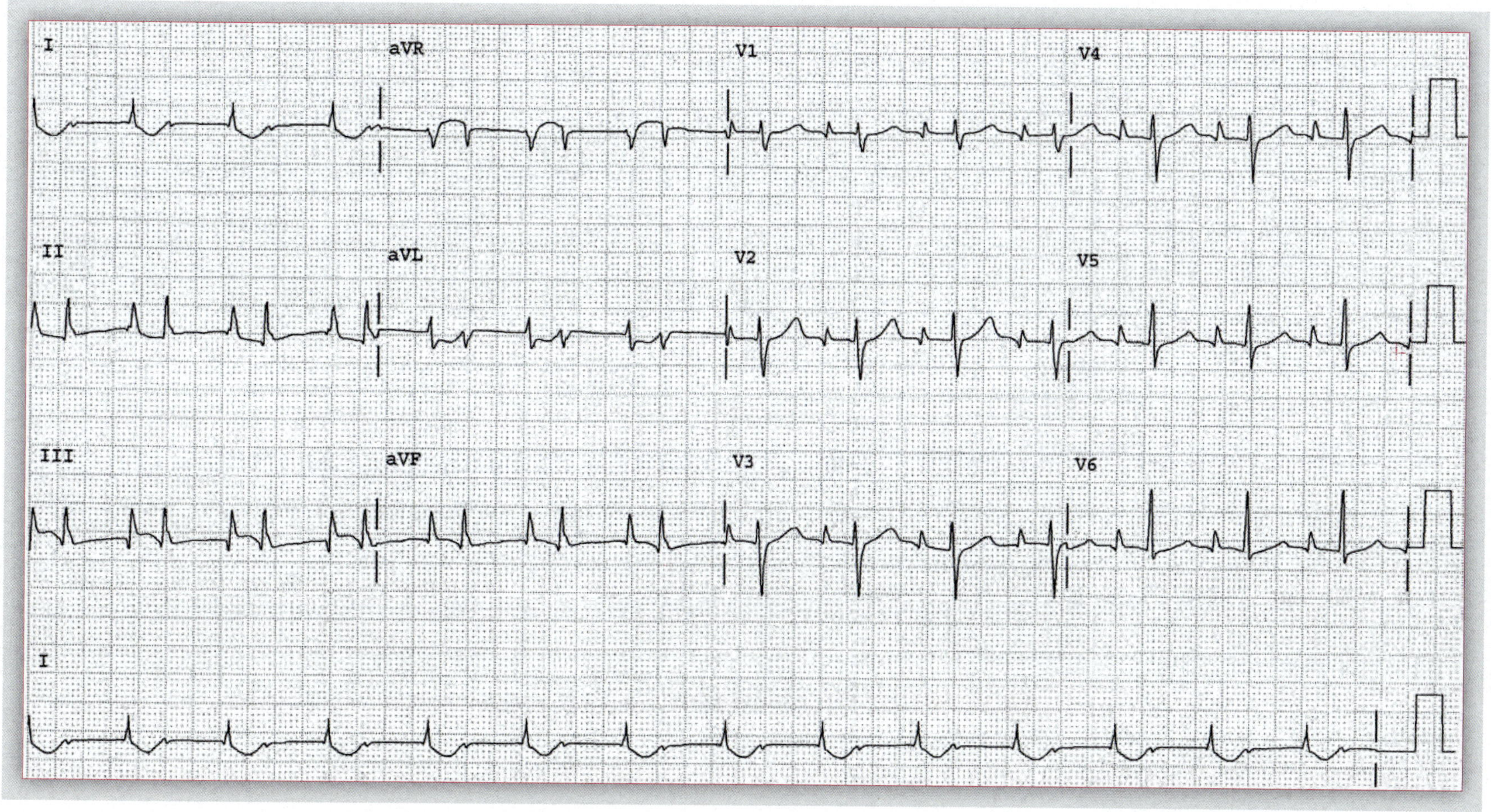

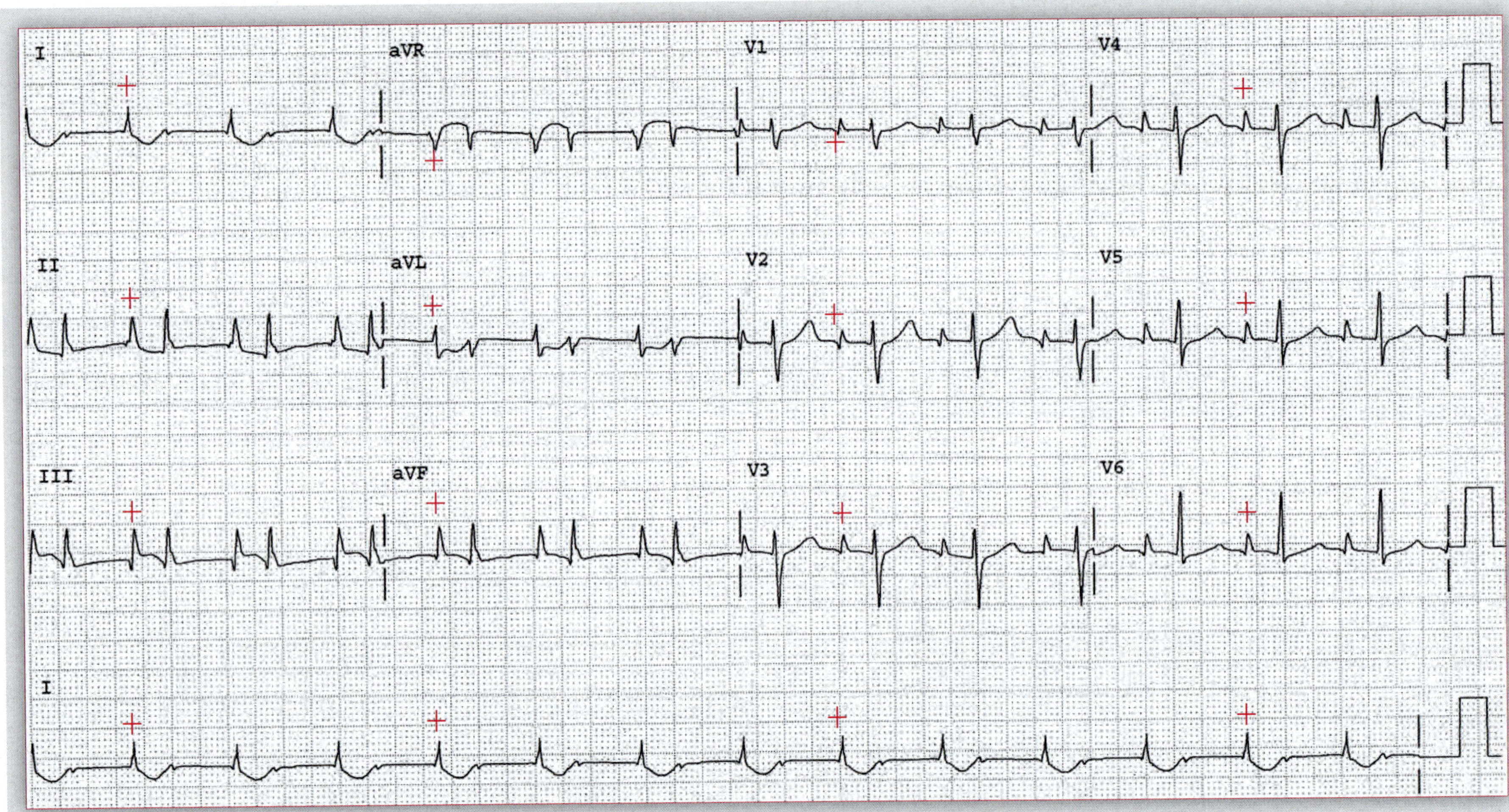

心电图 53 分析：窦性心律，I 度房室传导阻滞，采用心外膜心房电极记录。

节律规整，心率 84 次 / 分。在每个 QRS 波群之前均有心房电活动的证据（+）。PR 间期固定（0.24 s）。但是，心房的电活动呈现出特别异常的形态，在一些导联（Ⅱ、Ⅲ、aVF）它的振幅显著升高，甚至比 QRS 波群更加突出。在一些导联提示心房电活动的波形窄，呈“钉”样（Ⅰ、aVR、aVL 和 V_1~V_3 导联）。这份心电图的心房波不是正常心电图记录下的波形（即不是体表心电图的 P 波），而是心外膜电极直接连接到右心房记录的结果，这在心脏外科术后的患者中经常见到。它类似于记录的心房内电图。尽管这可能会被认为是心房起搏，但没有看到起搏钉，并且心房波的时限正常，并不像有任何宽度或时限的起搏器刺激信号。QRS 波群正常，尽管肢体导联的电压很低（任一导联 QRS < 5 mm）。QRS 时限 0.08 s，波形正常。电轴在 0° ~+90°（QRS 波群在 I 和 aVF 导联主波向上）。QT/QT c 间期正常（360/430 ms）。

心外膜心房电极常在心脏外科术后放置，它被用来记录心房电活动以判断是否存在房性心律失常。这对判断心律失常类型十分重要，特别是体表心电图中的 P 波看不到时。另外，这种电极常用来进行超速起搏以终止某些室上性心律失常。■

病例 54

一名 56 岁患者，因气短和头晕就诊。检查提示该患者有严重的主动脉瓣狭窄，确诊为主动脉瓣二叶畸形引起。瓣口面积 0.6 cm^2，进行了主动脉瓣置换术。术后转往 ICU，有室上性快速心律失常发作，心电图被记录了下来。

心电图显示什么？

心电图是如何被记录的？

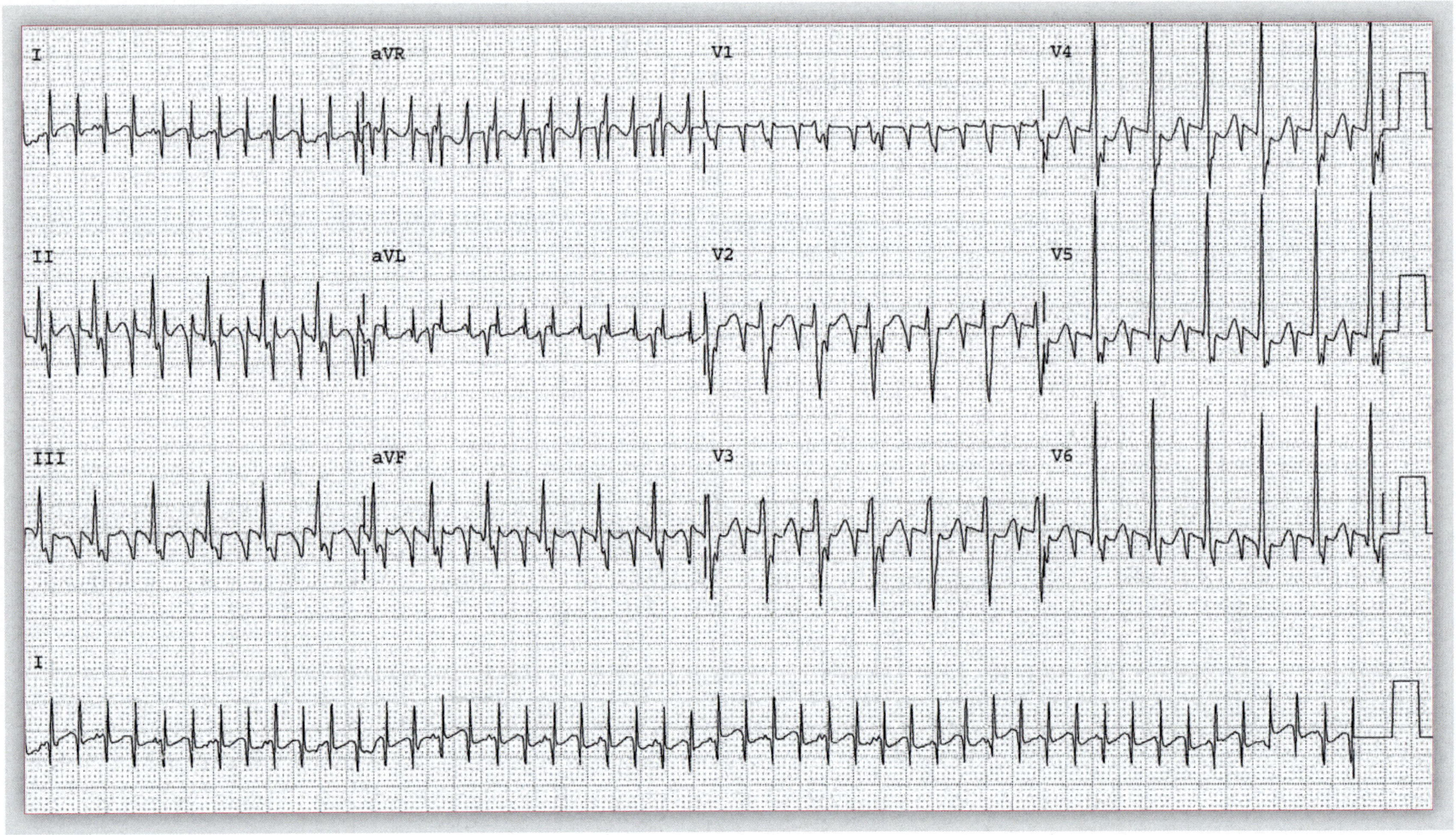

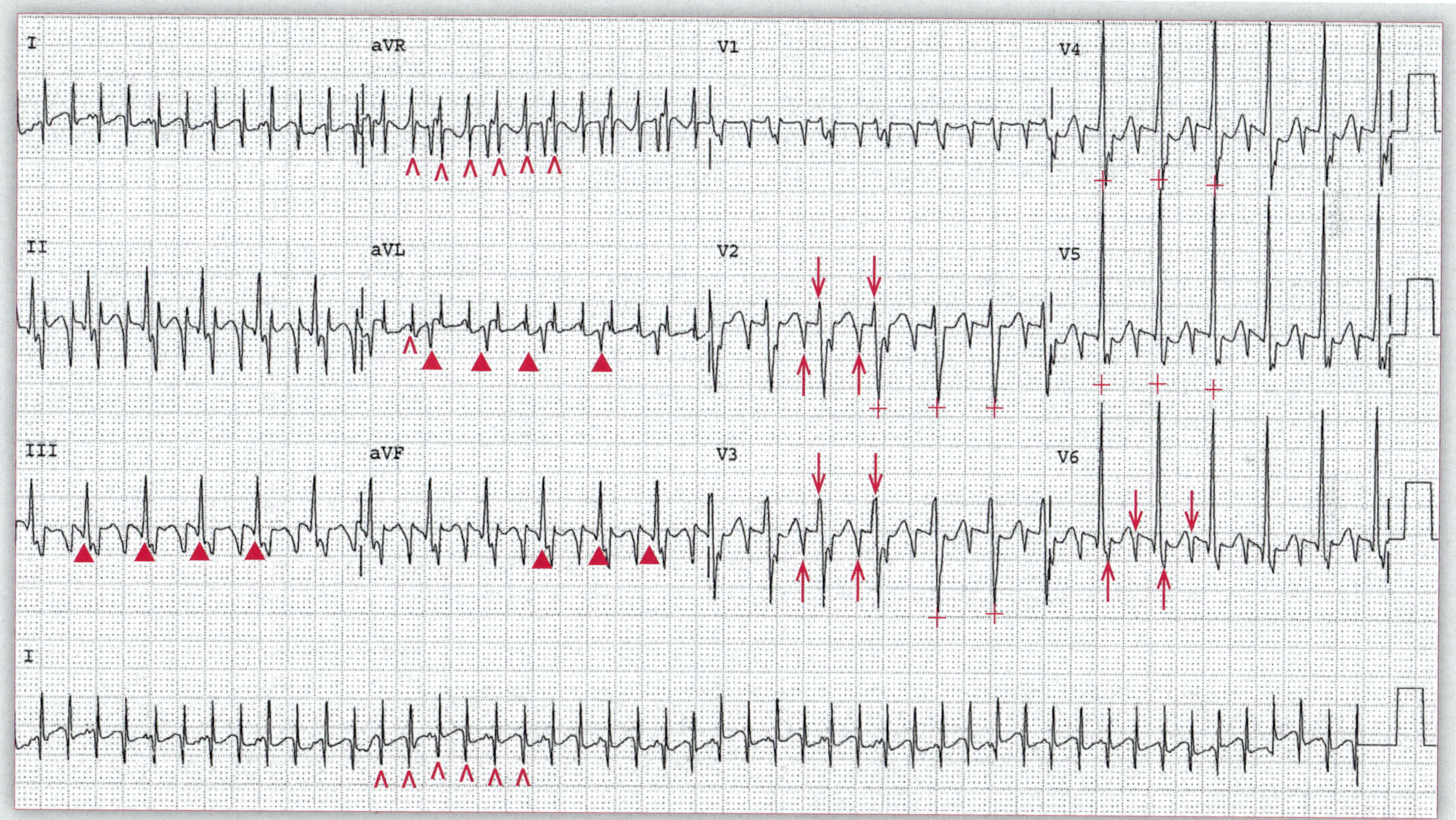

心电图 54 分析：心房扑动，心房电极导联记录。

这份心电图显示节律规整,频率300次/分(∧)。似乎存在电交替或QRS波的交替变化(↓,↑)。而仔细分析可以区分出QRS波群,频率为150次/分(▲)。aVL和aVF导联可以清晰地看到更快速的一种波形,频率达300次/分。V_2~V_6导联可以看到QRS波群(+),经过测量这些QRS波群,可以得出更快速的波代表心房电活动,频率为300次/分。因此,该心电图的基础节律为心房扑动。心房扑动波高尖(∧),类似于直接从心房肌记录的心房电图。可见这份心电图是利用心房电极记录。因此这份心电图是2∶1传导的心房扑动。

心脏手术后放置心外膜心房电极很普遍。这对房性快速心律失常中记录心房电活动很有帮助。可以用于超速起搏来终止房性快速心律失常,尤其对心脏术后的心房扑动特别有效。以略高于心房扑动的频率起搏心房可有效终止心房扑动。■

一名 76 岁男性患者，因晕厥发作被送往医院。体格检查可以听到收缩期喷射性杂音，超声心动图证实存在主动脉瓣狭窄，瓣口面积 0.6 cm^2。

心电图 55A

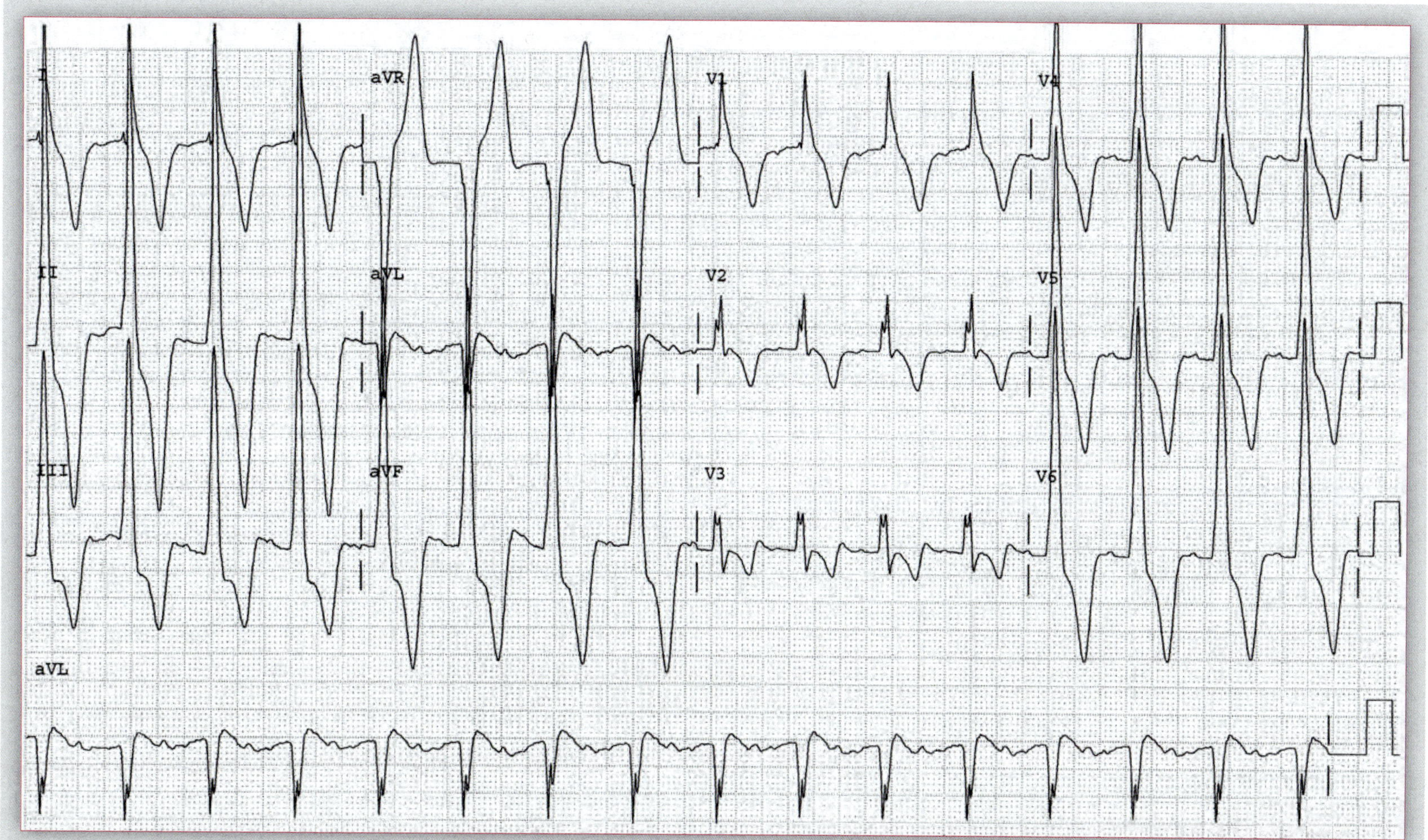

因此为这位患者进行了主动脉瓣置换术，术后记录了一份心电图（心电图55A），与其基线心电图（心电图55B）做了比较。

心电图55A是正常记录的心电图吗？这份心电图是如何记录的？

心电图55B

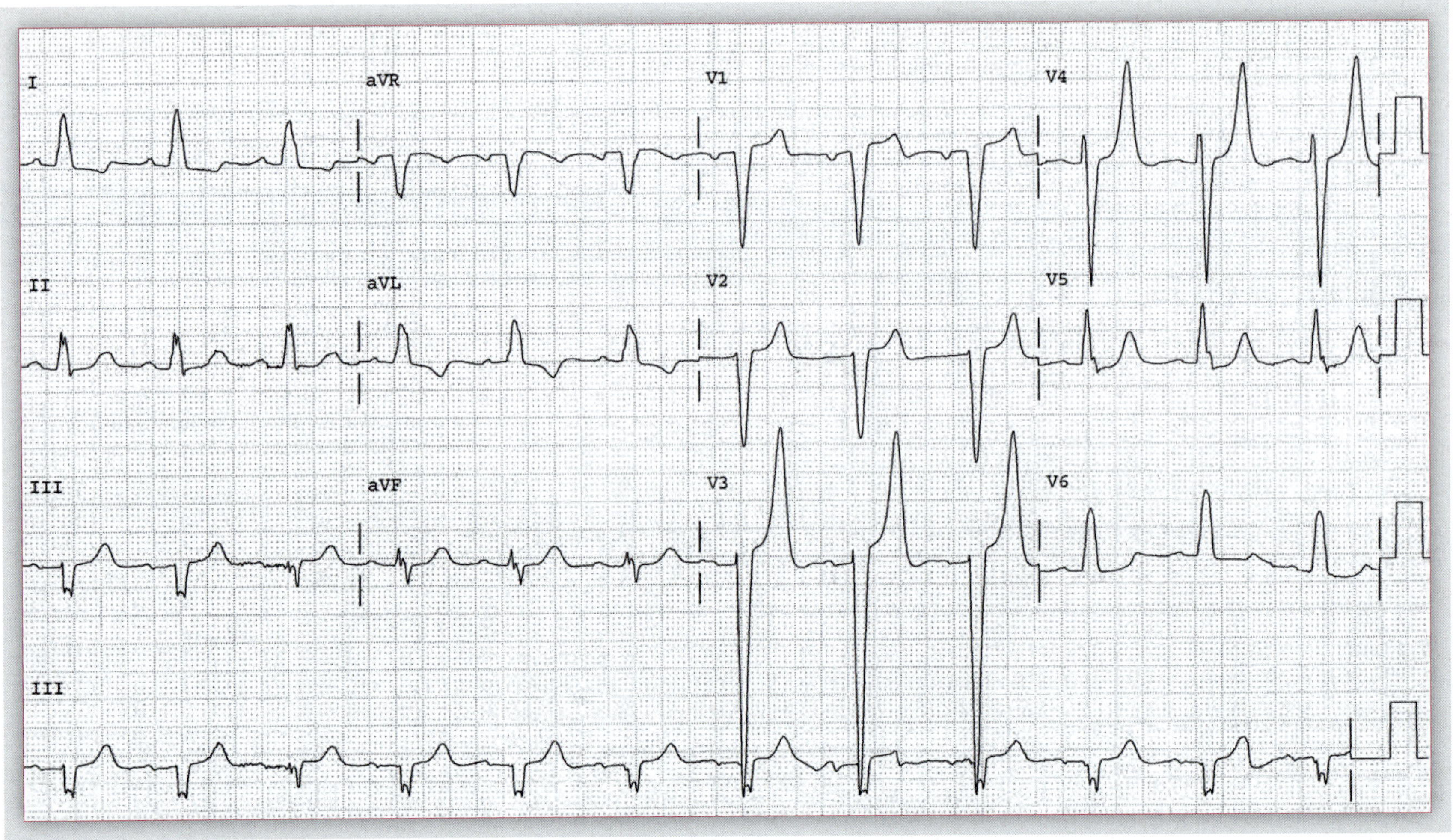

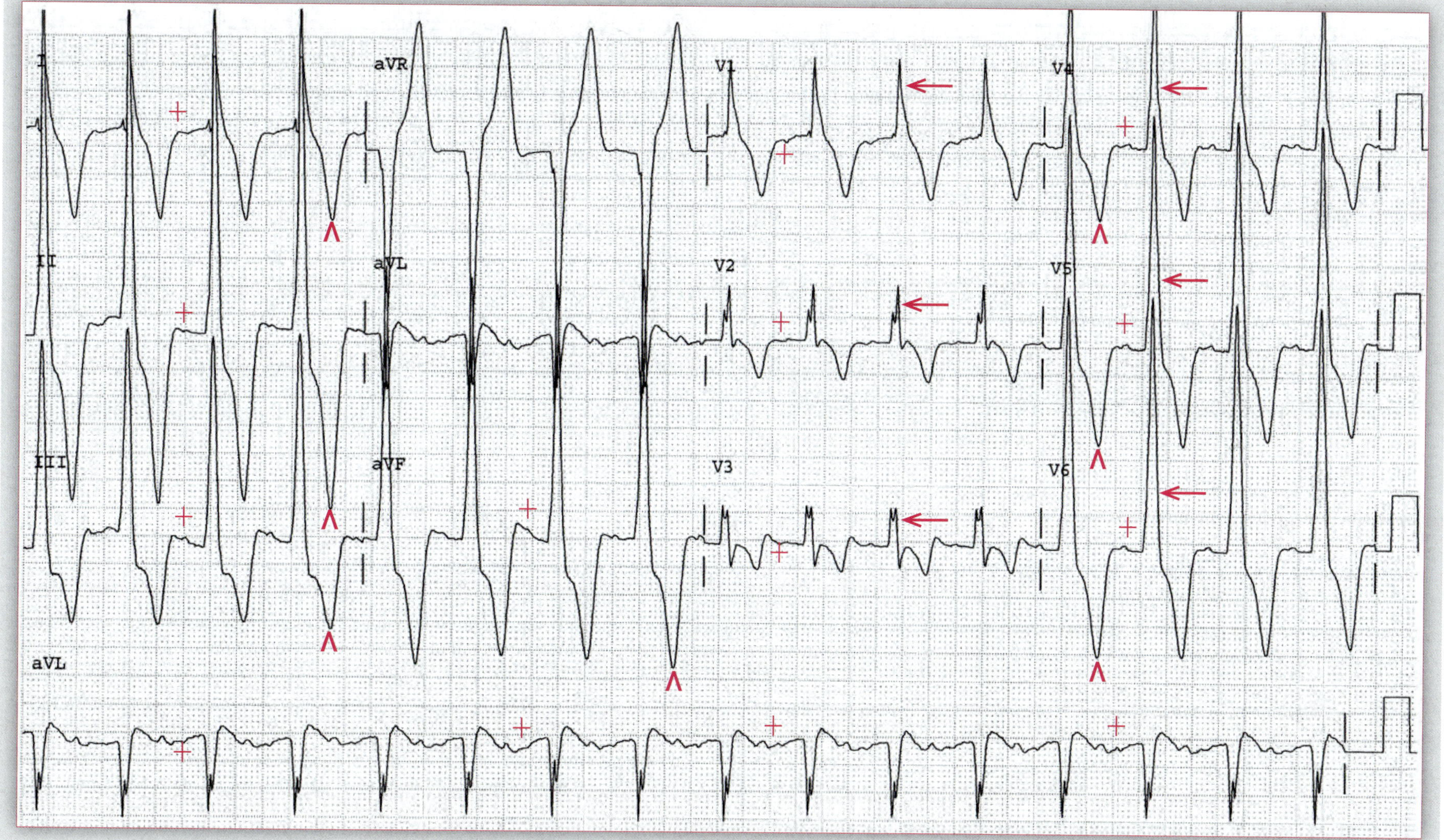

心电图 55A 分析：窦性心律，Ⅰ度房室传导阻滞，心室内传导延迟（IVCD），左心室电极导联记录。

心电图 55A 显示节律规整，心率 94 次 / 分。每个 QRS 波群之前均有 P 波(+)(V_4~V_6 和 Ⅱ、aVF 导联最清晰)。PR 间期固定(0.20 s)。P 波在 Ⅱ、aVF、V_4~V_6 导联直立，因此这是正常窦性心律。QRS 时限增宽(0.16 s)，但 QRS 波形态不呈典型的右束支或左束支传导阻滞图型。QRS 波群形态确实很不正常。QRS 波群的波峰呈“钉”样，整个胸前导联 QRS 波群形态一致(←)，主波向上(V_1~V_6 导联呈高大的 R 波)，这种波形常见于冲动绕过希 - 浦系统直接激动心室时(即起搏心律、室性波群或预激综合征)。另外，该心电图中可见显著的 ST 段压低和广泛而深大的 T 波倒置(∧)。而每个 QRS 波群之前均有 P 波且与 QRS 波相关或 PR 间期固定，提示这是窦性心律且存在正常的房室传导；而不是起搏或室性节律。没有看到 δ 波提示不是预激综合征。因此心电图 55A的 QRS 波群是利用临时起搏器导线或放在右心室表面的心外膜电极直接记录心室电活动的结果。钉样的 QRS 波群类似心室电图。心脏手术后常规放置心外膜电极，以防术后起搏的需要。直接心室心外膜电极导联记录心电图偶尔用于心脏手术后测试电极的完整性。

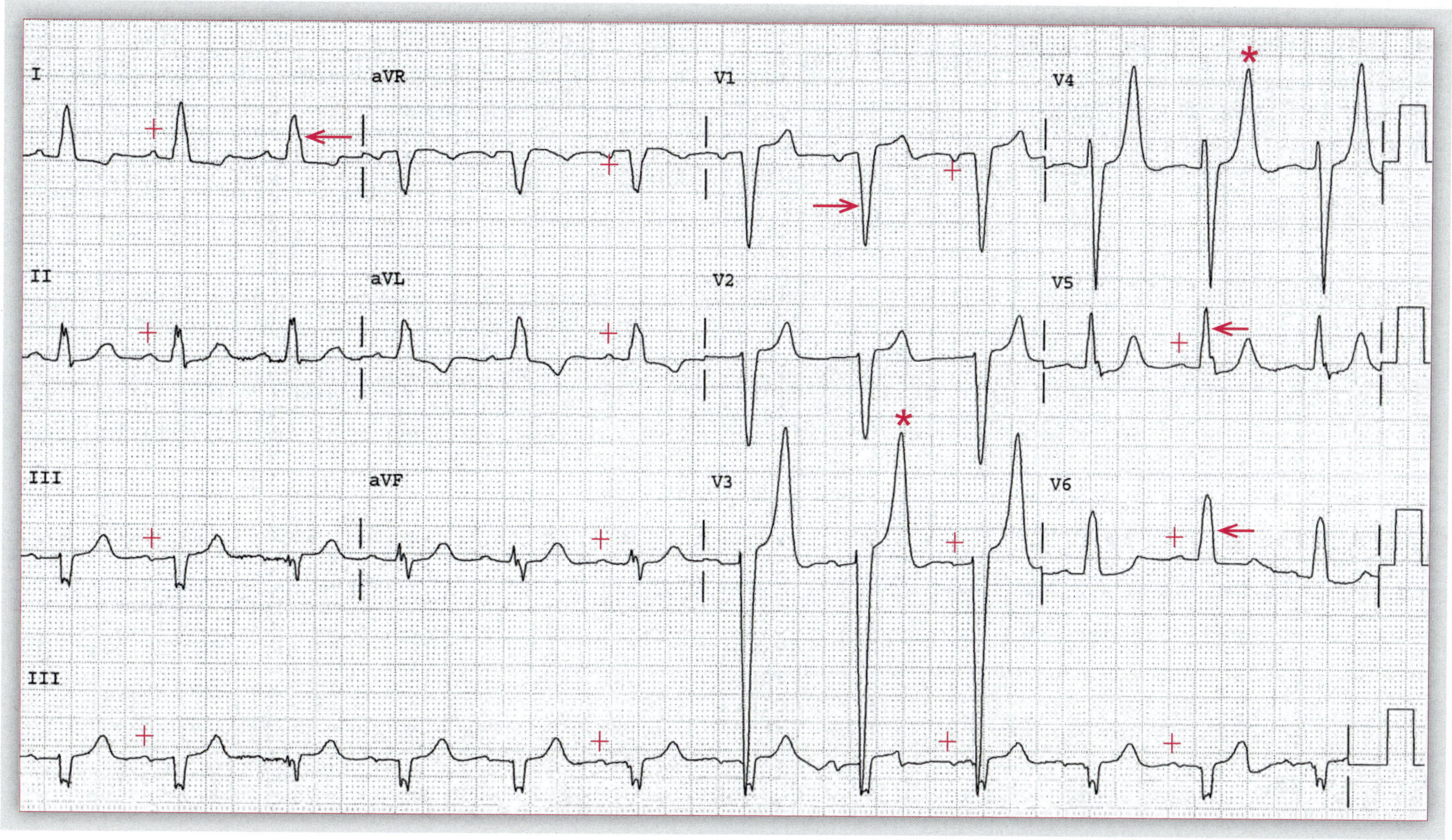

心电图 55B 分析：窦性心律，I 度房室传导阻滞，左束支传导阻滞。

心电图 55B 是在正常标准下记录的心电图，与心电图 55A 来自于同一位患者。它的节律规整，心率 70 次 / 分。每个 QRS 波群之前均有 P 波(+)，PR 间期固定(0.20 s)。P 波形态正常，在Ⅰ、Ⅱ、aVF、V_4~V_6 导联直立，aVR 导联倒置。因此是正常的窦性心律。QRS 时限增宽(0.16 s)，呈典型的左束支传导阻滞型，即Ⅰ、V_5~V_6 导联呈宽 R 波(←)，V_1 导联呈 QS 波(→)。T 波非常突出(高尖)，尤其是在 V_3~V_4 导联(*)，但呈非对称性，因此是正常的。QT/QTc 间期延长(460/500 ms)，但校正增宽的 QRS 时限后 QT/QTc 间期正常(400/430 ms)。常规心电图描记的 QRS 波群与利用心室起搏电极记录的心电图 55A 的 QRS 波群有非常大的反差。■

一名 77 岁女性患者，最近接受了主动脉瘤修复术，因血氧饱和度低仍留有气管插管，住在 SICU。给她描记了一份心电图。心脏病专家阅读心电图后要求重新描记一份。

心脏病专家注意到了什么异常需要重新描记一份心电图?

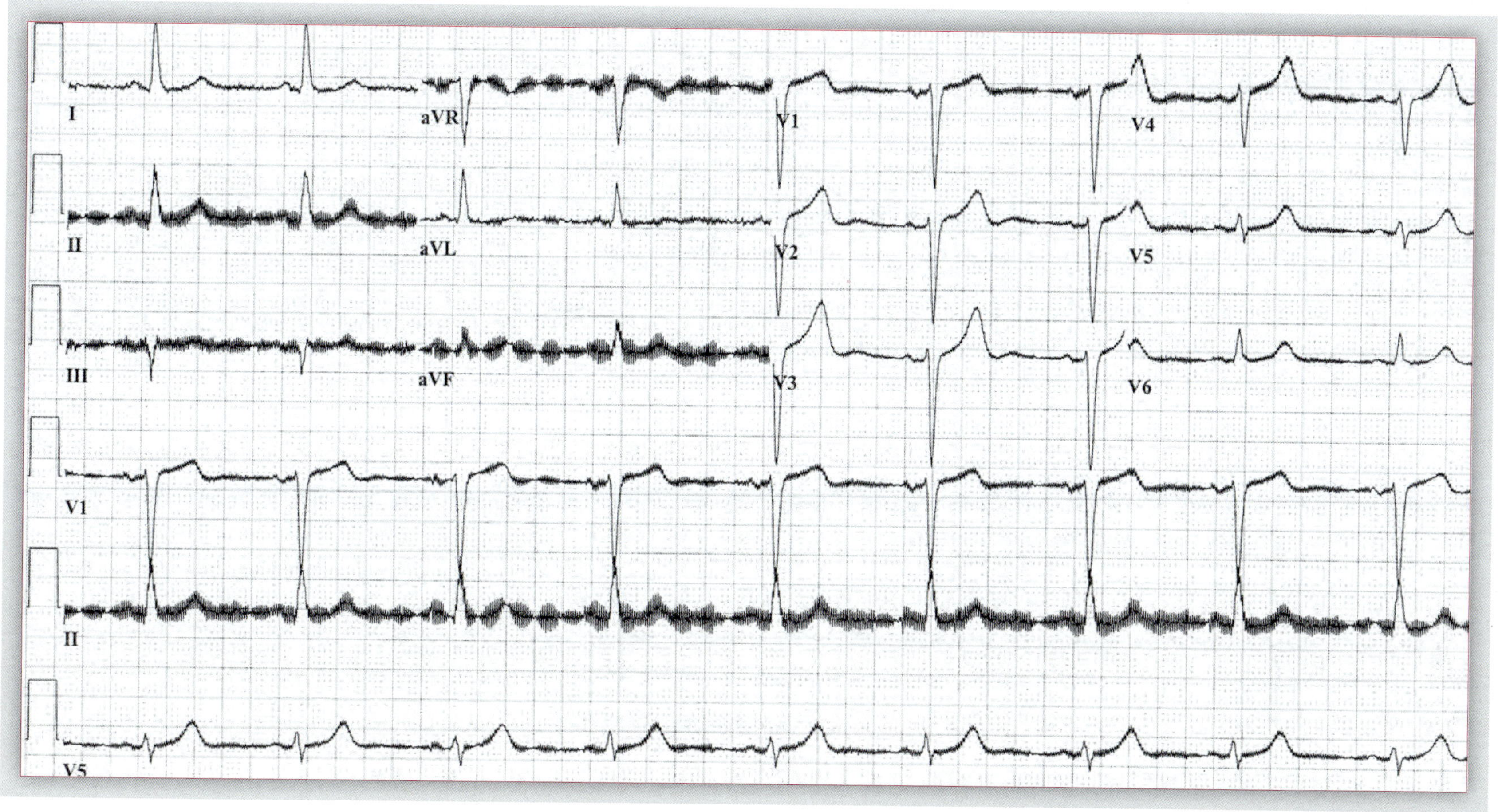

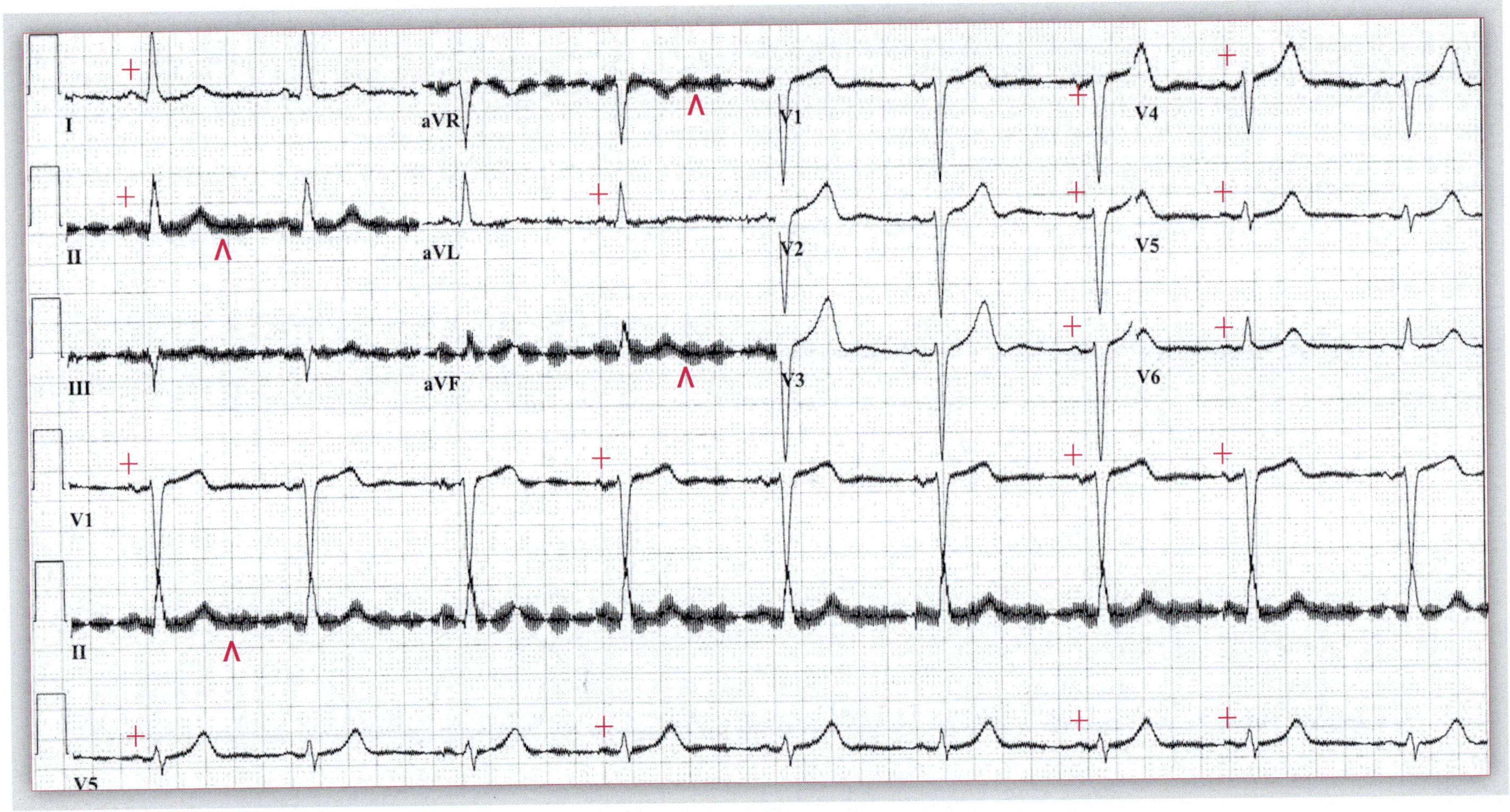

心电图 56 分析:正常窦性心律,交流电干扰。

这份心电图的节律规整，心率 54 次 / 分。每个 QRS 波群之前均有 P 波（+），PR 间期固定（↔）（0.16 s）。P 波在 Ⅰ、Ⅱ、V_4~V_6 导联直立，因此是窦性心律。QRS 时限正常（0.10 s），形态正常，电轴正常在 0° ~+90°（Ⅰ、aVF 导联 QRS 波主波向上）。QT/QT c 间期正常（440/420 ms）。

Ⅱ、Ⅲ、aVL、aVF 导联可见明显干扰（^）。这种类型的干扰是交流电（60-cycle）干扰造成的，常发生在重症监护病房里，因为里面有许多类型的电子设备。■

病例 57

一名 62 岁男性患者，既往有前壁心肌梗死（MI）和心衰病史，因心悸和头晕就诊急诊室。体格检查提示脉搏正常规整，血压正常。无颈静脉怒张。肺部听诊呼吸音清晰。既往前壁 MI 使心尖搏动向外侧移位，可听到第三心音。心尖部可闻及柔和的吹风样杂音。下肢无水肿。需要注意的是该患者有轻度震颤。描记的一份心电图引起了护士的警觉。她通知了主治医生和呼吸治疗师。

心电图描记到什么异常？
什么发现引起了护士的注意？
引起异常的原因是什么？

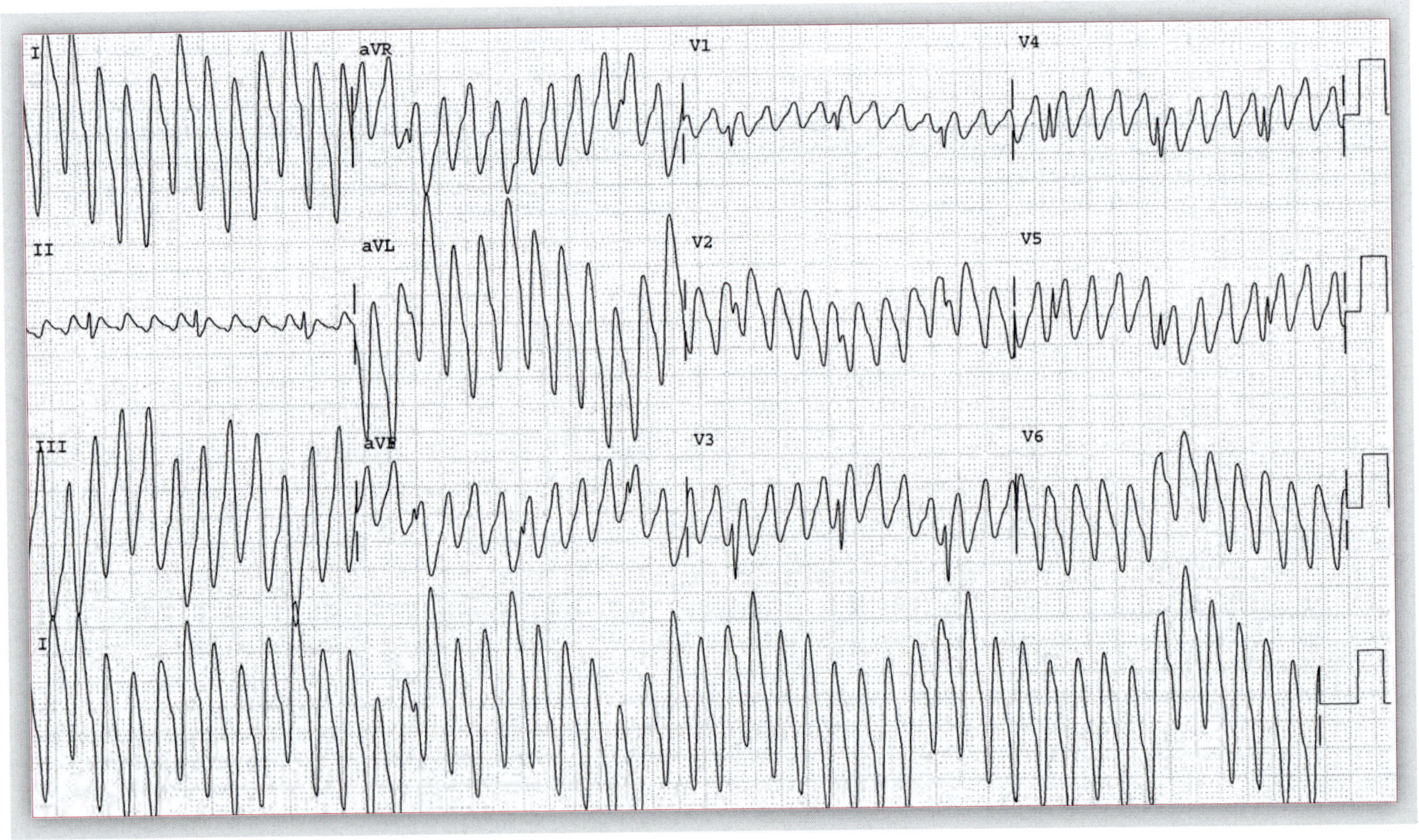

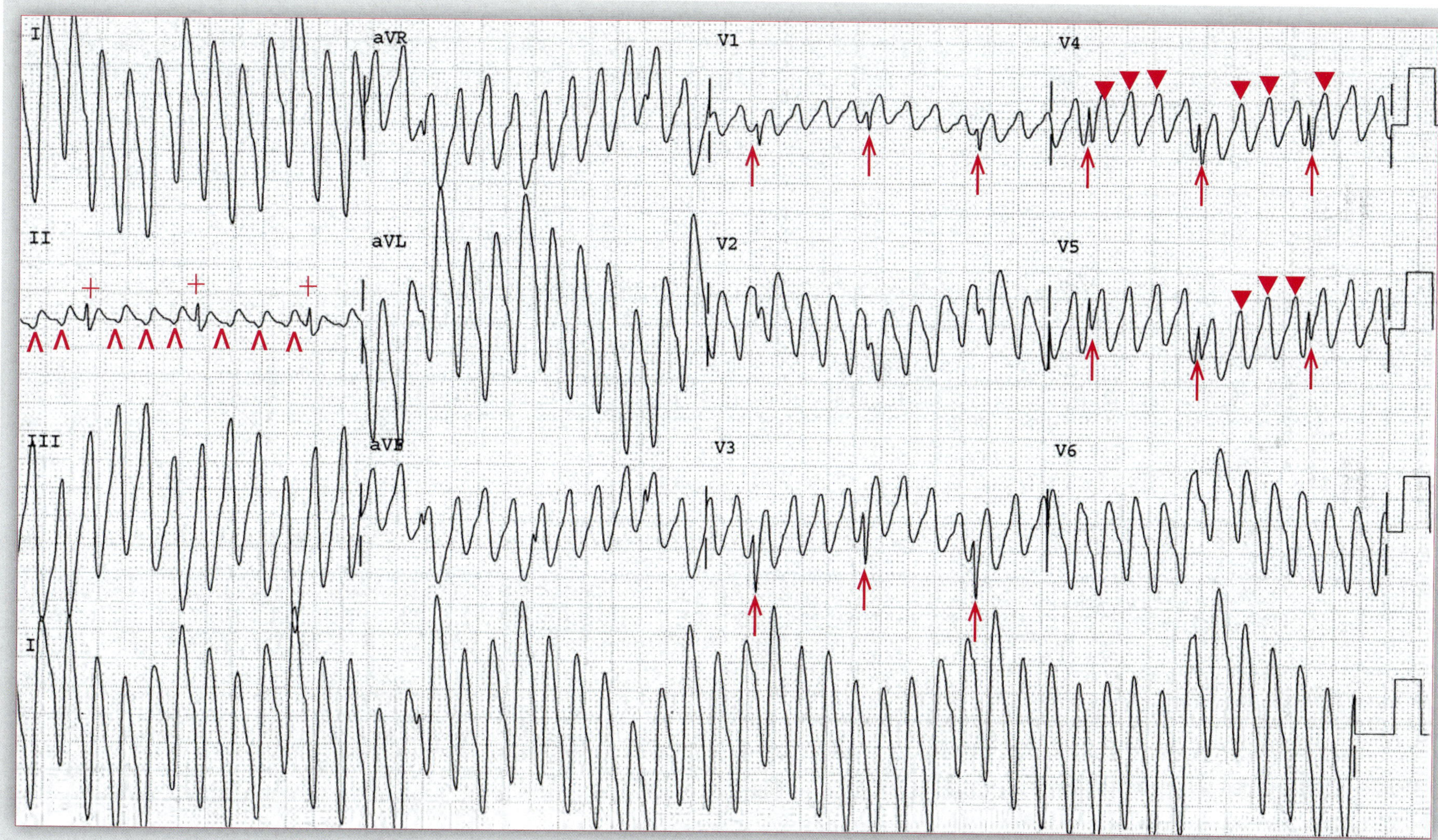

心电图 57 分析：心房扑动伴稳定的心室传导，显著干扰。

心电图显示为一种快速(频率280次/分)、规则、宽大畸形的波形。这种波形类似于快速室性心动过速。然而,应该注意到的是Ⅱ导联可见明显的窄QRS波(+),以及心房扑动波(∧)。此外,仔细分析V_1、V_3、V_4导联可见清晰的QRS波群(↑),也存在一种看起来像心房扑动波的波形(▼)。每一列导联都是同步记录,在Ⅱ导联看到的波形与在Ⅰ、Ⅲ导联看到的波形应该相同,在V_1、V_3、V_4导联看到的波形应该与其在同一列的其他导联看到的波形相同。因此,这种快速、规则的波动不是室性心动过速,而是干扰,可能是患者静止性震颤造成的。■

一名 75 岁老年女性患者，既往有帕金森病史，因胸骨后不适就诊。送往医院后被安置了心脏遥测装置。数小时后护士观察到快速、规则且宽大畸形的心动过速，她拨打了救助电话。当救助人员到达房间时发现患者舒适地躺在病床上。给她描记了一份心电图。

护士究竟看到了什么？
是否可以解释遥测装置上看到的异常？

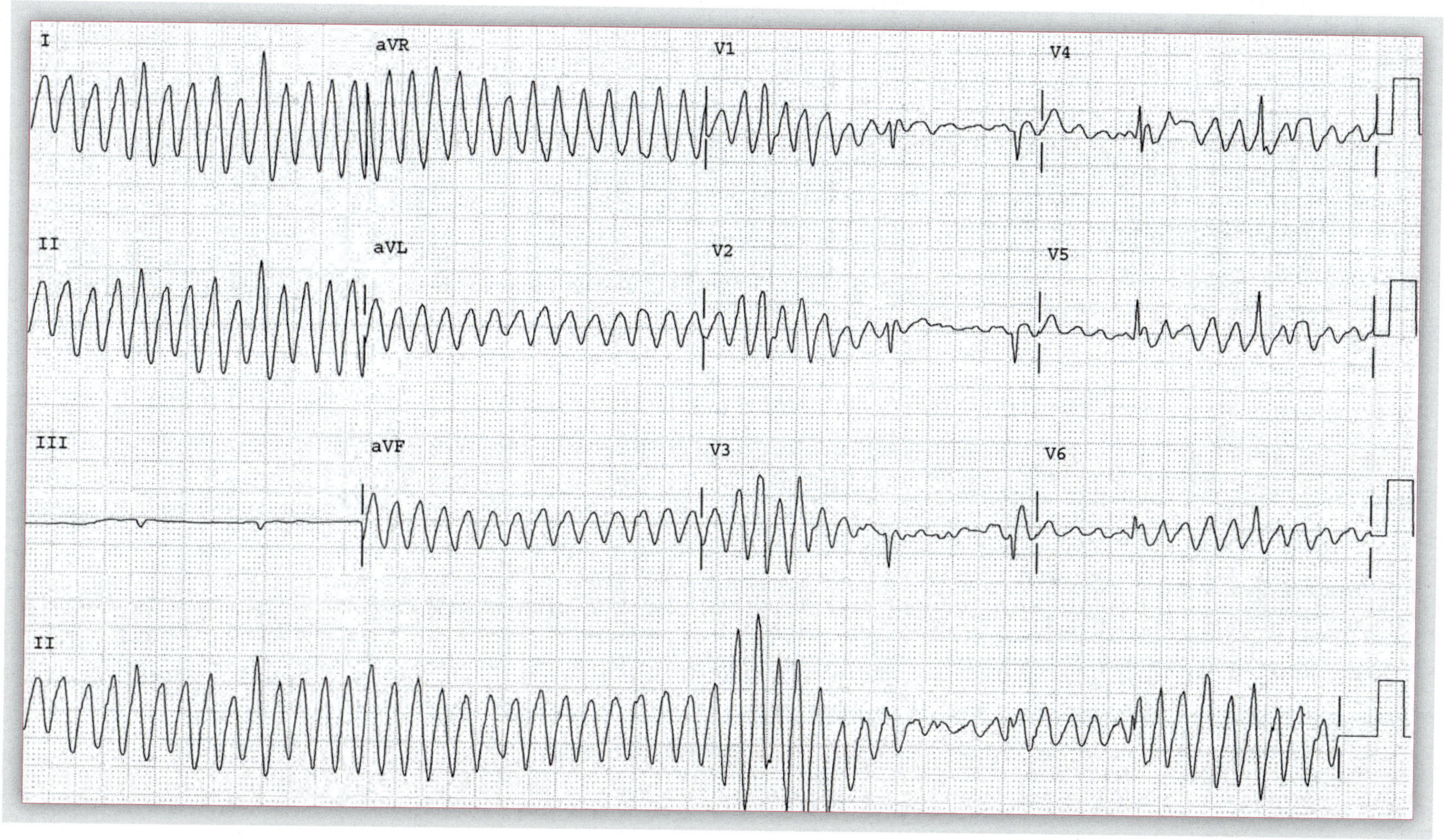

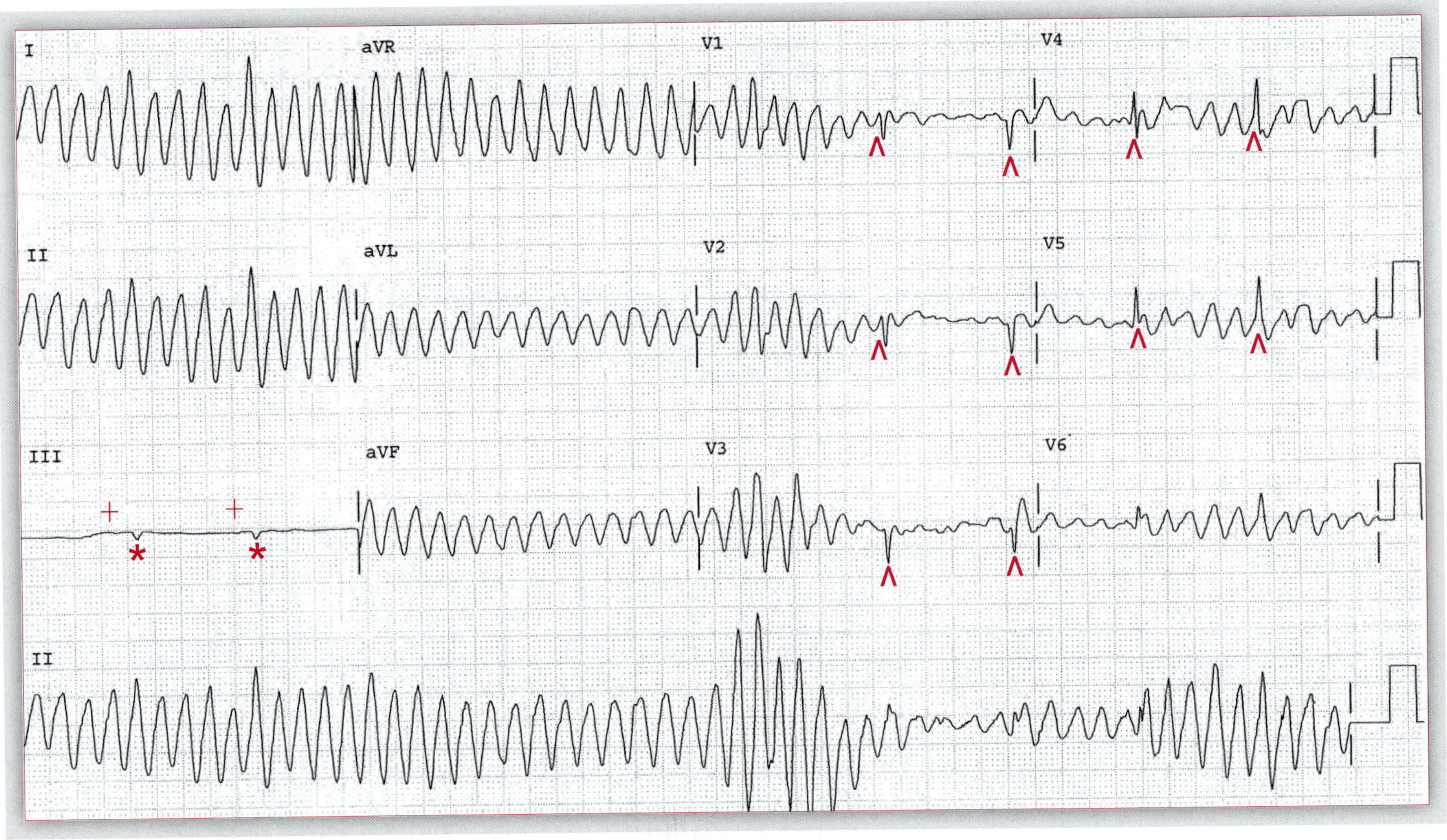

心电图 58 分析:正常窦性心律,干扰。

心电图显示了快速、规则且宽大畸形的波形，频率接近 300 次 / 分。波形似乎是变化的，提示多形性室性心动过速可能。而这些波形虽然看起来像是室性心动过速，但在Ⅲ导联可以看到清晰的窄 QRS 波（ * ）以及它前面的 P 波（+），提示为窦性心律。Ⅲ导联与Ⅰ、Ⅱ导联是同步记录的，因此在这些导联的异常波形是干扰。实际上 V_1~V_6 导联的干扰波之间可以看到清晰的 QRS 波（∧）。因此，最可能的解释是护士把显示器显示的干扰误认为是心律失常。这个干扰无疑是患者的帕金森病造成的。

干扰在遥测技术上非常普遍，它可能是由于震颤、患者的活动（如刷牙）、导联松动、导线断裂或是患者玩弄遥测导联造成的。■

病例 59

一名 72 岁的女性，因尿路感染于全科卫生服务中心主诊。既往病史有：因症状性心动过缓植入心脏起搏器，因顽固性尿失禁植入膀胱刺激器以及骨质疏松症。在心动过缓的体检报告中有一份心电图。实习医师将该病患的情况呈交给她的主治医生，并想知道心脏电生理学检查是否可以解决起搏器故障。

有什么异常？

你是否同意实习医师的心电图解释？为什么？

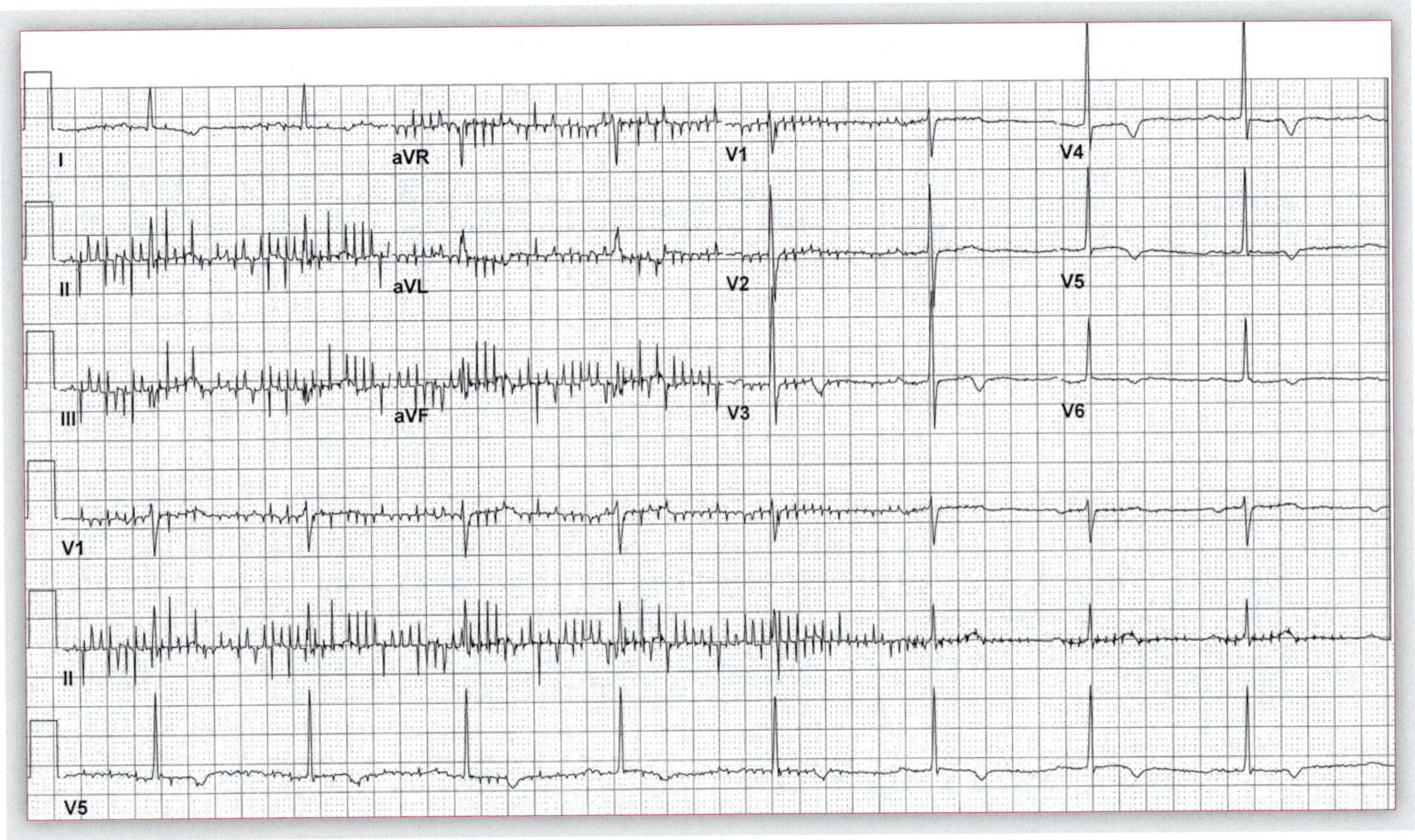

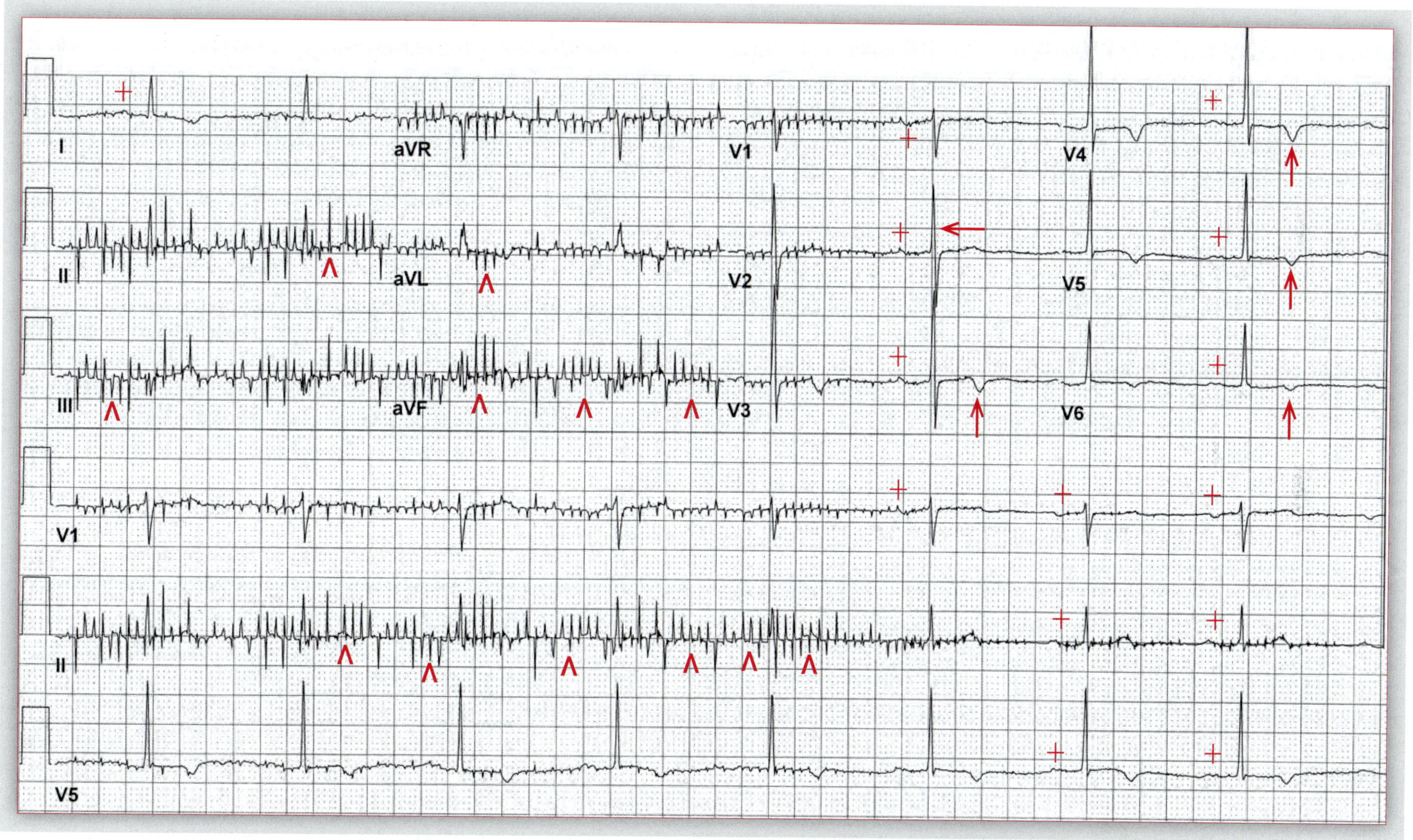

心电图 59 分析:窦性心动过缓伴 I 度房室传导阻滞,逆钟向转位,非特异性 ST-T 改变,膀胱刺激器引起的伪差。

节律规整，心率 52 次 / 分。每个 QRS 波前均有 P 波(+)，PR 间期固定(0.28s)。P 波直立，尤其在Ⅰ、V_4~V_6 导联明显，所以是窦性心律伴Ⅰ度房室传导阻滞。Ⅱ、Ⅲ、aVR、aVL、aVF 导联因伪差看不到 QRS 波，这些伪差干扰了 QRS 波的识别(^)。但 QRS 波在胸前导联很明显。V_2 导联高 R 波(←)是因为过早移行或水平面电轴的逆钟向转位，即从膈肌下方沿着假想的心脏长轴观察而确定。逆钟向转位时，左心室综合向量出现早，可以解释 V_2 导联的高 R 波。QT/QTc 间期正常(440/410 ms)。V_3~V_6 导联 T 波(↑)非特异性改变。虽然人为假象很像起搏刺激信号，但它们实际上是外囊刺激器所致。

起搏器的起搏频率不可能非常快，而且，起搏器可能无法感知自身的 P 波及 QRS 波，也可能无法规律起搏心腔，如起搏器电极导线断裂时。无论哪种情况都可能导致体表心电图上出现随机发放的起搏刺激信号。起搏器感知功能低下可能偶尔引起夺获，但起搏的时机可能不合适。起搏电极导线断裂不会产生正常的起搏。该患者的起搏器功能可能正常，低限起搏频率可能低于 52 次 / 分，因为心电图中没有看到起搏刺激信号。■

病例 60

一名既往身体健康的 44 岁男性患者，因上腹部不适就诊急诊室，初步诊断为消化不良。但是医生查看心电图（心电图 60A）后表示担心，要求复查一份心电图（心电图 60B）。

心电图 60A

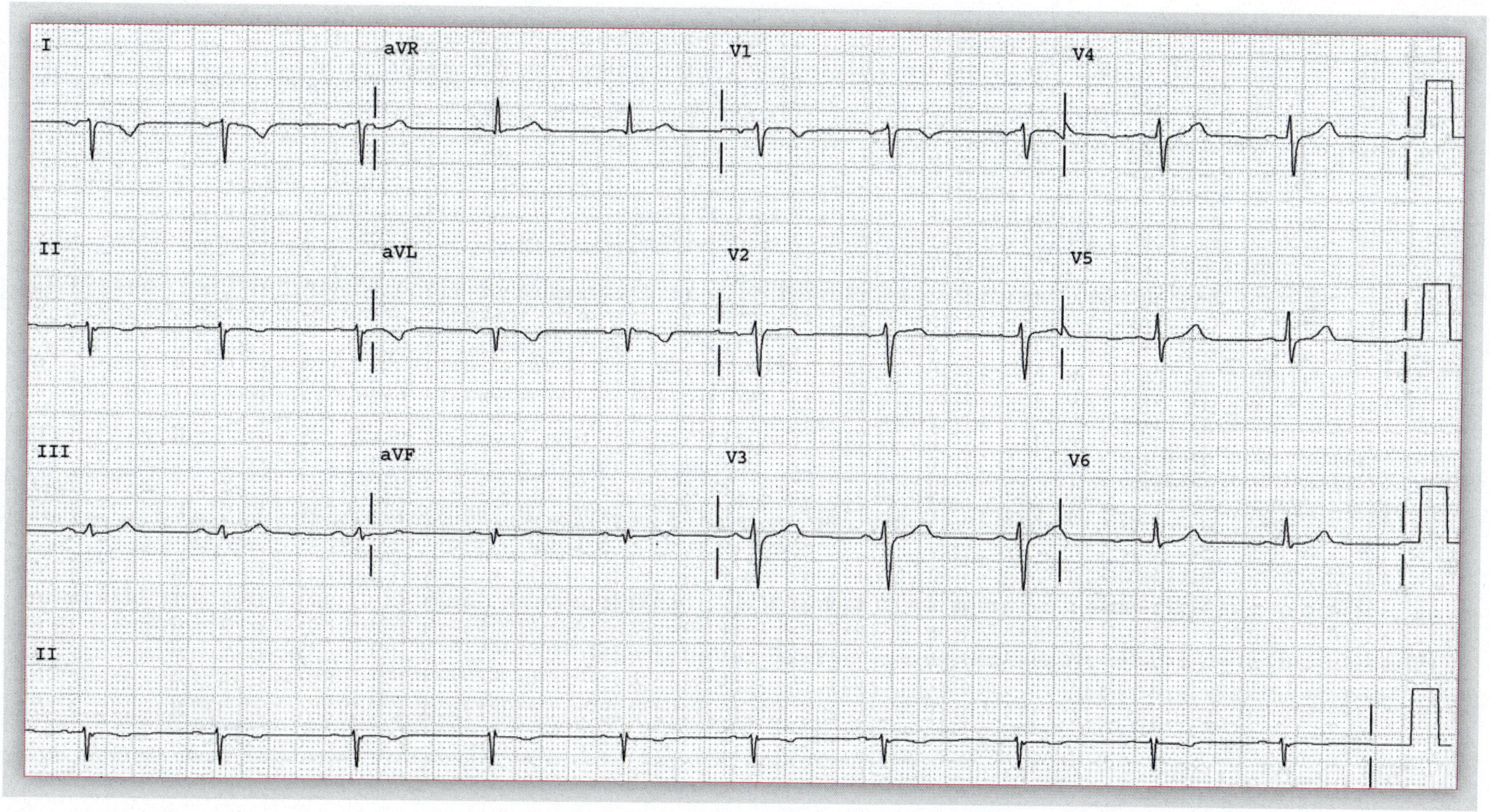

心电图提示什么?
最可能的解释是什么?

心电图 60B

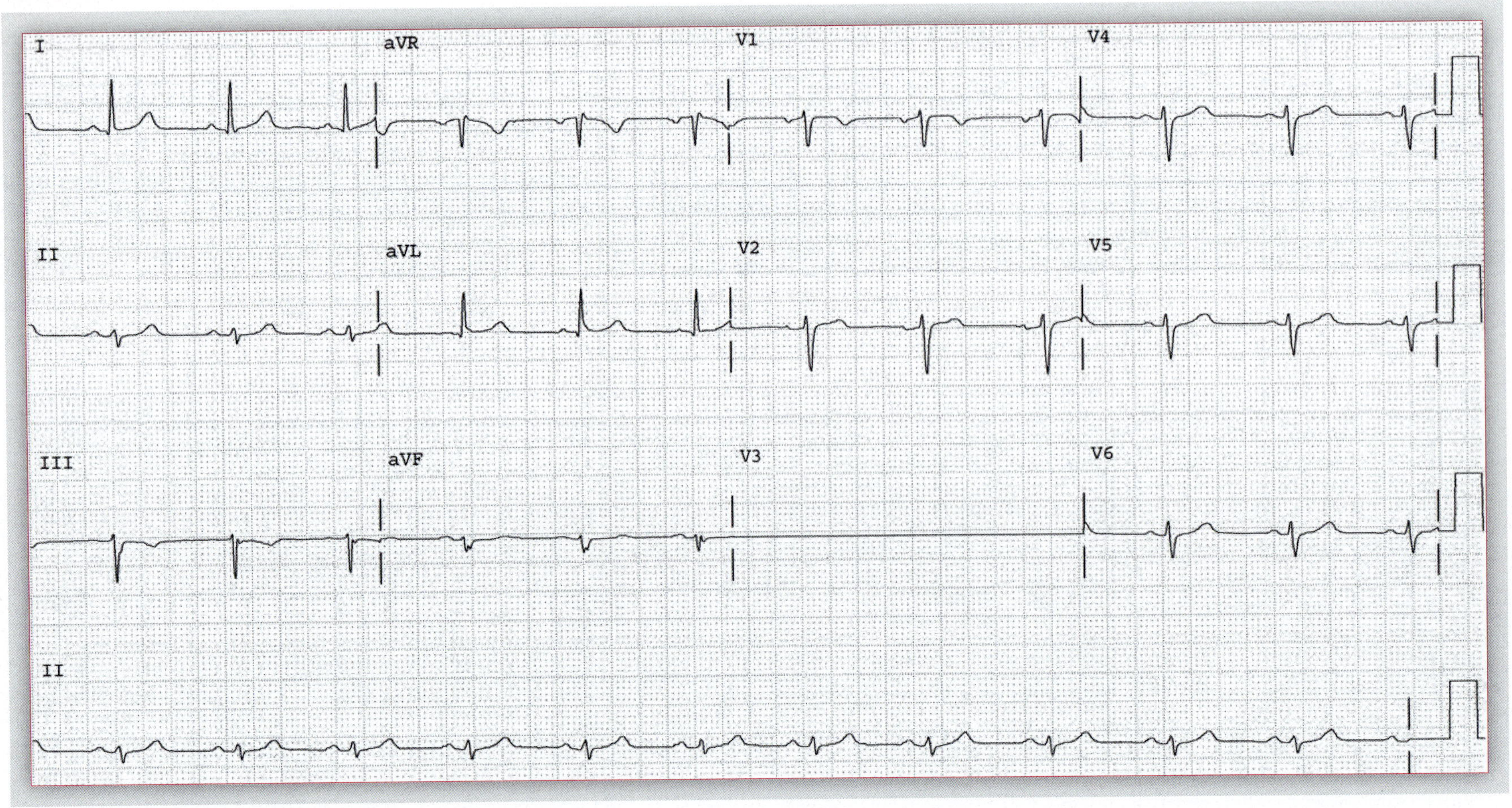

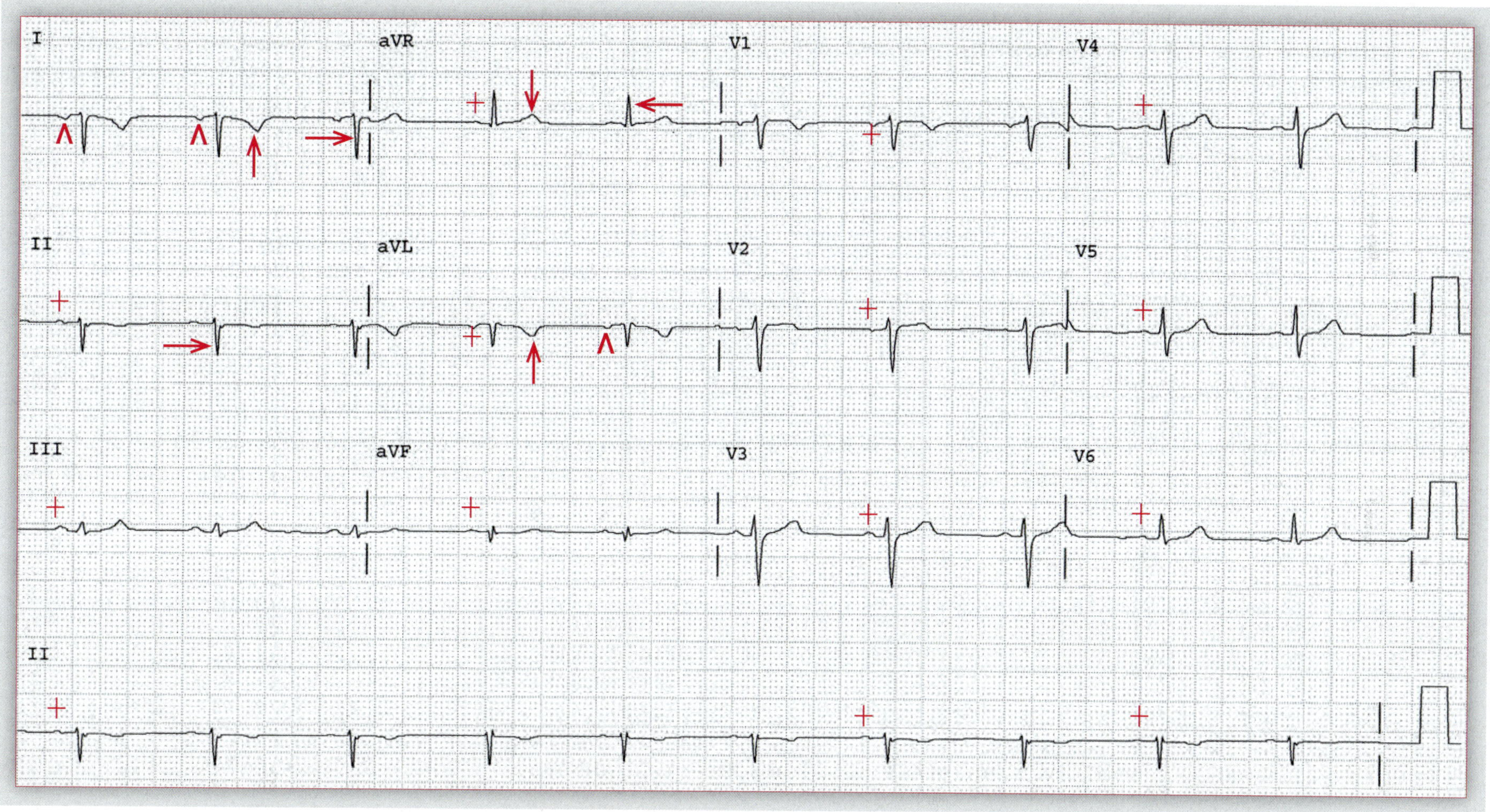

心电图 60A 分析：正常窦性心律，左右手电极反接。

心电图 60A 显示节律规整,心率 60 次 / 分。每个 QRS 波前面均有一个 P 波(+, ∧),PR 间期固定(0.16s)。Ⅰ、aVL 导联 P 波倒置(∧),Ⅱ、aVR、aVF、V_4~V_6 导联 P 波直立。

QRS 时限正常(0.08s)。额面电轴异常(不确定电轴),因为Ⅰ、Ⅱ导联 QRS 波主波向下(→),aVR 导联 QRS 双向(←),aVR 导联为高 R 波(←)。胸前导联 QRS 波形态正常。QT/QTc 间期正常(400/400ms)。T 波在Ⅰ、aVL 导联倒置(↑),aVR 导联直立(↓)。异常的电轴和Ⅰ、aVL 导联 QRS 波、P 波、T 波的倒置,以及 aVR 导联 QRS 波、P 波、T 波的直立,是左右手反接的特征性改变,以致于Ⅰ、aVR、aVL 导联颠倒。QT/QTc 间期正常(400/400ms)。

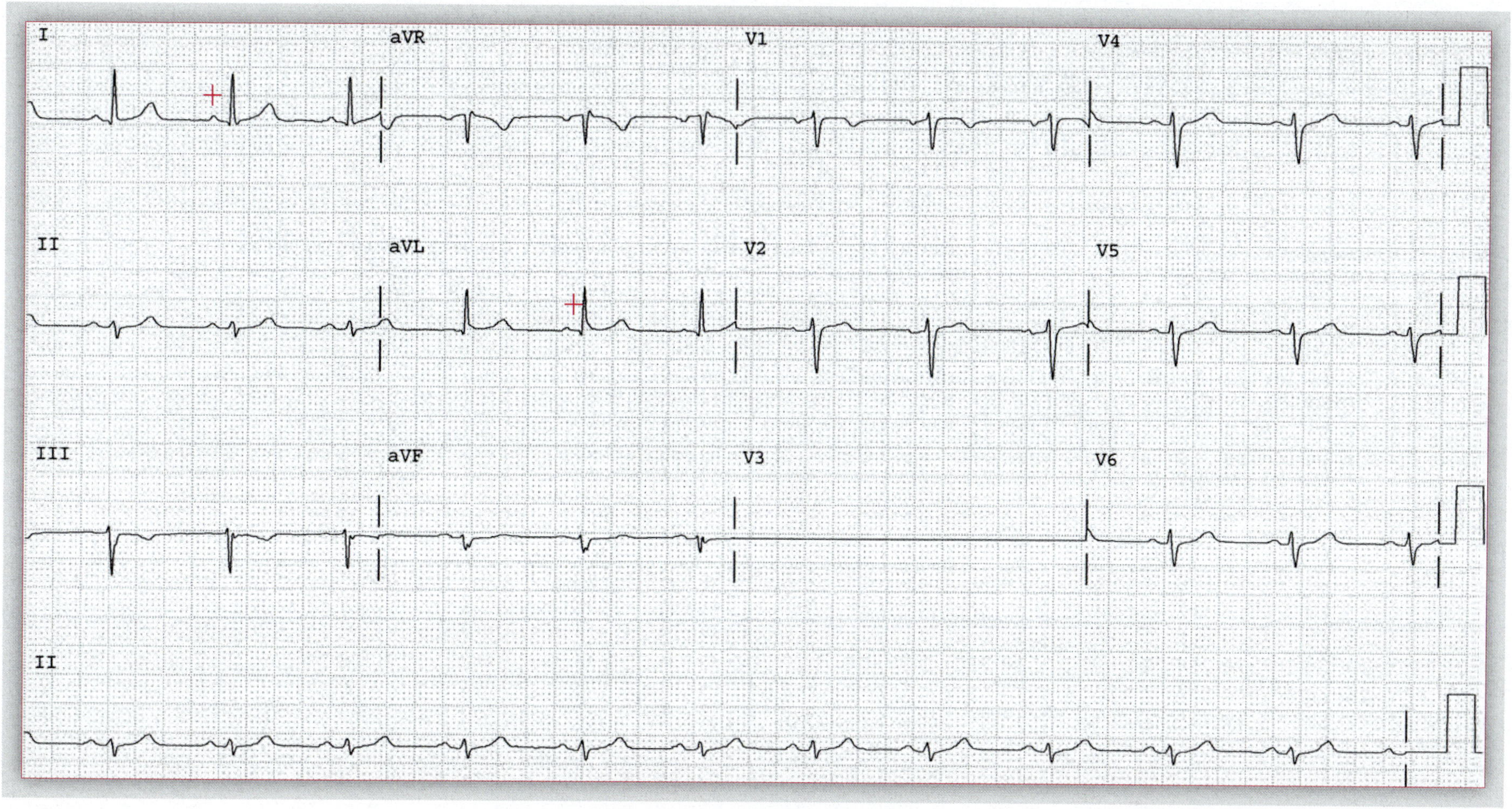

心电图 60B 分析:窦性心律,正常心电图。

心电图 60B 是在左右手导联位置正常时描记的。可以看出Ⅰ、aVL 导联(+)QRS 波群、P 波和 T 波均直立，aVR 导联倒置。这是正常的图形，因此是窦性心律。QRS 波在Ⅰ导联主波向上，而在Ⅱ导联呈双向，aVF 导联向下。因此，电轴左偏，在 0°~-30°（约 -30°）。QRS 时限、形态及 QT/QTc 间期与心电图 60A 中相同。■

一名 71 岁女性患者，就诊其初级保健医生。实习医生描记了一份心电图（心电图 61A），医生注意到电轴与基础心电图（心电图 61B）相比发生了不寻常的变化。

心电图 61A

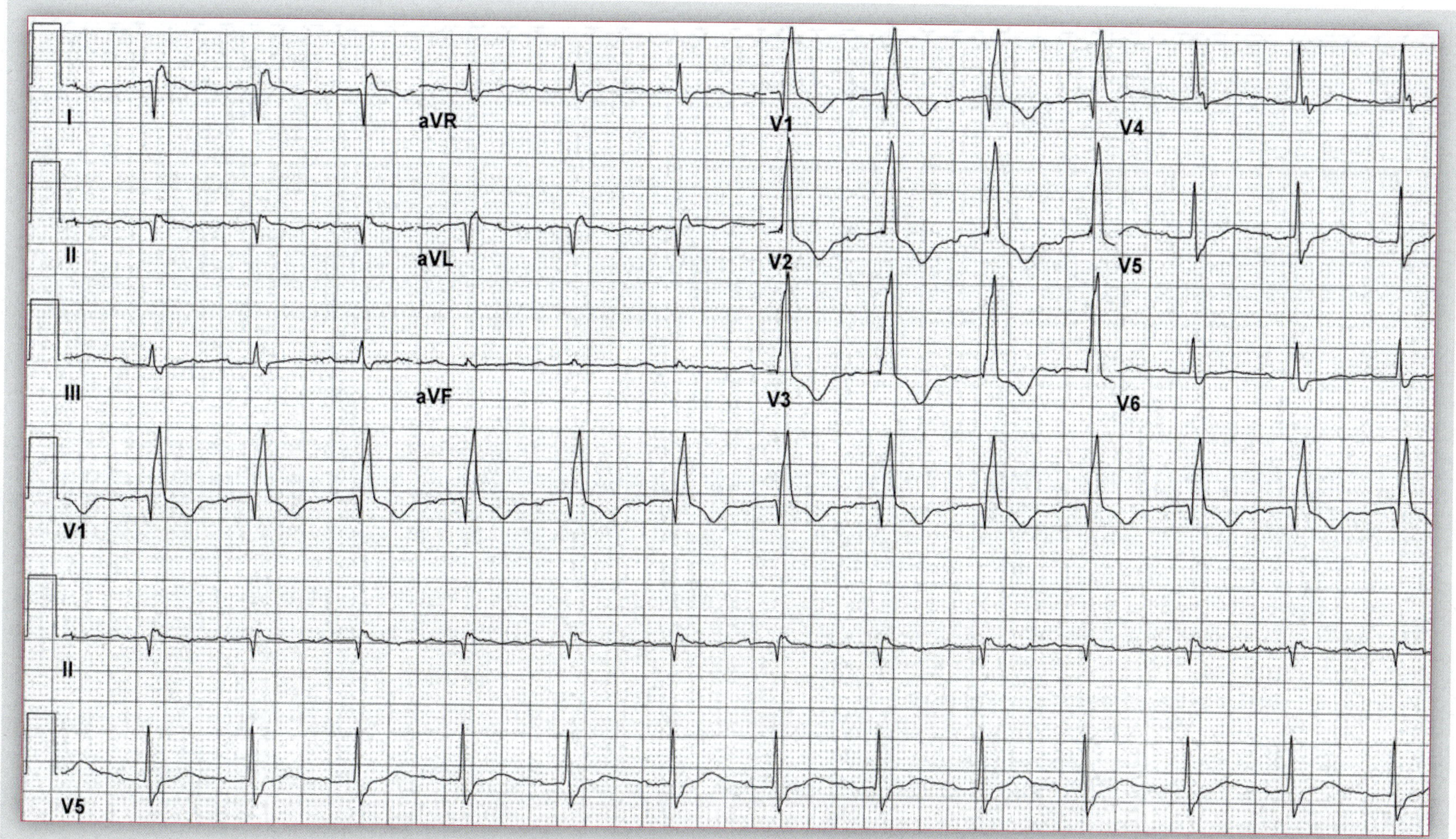

这些改变可能的解释是什么?
怎样被纠正?

心电图 61B

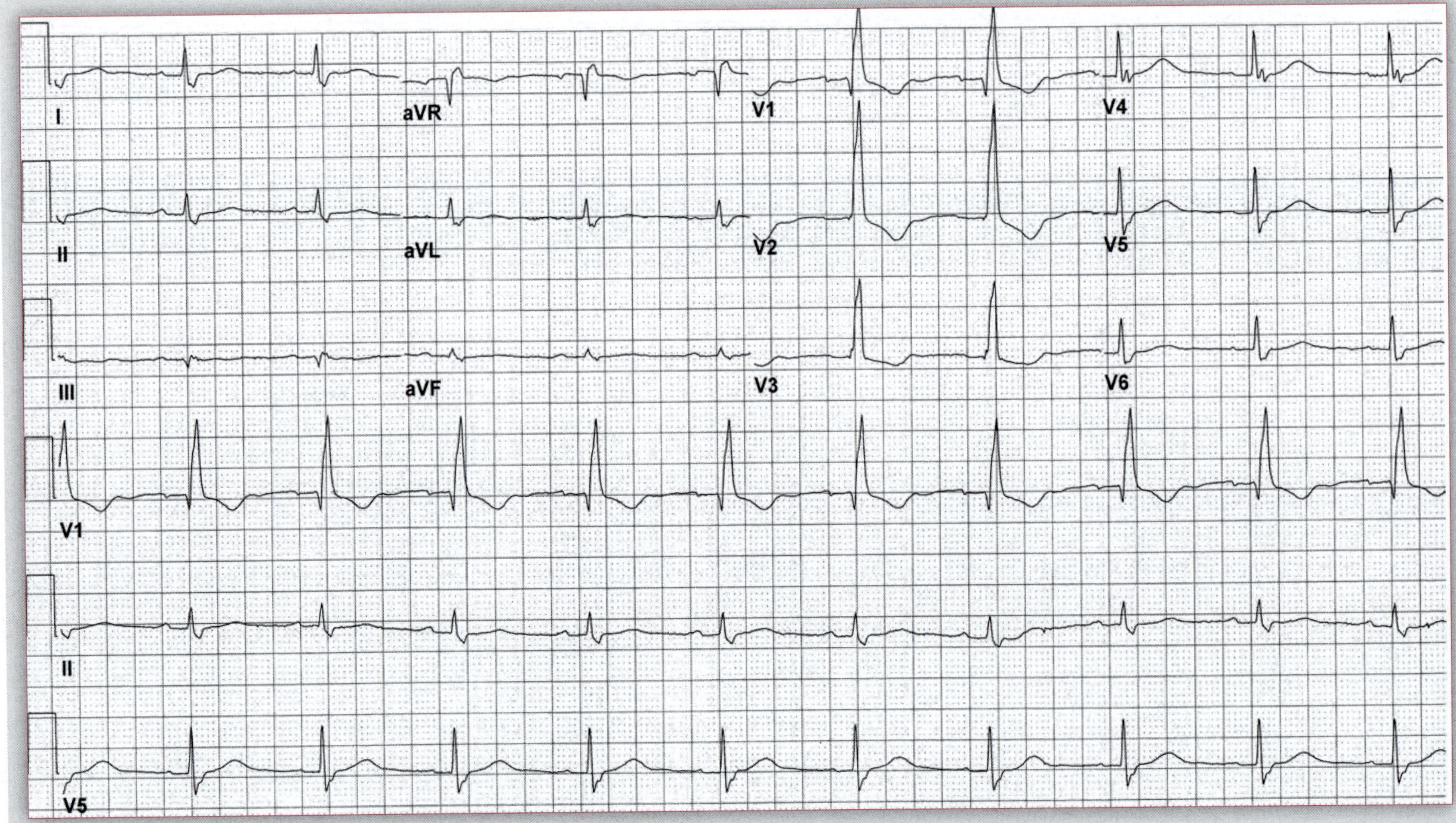

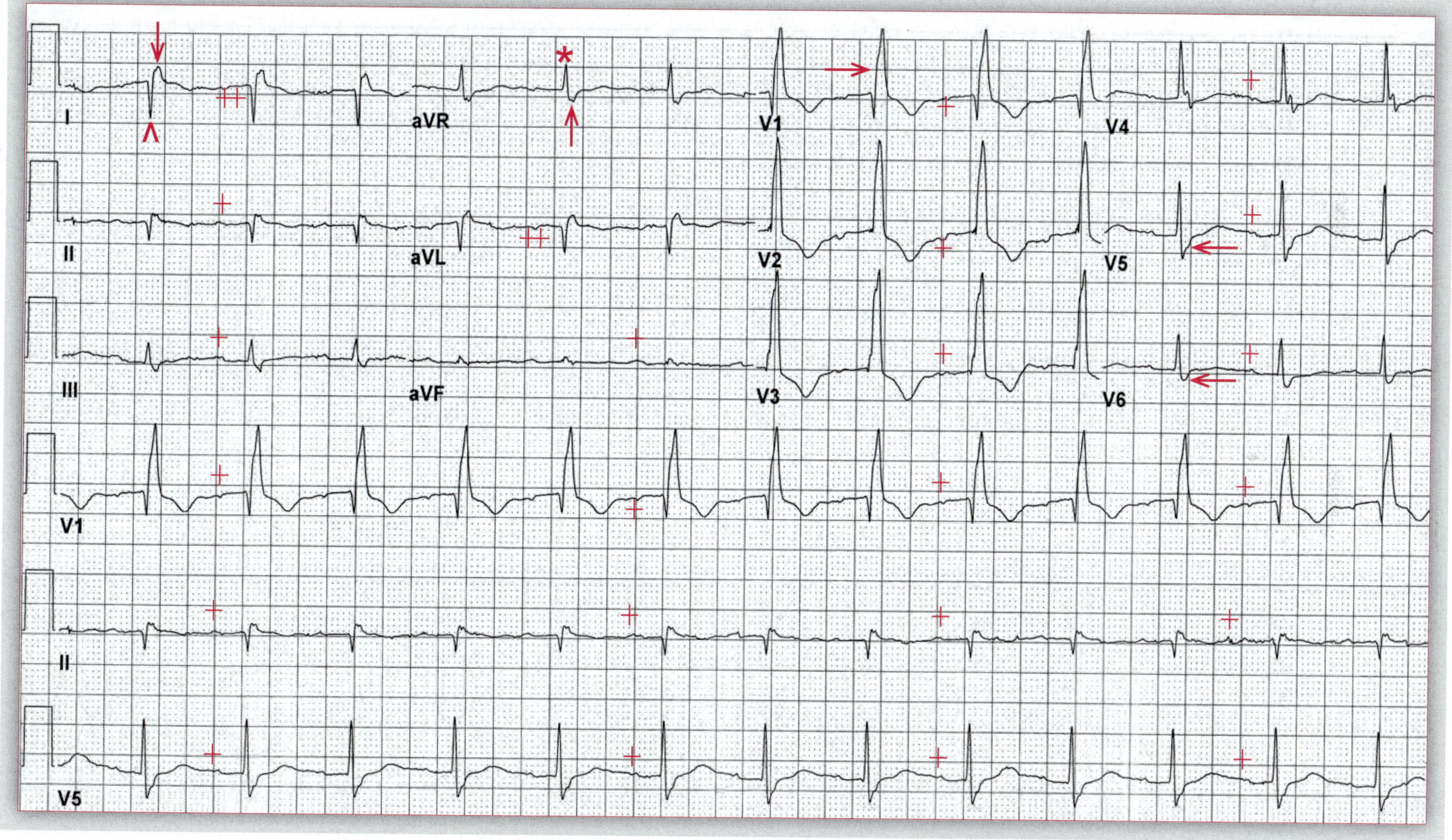

心电图 61A 分析：正常窦性心律，右束支传导阻滞(RBBB)，左右手反接的不确定电轴。

心电图 61A 显示节律规整,心率 80 次 / 分。每个 QRS 波之前均有 P 波(+),PR 间期固定(0.26s)。P 波在Ⅰ、aVL 导联倒置(++),尽管在Ⅱ、aVF、V_4~V_6 导联直立。

QRS 时限增宽(0.16s),呈 RBBB 型,V_1 导联呈宽 R 波(→),V_5~V_6 导联 S 波增宽(←)。QT /QTc 间期延长(400/460ms),校正增宽的 QRS 时限后 QT /QTc 间期正常(340/390ms)。但Ⅰ导联为 Q 波(^)和宽 R(↓),aVR 导联为高 R 波(*)和宽 S 波(↑)。这些导联的 QRS 波形态对于 RBBB 是不典型的。另外,心电图中存在怪异的不确定电轴,Ⅰ、Ⅱ导联 QRS 波主波向下,aVF 导联主波向上。因此,QRS 波的形态不符合任何特异的心电图图形。

Ⅰ、aVL 导联 P 波倒置(↓),电轴不能确定和Ⅰ、aVR 导联特殊的 QRS 波形态是左右手导联反接的特点,左右手导联反接时Ⅰ、aVR、和 aVL 颠倒。

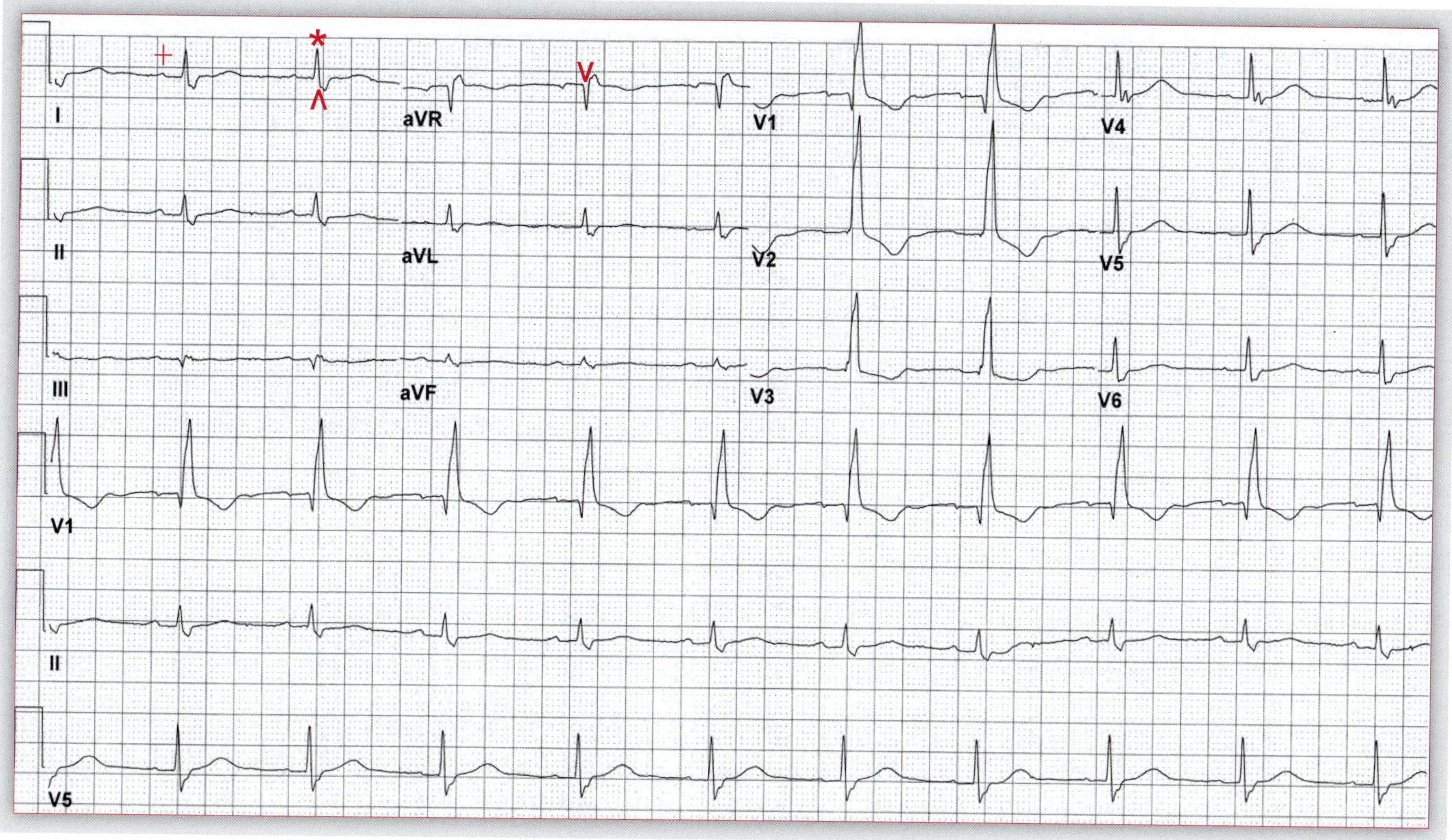

心电图 61B 分析:正常窦性心律,RBBB,导联位置正常。

事实上,心电图61B为左右手导联正常连接后记录。可以看到I导联为R波(*)和宽S波(^),呈典型的RBBB型，aVR(V)呈Qr型。电轴正常,在0°~+90°(Ⅰ、aVF导联QRS波主波向上)。Ⅰ、aVL导联P波直立(+)。因此两份心电图都是窦性心律。■

一名 29 岁男性，为行入职前体检就诊。既往体健，无任何不适。医生注意到 V_1 导联为非常高的 R 波（心电图 62A）。要求复查一份心电图（心电图 62B）。

心电图 62A

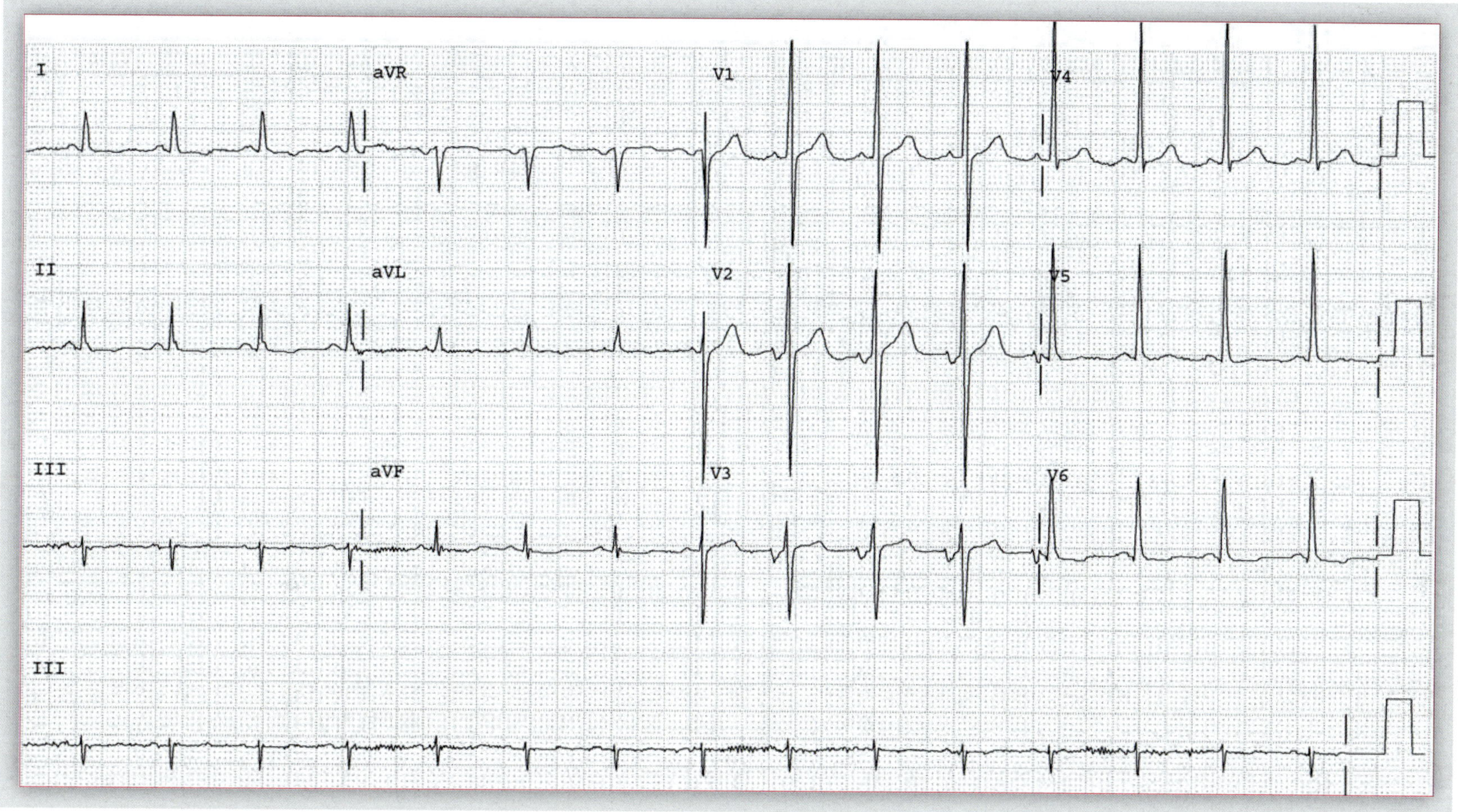

最可能的解释是什么?

心电图 62B

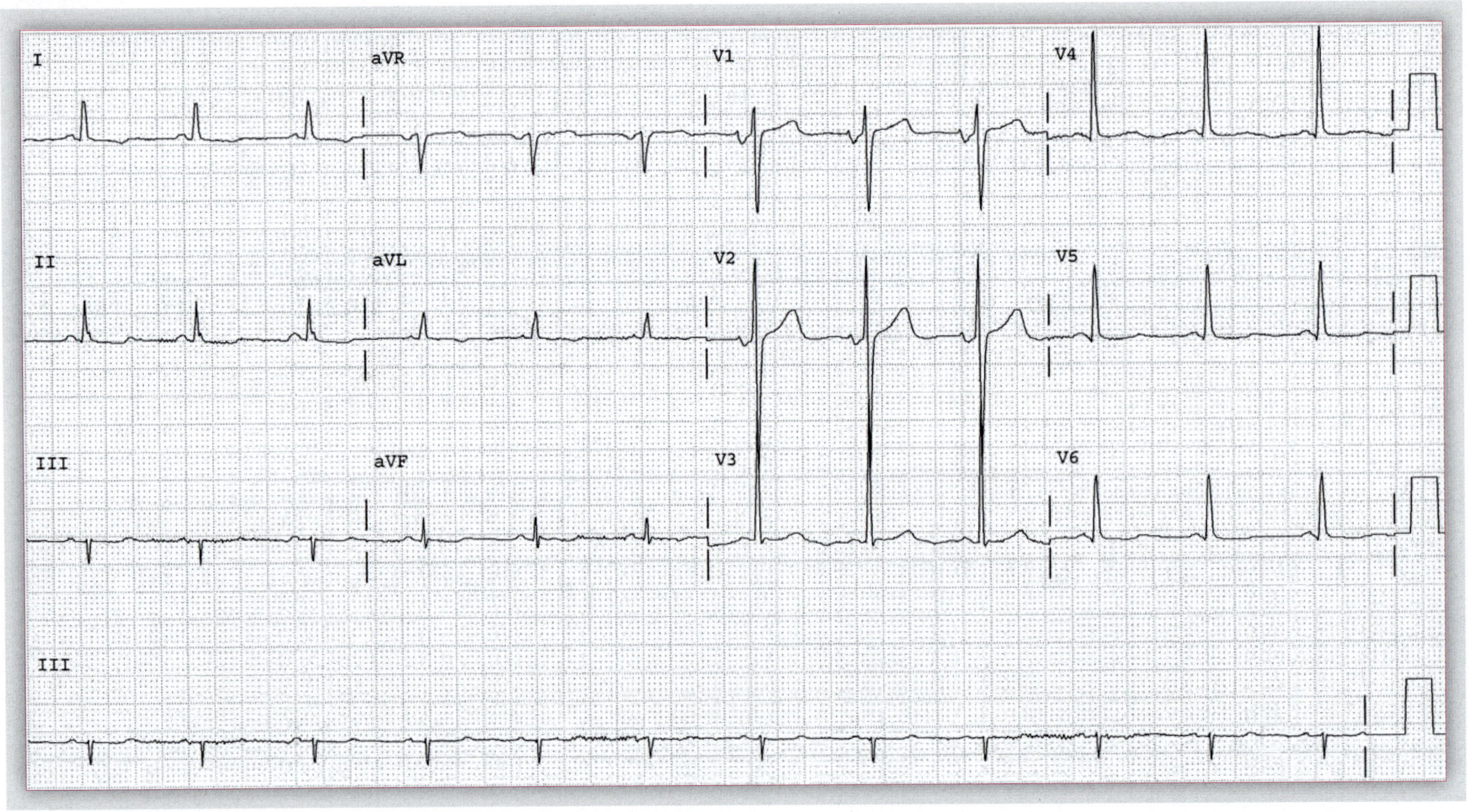

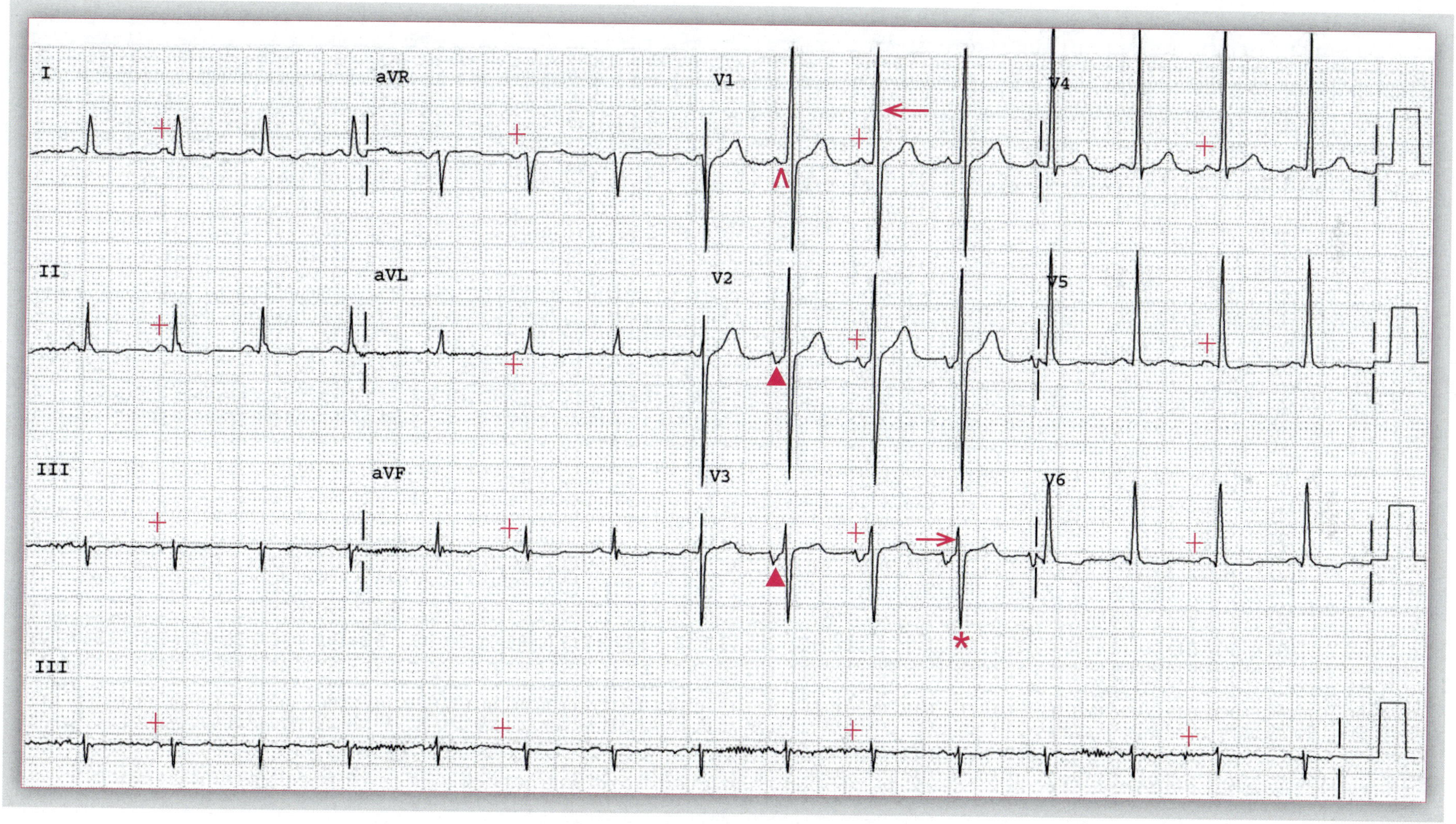

心电图 62A 分析：正常窦性心律，V_1~V_3 导联反接。

心电图 62A 显示节律规整，心率 90 次 / 分。每个 QRS 波群之前均有 P 波（+），PR 间期固定（0.16s）。P 波在Ⅰ、Ⅱ、aVF 和 V_4~V_6 导联直立。因此是正常的窦性心律。QRS 时限正常（0.08s），电轴正常，在 0°~+90°（Ⅰ、aVF 导联 QRS 波主波向上）。QT/QTc 间期正常（360/440ms），胸前 V_1~V_3 导联 R 波递增不良。

V_1 导联为高 R 波（←），V_1~V_3 导联 R 波振幅（→）逐渐下降，但存在深 S 波（*）。因此，这看起来更像 V_1~V_3 导联 R 波逆向递增，而 V_4~V_6 导联 QRS 波形态和 R 波正常。另外 V_3 和 V_2 导联 P 波双向（▲），而 V_1 导联 P 波直立（∧）。V_3 导联的 QRS 波和 P 波形态更像典型的 V_1 导联的 QRS 波和 P 波的形态。因此，心电图中的这种 QRS 波和 P 波形态是 V_1~V_3 导联反接所致。所以，QRS 波和 P 波形态是 V_1~V_3 导联反接的结果。因此 R 波递增和 P 波正常，因为 V_1 导联实际上是 V_3 导联，而 V_3 导联实际上是 V_1 导联。

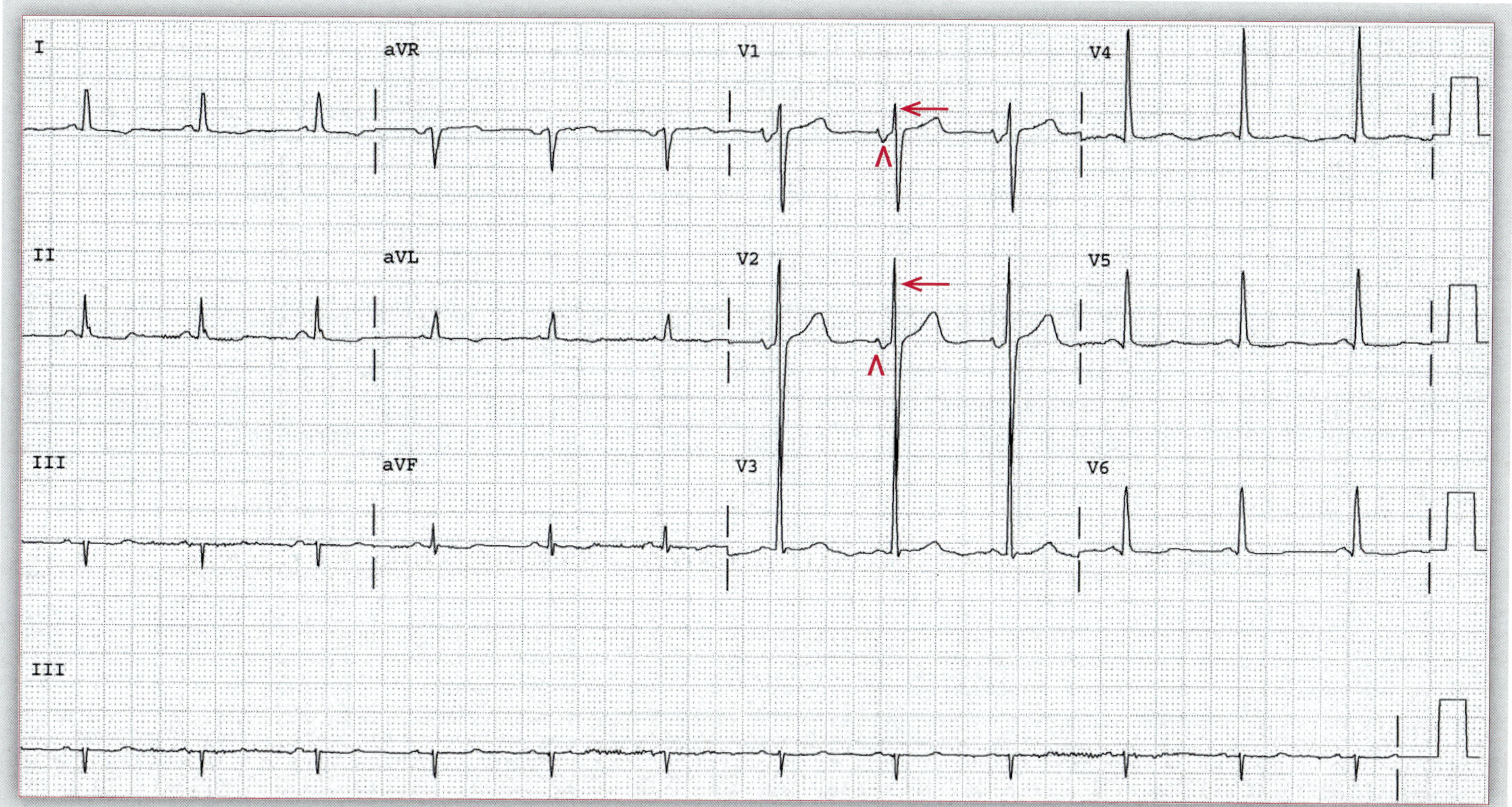

心电图 62B 分析：正常窦性心律，导联连接正常。

心电图 62B 记录的是导联位置正确的胸前导联。V_1、V_2 导联 P 波(∧)双向是正常的,V_1~V_3 导联 R 波递增正常(←),即 R 波越来越高。■

一名 56 岁男性患者，确诊为肺结节病，为行常规体检就诊。患者有程度一致的呼吸困难，限制其爬楼梯或爬山。在做检查时，描记了心电图（心电图 63A）。主诊医生阅读心电图后，担心该患者存在严重的右心室肥大伴继发性肺动脉高压。

主诊医生咨询心内科同事，建议复查心电图（心电图 63B）。

心电图 63A

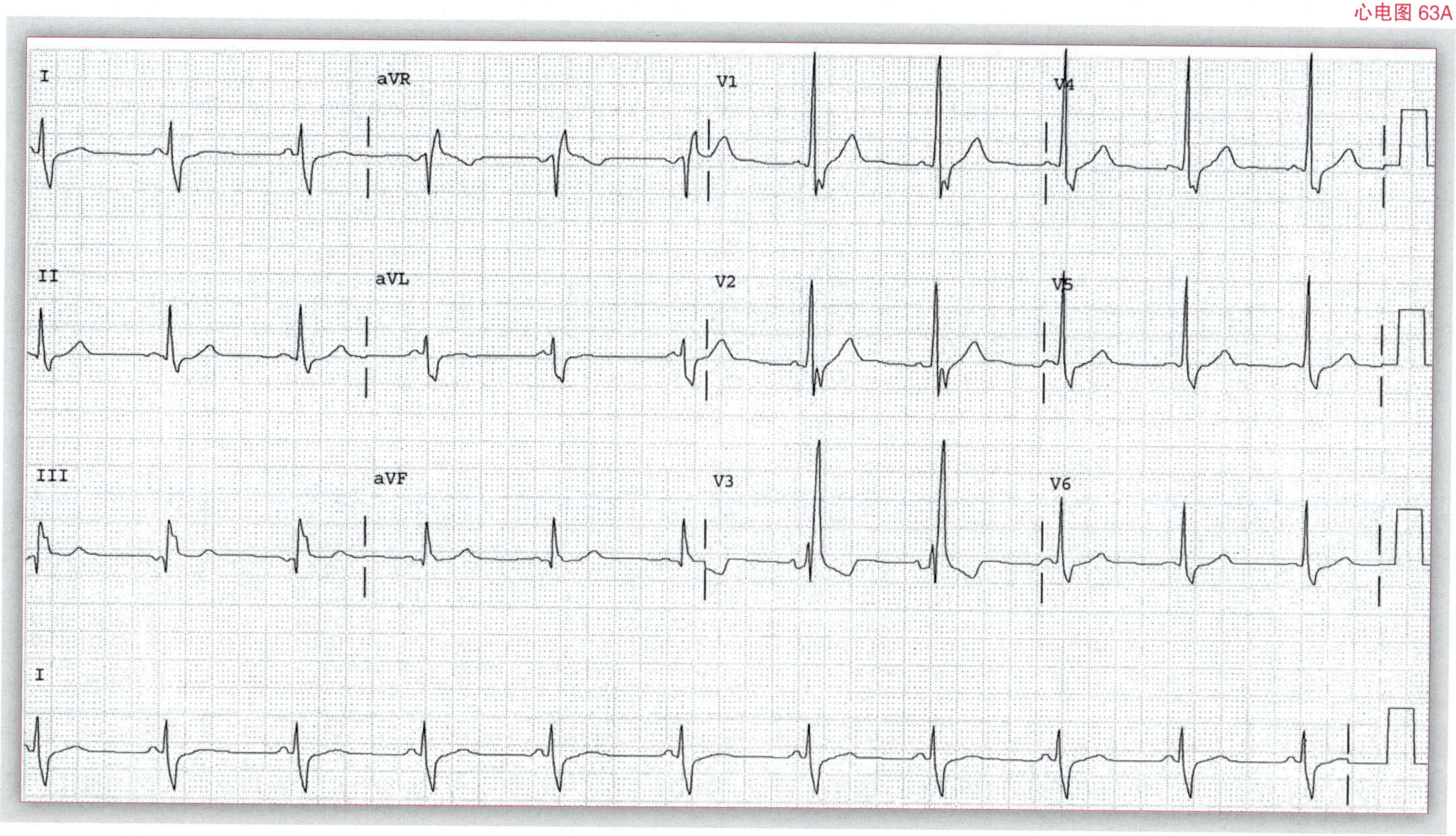

主诊医生在心电图63A中发现什么异常引起其担心？
比较这两份心电图有什么变化？
变化的原因是什么？
基于心电图63B的分析，你会重新诠释心电图63A吗？

心电图63B

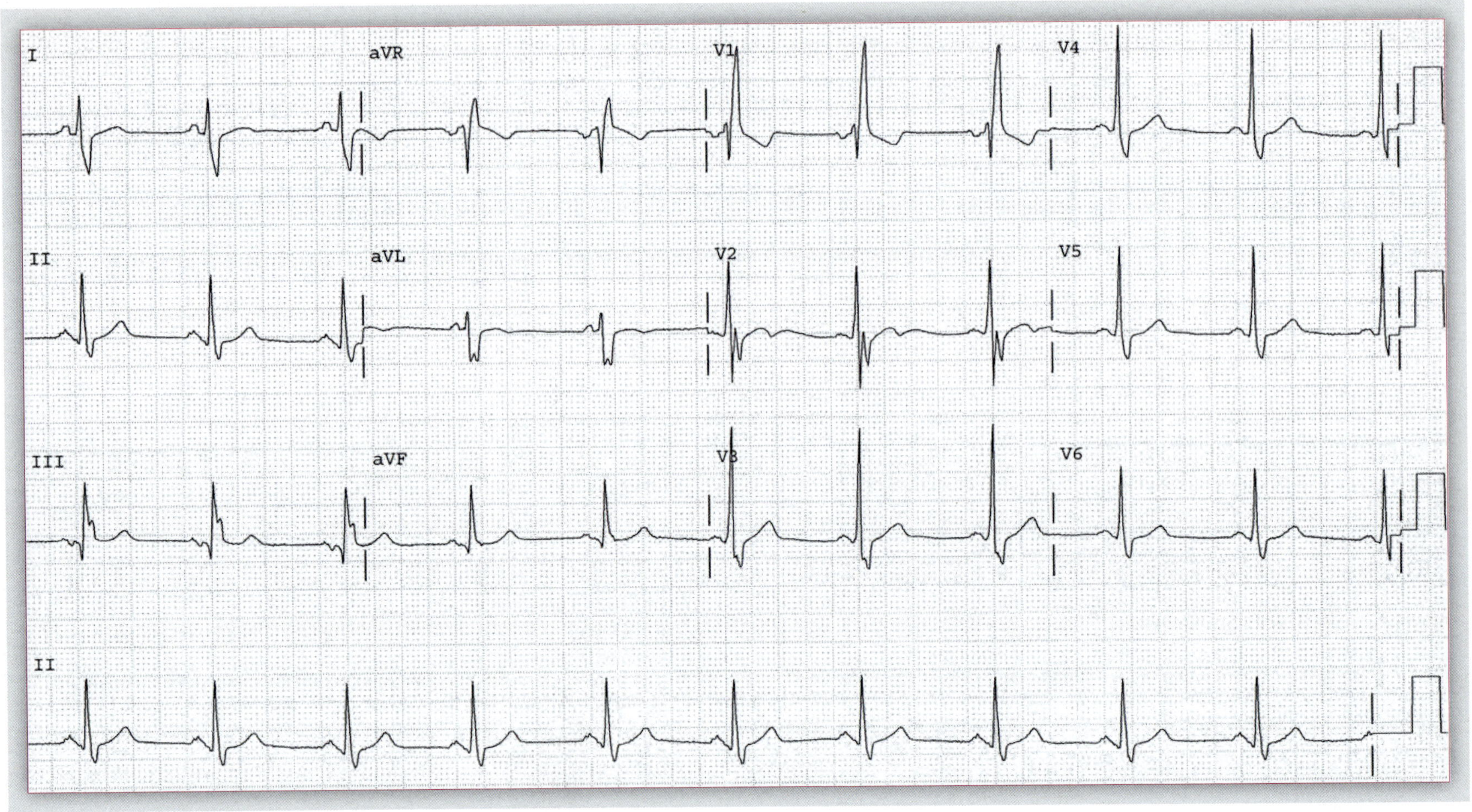

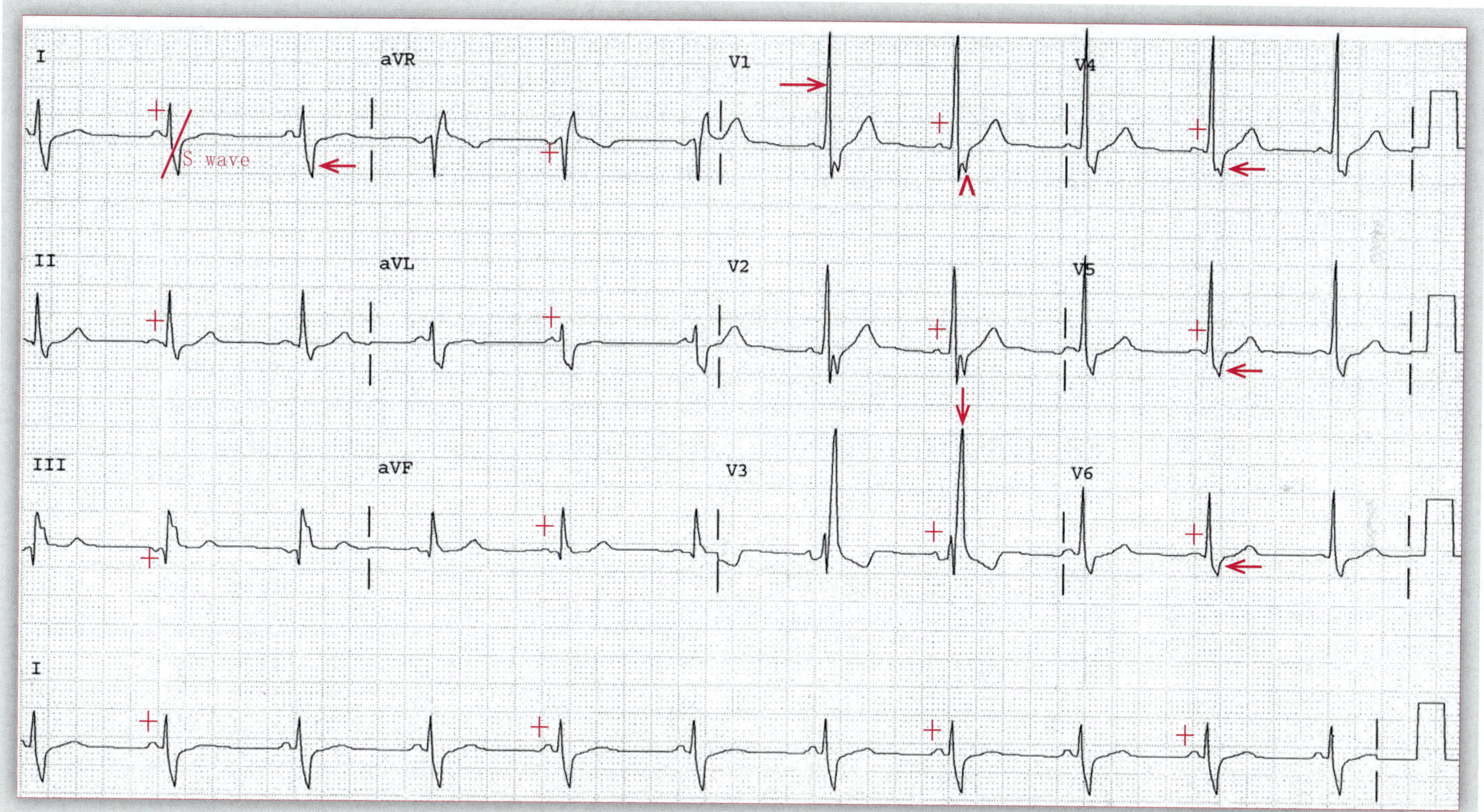

心电图 63A 分析：正常窦性心律，右束支传导阻滞，V_1~V_3 导联反接。

节律规整，心率为 64 次 / 分。每个 QRS 波前均有 P 波(+)，PR 间期固定(0.16s)。P 波在 Ⅰ、Ⅱ、aVF、V_4~V_6 导联直立，因此这是窦性心律。

QRS 时限延长(0.16s)。Ⅰ、V_4~V_6 导联 S 波增宽(←)，提示右束支传导阻滞(RBBB)。但是，V_1 导联的 QRS 波不呈典型的 RBBB 型，表现为高 R 波(→)和宽 S 波(∧)，而不是 RSR′ 型。相反，V_3 导联的 QRS 波是典型的 RBBB，呈 RSR′ 型(↓)。因此这是 V_1~V_3 导联反接的结果。需要指出的是 V_1~V_3 导联 R 波逆向递增，因为 V_1 导联实际上是 V_3 导联，而 V_3 导联实际上是 V_1 导联。另外，P 波在 V_3 导联双向，是正常 V_1 导联 P 波的特点，而 V_1 导联 P 波直立，是正常 V_3 导联 P 波的特点。QT/QTc 间期延长(440/450ms)，校正增宽的 QRS 时限后 QT/QTc 间期正常(380/390ms)。

额面电轴正常，在 0°~+90°(Ⅰ、aVF 导联 QRS 波主波向上)。Ⅰ导联的 QRS 波看起来负向多于正向，是 RBBB 导致右心室传导延迟出现宽 S 波引起。计算电轴时 S 波可以忽略不计，因为电轴主要基于左心室激动。

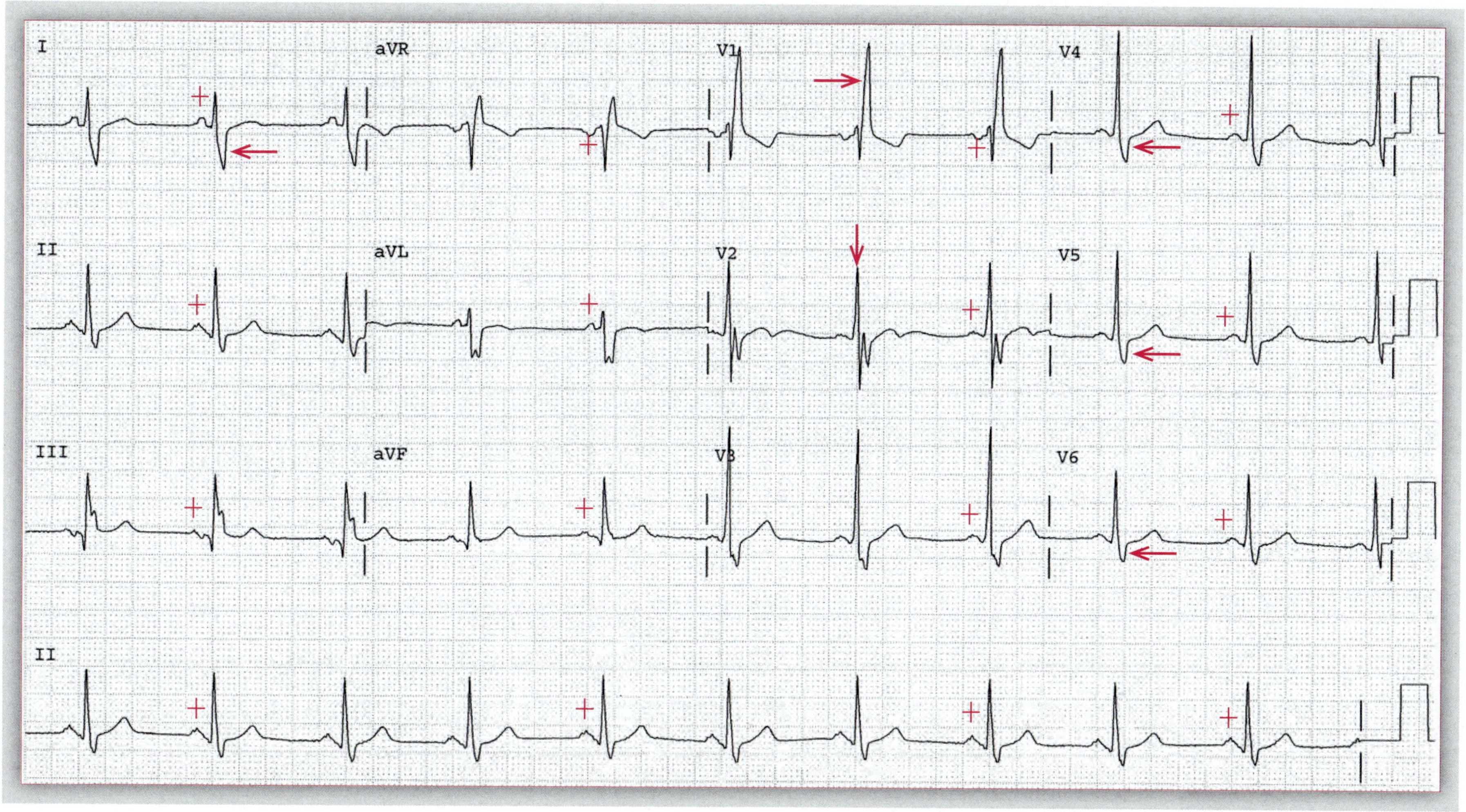

心电图 63B 分析：正常窦性心律，RBBB，导联位置正常。

心电图63B为胸前导联位置正确时记录的心电图。每个QRS波之前均有一个P波(+)，P波形态和PR间期与心电图63A相同。QRS时限、电轴、QT/QTc间期也与心电图63A相同。V_1~V_6导联QRS波形态正常,可以看到V_4~V_6导联呈典型的RBBB型,即V_1导联呈RSR′(→)型，Ⅰ、V_4~V_6导联S波增宽(←)。V_2导联为高R波(↓),存在过早移行。这是因为水平面电轴呈逆钟向转位。水平面电轴是从膈肌下方沿着假想的心脏长轴观察而确定。逆钟向转位时,左心室综合向量在胸前导联出现早,所以V_2导联呈高R波。此时的心电图不能用于诊断右心室肥厚或后壁心肌梗死,因为这两种情况下V_1导联也呈高R波。实际上存在RBBB时,右心室的异常尤其是右心室肥厚不能被诊断,因为右心室激动不是通过正常的希-浦系统传导,而是直接通过心室肌传导。■

一名 48 岁男性患者，患有高血压和心肌梗死病史，为行常规检查就诊其初级保健医生。没有其他病史，唯一应用的药物是血管紧张素转化酶抑制剂。描记心电图（心电图 64A），医生与 1 年前的心电图（心电图 64B）进行了对比，注意到一个显著变化。

心电图 64A

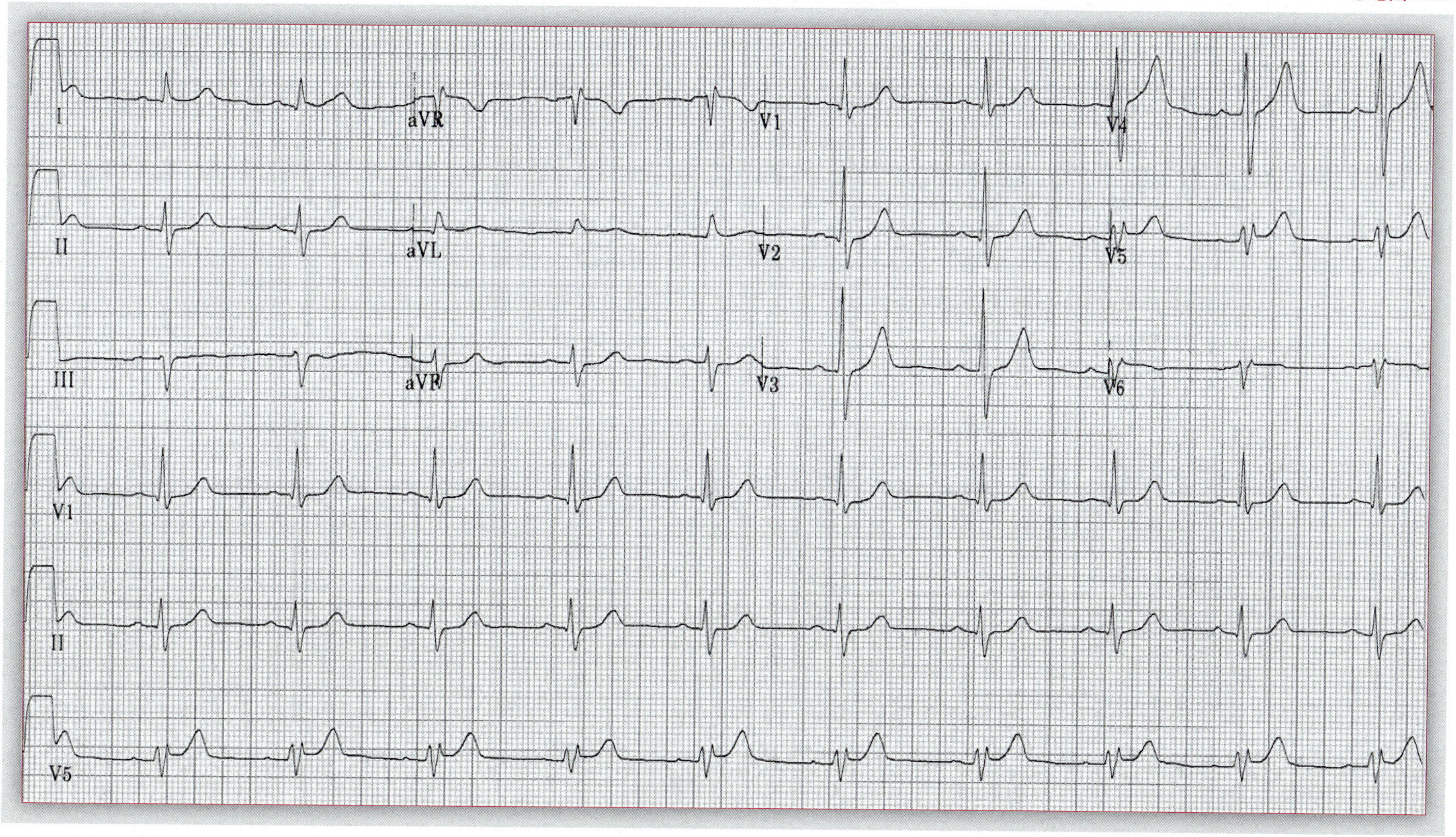

心电图中看到的异常是什么?
与基础心电图对比,目前心电图变化的原因是什么?

心电图 64B

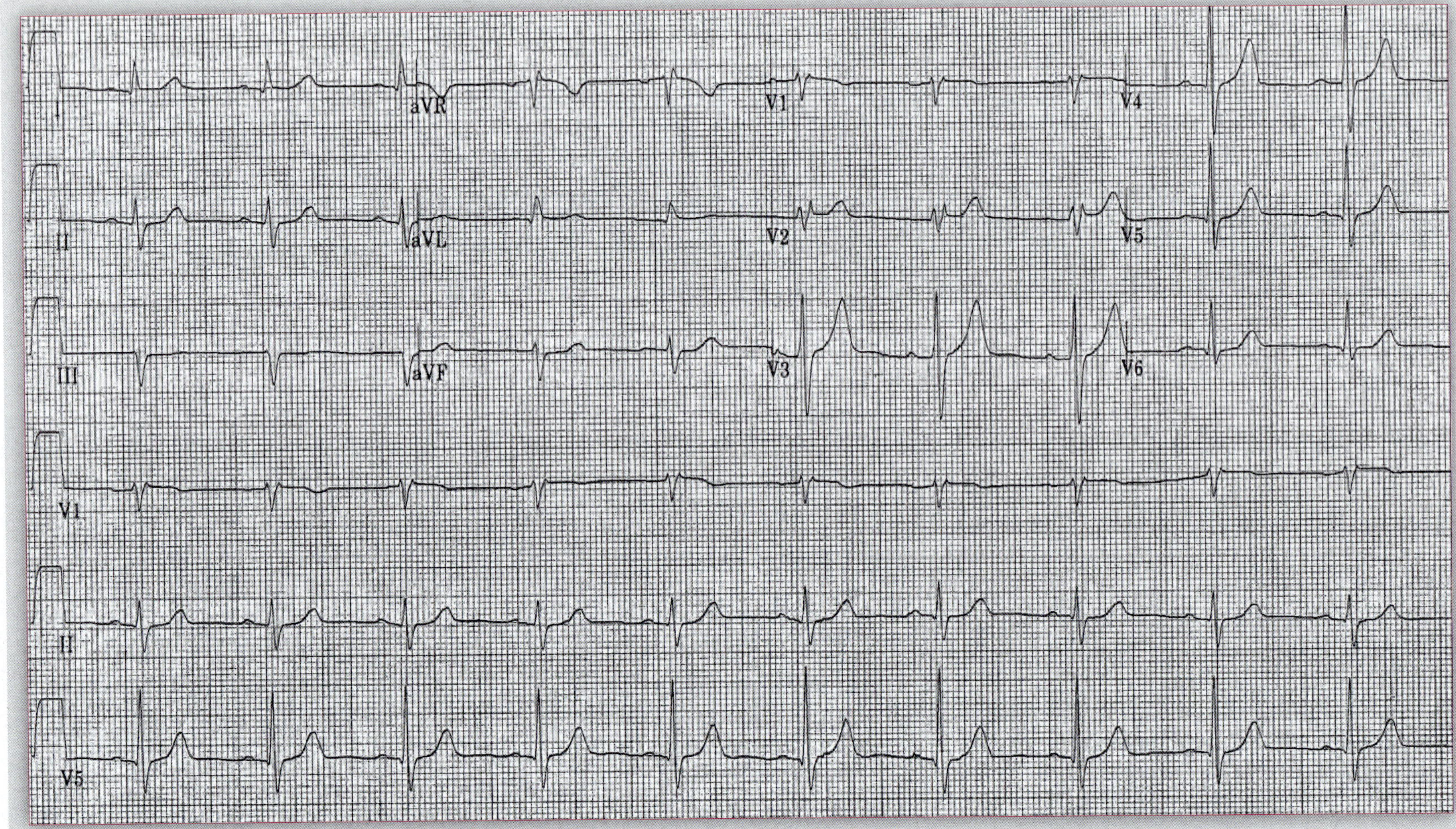

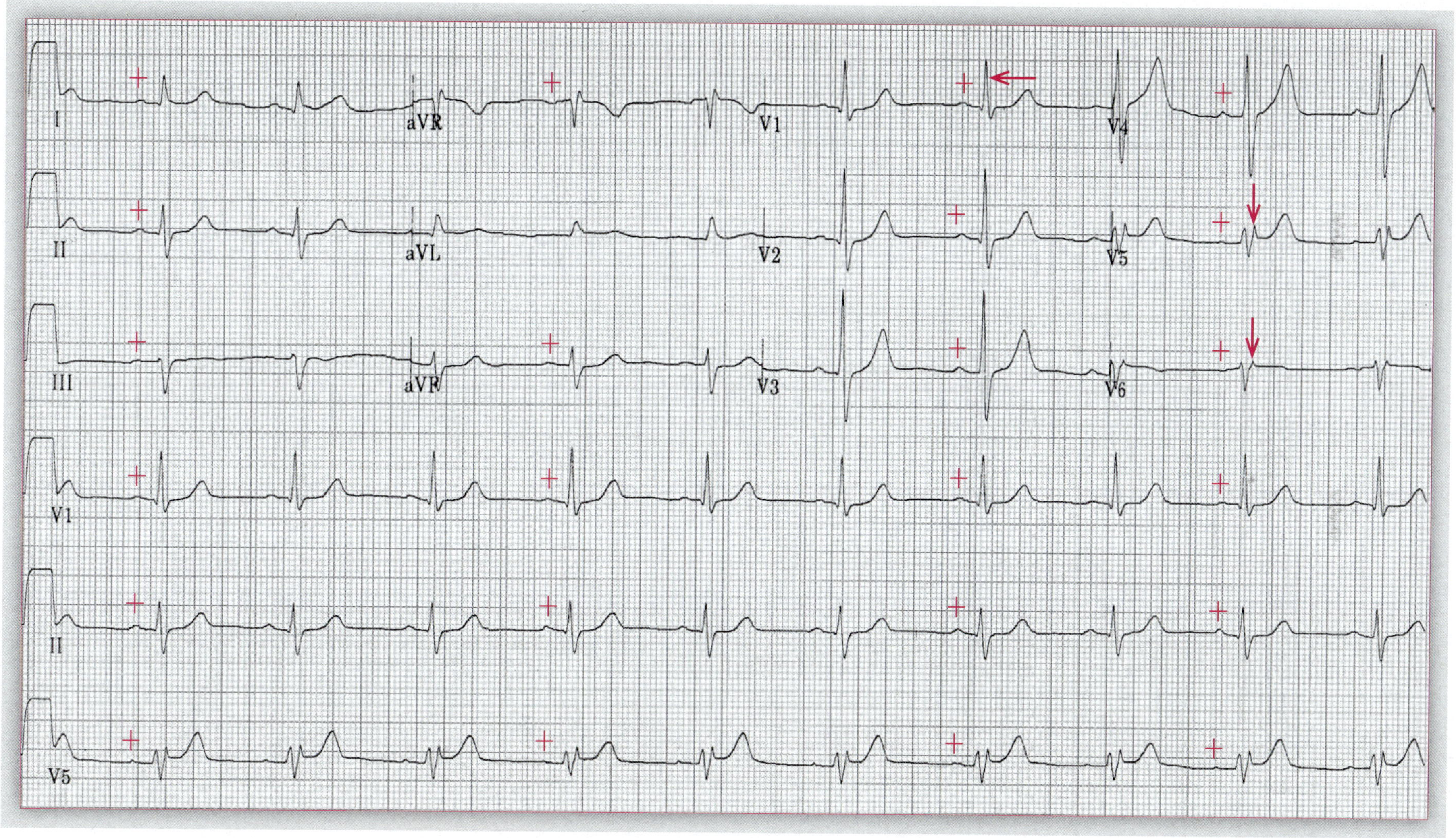

心电图 64A 分析：正常窦性心律，V_1~V_6 导联 R 波递减（V_1~V_6 导联错接），右胸导联。

心电图 564A 显示节律规整，心率 60 次 / 分。每个 QRS 波之前均有 P 波(+)，PR 间期固定(0.18s)。P 波在Ⅰ、Ⅱ、aVF、V_4~V_6 导联直立，因此这是正常的窦性心律。QRS 时限正常(0.08s)，电轴正常，约为 0°（Ⅰ导联 QRS 波主波向上，aVF 导联为等电位线）。QT/QTc 间期正常(420/420ms)。

V_1 导联为高 R 波(←)是不正常的。此外，V_5~V_6 导联呈 RSR′ 型(↓)非常少见，因为 RSR′ 型在 V_1~V_2 导联更典型。有很多病因可以引起 V_1 导联高 R 波，包括：

1. 右心室肥厚；
2. 后壁心肌梗死；
3. W-P-W 综合征；
4. 肥厚性心肌病；
5. 过早移行；
6. 右位心；
7. 杜氏肌营养不良症；
8. 导联位置不正确；
9. 右胸导联。

需要注意的是，R 波也呈逆向递增，即 V_1~V_6 导联 R 波振幅进行性减小。提示右位心，或 V_1~V_6 导联错接，或右胸导联。电轴正常，P 波在Ⅰ导联直立，所以不是右位心。因此心电图异常的原因可能是 V_1~V_6 导联错接或右胸导联。

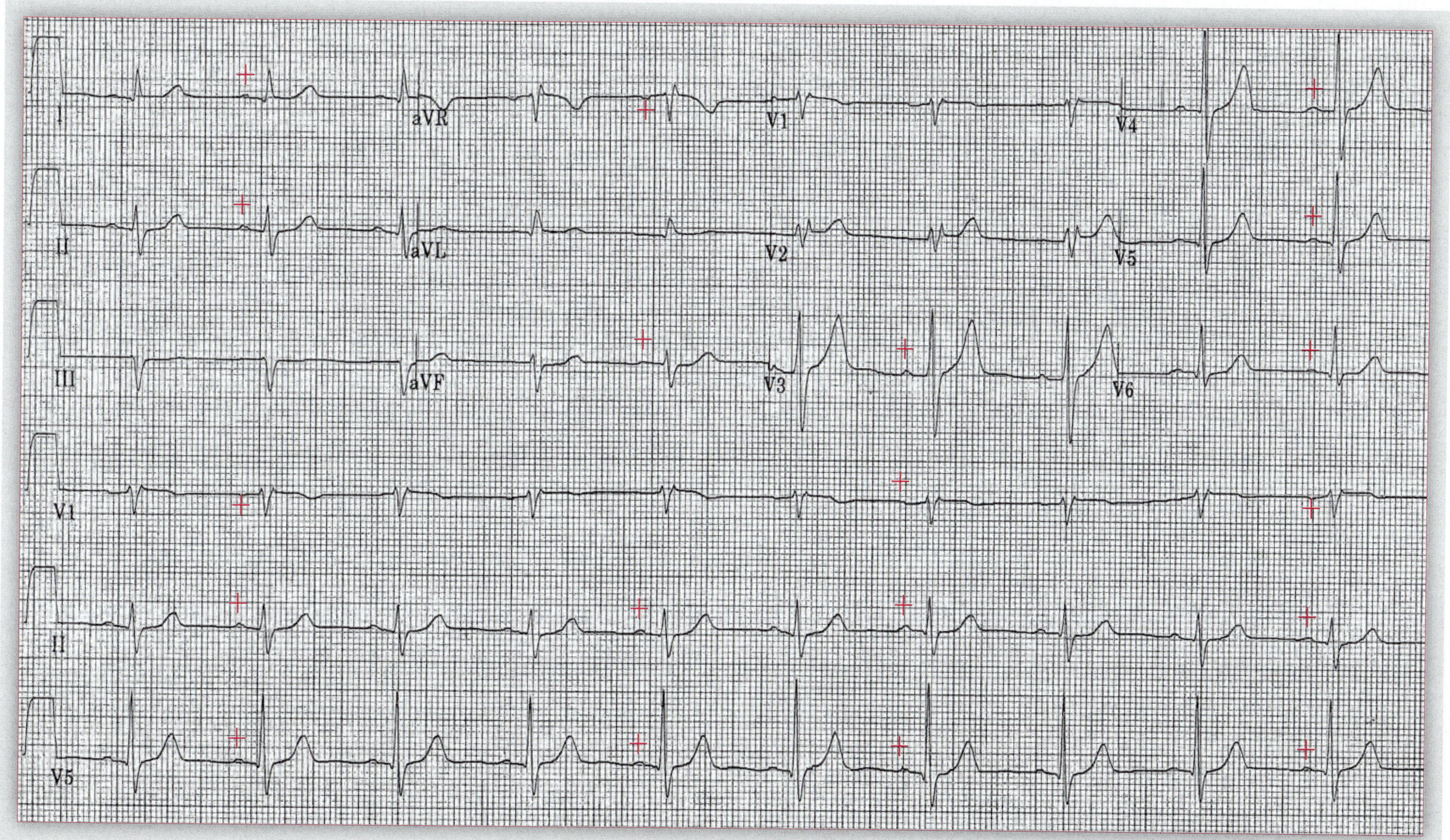

心电图 64B 分析：正常窦性心律。

心电图64B患者的基础心电图，与心电图64A之后复查的心电图一样。每个QRS波之前均有P波(+)，PR间期固定(0.18s)，这是正常的窦性心律。QRS时限和电轴与心电图64A相同。但是，V_1导联的QRS较心电图64A窄，为正常的小R波。V_1~V_6导联R波递增正常。另外，V_1~V_2导联呈RSR′型，与心电图64A中的V_5~V_6导联形态相同，证实心电图64A中的V_1~V_6导联错接。因此，QRS时限没有增宽，V_1~V_2导联的R′波代表右心室传导延迟。■

一名 81 岁老年男性患者，因急剧胸膜型胸痛就诊急诊室。尽管感觉不像心源性胸痛，仍然描记了心电图，急诊室医生担心心电图有异常。患者既往没有冠心病病史，但有阵发性心房颤动病史，已经服用地高辛治疗几年。

医生担心的异常是什么？
可能的病因是什么？

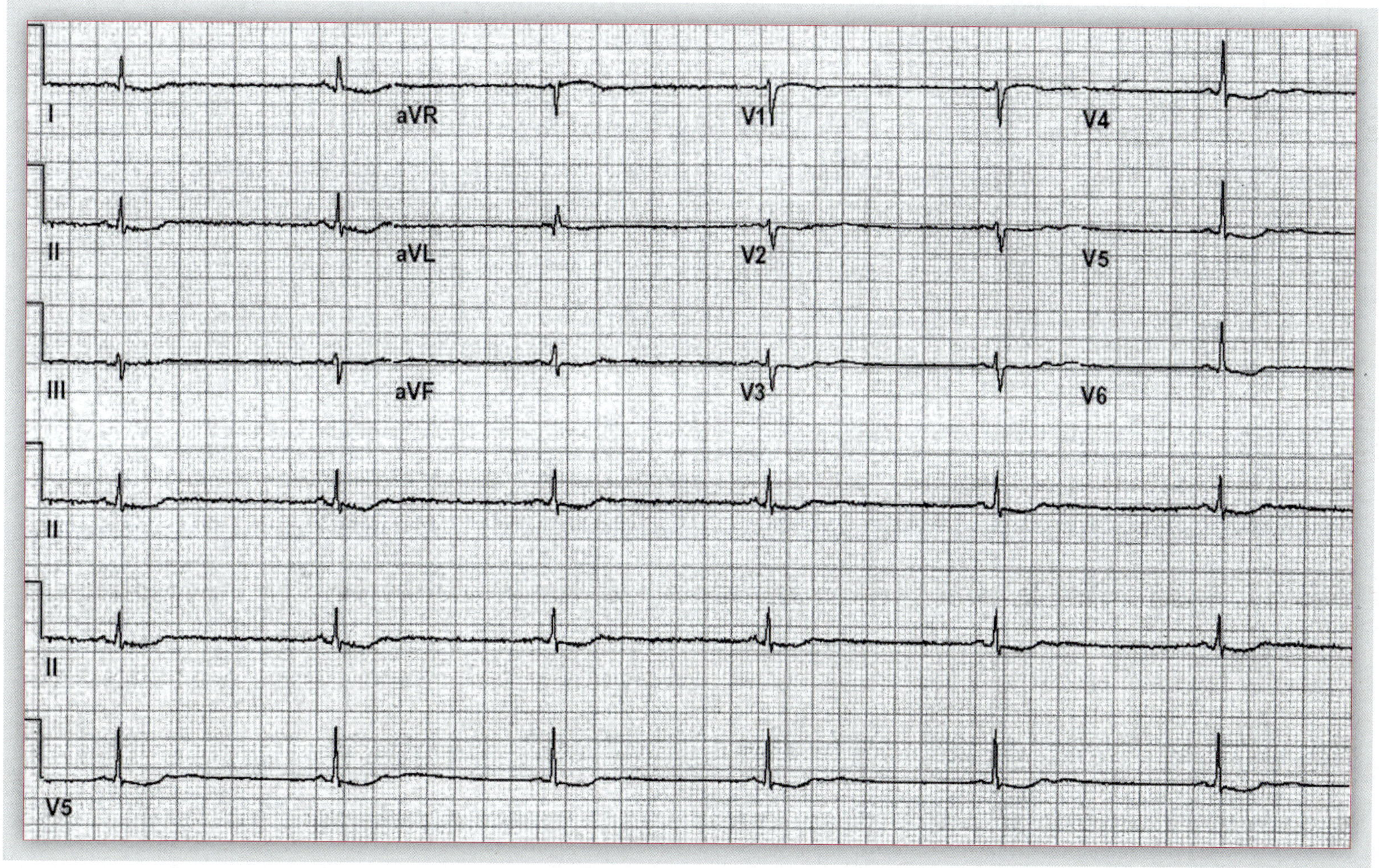

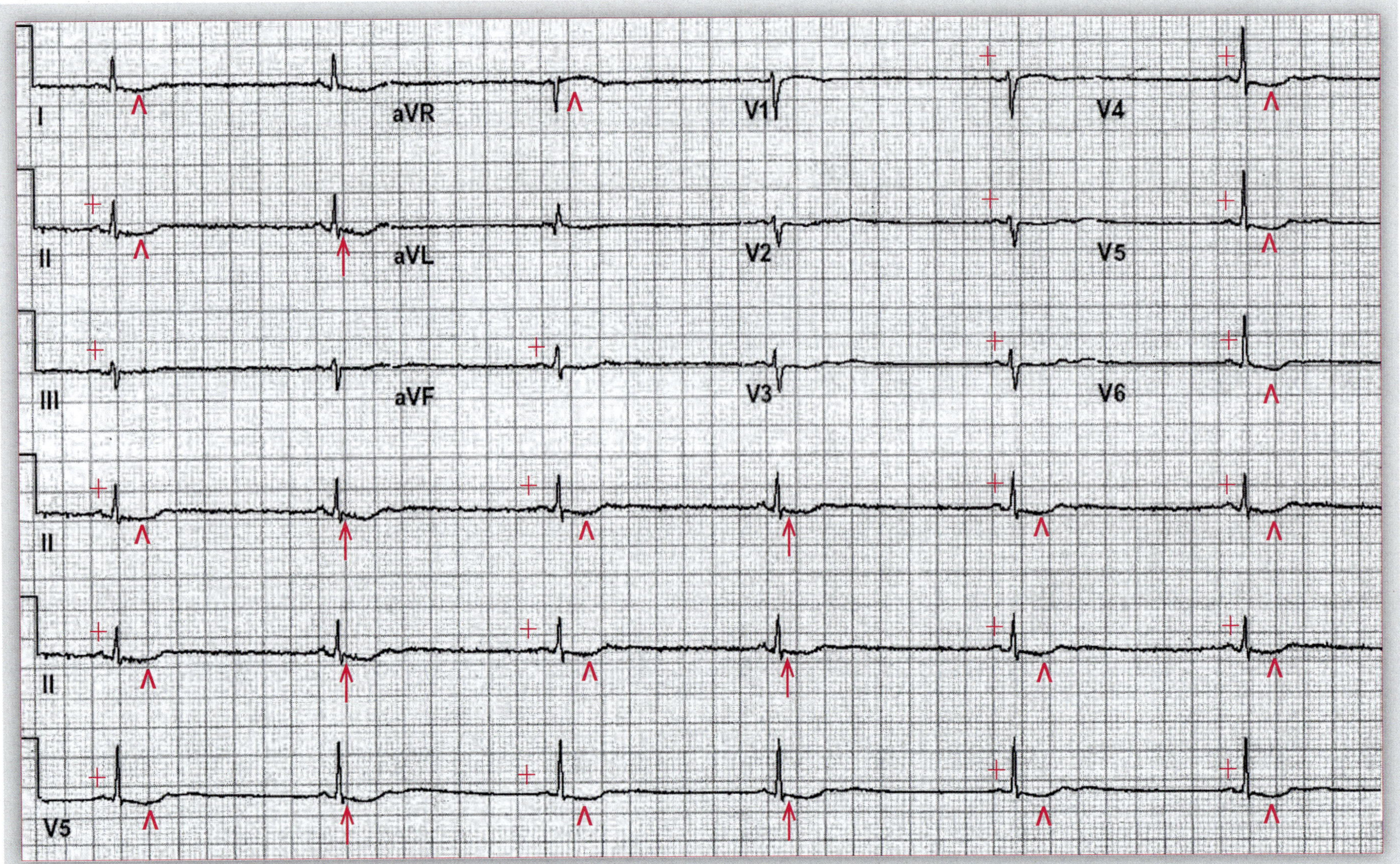

心电图 65 分析:窦性心动过缓伴窦性心律失常,短 PR 间期,ST 段改变(地高辛效应)。

节律轻微不规整，心率 36 次 / 分。每个 QRS 波群之前都有形态相同的 P 波（+），PR 间期固定（0.14s）。P 波在 Ⅰ、Ⅱ、aVF、V_4~V_6 导联直立。因此这是窦性心律失常。QRS 时限正常（0.08s），心电轴正常，在 0°~+90°（Ⅰ、aVF 导联 QRS 波主波向上）。QT/QTc 间期正常（480/370ms）。需要注意的是心电图中 ST 段下垂型、鱼钩样或勺状压低（^），基线上可见 J 点（↑）。ST 的这些改变是典型的地高辛效应。当发生心律失常及出现药物相关的临床症状，包括无力、恶心、呕吐、腹部不适和视觉障碍（尤其是黄绿视）时，考虑地高辛中毒。■

病例 66

一名 74 岁男性患者，应用地高辛控制阵发性心房颤动的心室率，本次因先兆晕厥就诊。

患者头晕的病因是什么？

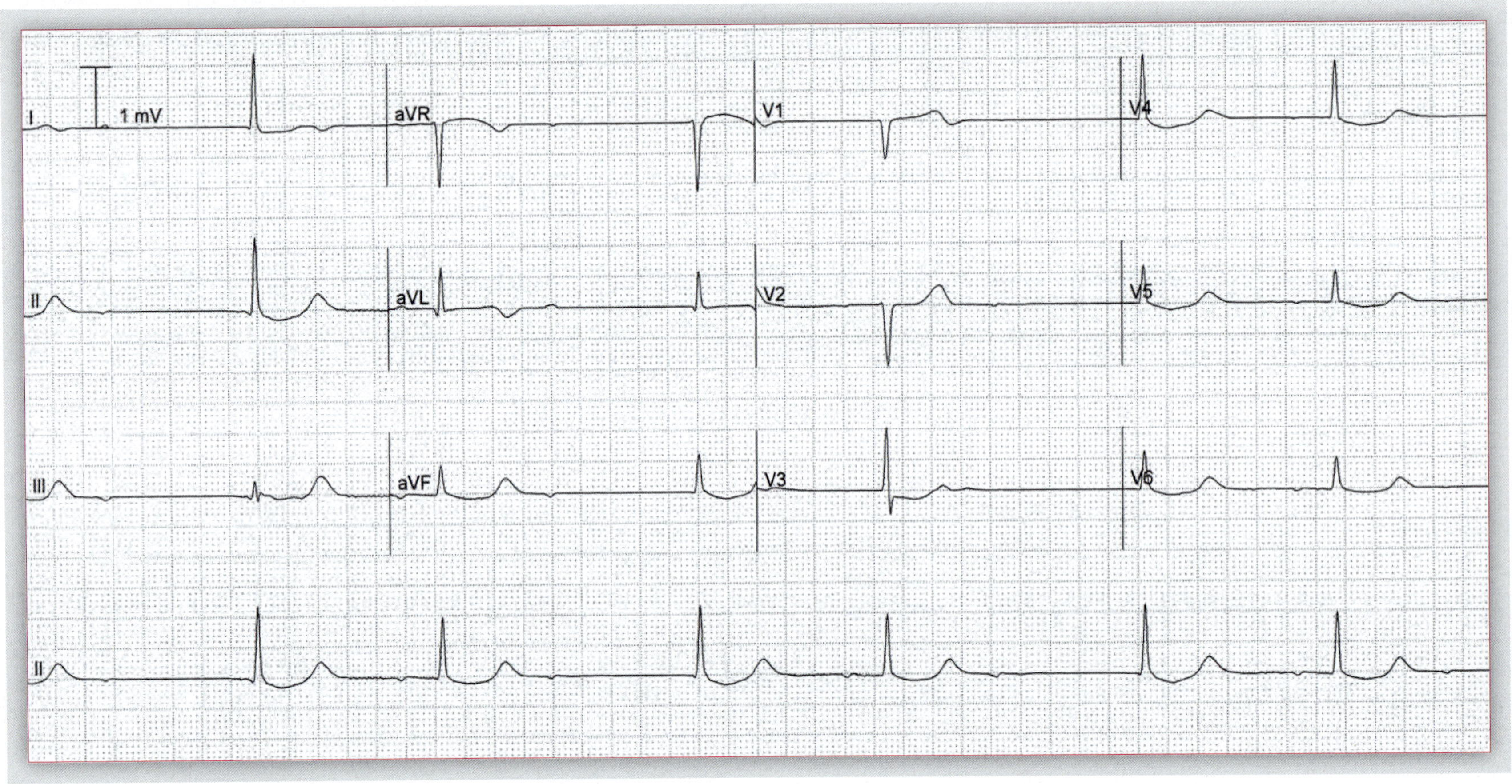

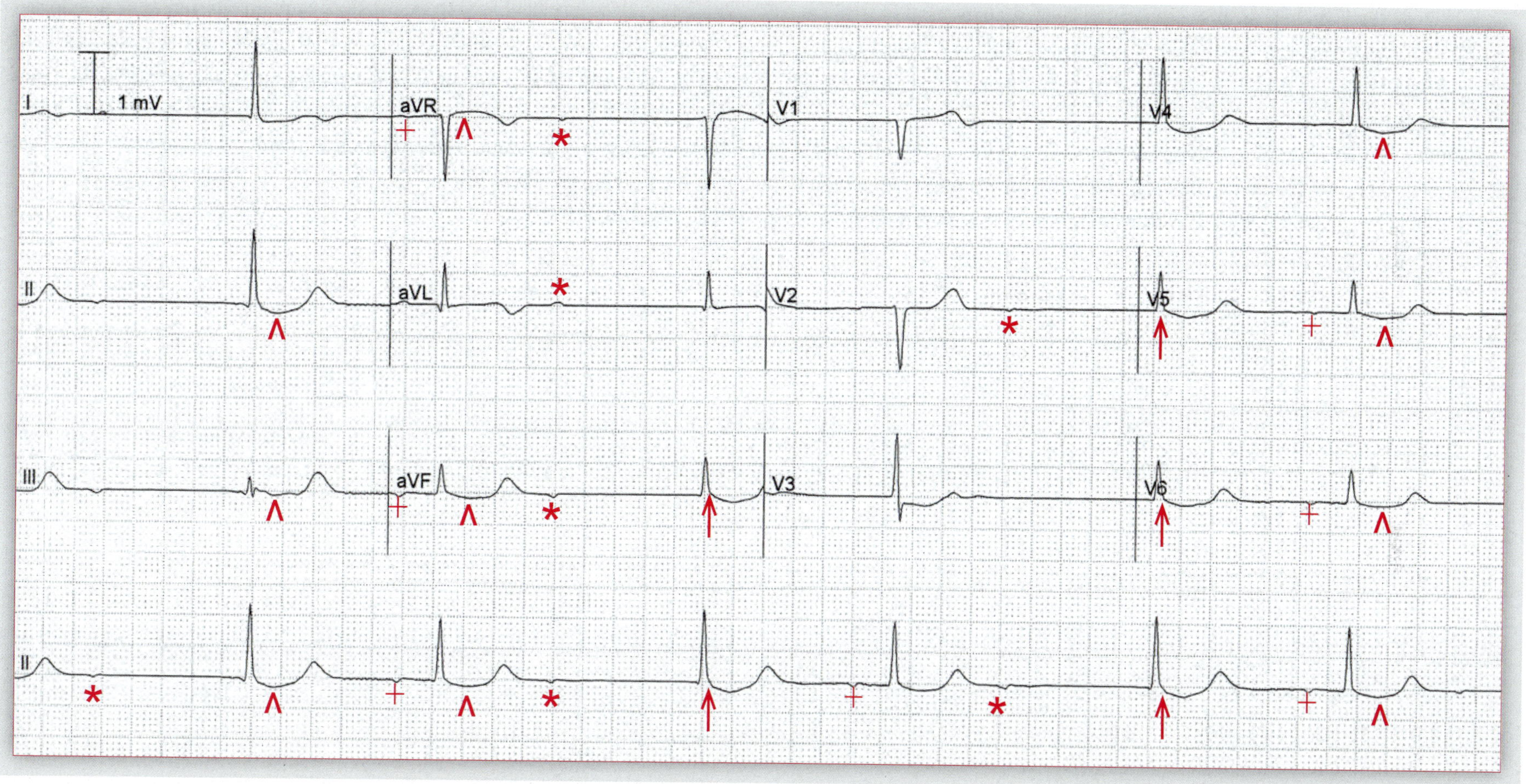

心电图 66 分析：房性心律伴 2：1 房室传导阻滞，交界性逸搏，地高辛效应，可能为地高辛中毒。

节律不规整，平均心率 36 次 / 分。QRS 时限正常(0.08s)，电轴正常，在 0°~+90°(Ⅰ、aVF 导联 QRS 波主波向上)。QT/QTc 间期正常(500/390ms)。ST 段下垂型压低(^)，伴基线上出现 J 点(↑)，是典型的地高辛效应的心电图改变(下垂、鱼钩样和勺状)。

规律的心房活动，心房率 58 次 / 分。P 波(+)在Ⅱ、aVF、V_5~V_6 导联倒置。因此这是房性心律。第 2、4、6 个 QRS 波的 PR 间期固定(0.26s)。第 2 和第 4 个 QRS 波后，有一个准时发放但未下传的 P 波(*)，即 P 波后面不伴有 QRS 波。因此，这是Ⅱ度房室传导阻滞。未下传的 P 波后面 1.8s 处有一个前面没有 P 波的 QRS 波(↑)。QRS 波的形态与 P 波下传的 QRS 波形态相同。这是交界性逸搏，发生在下一个准时发放的 P 波之前。所以该心电图为 2∶1 房室传导阻滞伴交界性逸搏。2∶1 房室传导阻滞为莫氏Ⅰ型，提示房室结的传导障碍。该患者的房室传导阻滞看能是地高辛引起的迷走效应增强所致。同时伴有 ST 段改变，提示地高辛过量，甚至可能发生地高辛中毒(即房性心律失常伴Ⅱ度房室传导阻滞)。■

一名 72 岁男性患者，有充血性心力衰竭病史，为行常规随访就诊。心电图显示目前服用药物相关的异常改变。

心电图提示什么？

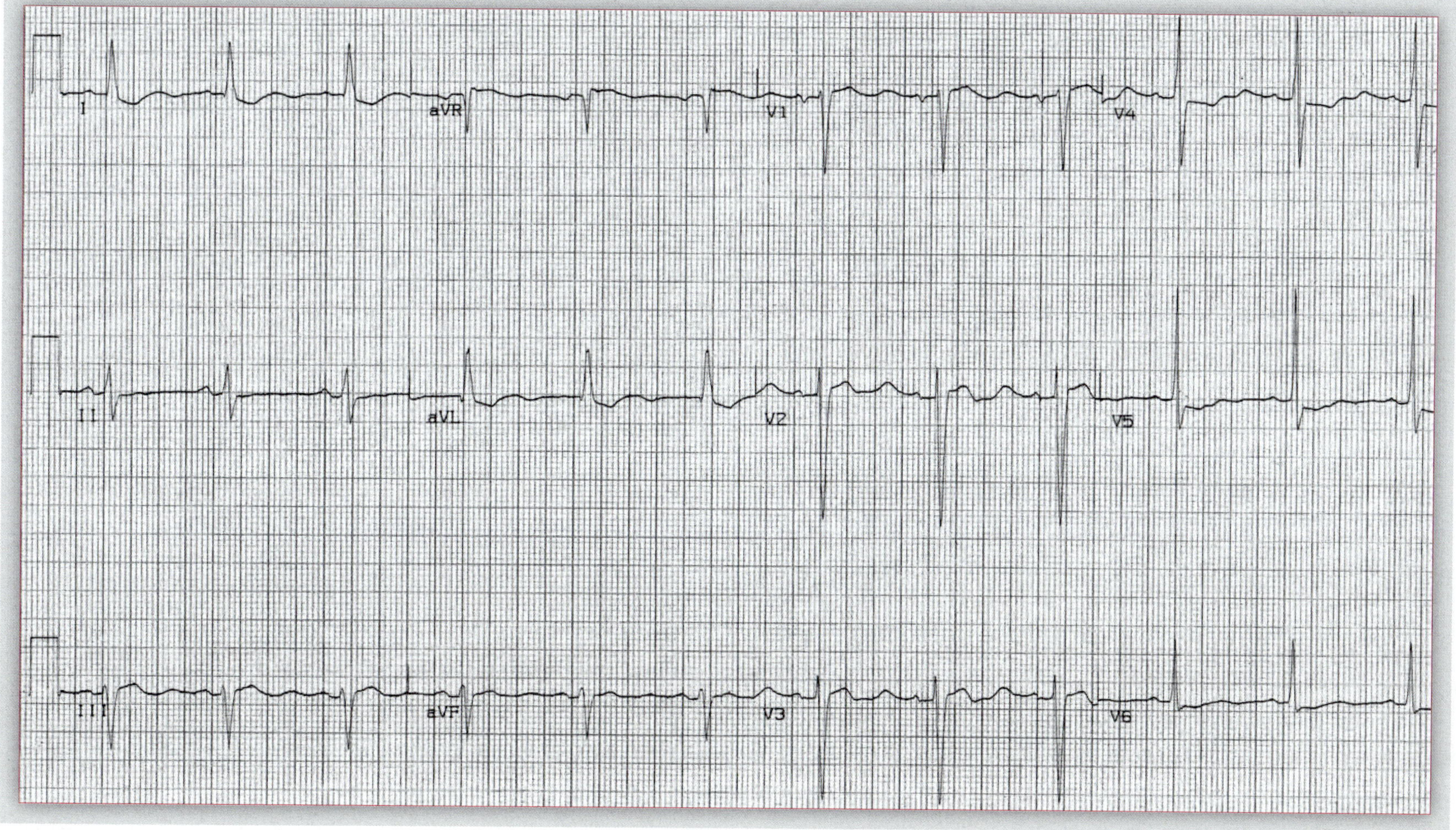

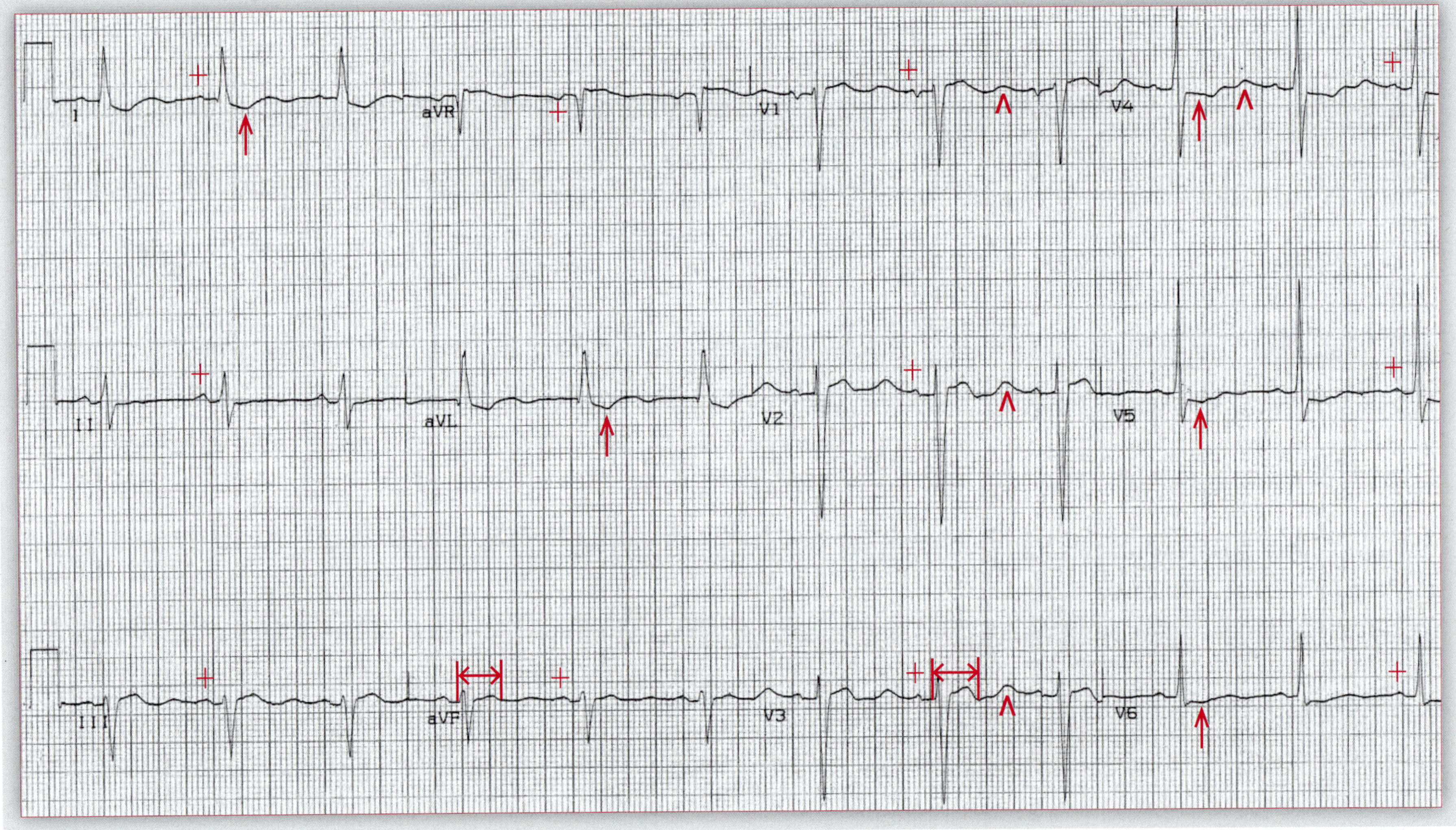

心电图 67 分析：正常窦性心律，室内传导延迟，短 QT 间期，U 波，地高辛效应。

节律规整，心率68次/分。每个QRS波前均有P波（+），PR间期固定（0.16s）。P波在Ⅰ、Ⅱ、aVF、V_4~V_6直立。因此是正常的窦性心律。QRS时限延长（0.12s），形态正常。因此是室内传导延迟。电轴生理性左偏，在0°~-30°（Ⅰ、Ⅱ导联QRS波主波向上，aVF导联QRS波主波向下）。

QT/QTc间期非常短（280/300ms），T波后可见显著U波（^），在V_1~V_4导联最明显。另外，Ⅰ、aVL、V_4~V_6导联ST段异常改变（↑），伴轻微J点压低，ST段呈下垂或鱼钩样改变，尤其在Ⅰ和aVL导联明显。QT间期缩短见于高钙血症，也可以见于地高辛效应，可能是细胞内钙离子浓度增加所致。地高辛可以抑制Na^+-K^+ATP酶活性，增加细胞内钠离子浓度，从而增加Na^+-Ca^{2+}交换，使细胞内细胞内钙离子浓度增加，产生正性肌力作用。

ST段改变提示地高辛效应，但不是地高辛效应的典型改变。地高辛效应时J点在基线水平，ST段压低呈下垂型、勺型或鱼钩样。但是，Ⅰ、aVL导联的ST段改变提示地高辛效应。显著U波可见于低钾血症。可能是应用利尿剂引起的低钾血症。显著U波也可以见于地高辛效应。本例患者的心电图表现，即短QT间期、ST段改变、显著U波均提示应用地高辛以及可能应用利尿剂。这些改变提示地高辛效应，而不是地高辛中毒。地高辛中毒的特征性改变是出现地高辛相关的心律失常。■

病例 68

一名 70 岁女性患者，有阵发性室上性心动过速病史，目前服用地高辛治疗。因乏力、恶心、呕吐就诊。描记了心电图如下。

基础节律是什么？

异常的病因是什么？

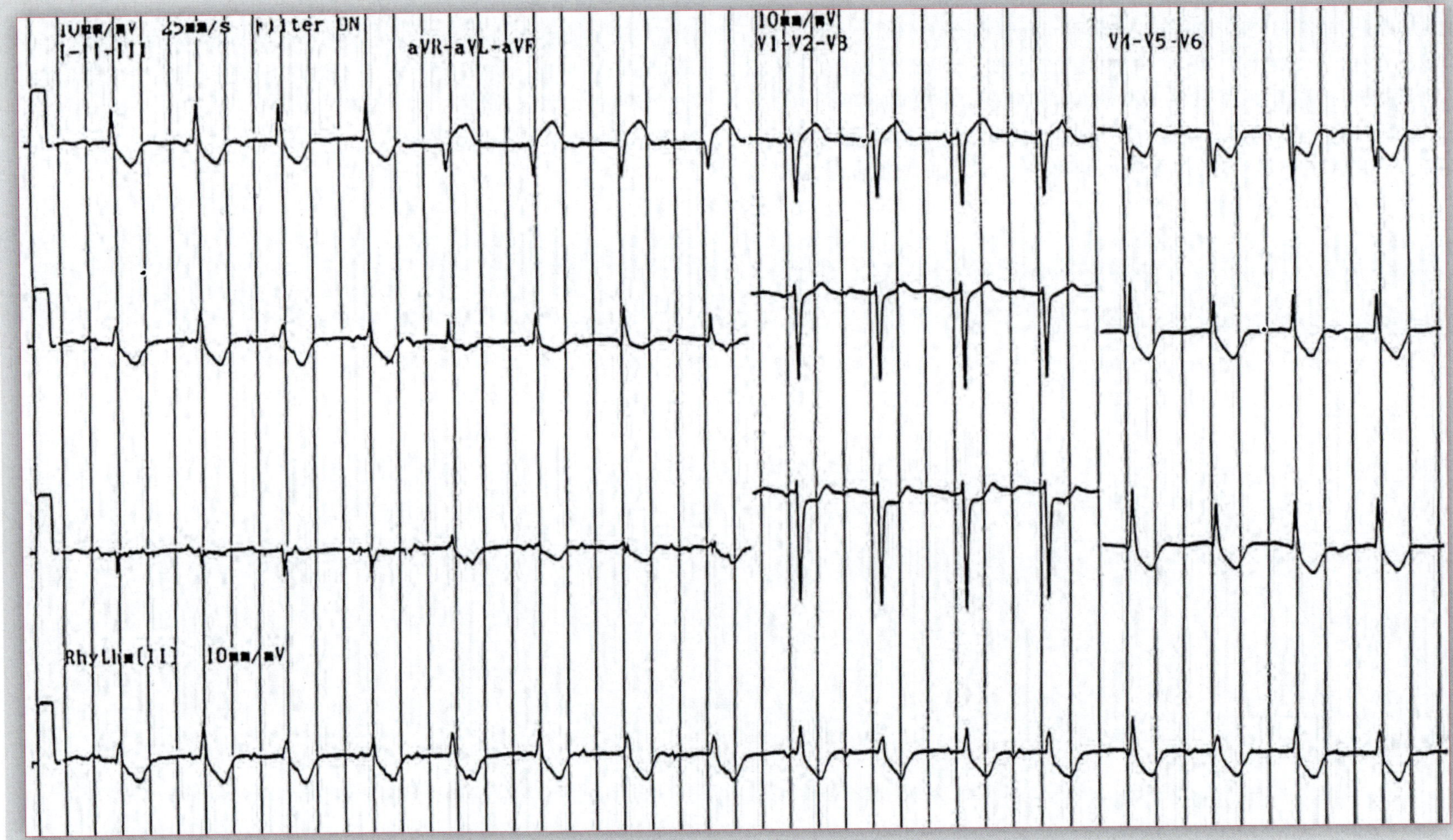

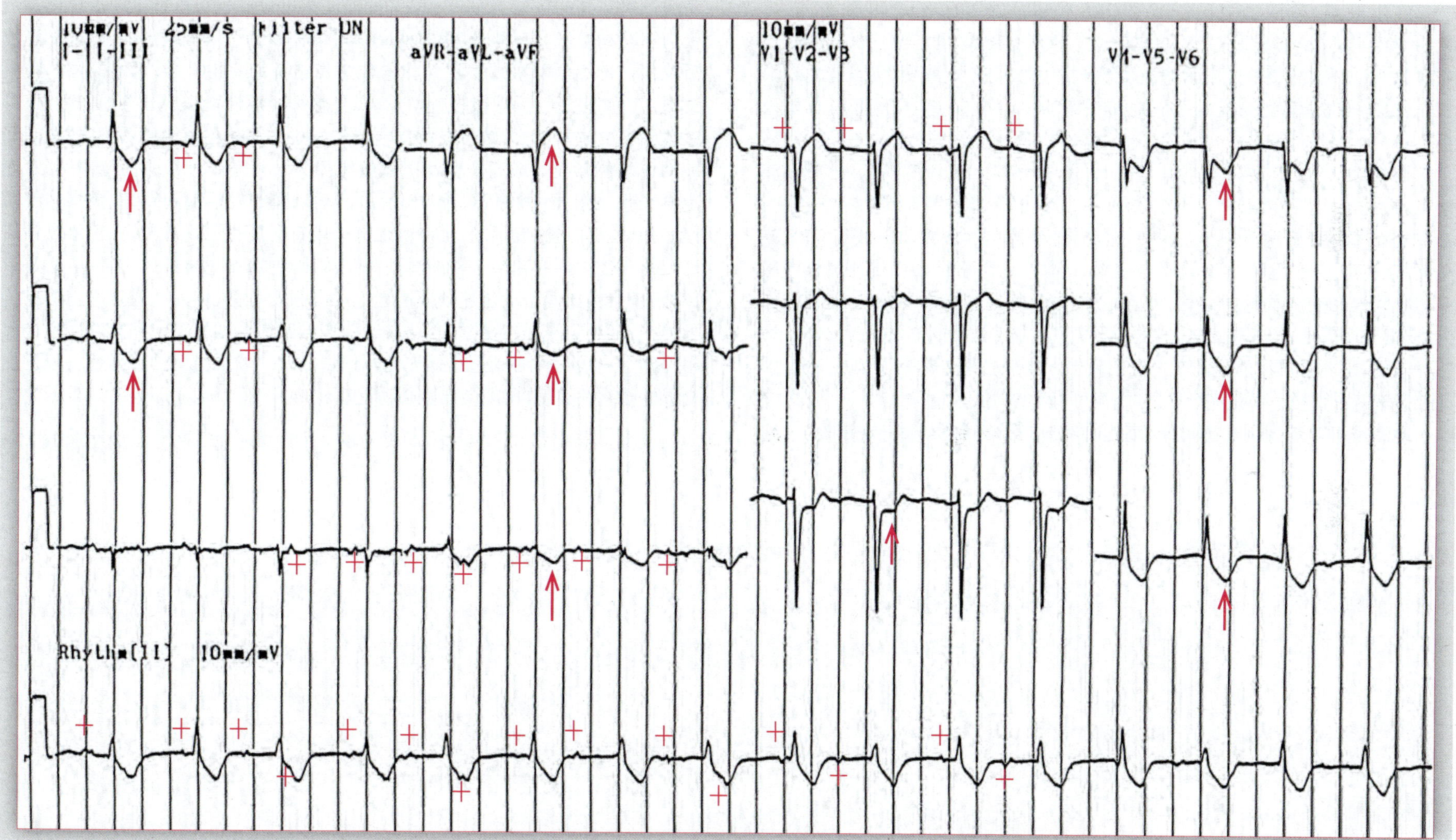

心电图 68 分析：异位房性心动过速，完全性房室传导阻滞，交界性心律，ST-T 波异常，地高辛中毒。

节律规整,频率为100次/分。QRS时限正常(0.08s)。电轴正常,在0°~+90°(Ⅰ、aVF导联QRS主波向上)。QT/QTc间期正常(300/390ms)。ST-T波(↑)异常伴ST段下垂型改变及J点下移。ST段改变(尤其在Ⅰ、Ⅱ、aVL、aVF导联)强烈提示地高辛效应,尽管V_4~V_6导联J点下移不是典型改变。

心电图中可见P波(+),尤其是在Ⅰ、Ⅱ、Ⅲ、aVL和aVF导联。这些P波较小,振幅低,呈钉样,形态也不正常,在Ⅰ、Ⅱ、aVF导联倒置或双向(正负)。心率150次/分,轻度不规整。因此,这是异位房性心动过速。P波与QRS波无关,存在房室分离,心房率快于心室率。因此,这是房性心动过速伴Ⅲ度房室传导阻滞和交界性逸搏心律。这种心律失常与地高辛中毒有关,通常被称为"阵发性房性心动过速(PAT)伴传导阻滞"。非常微小的P波,时限较短,呈钉样改变,是非常典型的地高辛中毒的表现。这种心律失常并不危及生命,因此地高辛特异性抗体不是完全必须的,但可以考虑使用。

地高辛可以增强副交感神经(迷走神经)张力,抑制窦房结产生冲动及冲动通过房室结的传导缓慢。地高辛的血浆浓度过高也可以增强中枢交感神经张力和冲动发放。另外,过量的地高辛可以使钙离子内流增加,从而增加延迟后除极。延迟后除极发生在动作电位3相结束和4相早期,是低振幅的膜电位振荡。如果延迟后除极振幅增加,如交感神经活性增强或儿茶酚胺增加,可以达到膜电位阈值,导致自发动作电位的发生。这被称为触发活动,即电活动被动作电位触发。地高辛中毒引起的心律失常是迷走神经张力增强所致,迷走神经张力增强可以抑制正常起搏点活动以及触发活动的发生,交感神经活性增强可以促进触发活动。因此,地高辛中毒时窦性心率减慢,由于触发性活动引起异位房性心律失常。随着地高辛浓度增加,交感神经张力增加,心房节律增快,从而出现心动过速。外周迷走神经张力增强,使冲动通过房室结的传导受损,甚至阻滞,导致房性心动过速伴传导阻滞。如果出现完全性房室传导阻滞则会出现房性心动过速伴交界性逸搏心律。增加交感神经活性可以增加交界性心率的速度,出现交界性心动过速。■

一名77岁男性患者，因明显乏力、恶心和呕吐到急诊科就诊。过去4~5天因胃肠道不适不能进食或进水。既往有心力衰竭病史，接受地高辛和利尿剂治疗。心电监测过程中发现节律改变。

是哪种心律失常？

心律失常的病因是什么？

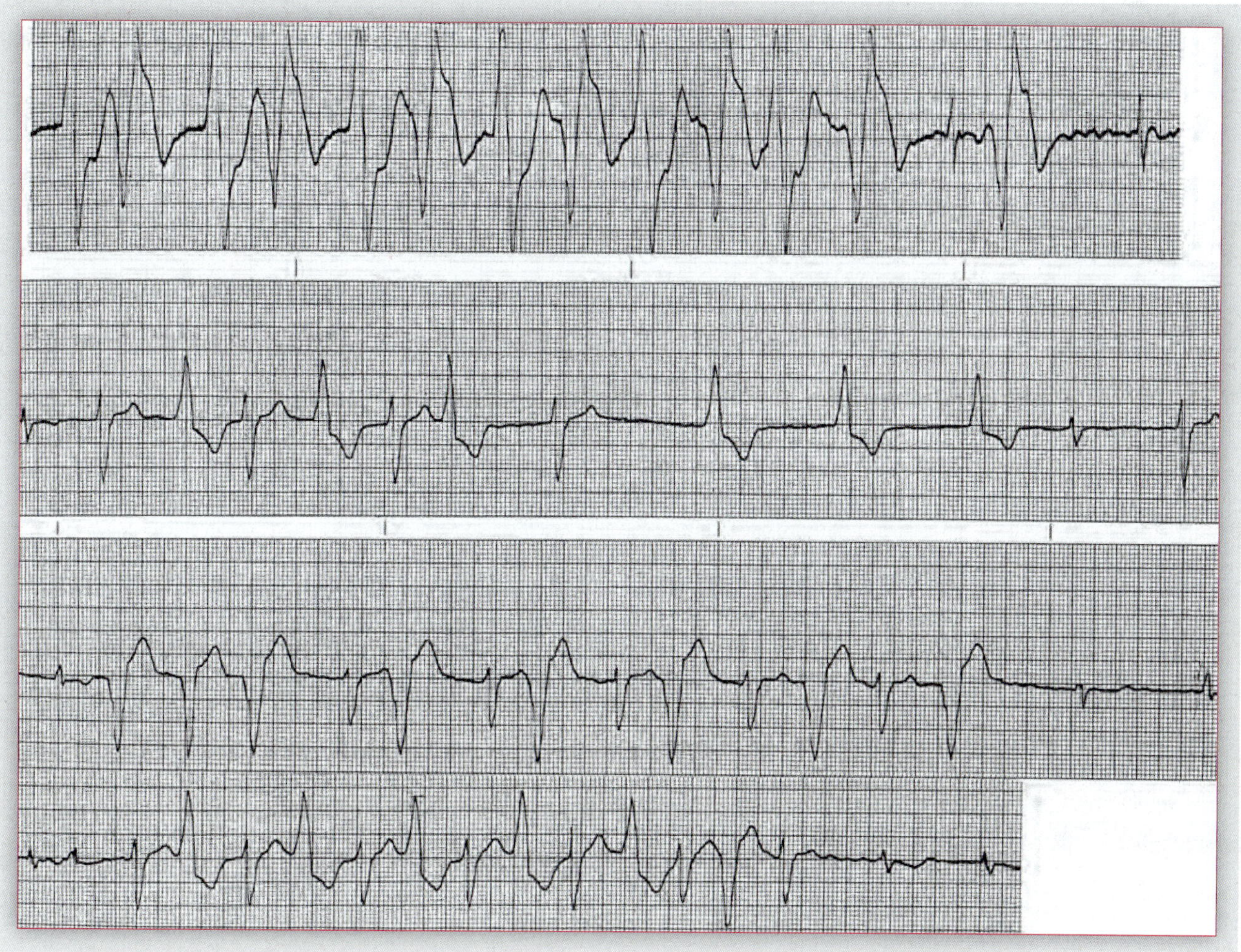

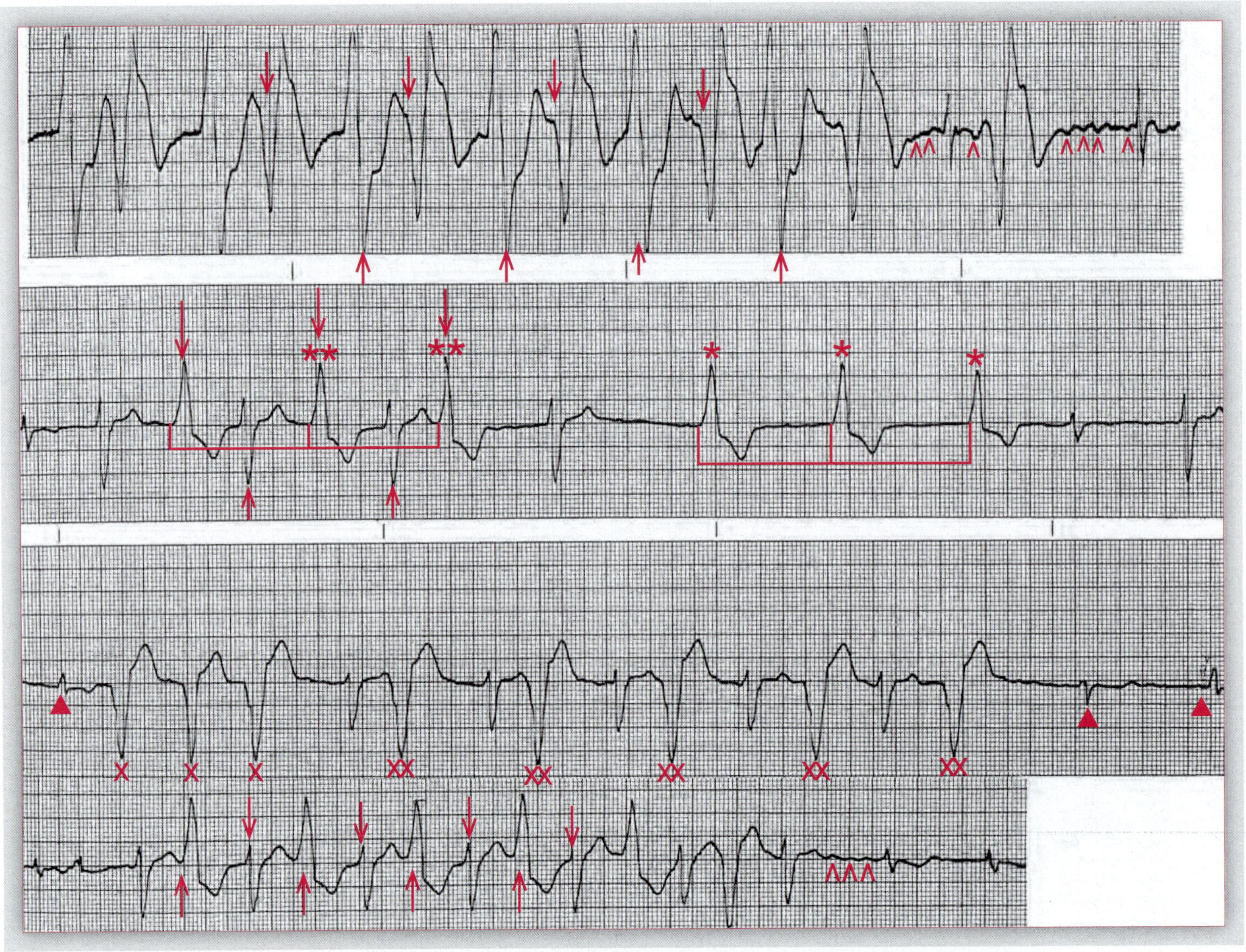

心电图 69 分析：心房颤动，双向性心动过速，室性早搏（室性二联律），交界性心律，地高辛中毒。

不同的监测导联有几种不同的节律。基础节律是心房颤动，在第 1 条心电图中可以看到不规则的基线波动(∧)。第 1 条心电图的节律规整，心率 130 次 / 分，QRS 形态逐心搏变化(↑，↓)。逐心搏变化的 QRS 形态相同(↑，↓)，在第 2 和第 4 条心电图中可以看到。这被称为双向性交界性心动过速 [右束支传导阻滞(RBBB)和左束支传导阻滞(LBBB)交替出现]。

第 2 条心电图显示 QRS 波(*)规律出现，频率 50 次 / 分。这是交界性 QRS 波，与前面心动过速中的 QRS 波(**)形态相同。另外，R-R 间期(即 50 次 / 分)(⊔)与心动过速中相同 QRS 波(**)形态的 RR 间期(⊔)相同。第 3 条心电图中有 3 个连续出现的 QRS 波(×)，其形态及时限均与室上性 QRS 波(▲)(第 1 个和最后 2 个 QRS 波)不同。这是非持续性室性心动过速。另外，该条心电图中存在成对出现的室性早搏(××)，形态与非持续性室性心动过速的 QRS 波形态相同。

应用地高辛时，迷走神经张力增强，所以心房颤动时的心室率减慢。地高辛过量的最早期表现是间断出现长 RR 间期，并且每个 RR 间期均相等，提示间歇性完全性心脏传导阻滞。随着地高辛血浆浓度增高，逐渐出现持续性完全性心脏传导阻滞，长 RR 间期变规律，提示完全性心脏传导阻滞伴交界性逸搏心律。如果地高辛血浆浓度进一步增高，交界性心率加快，可以引起非阵发性交界性心动过速。如果地高辛血浆浓度仍进一步增高，将会出现希 - 浦系统内的传导阻滞，引起间歇性 RBBB 或 LBBB，以交替阻滞形式出现。这被称为双向性心动过速。可能是交界性或希氏束心律伴左或右束支交替传导。这也可能被称为双向性室性心动过速，但地高辛中毒时，最可能发生的是交界性心动过速，而不是室性。因为有 RBBB 和 LBBB 交替出现，所以冲动一定是在交界区形成后通过希氏束传导。该患者是严重的地高辛中毒心律，所以有应用地高辛特异性抗体片断治疗的指征。

尽管双向性心动过速发生在地高辛中毒时，但其他情况下也可以出现，如严重的基础心肌病。室性心动过速时也有 QRS 波形态逐心搏变化的情况，即双向性室性心动过速，见于扩张性心肌病和暴发性心肌炎。■

病例 70

一名65岁男性患者，有房室结折返性心动过速（AVNRT）病史，目前接受地高辛和β受体阻滞剂治疗。由于心悸次数增加，医生建议服用两倍剂量的β受体阻滞剂。

但该患者误解了医生的建议，服用了两倍剂量的地高辛。1周后因腹痛和恶心就诊急诊室。医生给予心电监测。

心电监测条图的节律是什么？

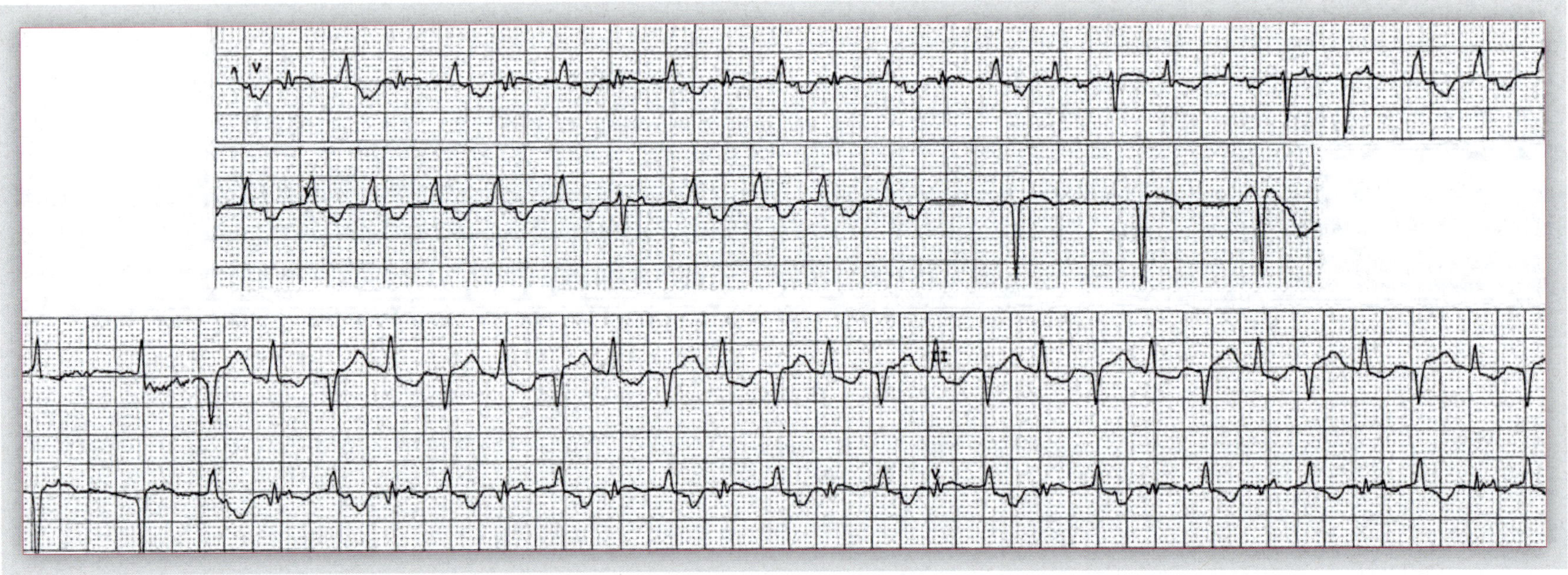

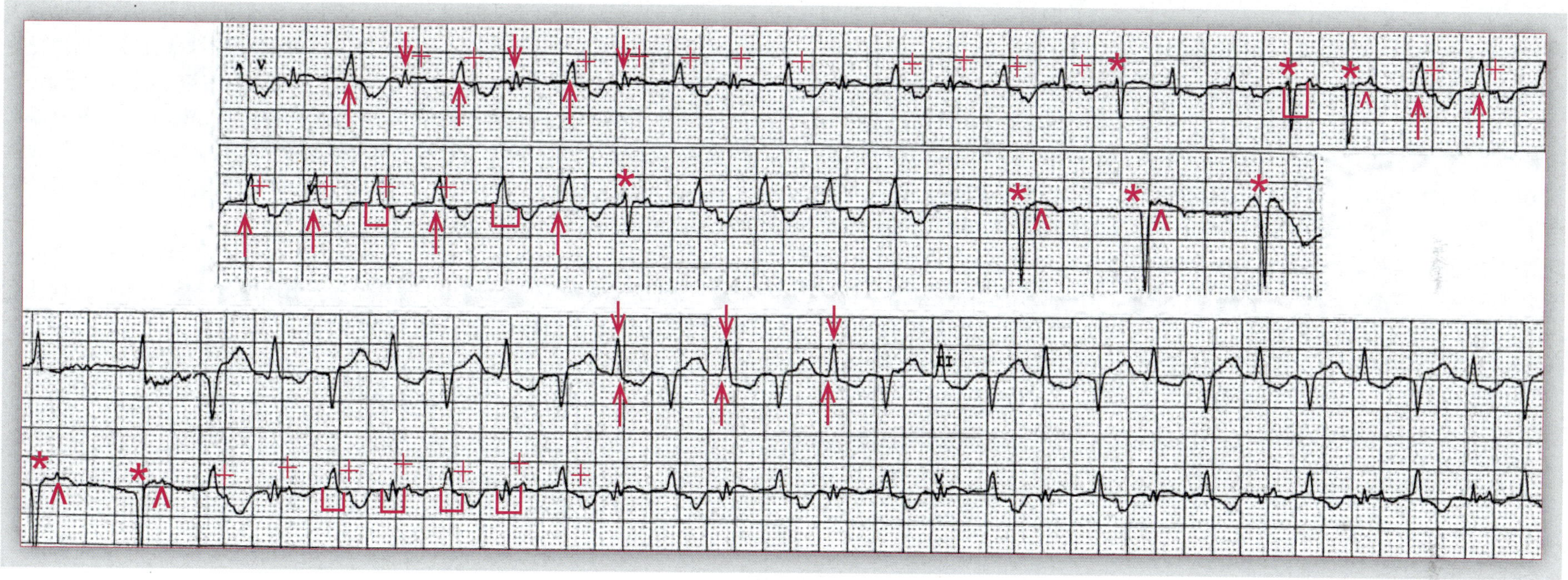

心电图 70 分析：双向性交界性心动过速。

前两份条图(V_1 导联)是连续的,而最下面的条图记录了两个导联(Ⅱ和 V_1)。节律规整,心率 156 次 / 分。QRS 时限增宽(0.12s),尽管可见几个窄 QRS 波(*)。每个 QRS 波之后均可以看到逆行 P 波(+),包括窄 QRS 波之后(^)。RP 间期(⊔)固定(0.16s)。因此是交界性心动过速。前两份条图中两种传导形式交替出现(↑,↓)[右束支传导阻滞(RBBB)和左束支传导阻滞(LBBB)],所有 RBBB 形态(↑)与条图初始形态交替时的 RBBB 形态相同。最下面条图中 QRS 波形态也交替变化(↑,↓)(RBBB 和 LBBB)。因此这是交界性心动过速,属于地高辛中毒引起的心律失常。本例患者有典型的地高辛中毒的临床症状(腹痛和恶心),是因为服用了两倍正常剂量的地高辛。

地高辛可以增强副交感神经(迷走神经)张力,抑制窦房结产生冲动和冲动通过房室结的传导缓慢。地高辛的血浆浓度过高也可以增强中枢交感神经张力和发放冲动。地高辛中毒时,窦房结自律性受到抑制(因为迷走神经张力增强),低位起搏点自律性增强——该患者是房室结自律性增强——出现异位性交界性心动过速伴完整的室房传导。如果地高辛血浆浓度进一步增高,将会出现希 - 浦系统内的传导阻滞,引起间歇性 RBBB 或 LBBB,以交替阻滞形式出现。也可能出现左前分支和左后分支阻滞交替出现。可能是交界性或希氏束心律伴左或右束支交替传导。这也被称为交界性室性心动过速,但地高辛中毒时出现的是交界性心动过速。

虽然双向心动过速曾见于地高辛中毒,但也可见于其他疾病,如严重的心肌病。还有室性心动过速,其 QRS 波群形态会出现逐心搏性改变,即双向性室性心动过速,见于扩张性心肌病和暴发性心肌炎。■

病例 71

一名 66 岁女性患者，有慢性阻塞性肺疾病（COPD）和心房颤动病史，目前服用地高辛控制心室率，因恶心、呕吐和腹痛就诊急诊室。过去两周，因为 COPD 加重应用红霉素治疗。自诉从开始用药出现厌食症，进食水非常少。过去两天出现恶心和呕吐，今晨醒来出现腹痛。体格检查：明显口干和皮肤松弛，以及其他脱水征象。实验室检查：血尿素氮 76mg/dL，肌酐为 2.5mg/dL，两者都高于正常基线值。描记了如下心电图（心电图 71A）。开始给予静脉补液，血尿素氮和肌酐得到改善。然而第 2 天，该患者仍存在腹痛和严重嗜睡症状。描记了另一份心电图（心电图 71B）。

心电图 71A

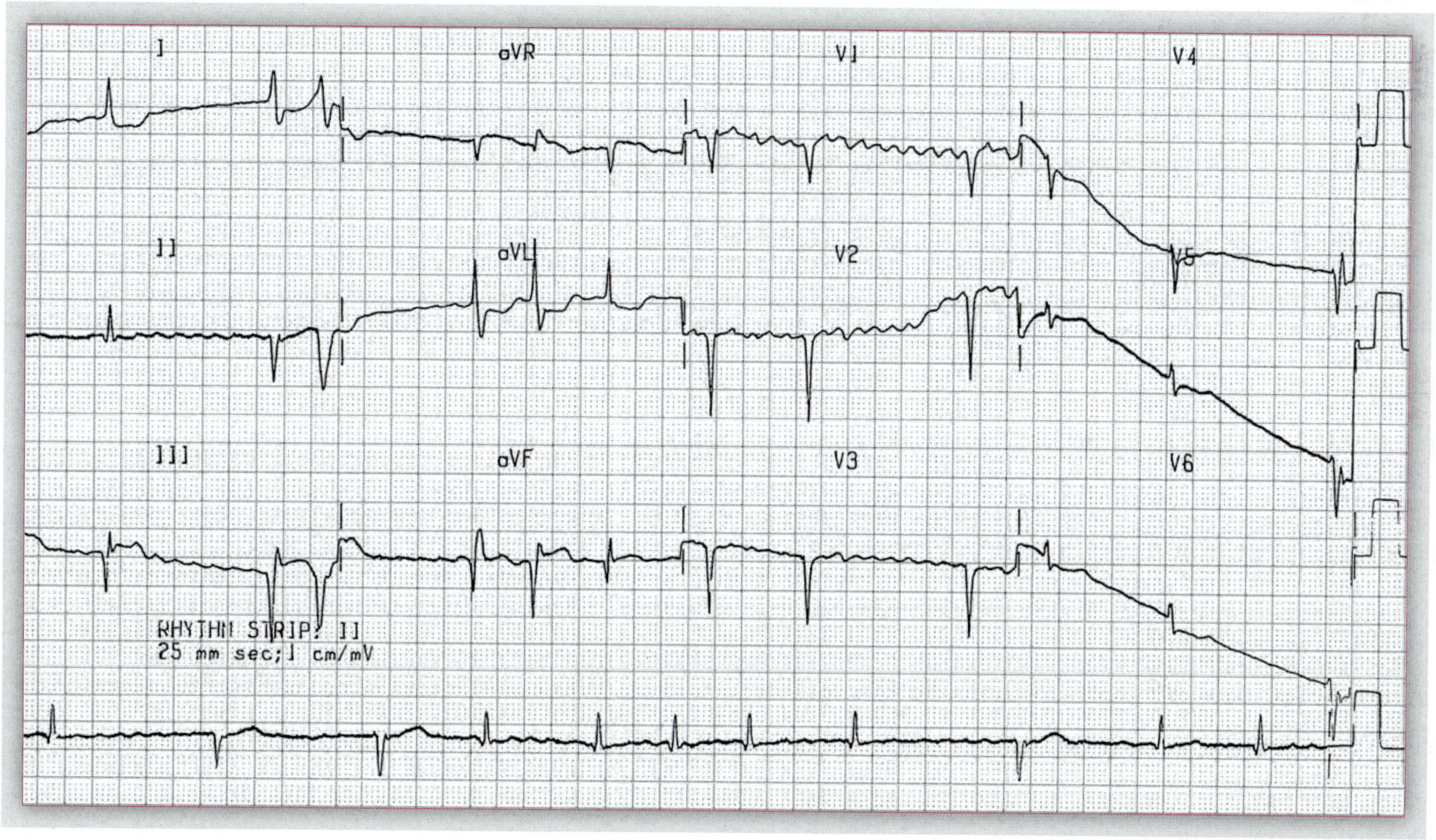

心电图提示什么？
需要进一步做哪些检查？
心电图变化的病因可能是什么？

心电图 71B

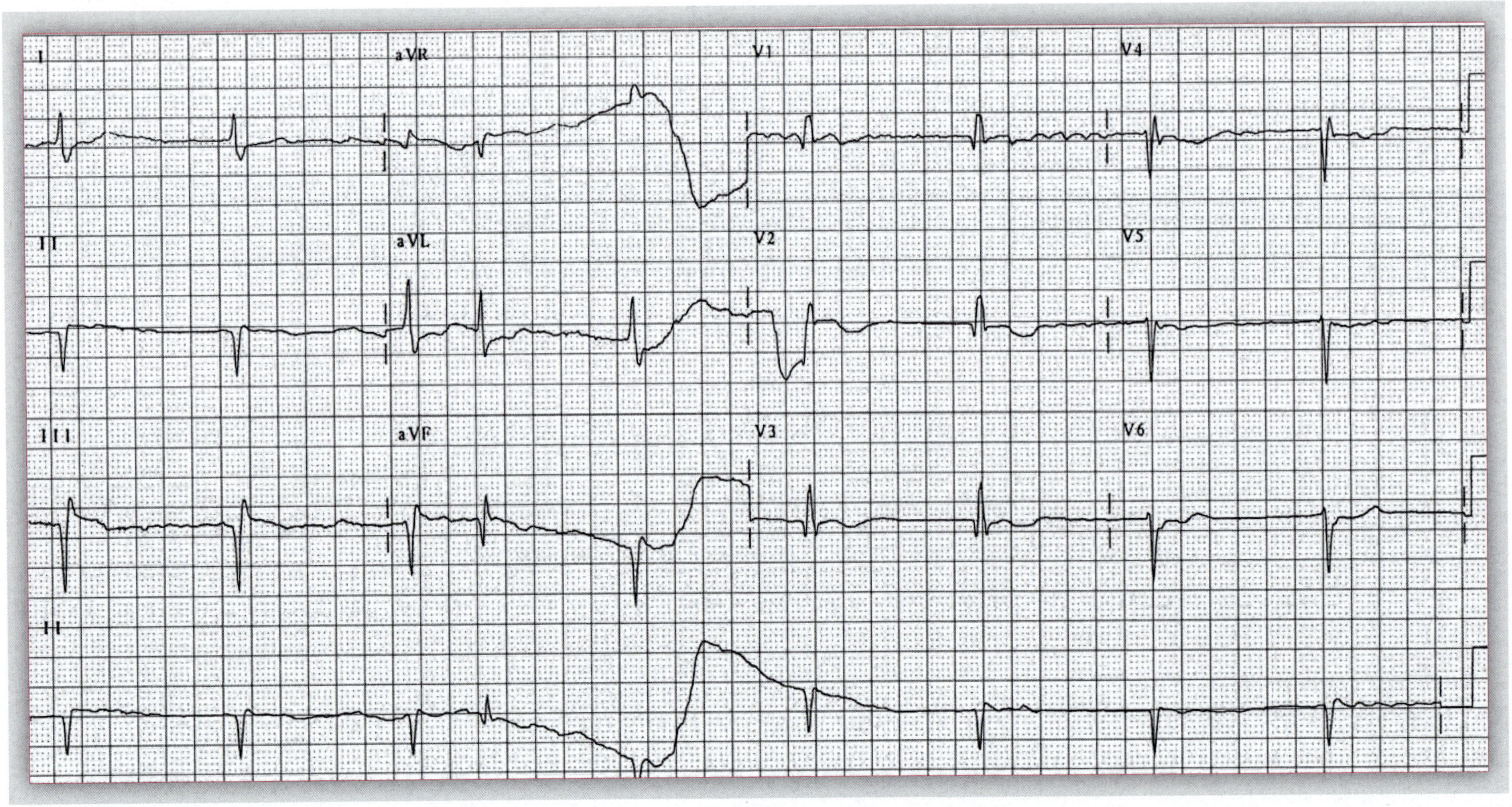

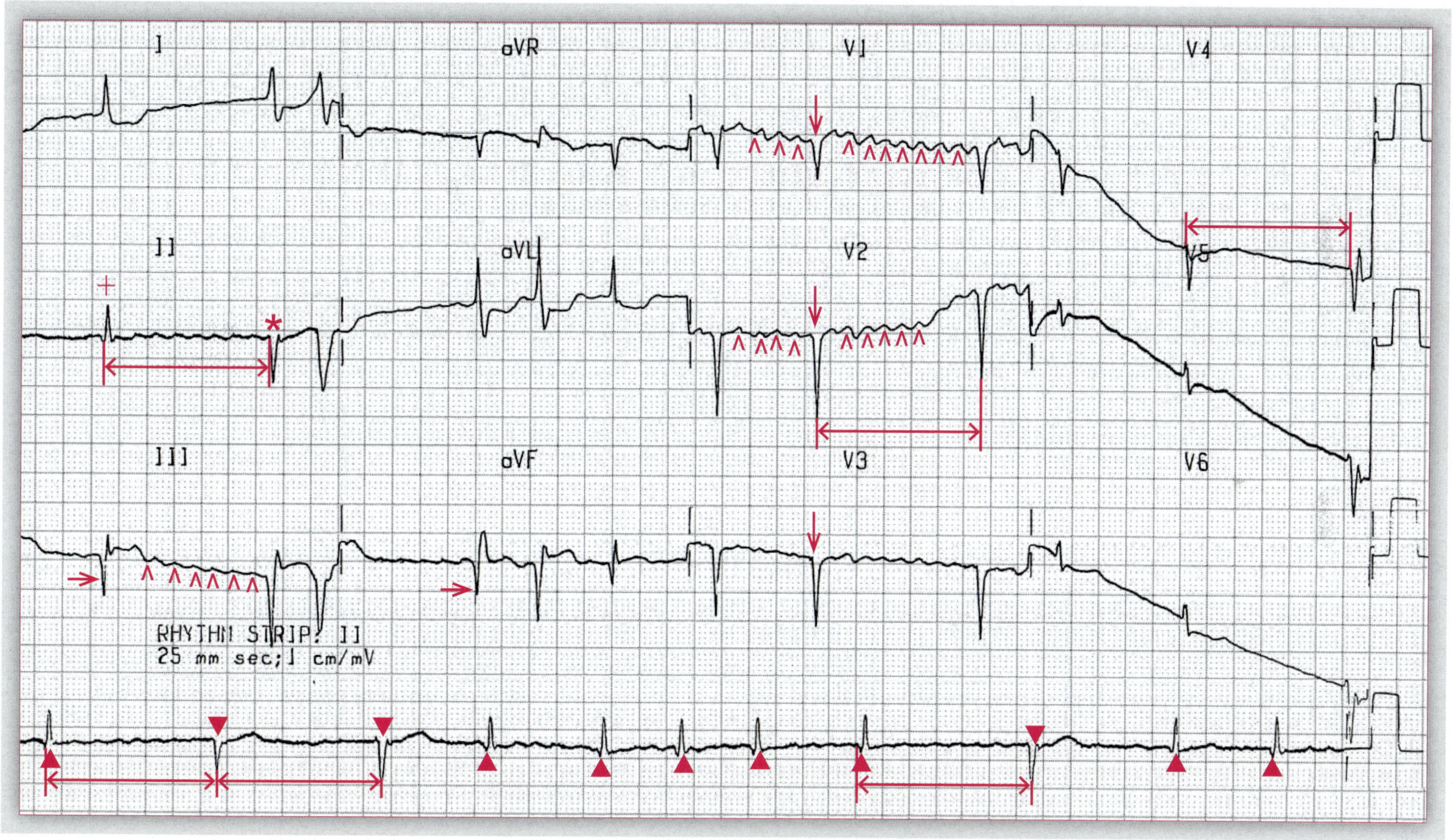

心电图 71A 分析：心房颤动，完全性心脏传导阻滞伴交界性逸搏心律引起的间断节律规整，陈旧性前间壁心肌梗死，陈旧性下壁心肌梗死。

在心电图 71A 中，应该指出的是，该心电图并不是同步记录的 12 导联心电图。节律绝对不规整，平均心率 66 次 / 分。没有明显的 P 波，但有快速而不规则的基线波动(∧)，Ⅱ、Ⅲ、V_1~V_3 导联最明显。因此心电图节律是心房颤动。QRS 时限正常(0.08s)。V_1~V_3 导联没有 R 波(↓)，符合陈旧性前间壁心肌梗死的特点。另外，Ⅲ、aVF 导联有明显的 Q 波(→)，提示陈旧性下壁心肌梗死。尽管 QRS 波形态一致，但电轴发生变化。所有 QRS 波在Ⅰ导联主波向上，aVF 导联主波向下。但是，可以看到Ⅱ导联的第 1 个 QRS 波(+)主波向上(所以电轴左偏，在 0°~-30°)，而第 2 个 QRS 波(*)主波向下(所以电轴极度左偏，在 -30°~-90°)。长Ⅱ导联中也可以看的这种情况，第 1、4~8、10 和 11 个 QRS 波(▲)电轴左偏，而第 2、3 和 9 个 QRS 波(▼)电轴极度左偏。还需要注意的是，电轴极度左偏的 QRS 之后一直伴有长间歇(RR 间期)，频率 60 次 / 分，每次 RR 间期均相等(↔)。因此，每个长 RR 间期都有相同的持续时间(1.20s)。所以心房颤动时节律间断规整是间歇性完全性心脏传导阻滞伴逸搏心律的特点，逸搏间期一直相等。间歇之后 QRS 波的时限和形态均与正常下传的 QRS 波相同，唯一不同的是电轴发生变化。因此，该患者的逸搏心律为交界性逸搏。交界性逸搏产生的 QRS 波与通过房室结下传的正常 QRS 相比，形态或电轴通常仅发生轻微改变。可能是因为交界性异位起搏点的部位与房室结不同，形成冲动进入希氏束后通过希 - 浦系统的路径也与通过房室结下传冲动的传导路径不同。

该患者出现脱水症状是摄入过少引起，目前正在服用红霉素(一种可以增加地高辛血药浓度的抗生素)，心电图显示间歇性完全性心脏传导阻滞(因为 RR 间期间断规律)，强烈提示早期地高辛中毒。进一步支持地高辛中毒的是患者的临床症状，包括恶心、呕吐、腹痛和嗜睡。虽然很多情况可能会出现这些症状，是非特异性的临床表现，但在地高辛中毒中经常发生。

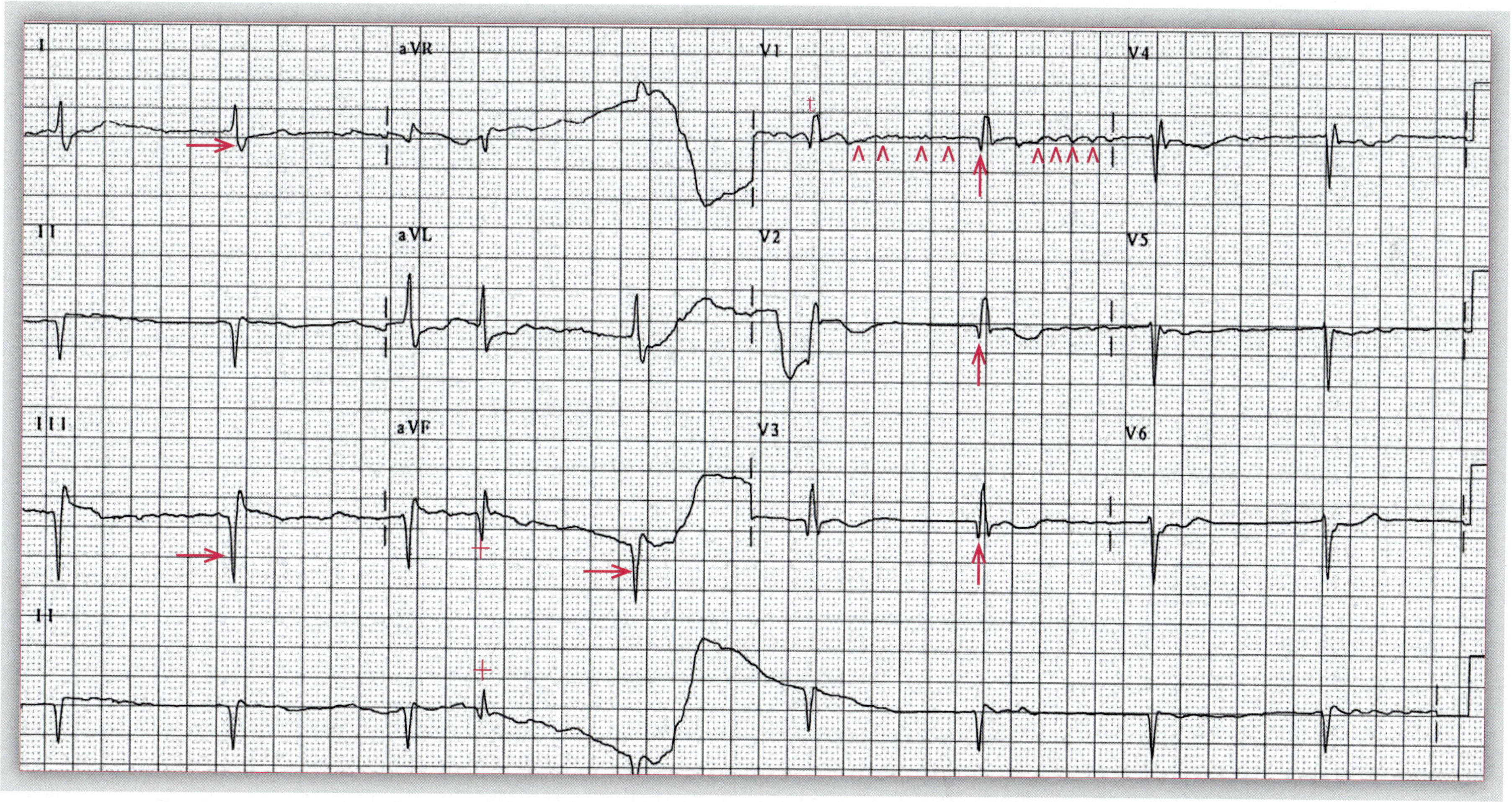

心电图 71B 分析：心房颤动，完全性心脏传导阻滞伴交界性逸搏心律导致节律规整，右束支传导阻滞，陈旧性下壁心肌梗死，陈旧性前壁心肌梗死。

入院第2天，描记了心电图71B，该心电图显示节律规整，心室率60次/分（RR间期1.2s）。这是一份12导联同步的心电图。RR间期和频率与心电图71A中的长RR间期相等。节律仍然是心房颤动，Ⅱ、Ⅲ、aVF、V_1导联基线上可见细小的波动(^)。需要注意的是，QRS波形态与心电图71A中交界性逸搏引起的QRS波形态相似，电轴也是极度左偏。因此这是完全性心脏传导阻滞伴交界性逸搏心律。QRS波在下壁呈Q波(→)，V_1~V_3导联呈初始Q波(↑)，符合陈旧性下壁和前间壁心肌梗死的特点。但是，目前的QRS波较宽(0.12s)，呈右束支传导阻滞型，Ⅰ导联S波增宽(←)，V_1导联R波增宽(▼)。也应该注意的是第4个QRS波(+)提前出现，其形态和电轴与心电图71A中通过房室结正常传导的QRS波相同。因此是间歇性房室传导阻滞。

从间歇性进展为持续性的完全性(Ⅲ度)心脏传导阻滞提示地高辛血药浓度进一步升高，可以确诊地高辛过量效应或中毒。需要检查地高辛血药浓度，并暂时停用地高辛。患者的心失常不严重或不危及生命，目前不是应用地高辛特异性抗体片断的临床指征。■

一名 68 岁男性患者，既往有慢性心房颤动（心电图 72A）病史，目前接受 β 受体阻滞剂和地高辛治疗，为行常规随访就诊。否认任何不适症状。描记了一份心电图（心电图 72B），与其基础心电图（心电图 72A）不同。

心电图 72A

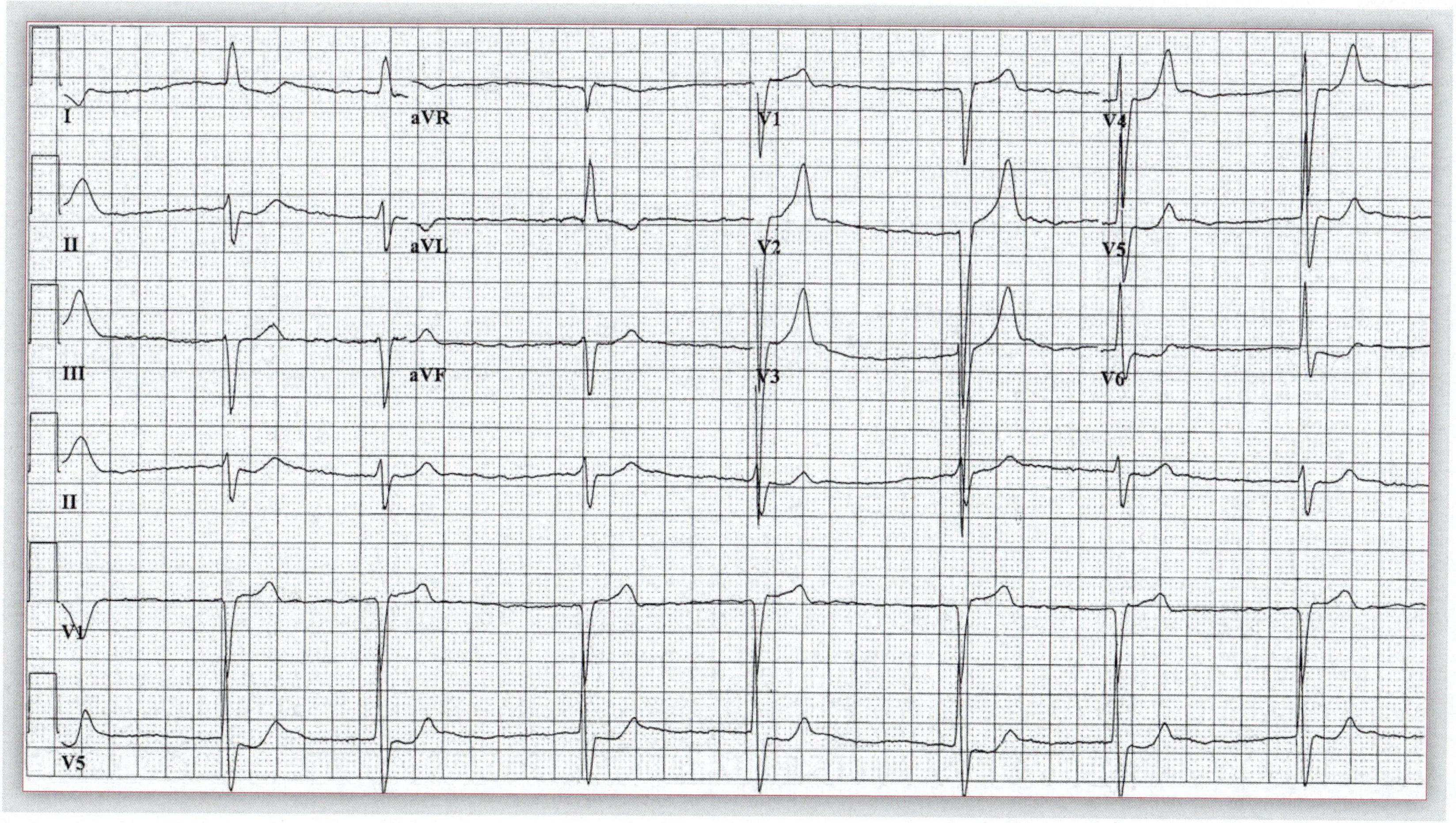

心电图 72B 中有什么异常？
这些异常可能的原因是什么？

心电图 72B

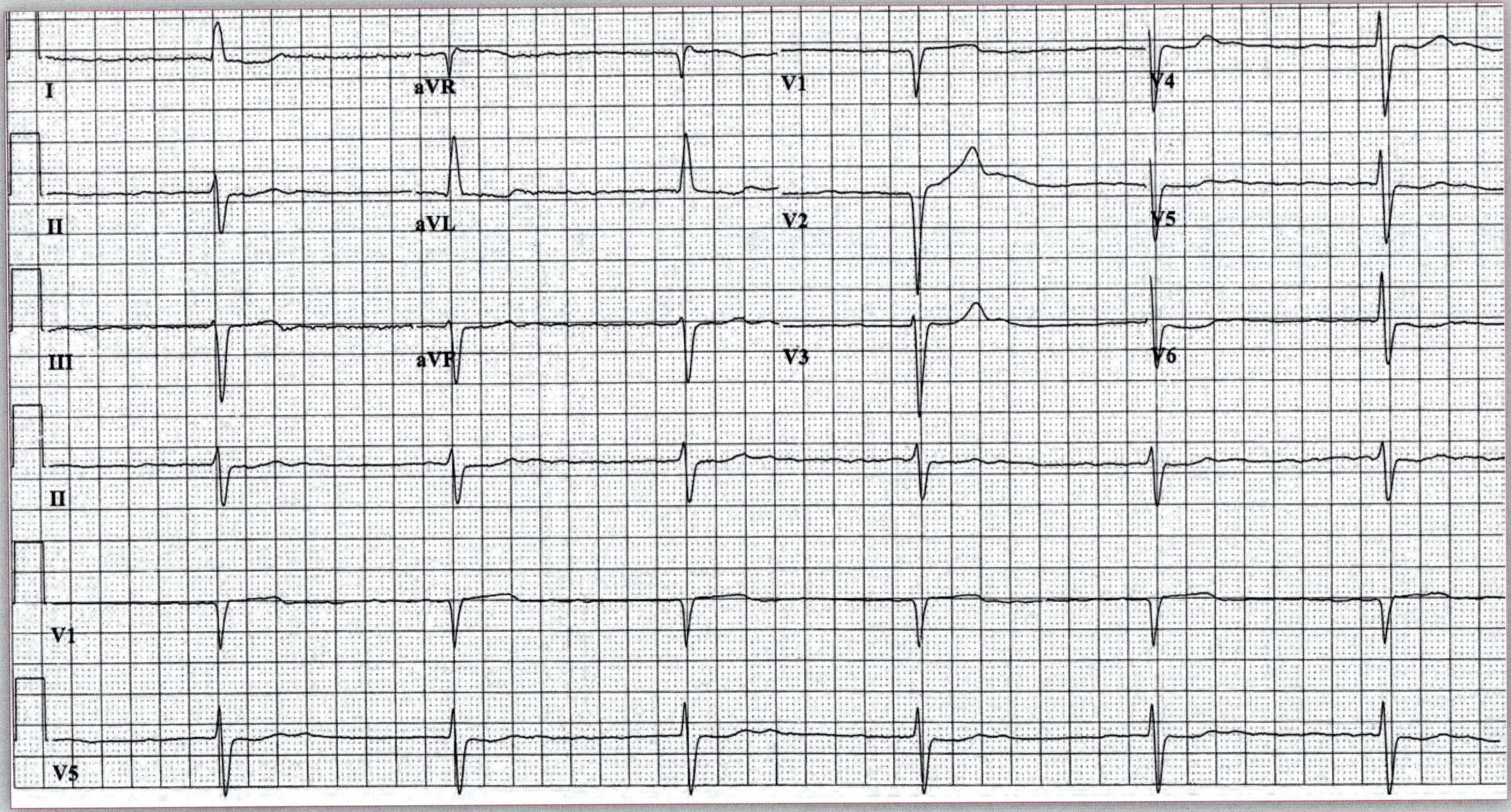

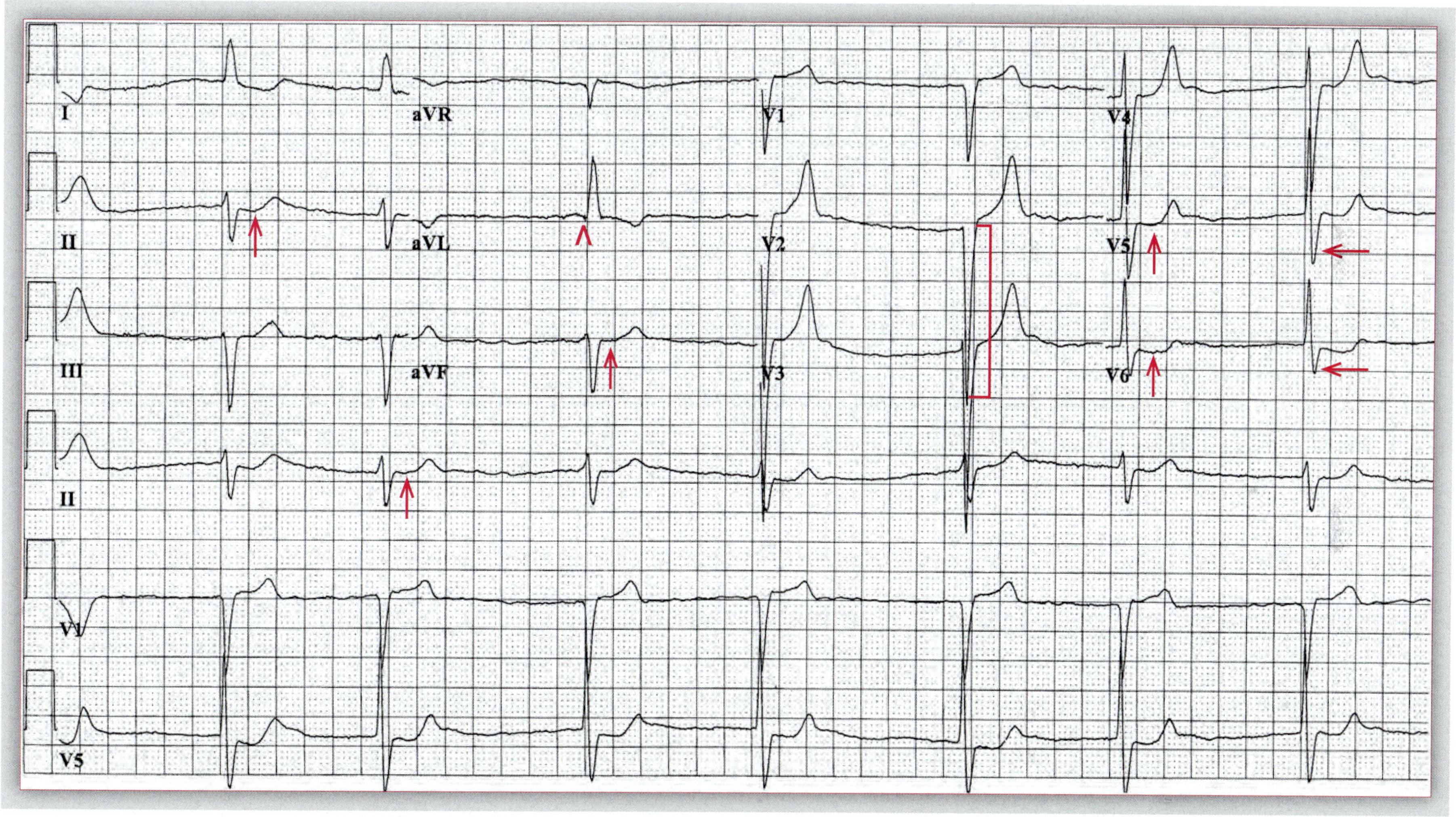

心电图 72A 分析：心房颤动，室内传导延迟（IVCD），左前分支传导阻滞（LAFB），左心室肥厚，ST-T 波改变（可能是地高辛效应）。

心电图 72A 是患者的基础心电图，可以与目前心电图 72B 相比较。心电图 72A 显示节律绝对不规整，平均心率 44 次 / 分。尽管基线上可见细小波动，但 QRS 波前后均未见 P 波。因此，这份心电图的节律是心房颤动伴缓慢心室率。QRS 时限增宽（0.12s），但不呈右或左束支传导阻滞。需要注意的是，aVL 导联呈 Q 波（^），V_5~V_6 导联可见终末 S 波（←）。因此，这是室内传导延迟。电轴极度左偏，在 −30°~−90°（Ⅰ导联 QRS 波主波向上，Ⅱ、aVF 导联 QRS 波主波向下，呈 rS 型）。因此这是 LAFB。QT/QTc 间期正常（460/410ms 和 440/380ms）。V_2 导联 S 波高度 30mm（]），提示左心室肥厚（即任一胸前导联 R 或 S 波 ≥ 25mm）。V_1~V_2 导联呈 QS 型（↓），可以见于 LAFB，尽管也见于前间壁心肌梗死。Ⅰ、Ⅱ、aVF、V_5~V_6 导联 ST-T 波异常（↑），符合地高辛效应的心电图表现，即 J 点在基线（T-P 段）而 ST 段呈下垂型、勺样或鱼钩样改变。

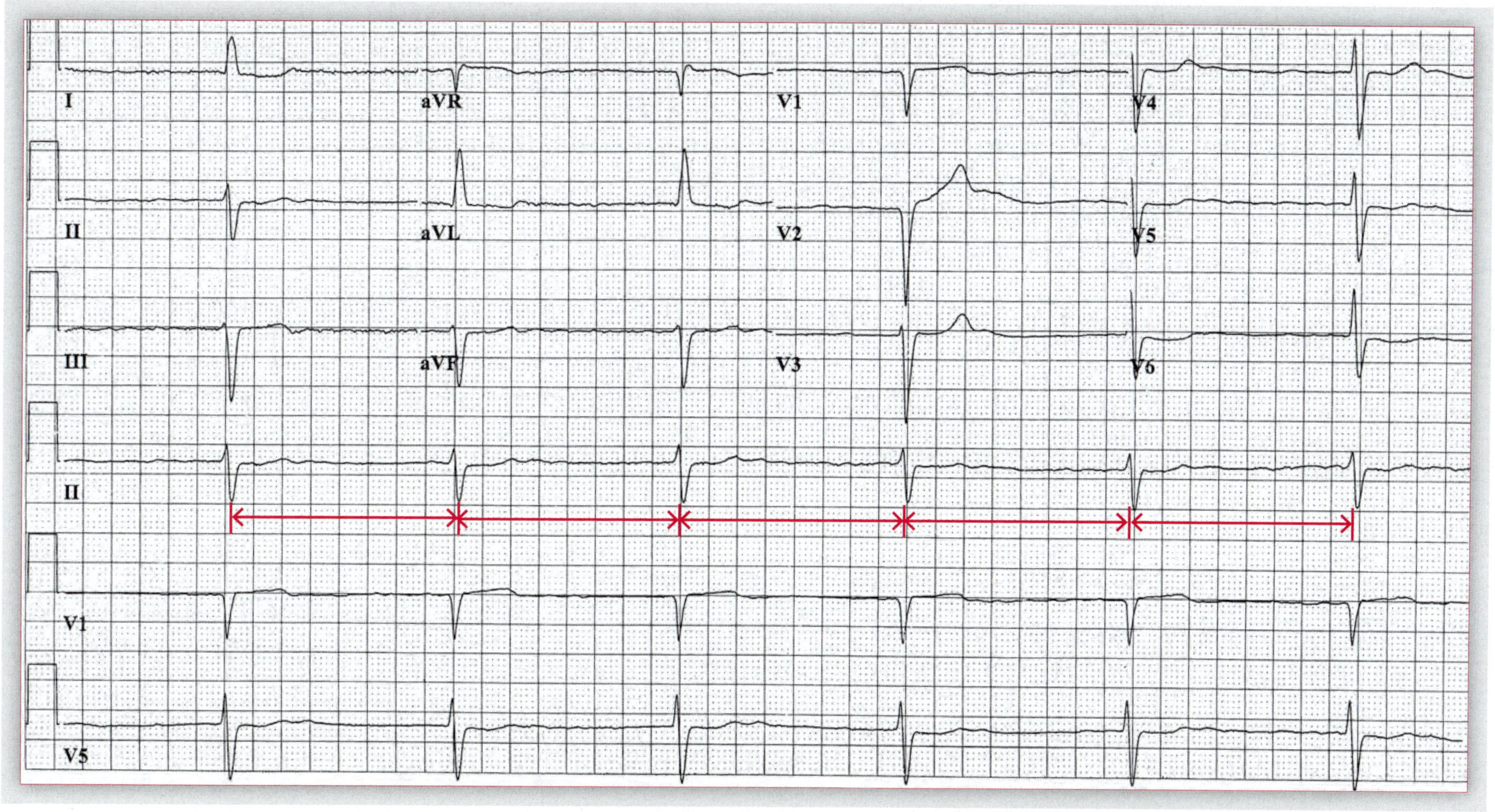

心电图 72B 分析：心房颤动，完全性心脏传导阻滞，交界性逸搏心律，IVCD，LAFB，左心室肥厚，ST-T 改变。

心电图 72B：任一 QRS 波前后均未见 P 波，节律仍为心房颤动。QRS 时限、电轴和形态均与心电图 72A 相同，QT/QTc 间期也与心电图 72A 相同，ST 段改变仍然存在，提示地高辛效应。但是节律规整(↔)，心率为 38 次 / 分。心房颤动伴随的是节律和 RR 间期绝对不规整，心室率取决于房室结的传导。该患者的心室率规则，即为节律规整的心房颤动，提示出现完全性心脏传导阻滞。QRS 波与心电图 71 相同，因此为交界性逸搏心律。完全性心脏传导阻滞可能是服用抑制房室结传导的药物过量所致，即 β 受体阻滞剂和地高辛。但是，该患者服用地高辛引起的 ST 段改变是地高辛效应，而不是地高辛中毒。完全性心脏传导阻滞也可能是自身的房室结病变或迷走神经张力过高引起。恰当的治疗是停用 β 受体阻滞剂和地高辛，观察完全性心脏传导阻滞是否缓解。如果缓解，再次评估心室率控制的治疗很重要。如仍为持续性完全性心脏传导阻滞则提示可能房室结自身结构存在病变，需要考虑心脏起搏器植入。■

一名 88 岁的老年男性患者，因疲乏无力就诊。既往阵发性心房颤动病史，服用 β 受体阻滞剂和地尔硫䓬治疗。此次心电图（心电图 73B）和基线心电图（心电图 73A）比较如下。

心电图 73A

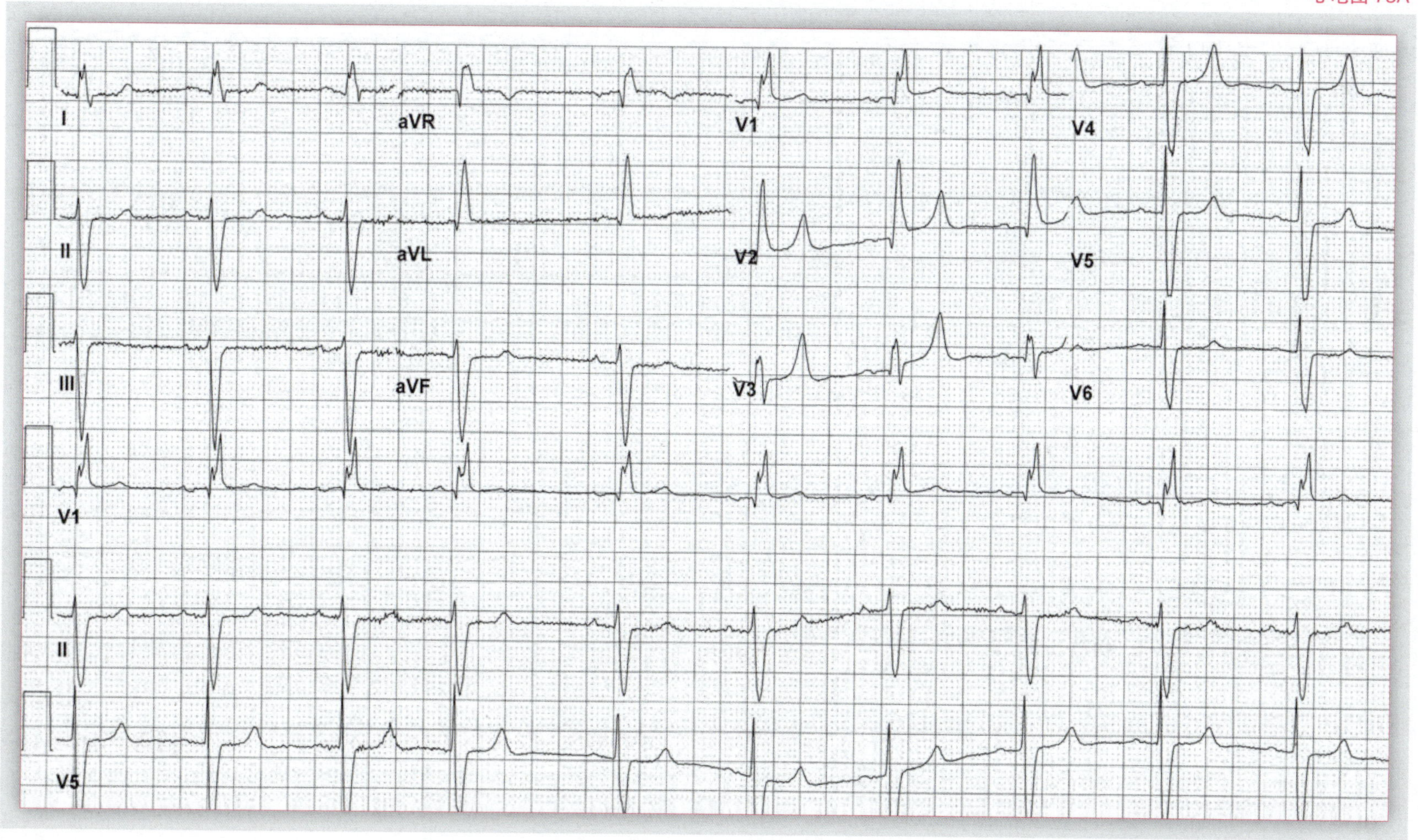

心电图提示什么？
患者疲乏的病因是什么？

心电图 73B

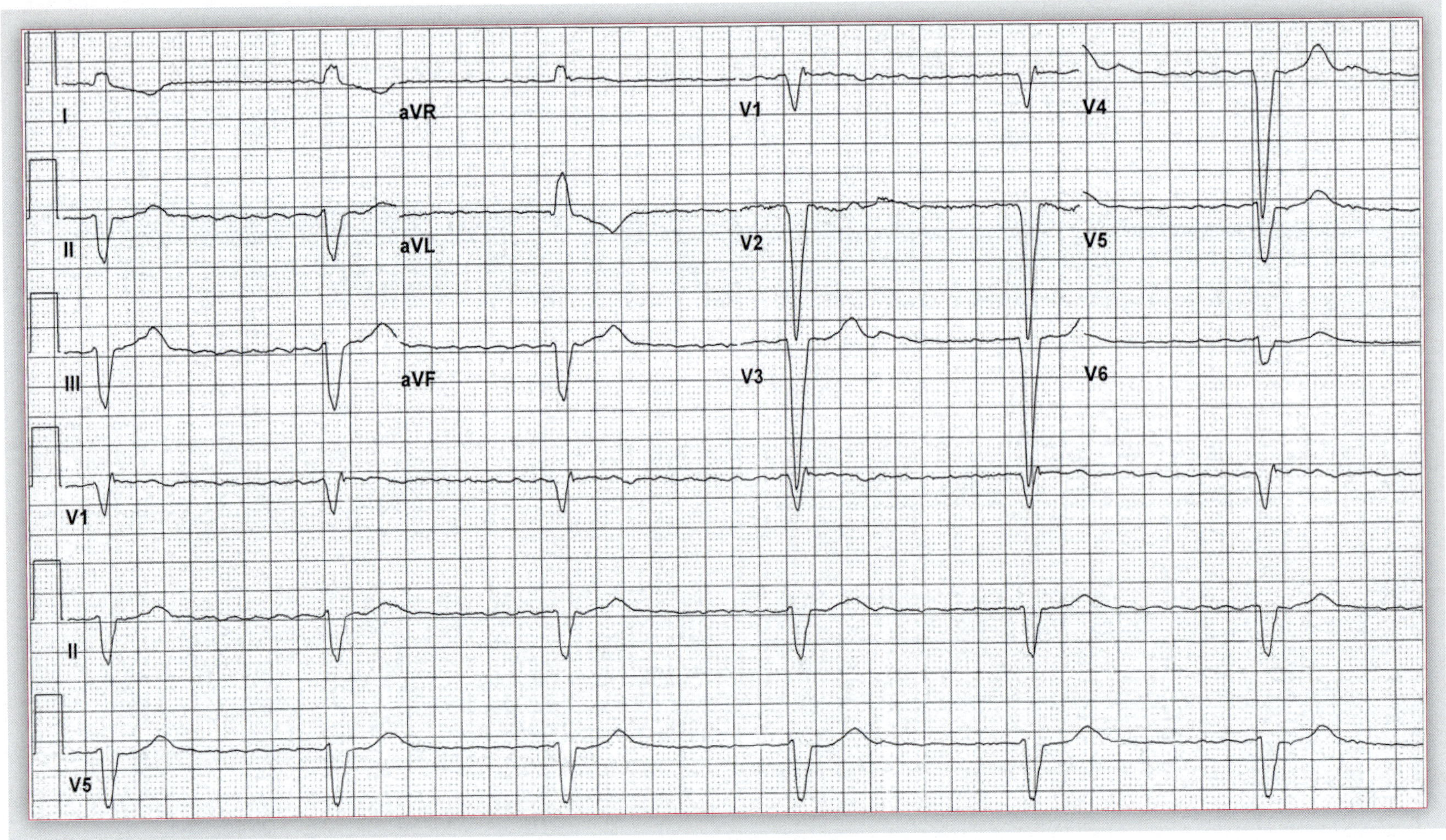

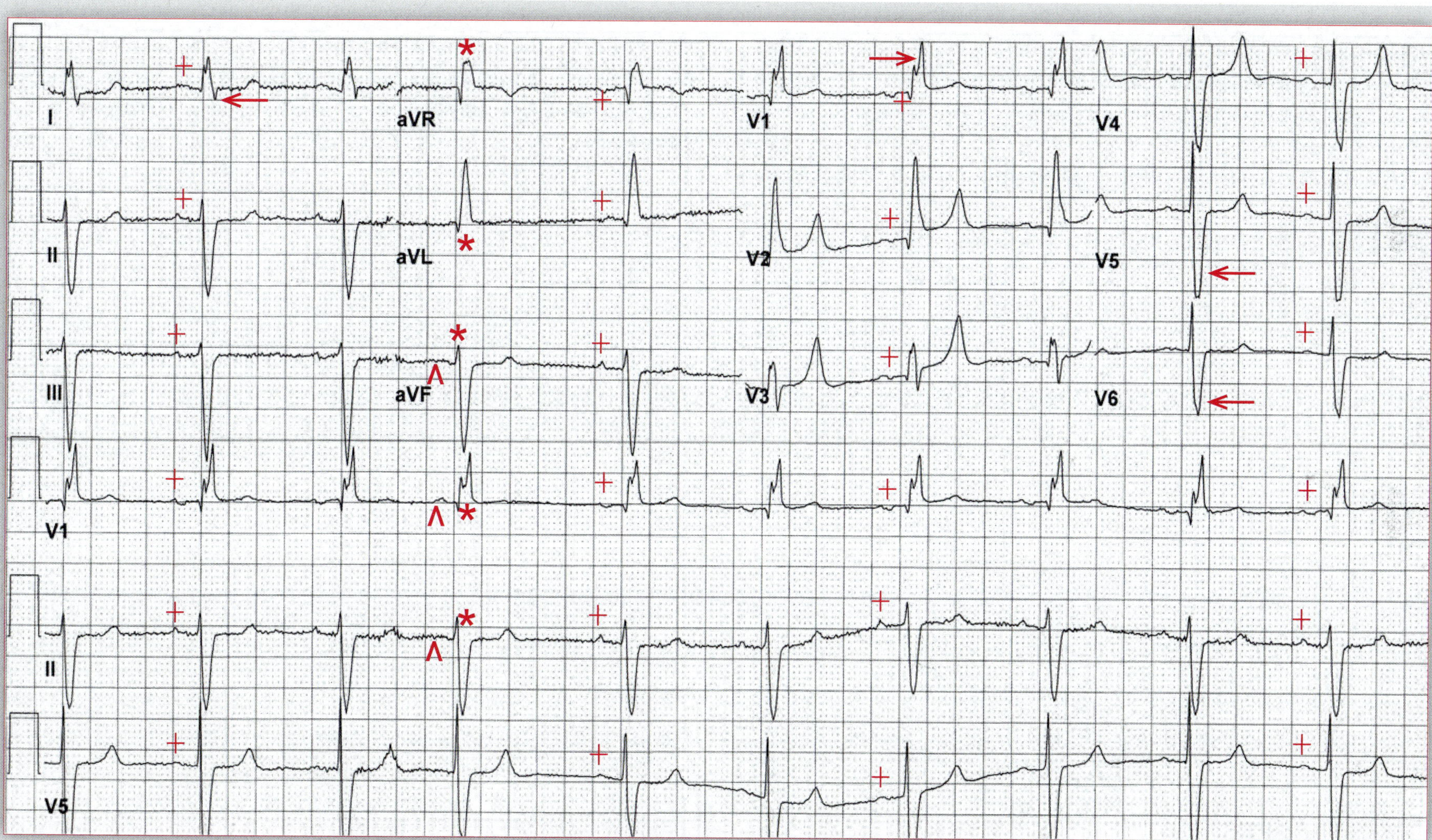

心电图 73A 分析:正常窦性心律,偶发房性早搏,右束支传导阻滞,左前分支阻滞(双束支阻滞)。

心电图73A显示节律规整，心率60次/分。每个QRS波前均有P波(+)且PR间期固定(0.20s)，Ⅰ、Ⅱ、aVF和V_4~V_6导联中P波直立，因而这是窦性心律。第4个QRS波提前出现，且形态和其他的QRS波形态一致。但这个QRS波之前的P波(^)形态和其他P波形态不同，且PR间期缩短(0.16s)，因此这是一个房性早搏。

QRS时限增宽(0.14s)，呈右束支传导阻滞(RBBB)型，V_1导联呈RR′型(→)，Ⅰ、V_5~V_6导联S波增宽(←)。电轴极度左偏，在-30°~-90°(Ⅰ导联QRS波主波向上，Ⅱ、aVF导联QRS波主波向下，呈rS型)，这是左前分支阻滞(LAFB)的表现。RBBB和LAFB同时存在，称为双束支阻滞。QT/QTc间期延长(480/480ms)，但校正增宽的QRS时限后QT/QTc间期正常(440/440ms)。

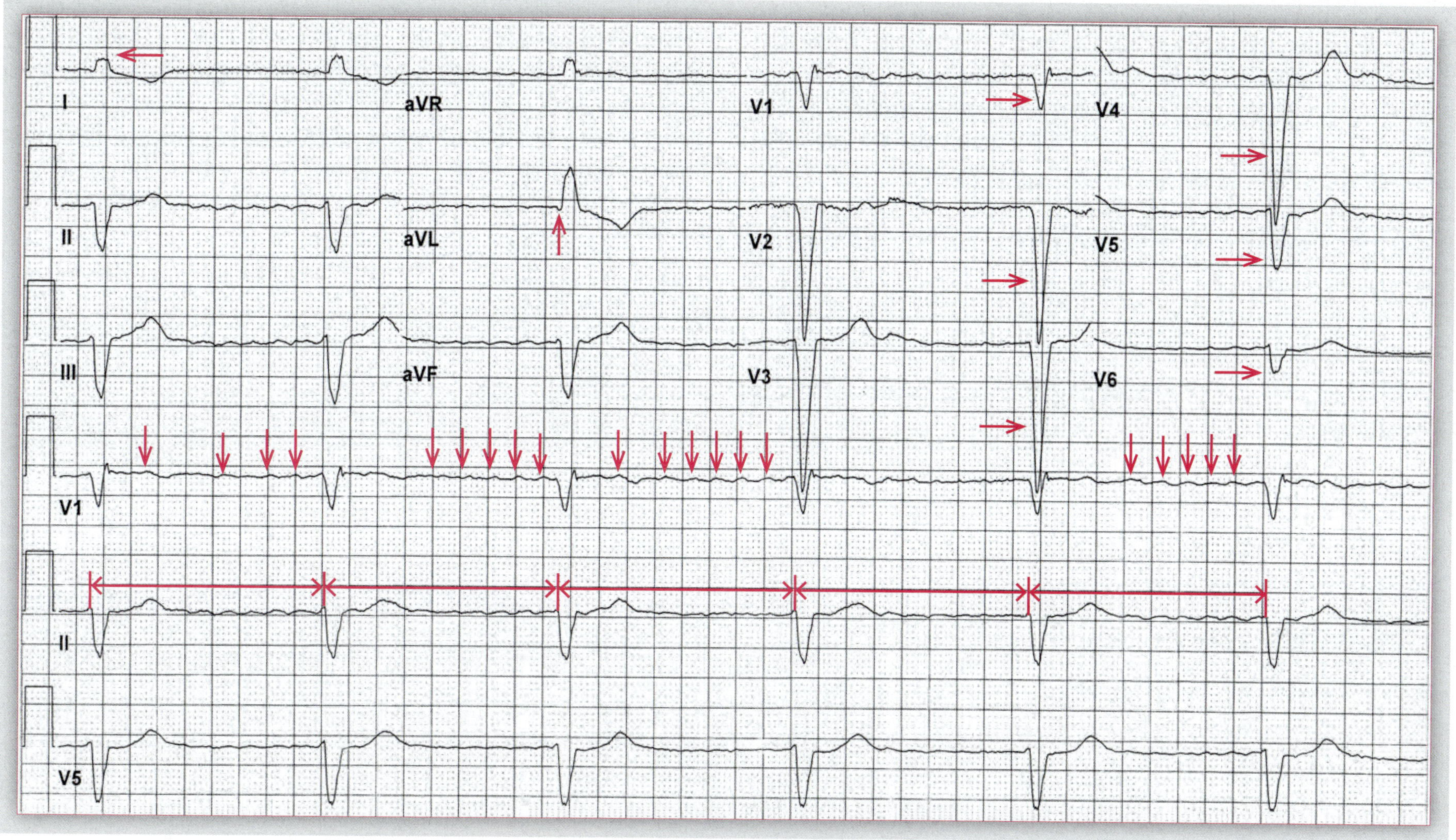

心电图 73B 分析：心房颤动，完全性房室传导阻滞，室性逸搏心律。

心电图73B和心电图73A来自于同一个患者。节律规整，心室率为36次/分。所有QRS波前后均未见P波。而基线上可见细小且快速的波动(↓)，符合心房颤动的特点。QRS间期时限增宽(0.18s)，在I导联呈高大的R波(←)，V_1~V_6导联呈QS型(→)，类似左束支传导阻滞(LBBB)。但aVL导联上可见起始小Q波(↑)，因此这不是真正的LBBB型。并且QRS波形态与心电图73A中所示差别很大。心率慢于心电图73A中的心率，所以这不是交界区心律伴心率相关性的传导异常，而是室性心律。图中RR间期规整。但基础心律为心房颤动时，RR间期应绝对不规整(↔)。RR间期规整提示完全性房室传导阻滞伴室性逸搏心律。室性逸搏心律的出现提示完全性房室传导阻滞的部位在房室结以下的希-浦系统中。交界性逸搏心律则提示完全性房室传导阻滞的部位在房室结。该患者既往存在双束支阻滞，剩余的分支(即左后分支)现在也无法传导冲动。传导异常部位在希-浦系统而不是房室结提示完全性房室传导阻滞与患者应用的两种房室结阻滞药物无关(β受体阻滞剂和地尔硫䓬)。完全性房室传导阻滞部位不在房室结，不是因为药物引起，所以完全性房室传导阻滞可能是永久性的，该患者需要植入起搏器治疗。■

一名 24 岁的 HIV 阳性患者，目前接受联合抗反转录病毒治疗。主因头痛、鼻窦痛加重两天就诊。初诊医生诊断为细菌性鼻窦炎和中耳炎，处方用红霉素治疗。几天后患者出现突发性晕厥。在去医院途中行心电图检查，结果如下。

心电图中可见什么异常？
晕厥的原因可能是什么？

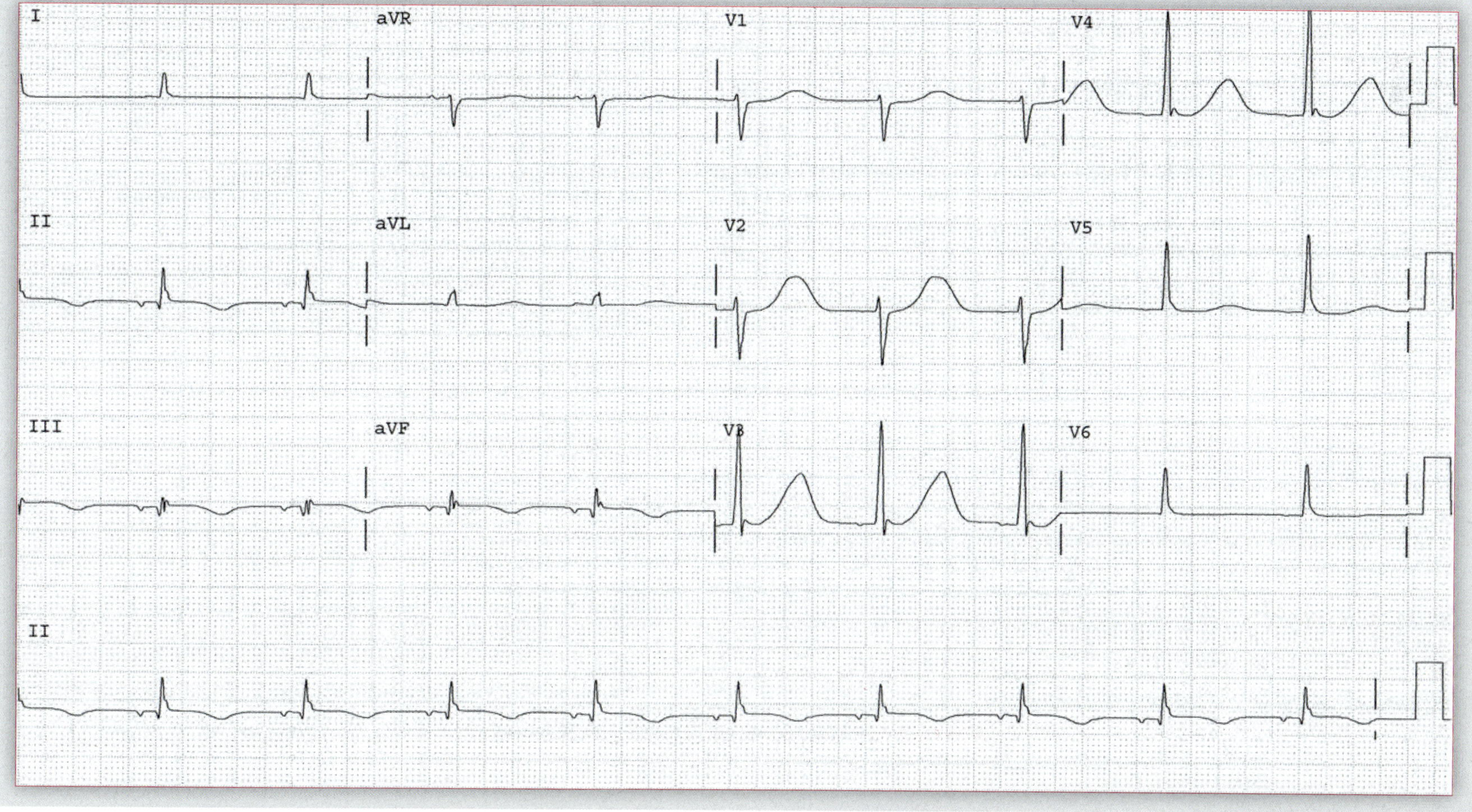

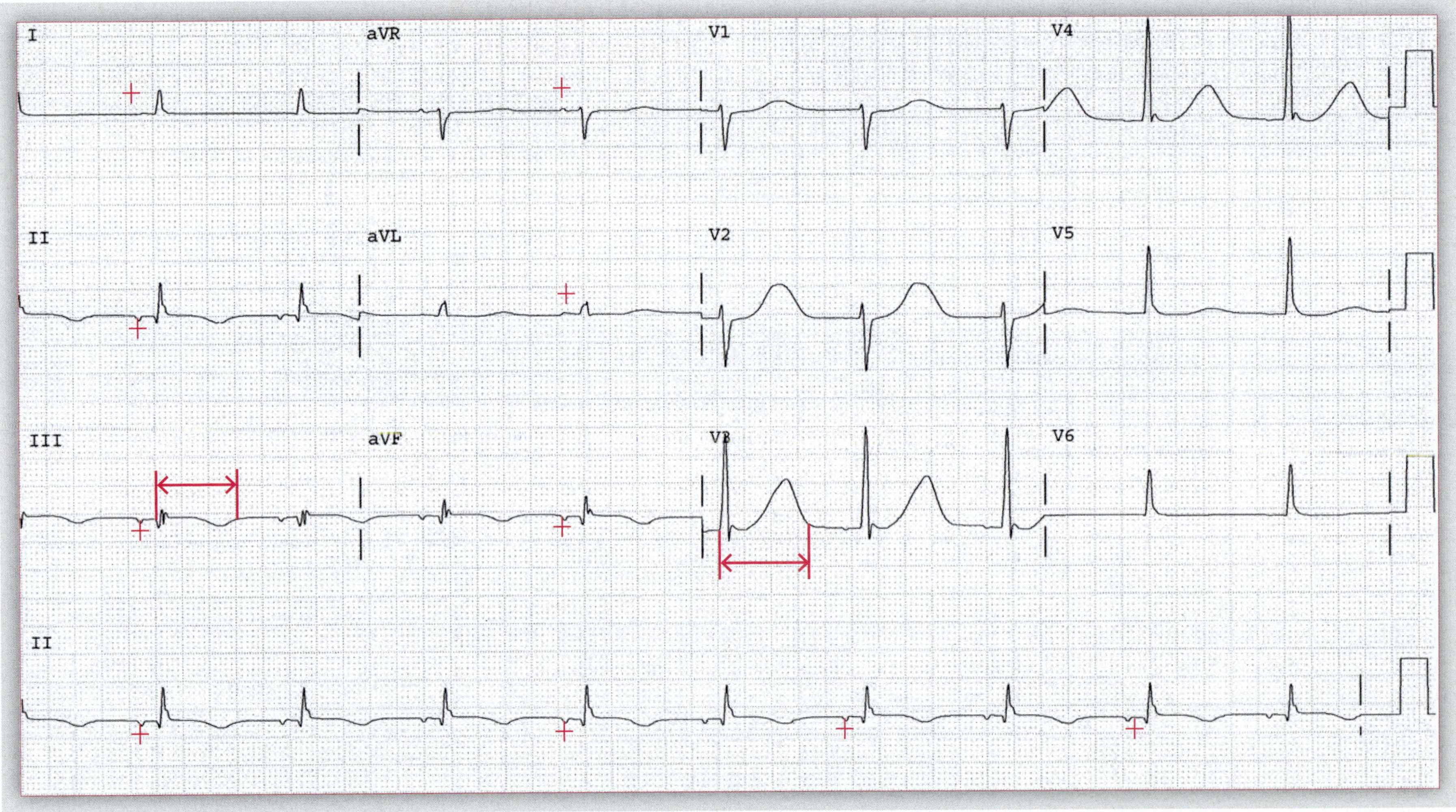

心电图 74 分析:房性异位心律,QT 间期延长(长 QT 综合征)。

该心电图显示节律规整，心室率 58 次 / 分。每个 QRS 波前均可见 P 波（+），且 PR 间期固定（0.14s）。P 波在Ⅱ、aVF 和 V_3~V_4 导联倒置，因此这不是窦性心律，而是房性异位心律。

QRS 波形态和时限正常（0.10s），电轴正常，在 0°~+90°（Ⅰ、aVF 导联 QRS 波主波向上）。QT 间期延长（↔）（620ms）；QTc 间期为 610ms。QT 间期延长是 T 波宽大引起，被称为复极延长，这可能是获得性 QT 间期延长（如药物作用），也可能是先天性长 QT 综合征（基因突变造成的离子通道病）。

基于该患者有联合使用已知的延长 QT 间期的药物史，所以很可能是获得性 QT 间期延长。QT 间期延长是多形性室性心动过速（又名尖端扭转型室性心动过速）的危险因素之一，多形性室性心动过速很可能是该患者晕厥发作的病因。

许多药物和 QT 间期延长有关，因此这些药物也是尖端扭转型室性心动过速的危险因素。事实上所有延长 QT 间期的药物都是通过阻断 HERG 编码的钾离子通道介导的钾电流来发挥作用。这可以导致动作电位 2 相平台期的延长。药物引起的尖端扭转型室性心动过速的机制可能是在动作电位 2 相发生早后除极和触发活动致使复极化延长。先天性 QT 间期延长引起的尖端扭转型室性心动过速通常是由心动过速引发。与之相反，获得性 QT 间期延长引起的尖端扭转型室性心动过速最常见的是由心动过缓（心动过缓相关型）或长 - 短 RR 间期（间歇相关型）引发。

药物引起的尖端扭转型室性心动过速的治疗包括：

1. 停用已知能延长 QT 间期的药物。

2. 静脉注射镁剂。

3. 通过超速起搏增加心率；增加心率可以缩短 QT 间期，因为希氏束 - 浦肯野细胞不应期的缩短与心率有关。

4. 静脉注射异丙肾上腺素；希氏束 - 浦肯野细胞不应期的缩短与心率有关，异丙肾上腺素能够增加心率并缩短 QT 间期。

5.IB 类抗心律失常药物如利多卡因或美西律可能有效。■

病例 75

一名 62 岁女性患者，因滤泡性甲状腺癌行甲状腺切除术。术后第 1 天患者诉口周麻木，床旁检查时患者出现手脚抽搐伴意识丧失。为了找寻原因行心电图检查，结果如下。

心电图中有何异常？
可能的潜在病因是什么？

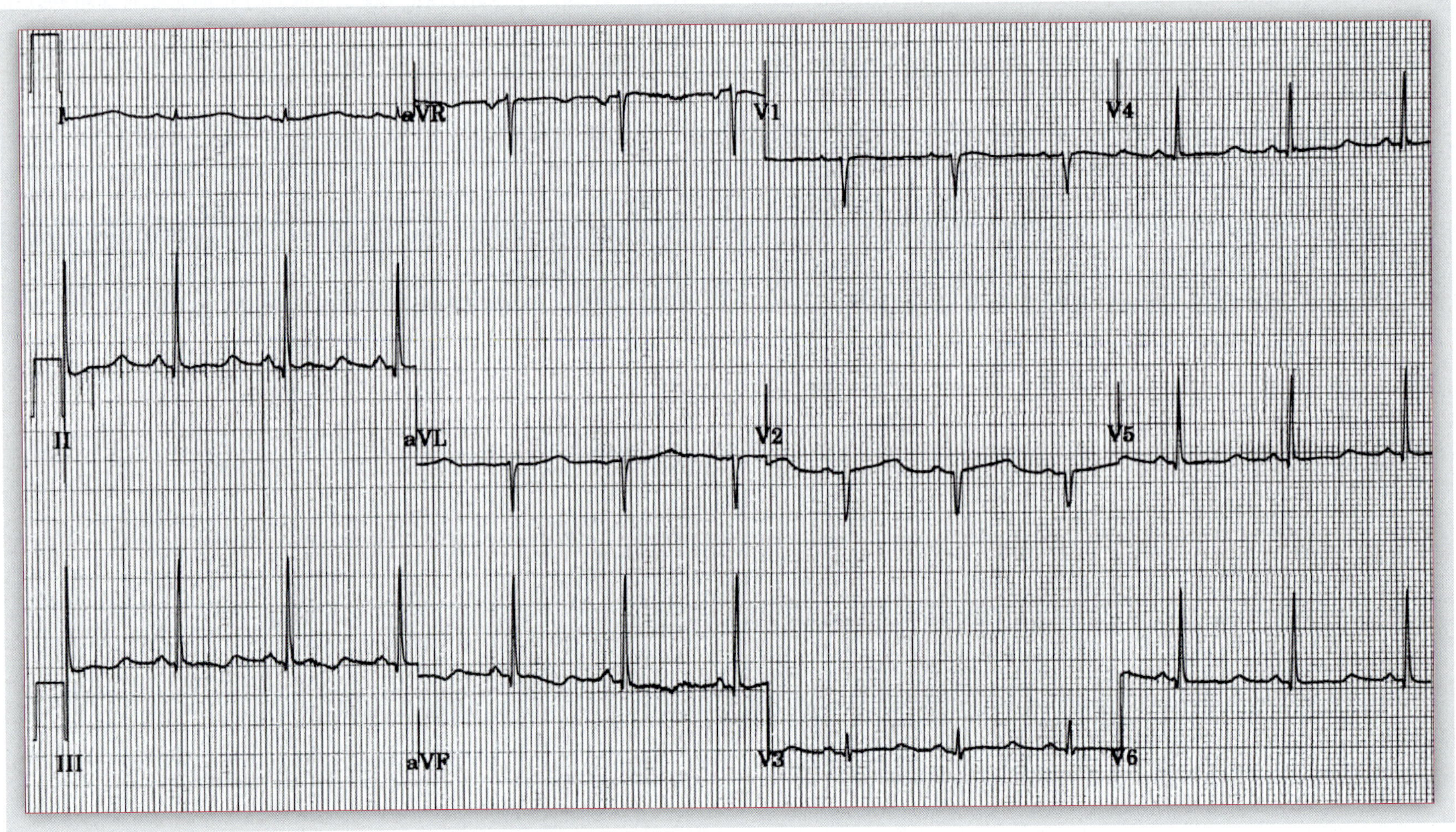

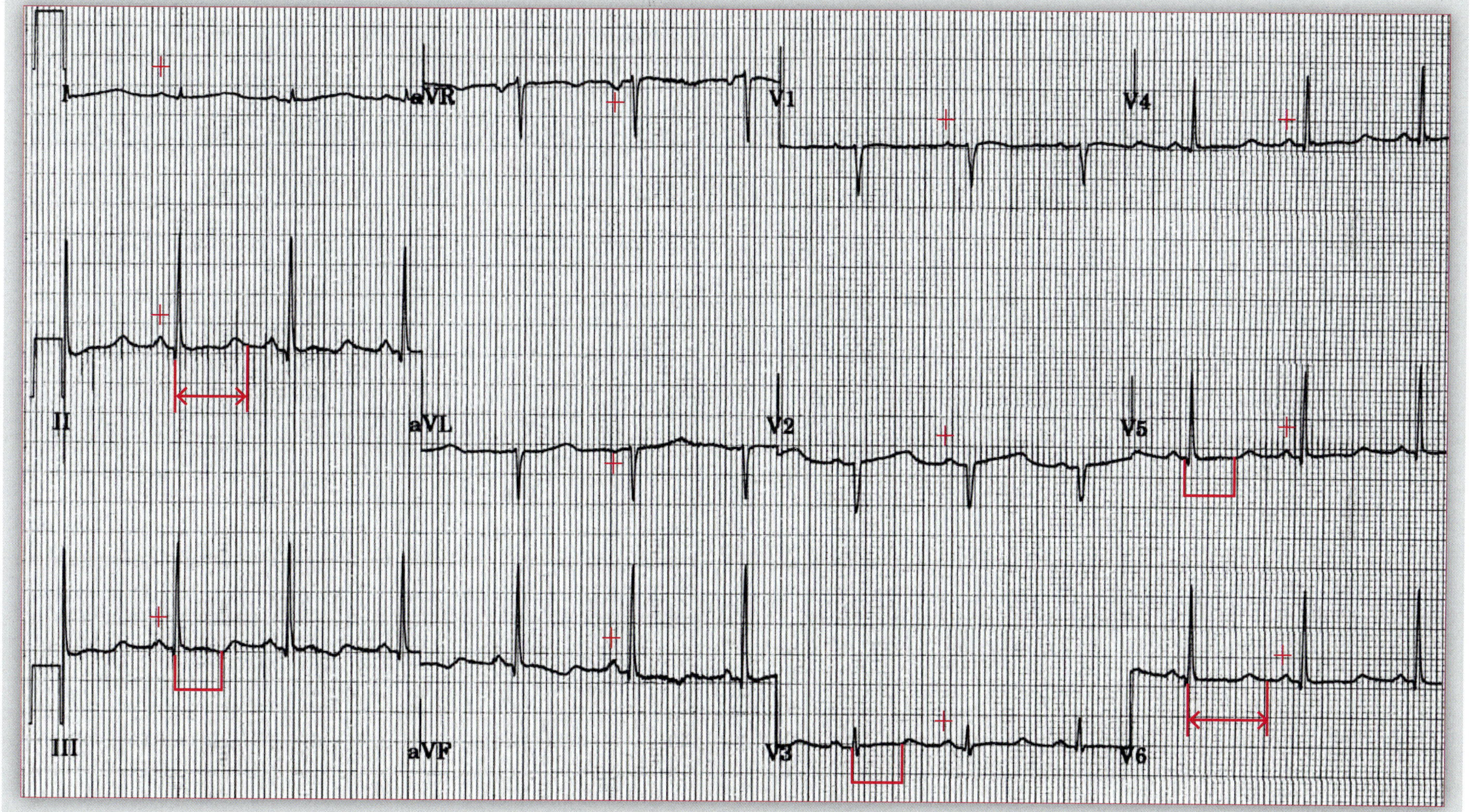

心电图 75 分析:窦性心律,QT 间期延长。

节律整齐，心率 76 次 / 分。每个 QRS 波前均有 P 波（+），且 PR 间期固定（0.16s）。P 波在Ⅰ、Ⅱ、aVF 和 V_4~V_6 导联直立，aVR 导联倒置，所以该心电图为窦性心律。

QRS 波形态和时限正常（0.08s），电轴正常，在 0°~+90°（Ⅰ、aVF 导联 QRS 波主波向上）。V_1~V_2 导联 R 波递增不良，提示可能存在陈旧性前间壁心肌梗死或正常变异。QT 间期延长（↔）（580ms），心率校正的 QT 间期（QTc）为 640ms。T 波持续时间正常，QT 间期延长是因为 ST 段延长（⌴），所以 QT 间期延长是由复极延迟而不是复极延长引起。这种类型的 QT 间期延长常见于代谢异常，特别是低钙或低镁。

该患者有低钙血症的相关症状，低钙血症是由于甲状腺切除术后甲状旁腺功能减退引起。心电图中 QT 间期延长的病因是低钙血症，但低钙血症引起心律失常并不常见。■

一名未知年龄的流浪汉被当地执法部门送到急诊室，被发现时该流浪汉已经意识丧失。他衣着凌乱，卫生状况较差，可以闻到明显的酒精气味。无反应性，尽管呼吸频率减慢但仍然有自主呼吸。值得注意的是其生命体征显示心动过缓。实验室检查表明患者血钾低，肝肾功能正常，有巨幼红细胞性贫血。行心电图检查结果如下。

心电图中有何异常，这些异常的原因可能是什么？

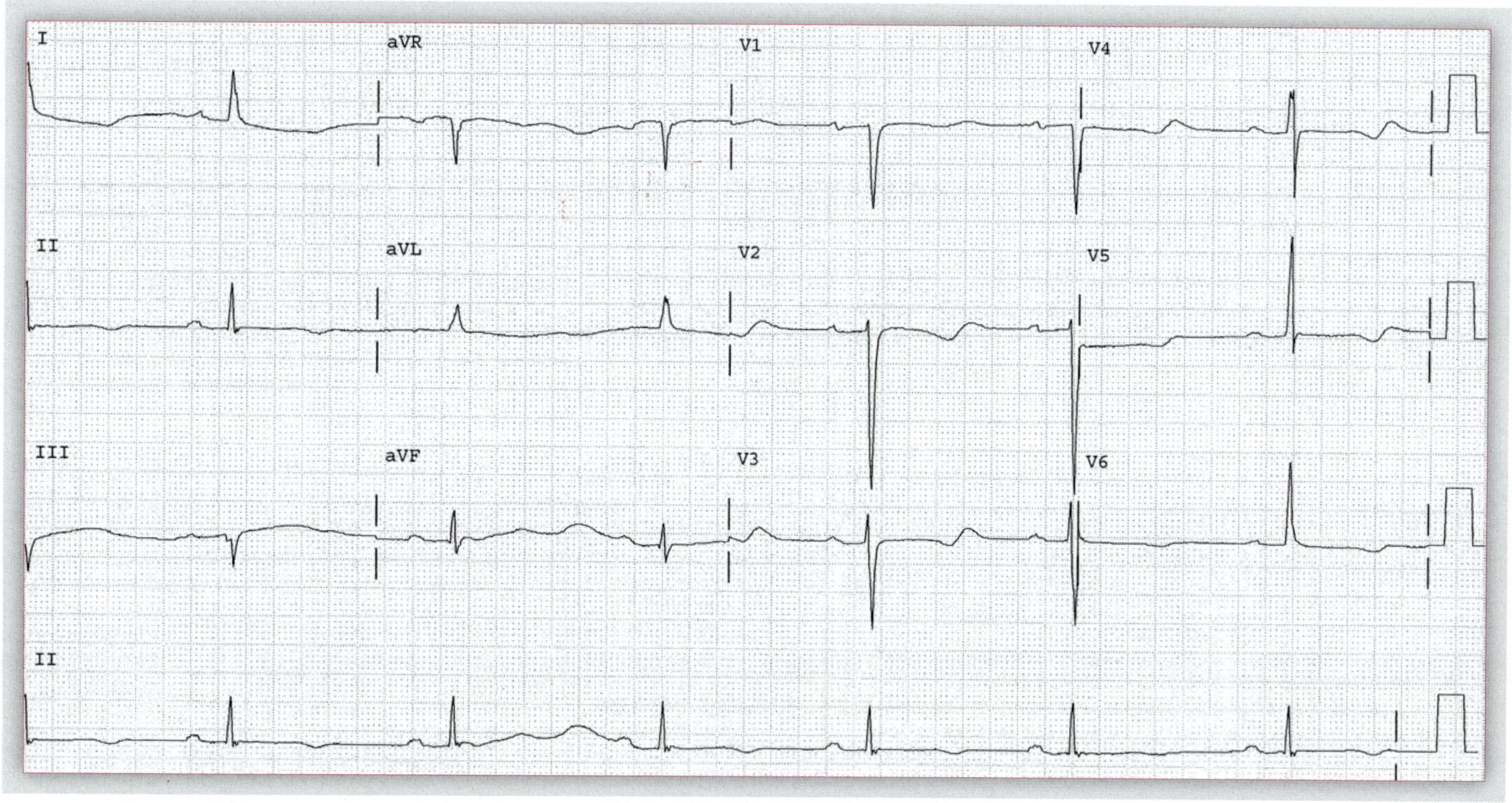

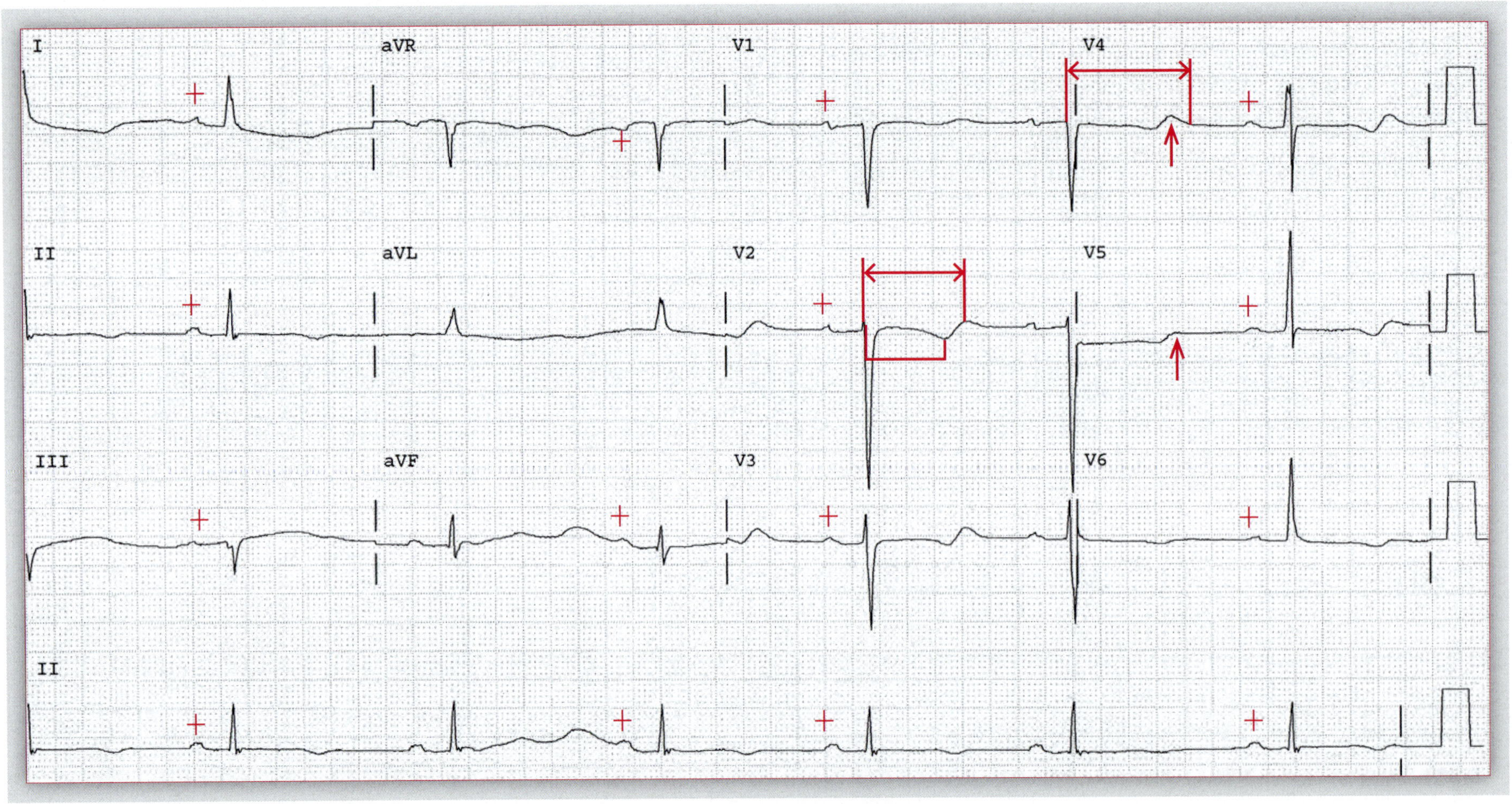

心电图 76 分析：窦性心律，QT 间期延长。

节律规整，心率 40 次 / 分。每个 QRS 波前均有 P 波（+），且 PR 间期固定（0.16s）。P 波在Ⅰ、Ⅱ、aVF 和 V_4~V_6 导联直立，aVR 导联倒置，所以该心电图为窦性心律。

QRS 波形态和时限正常（0.10s），电轴正常，在 0°~+90°（Ⅰ、aVF 导联 QRS 波主波向上）。

QT 间期延长（↔）（840ms）。QT 间期延长是因为 ST 段延长（ ⊔ ），T 波持续时间正常（↑），因而 QT 间期延长是由于复极化延迟而不是复极化延长引起。这种类型的 QT 间期延长常见于代谢异常，特别是低钙或低镁。低镁血症在酒精中毒患者中常见。与复极化延长引起的 QT 间期延长容易伴发尖端扭转型室性心动过速不同的是，低镁血症引起的 QT 间期延长不易伴发引起尖端扭转型室性心动过速。■

病例 77

一名 44 岁女性患者，因急性胰腺炎继发全身炎症反应综合征和分布性休克被送入重症监护室。描记了心电图如下（心电图 77A）。

患者接受恰当治疗后几个小时，复查了一份心电图（心电图 77B）。

心电图 77A

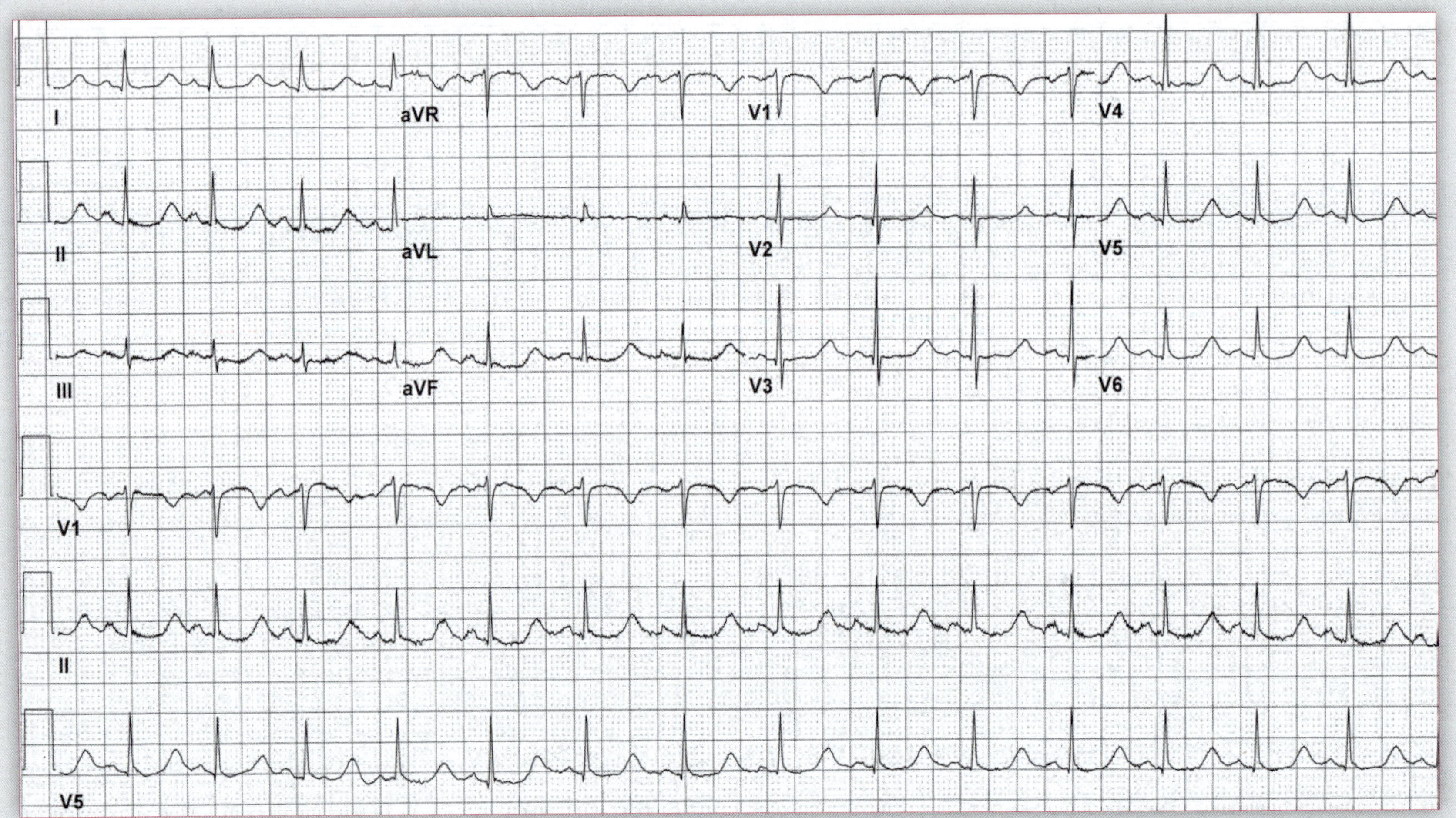

心电图中有什么异常？
这和她的临床表现有什么关系？

心电图 77B

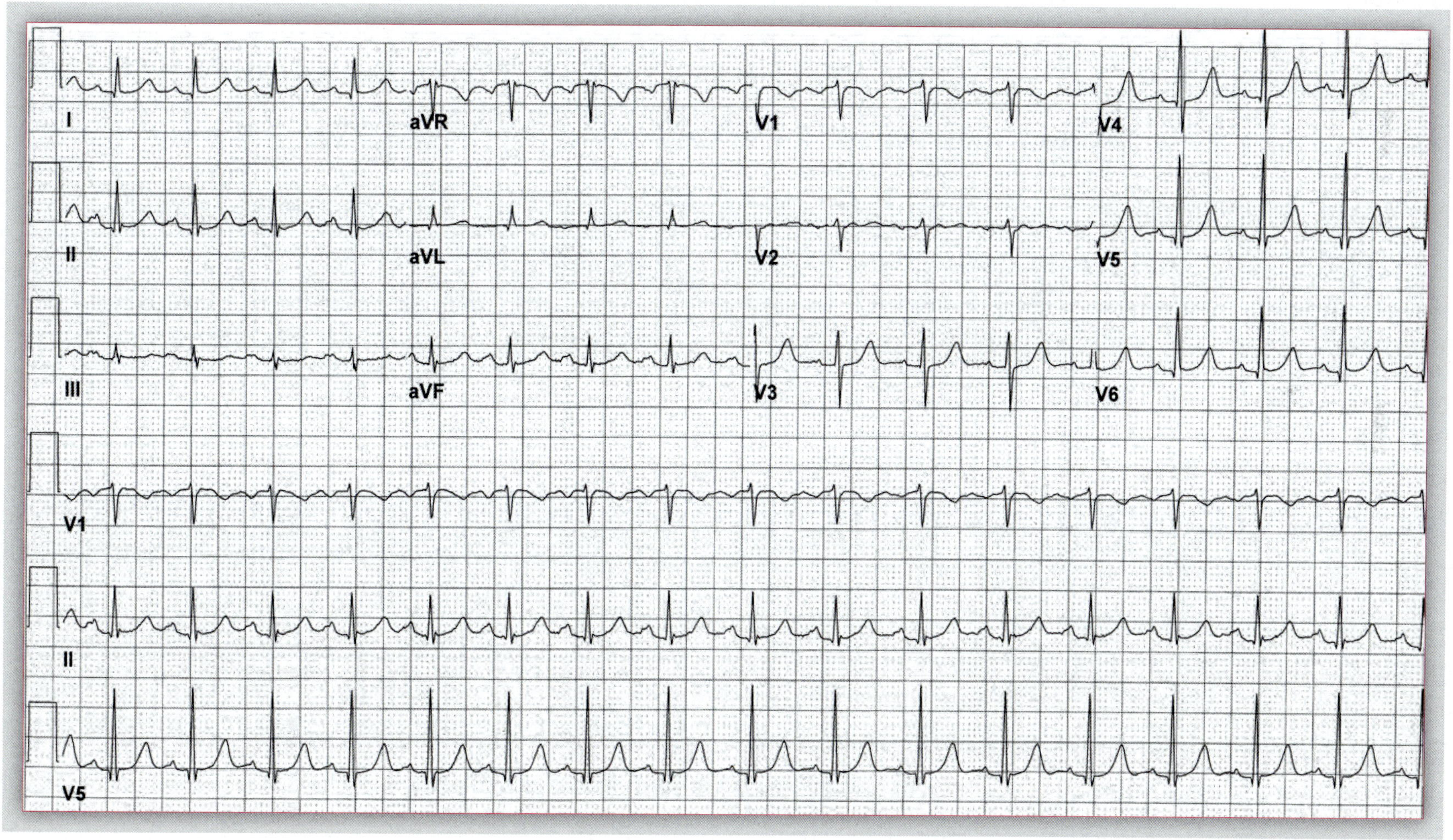

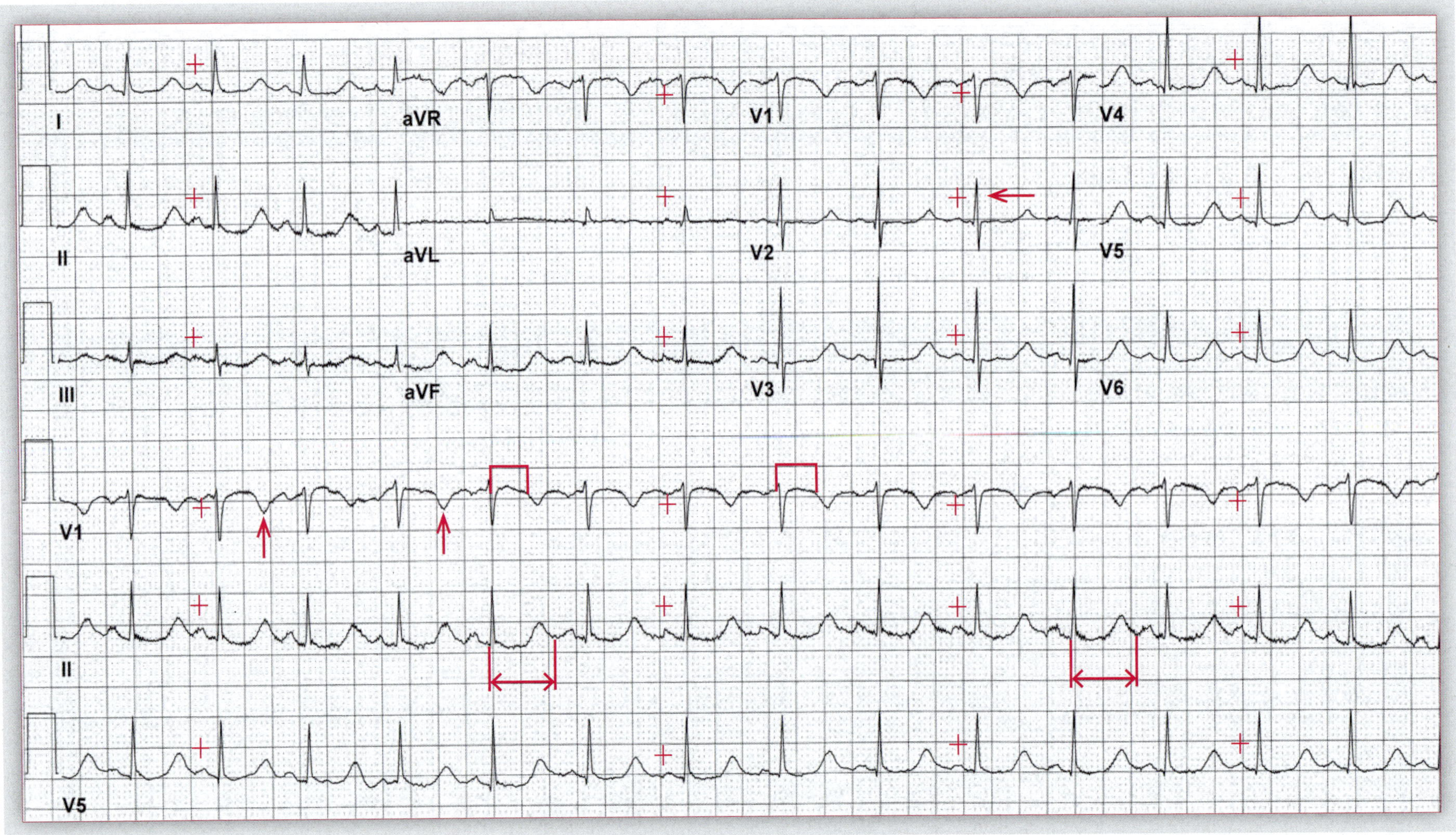

心电图 77A 分析：窦性心律，胸前导联 R 波过早移行（逆钟向转位），QT 间期延长。

心电图 77A 显示节律规整，心率 68 次 / 分。每个 QRS 波前均有 P 波（+），且 PR 间期固定（0.18s）。P 波在Ⅰ、Ⅱ、aVF 和 V_4~V_6 导联直立，aVR 导联倒置，所以为窦性心律。QRS 时限正常（0.08s），电轴在 0°~+90°（Ⅰ、aVF 导联 QRS 波主波向上）。V_2 导联可见形态正常伴过早移行的 R 波，即高 R 波（←）。这可以归因于水平面心电轴的逆钟向转位，即从膈肌下方沿着假想的心脏长轴观察而确定。逆钟向转位时，左心室综合向量形成早，表现在在胸前导联，使 V_2 导联产生了高 R 波。

QT 间期延长（480ms）（↔），心率校正的 QT 间期（QTc）为 580ms。T 波持续时间正常（↑），QT 间期延长是因为 ST 段延长（ ┌┐ ）而不是 T 波增宽引起，因而 QT 间期延长是由于复极化延迟而不是复极化延长引起。这种类型的 QT 间期延长常见于代谢异常，特别是低钙或低镁。在本例患者中，血清钙离子浓度为 5.5mg/dL，镁离子为 0.6mg/dL。

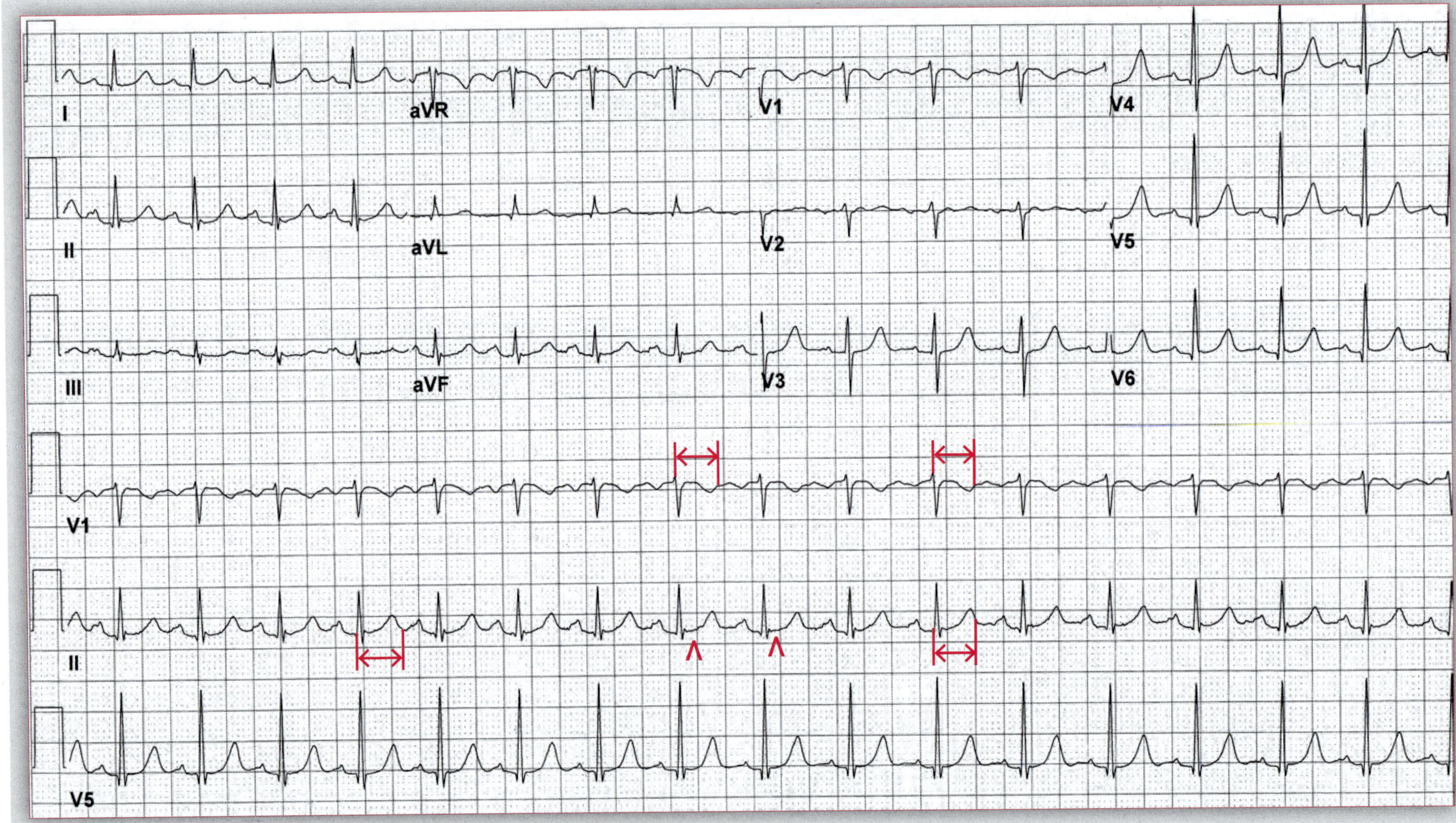

心电图 77B 分析:窦性心动过速。

心电图 77B 和心电图 77A 来自于同一位患者，心电图 77B 是在纠正了患者的血清钙离子浓度（8.9mg/dL ）和镁离子浓度（1.9mg/dL）后检查的。心电图 77B 显示节律规整，心率 100 次 / 分。P 波、PR 间期、QRS 波均和心电图 77A 中一致，因而该心电图是窦性心动过速。但是，ST 段（∧）缩短，并且 QT/QTc 间期（↔）此时是正常的（340/440ms）。■

病例 78

一名 64 岁女性患者，因弥漫性骨痛、疲乏无力且体重下降 20 磅就诊于内科。血常规显示患者红细胞比积 25%，血清肌酐浓度 2mg/dL，血清钙离子浓度升高达 12mg/dL。随后患者进行了血清及尿蛋白电泳（SPEP/UPEP），结果诊断为多发性骨髓瘤。患者行心电图检查结果如下。

该心电图有何异常？

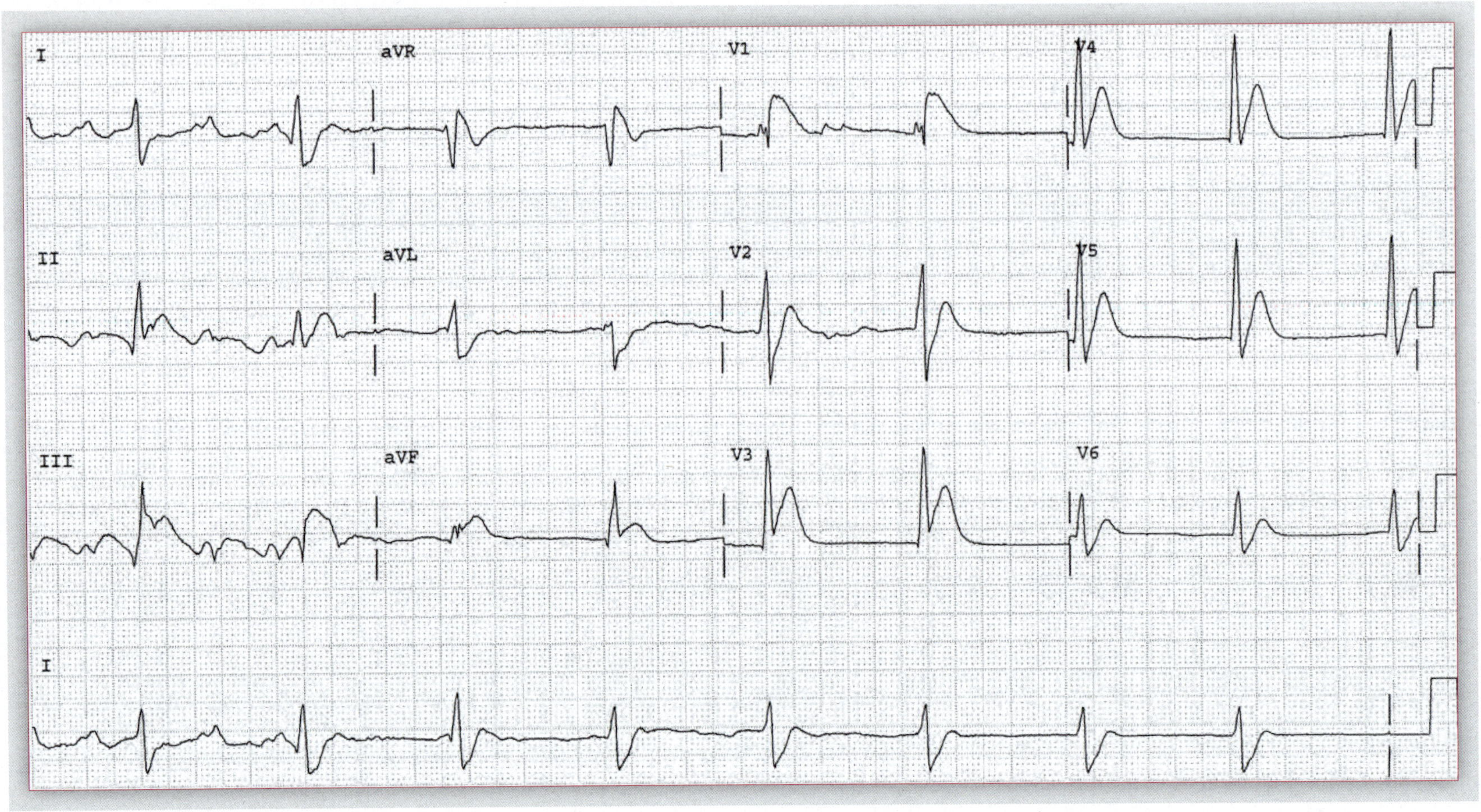

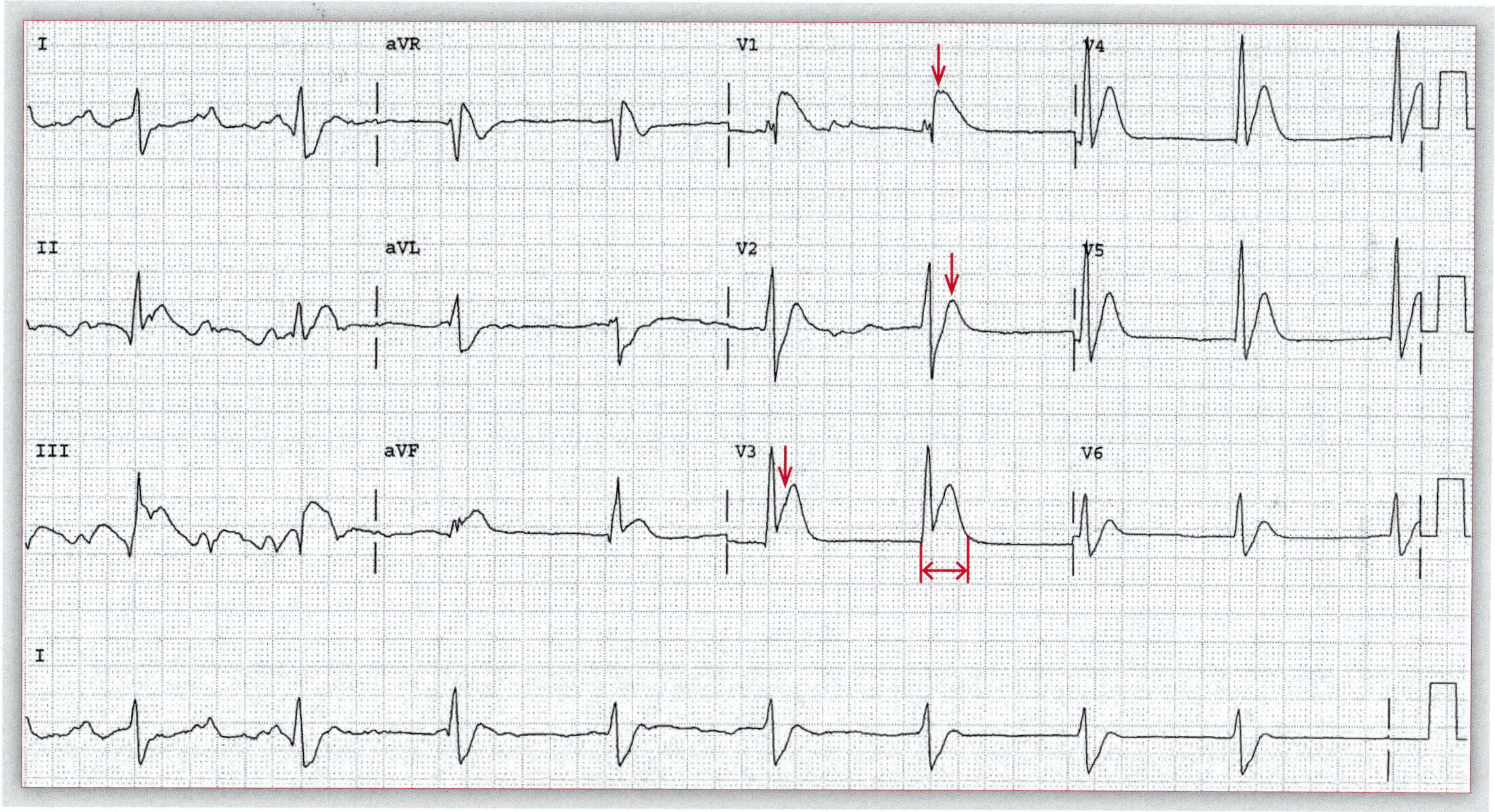

心电图 78 分析：交界性心律，胸前导联 R 波移行早（逆钟向转位），QT 间期缩短。

节律规整，心率 52 次 / 分。所有 QRS 波前后均未见 P 波，QRS 波形态和间期（0.10s）正常，在 V_4 导联可以清楚测量。因此该心电图是交界性心律。电轴正常，在 0°~+90°（Ⅰ、aVF 导联 QRS 波主波向上）。QT 间期 0.34s（↔），而心率校正的 QT 间期（QTc）为 0.32s，所以 QT 间期和 QTc 间期都非常短。这是因为 ST 段缺失。另外，该心电图显示急性心肌梗死样的 ST 段抬高，尤其在 V_1~V_3 导联明显（↓）。

QT 间期缩短（定义为 QTc 间期≤ 0.34s）可以由代谢异常（血钙升高或血镁升高）引起，也可以是先天性短 QT 综合征。先天性短 QT 综合征是一种包括钠离子、钾离子或钙离子通道异常的离子通道病。先天性短 QT 综合征可能引起室颤，增加猝死风险。本例患者 QT 间期缩短是由多发性骨髓造成的高钙血症引起，但通常情况下高钙血症不会引起心律失常。该患者心电图中类似心肌梗死样的 ST 段抬高也曾报道见于高钙血症。所以，ST 段显著抬高实际上可能是 ST 段缩短后，T 波紧跟在 QRS 波后的表现。■

一名 26 岁女性患者，因病毒性胃肠炎呕吐导致的血容量显著减少送往医院。急诊室行心电图检查发现异常。

心电图中有何异常？

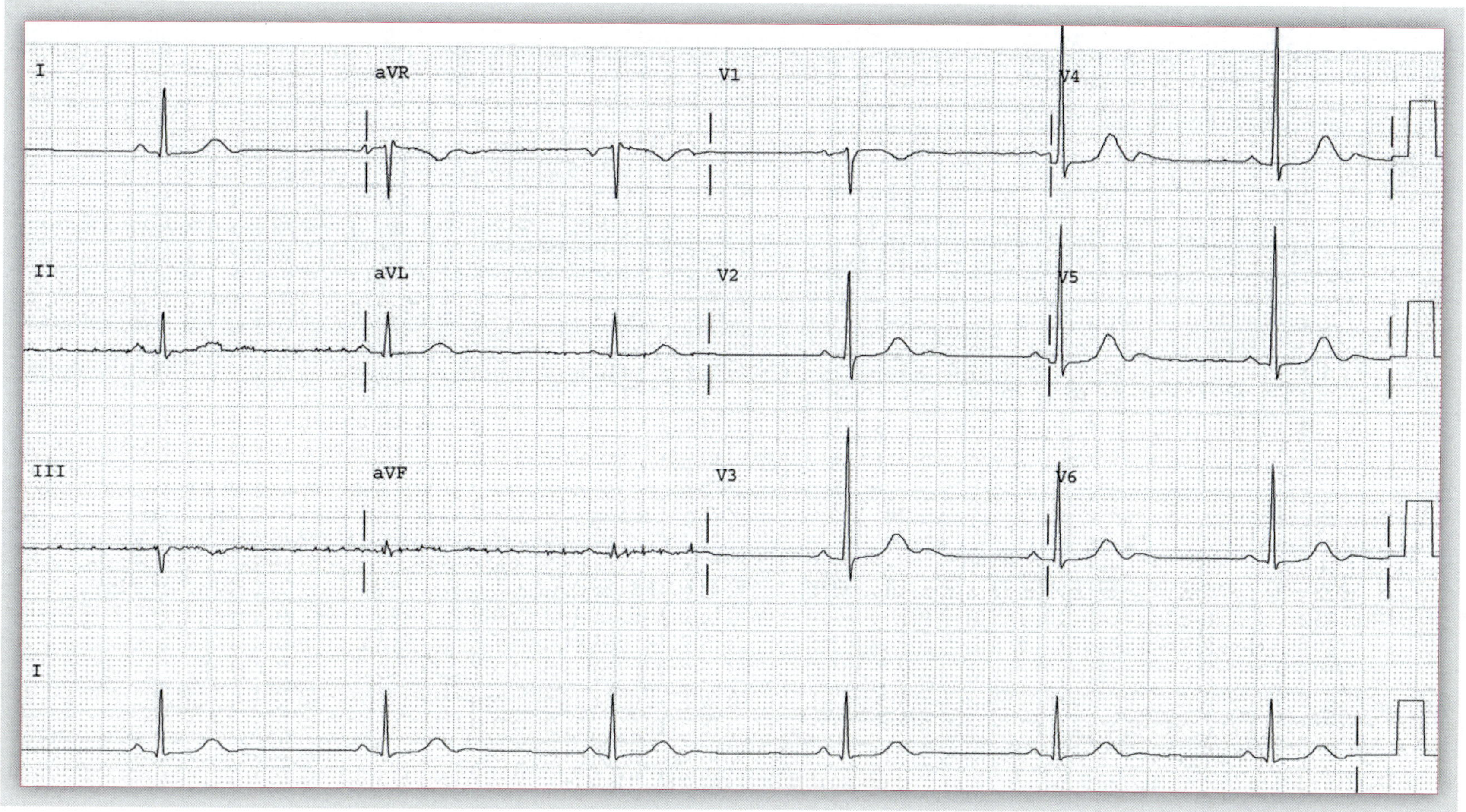

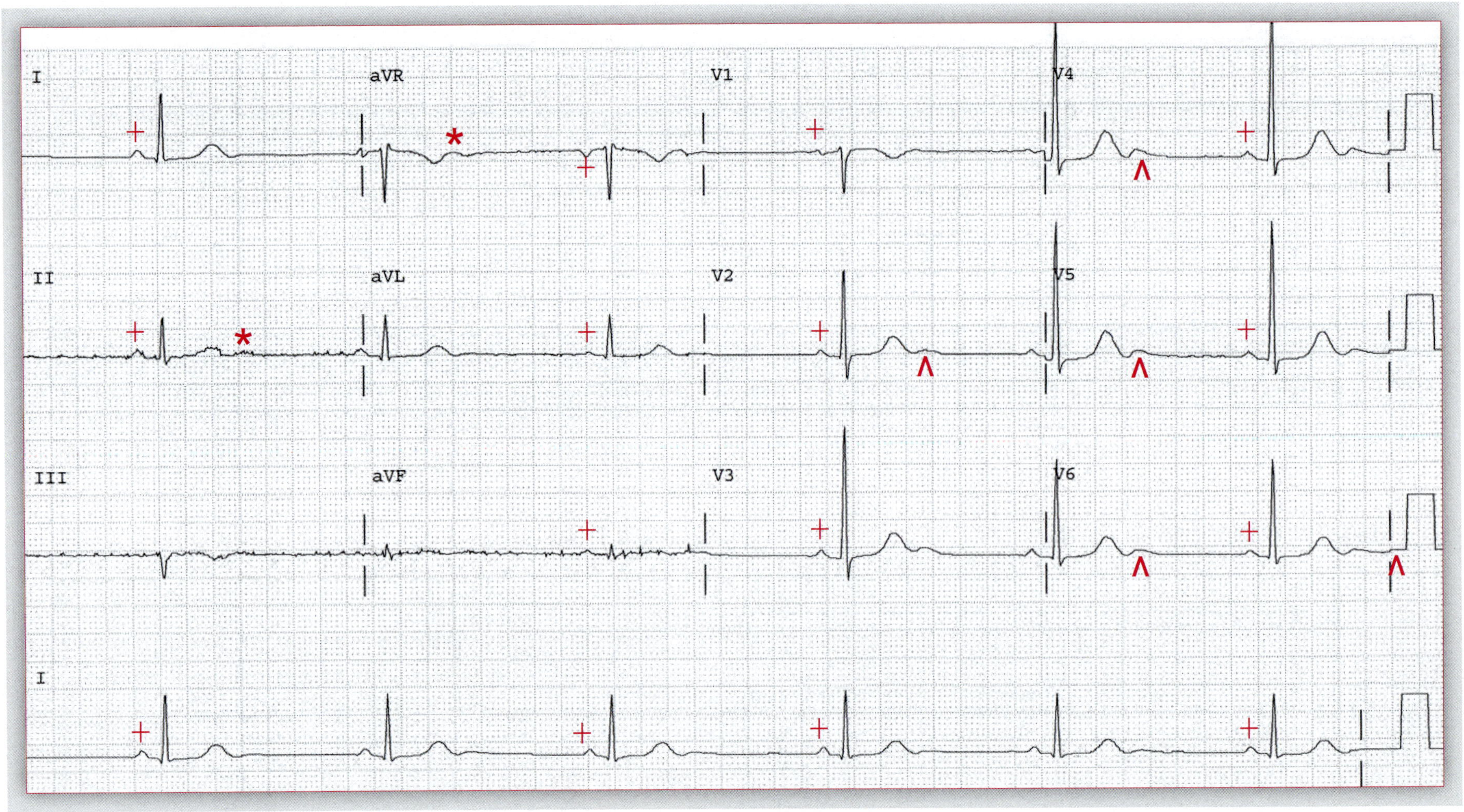

心电图 79 分析：窦性心动过缓，显著 U 波。

心电图 79 显示节律规整，心率 36 次 / 分。每个 QRS 波前均有 P 波（+），且 PR 间期固定（0.20s）。P 波在Ⅰ、Ⅱ、aVF 和 V_4~V_6 导联直立，aVR 导联倒置，所以该心电图为窦性心动过缓。

QRS 波形态和间期正常（0.08s），电轴正常，在 0°~+90°（Ⅰ、aVF 导联 QRS 波主波向上）。V_2~V_6 导联上 T 波后面可见另一直立波形，这些波形也出现在Ⅱ和 aVL 导联（*）。这些波形是显著 U 波，提示患者存在低血钾。QT/QTc 间期正常（550/430ms），T 波后的 U 波并不计入 QT 间期的测量中。

U 波常见于右胸导联，其原因可能是希 - 浦系统或乳头肌细胞的晚复极或再次复极。低钾血症患者的心电图中，U 波振幅不仅可在大部分或所有胸前导联上增高，也可能在肢体导联上增高。但是，显著 U 波也可见于心动过缓。■

病例 80

一名 75 岁男性患者，因静脉功能不全引起的外周水肿开始常规服用呋塞米。1 周后患者复诊，外周水肿明显消退但仍存在，所以医生加用氢氯噻嗪。3 天后，患者因疲乏无力和肌肉痉挛到急诊室就诊。实验室常规检查显示，血清钾离子浓度为 2.8 mmoL/L。心电图检查结果如下。

该心电图正常吗？

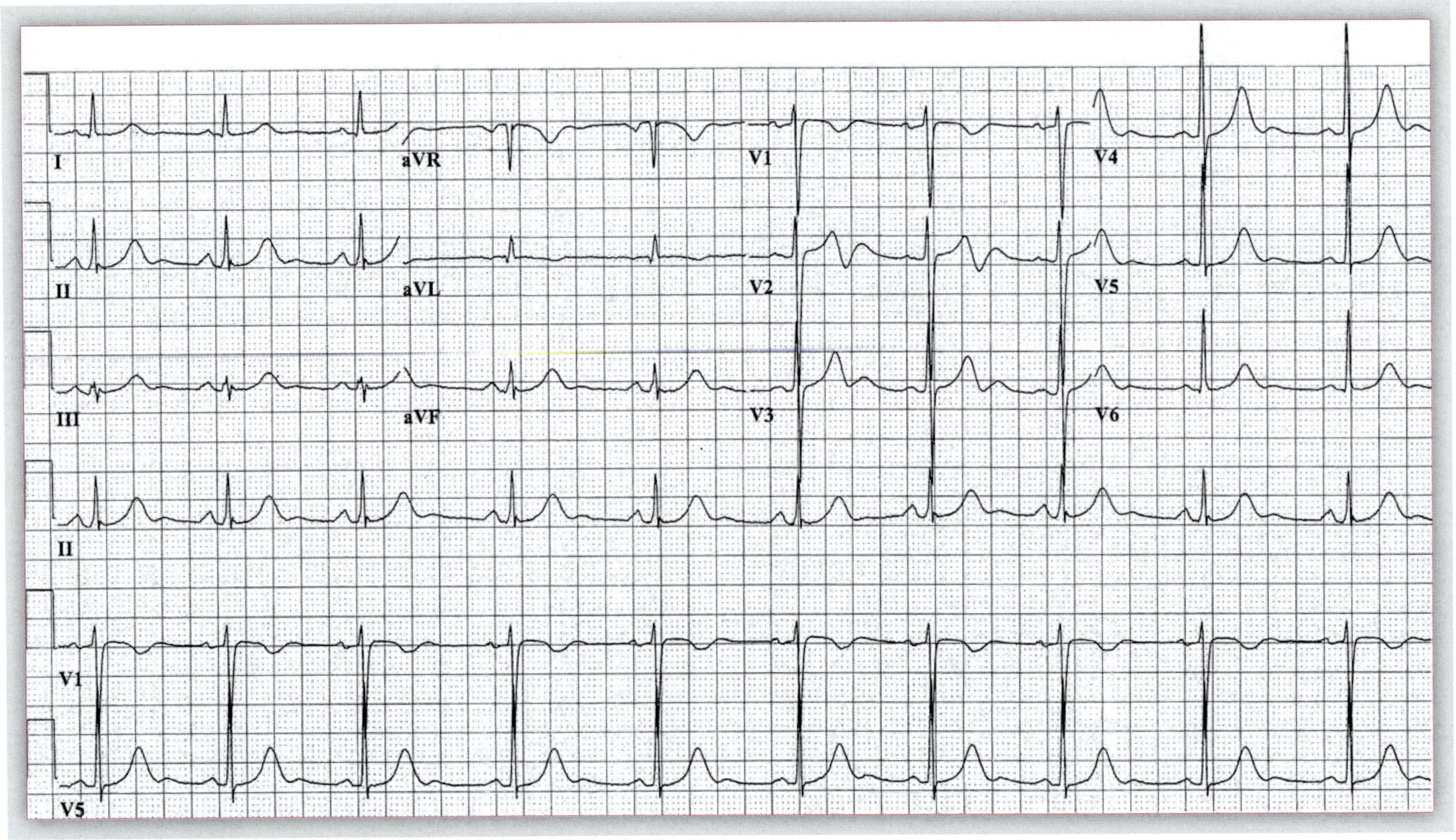

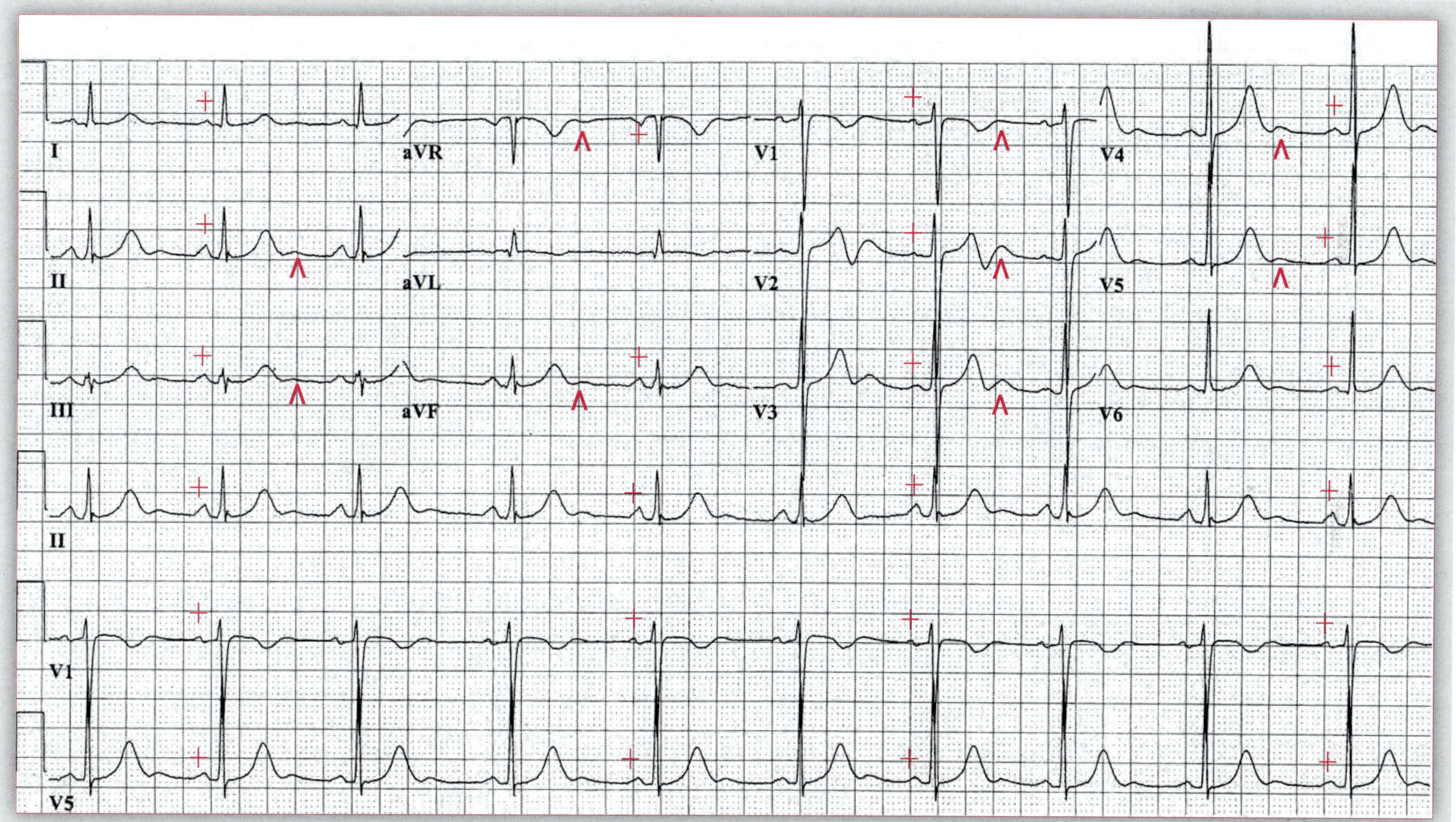

心电图 80 分析：正常窦性心律，显著 U 波。

心电图80显示节律规整，心率为60次/分。每个QRS波前均有P波(+)，且PR间期固定(0.16 s)。P波在Ⅰ、Ⅱ、aVF和V_4~V_6导联直立，aVR导联倒置。QRS波形态和间期正常(0.08s)，电轴正常，在0°~+90°(Ⅰ、aVF导联QRS波主波向上)。

QT/QTc间期正常(440/440ms)。V_2~V_6导联T波后面可见另一直立波形，这些波形也见于Ⅱ、Ⅲ和aVL导联。这些波形是显著U波(^)，提示患者可能存在低钾血症。

U波常见于右胸导联，其原因可能是希-浦系统或乳头肌细胞的晚期复极或继发复极。低钾血症患者的心电图中，U波振幅增高可出现在大部分或所有胸前导联。当U波在T波后出现时，U波持续时间不被计入QT间期。■

病例 81

一名 59 岁男性患者，有主动脉瓣二叶畸形伴中 - 重度主动脉狭窄，主诉活动时胸部不适。患者过去 3 个月内病情加重，活动耐量逐渐降低，但休息时无任何疼痛。就诊时心电图如下所示。

他的接诊医生考虑是急性心肌缺血。

该心电图主要异常是什么？
考虑急性心肌缺血是否恰当？

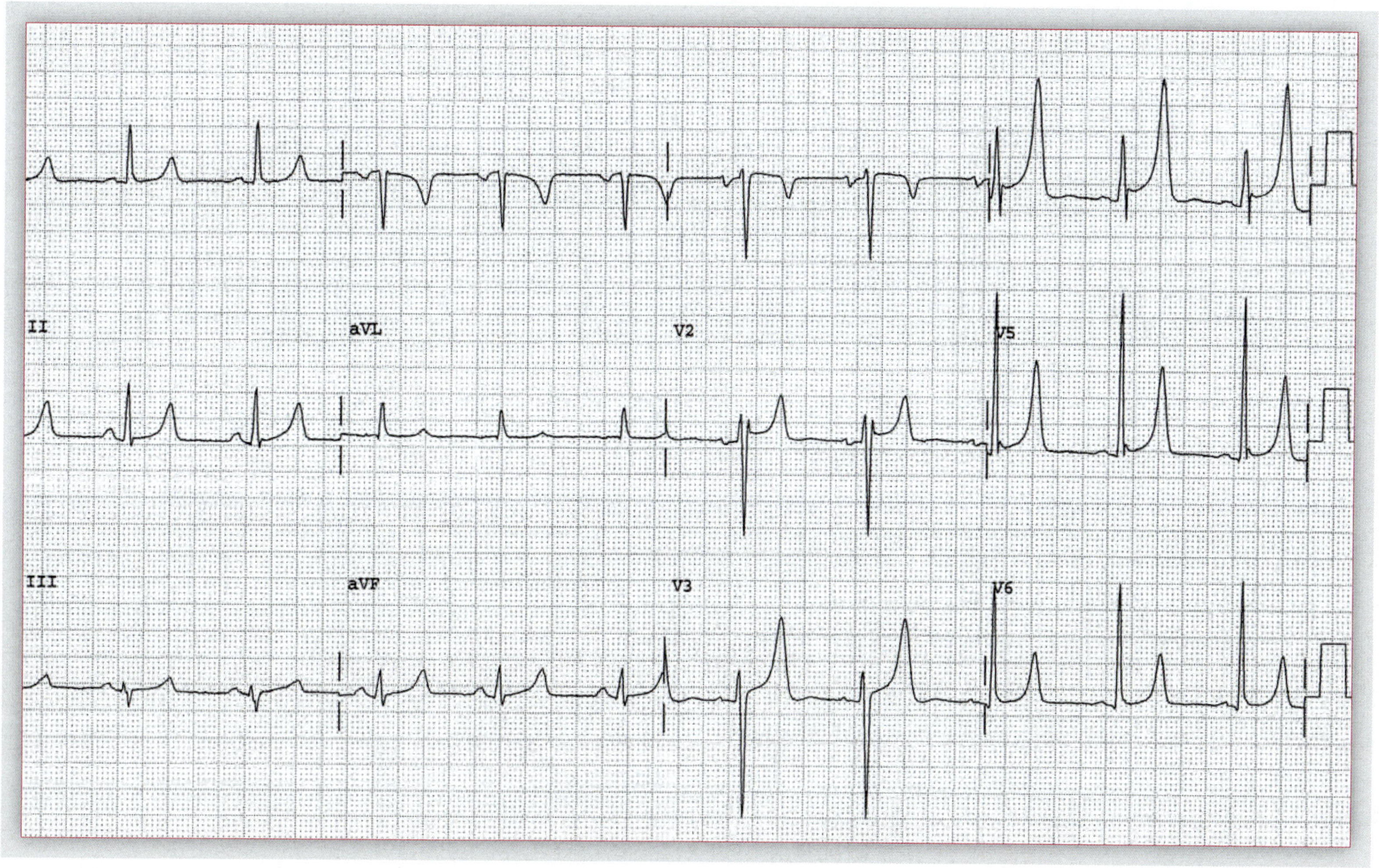

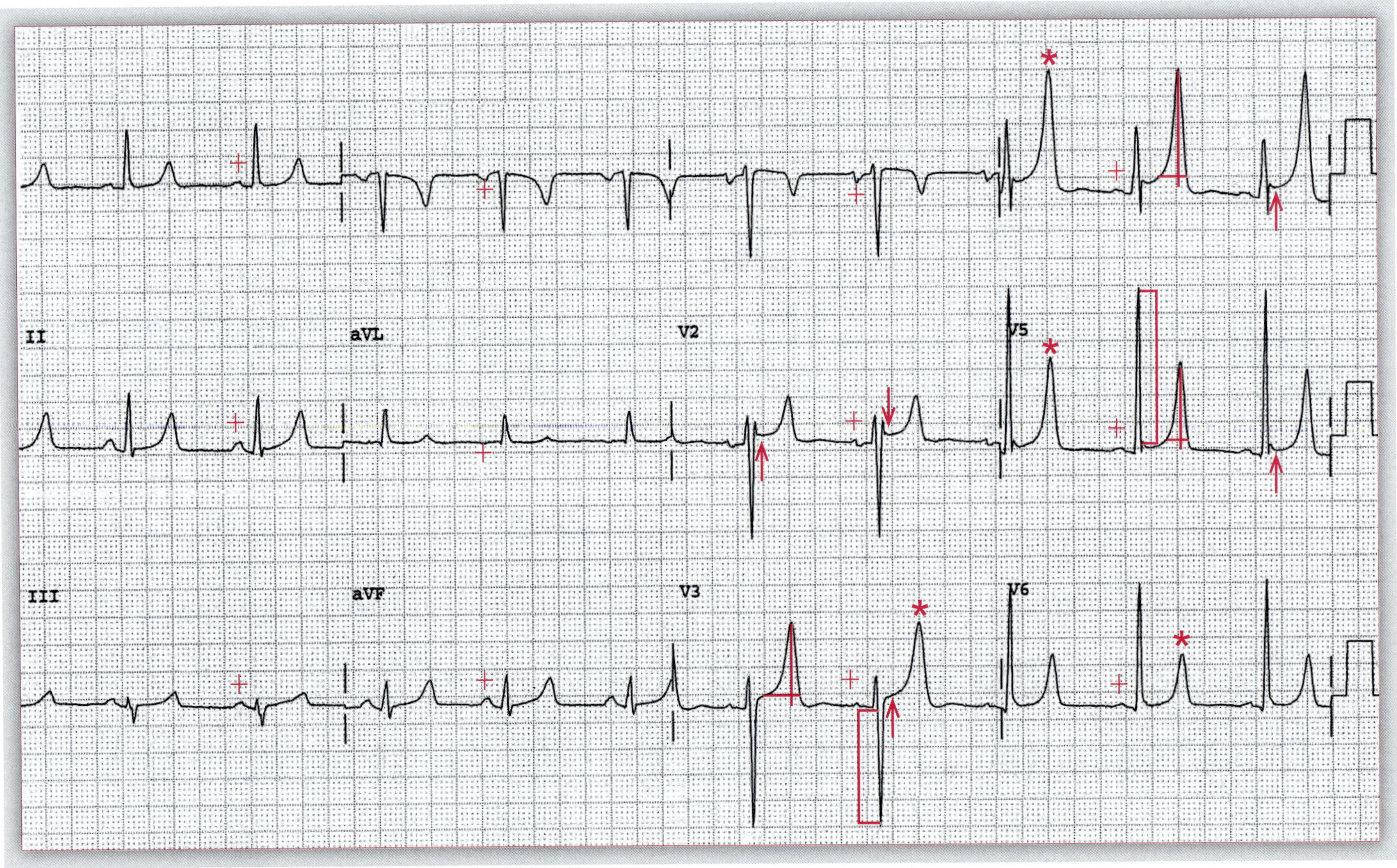

心电图 81 分析:正常窦性心律,左心房肥大,右心室传导延迟,左心室肥厚,早期复极。

节律规整，心率 60 次 / 分。每个 QRS 波前均有 P 波（+），且 PR 间期固定（0.16s）。P 波在 Ⅰ、Ⅱ、aVF 和 V_4~V_6 导联直立，因而该心电图为正常窦性心律。V_1 导联 P 波倒置，Ⅱ 导联 P 波增宽呈双峰型，提示左心房肥大。

QRS 时限正常（0.10s），V_2 导联呈 RSR′ 型（↓），提示存在右心室传导延迟。V_5 导联 QRS 波增高（]）（30mm），V3 导联 S 波加深（ [）（22mm），符合左心室肥厚的诊断标准（即 $SV_3+RV_5 \geq 35mm$）。与此伴随的是 V_2~V_4 导联上出现了 J 点和 ST 段抬高的早期复极表现（↑）。电轴正常，在 0°~+90°（Ⅰ、aVF 导联 QRS 波主波向上），QT/QTc 间期正常（460/460ms）。

T 波高尖，尤其是在 V_3~V_6 导联。T 波呈不对称性，升支缓慢而降支快速，这是 T 波的正常形态。T 波高尖是左心室肥厚的表现。

正常 T 波无论振幅高低均呈不对称性，升支缓慢而降支快速。T 波高尖、对称且升支和降支相同（超急性期改变），见于全身性或局部性高钾血症如急性心肌梗死。本例患者出现形态异常的高尖 T 波伴有 ST 段抬高可能与心肌梗死的早期表现相混淆。如前所述，ST 段抬高是早期复极的表现，常见于左室肥厚或 QRS 波电压增高。患者胸痛仅在活动时发生，最可能的原因是主动脉狭窄加重而不是急性冠脉综合征。■

病例 82

一名 68 岁男性患者，因终末期肾病于血液透析中心就诊。患者未按计划进行上一次透析。

该心电图显示有何问题？

这种心电图图形也可能是哪些原因引起的？

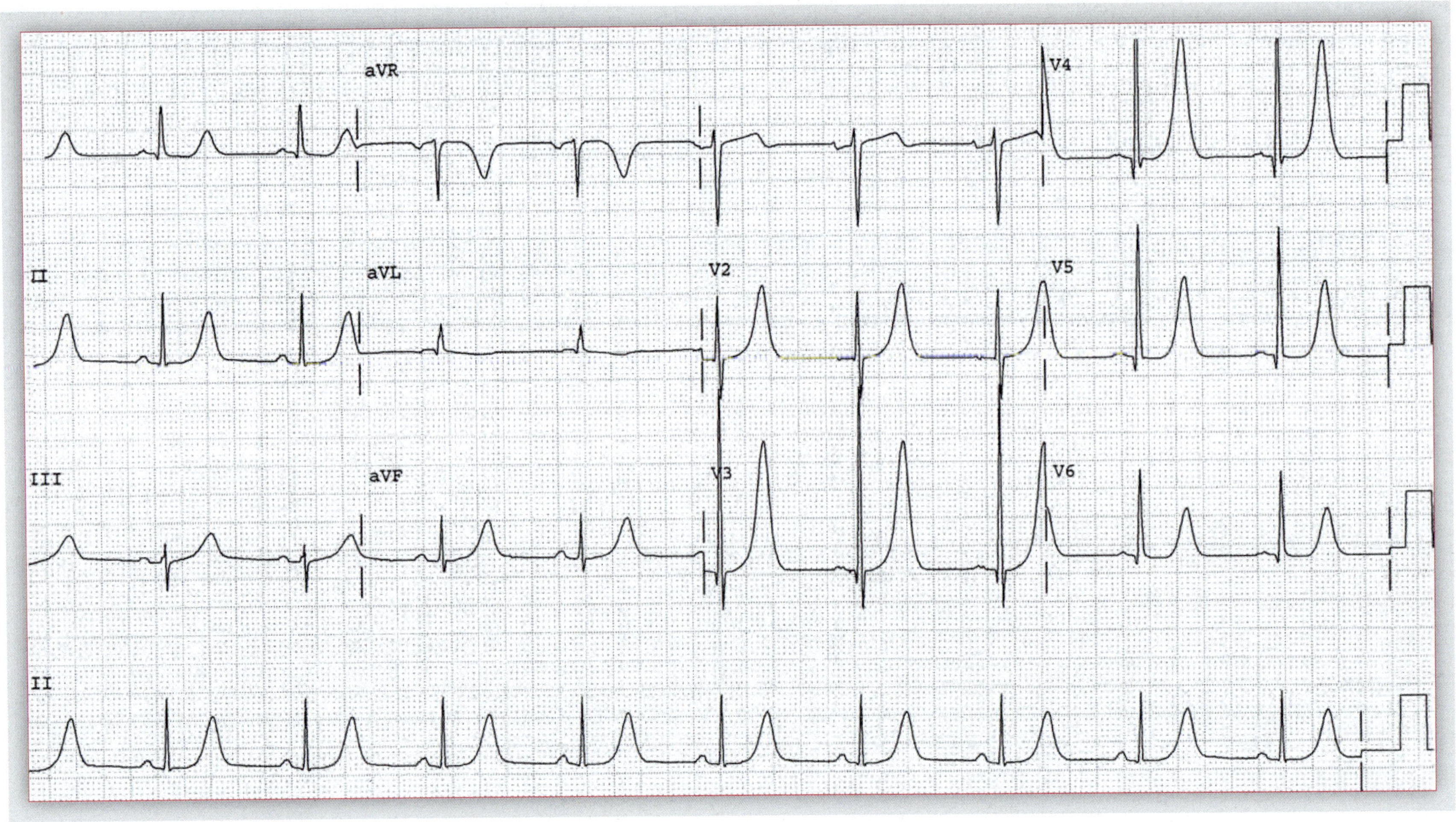

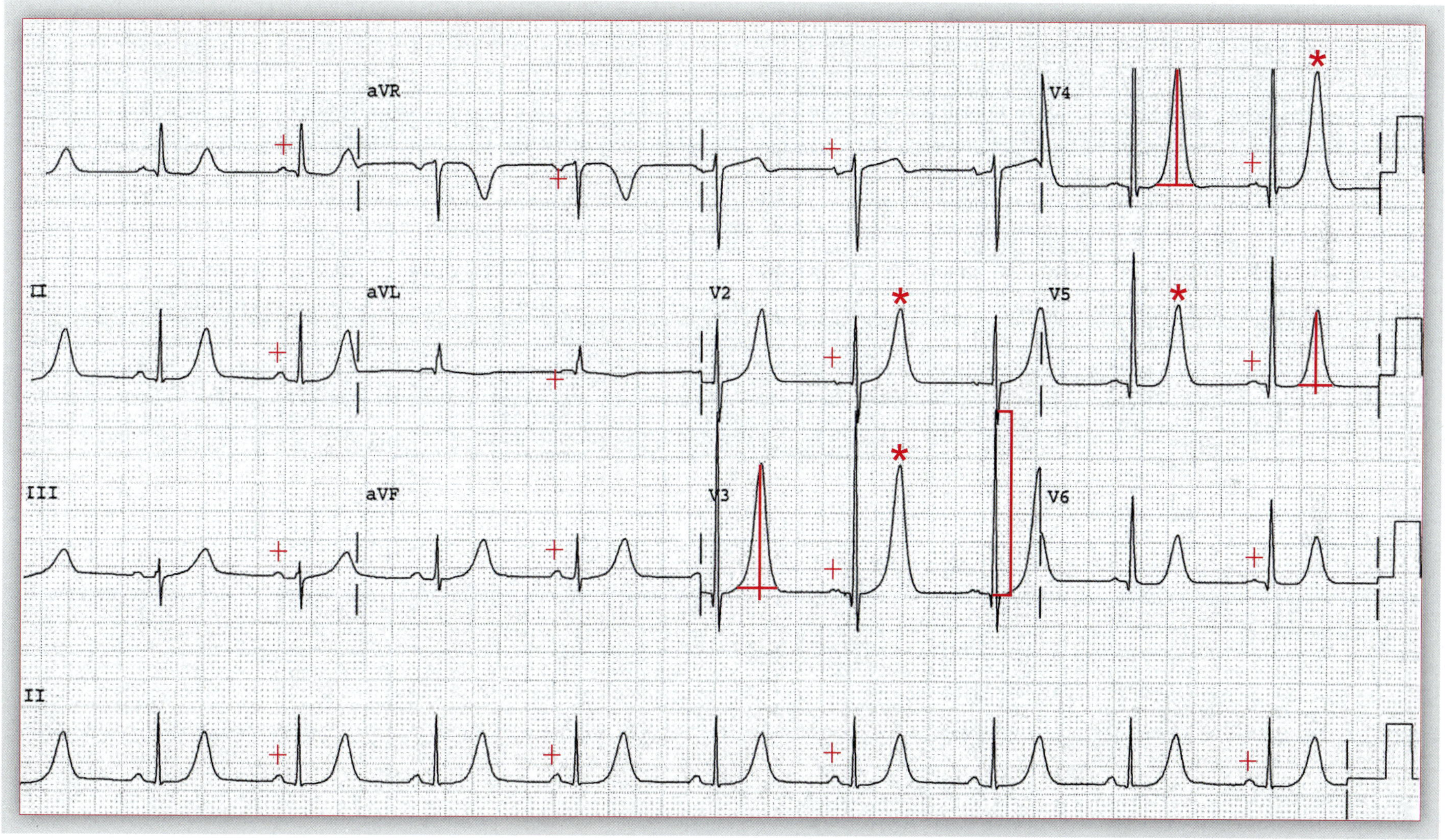

心电图 82 分析：窦性心动过速，左心室肥厚，超急期 T 波。

节律规整，心率 56 次 / 分。每个 QRS 波前均有 P 波（+），且 PR 间期固定（0.16s）。P 波在Ⅰ、Ⅱ、aVF 和 V_4~V_6 导联直立，因而该心电图为窦性心动过缓。QRS 时限正常（0.08s），V_3 导联 R 波振幅为 33mm（ ］），符合左心室肥厚的诊断标准之一（即任一胸前导联≥ 25mm）。电轴正常，在 0°~+90°（Ⅰ、aVF 导联 QRS 波主波向上），QT/QTc 间期正常（480/460ms）。

T 波高尖且对称（*），尤其在 V_3~V_5 导联明显。这种 T 波形态称为超急期改变，可见于全身性或局部性高钾血症，后者见于急性 ST 段抬高型心肌梗死的早期改变。

正常 T 波无论振幅高低均呈不对称性，升支缓慢而降支快速。T 波高尖、对称（升支和降支对称）可见于全身性或局部高钾血症如急性心肌梗死。■

一名 62 岁女性患者，既往 1 型糖尿病、肾功能不全和高血压病史，近期开始服用 ACE 抑制剂治疗。患者因精神状态改变就诊，同伴认为她可能忘记注射小剂量胰岛素。入院后检查：血糖 450 mg/dL，血尿素氮 76 mg/dL，血肌酐 3 mg/dL，高于其基线检查结果。高血糖症和 ACE 抑制剂的使用造成患者严重脱水、酸中毒以及电解质紊乱。

该心电图显示有何异常？
可能的诊断是什么？

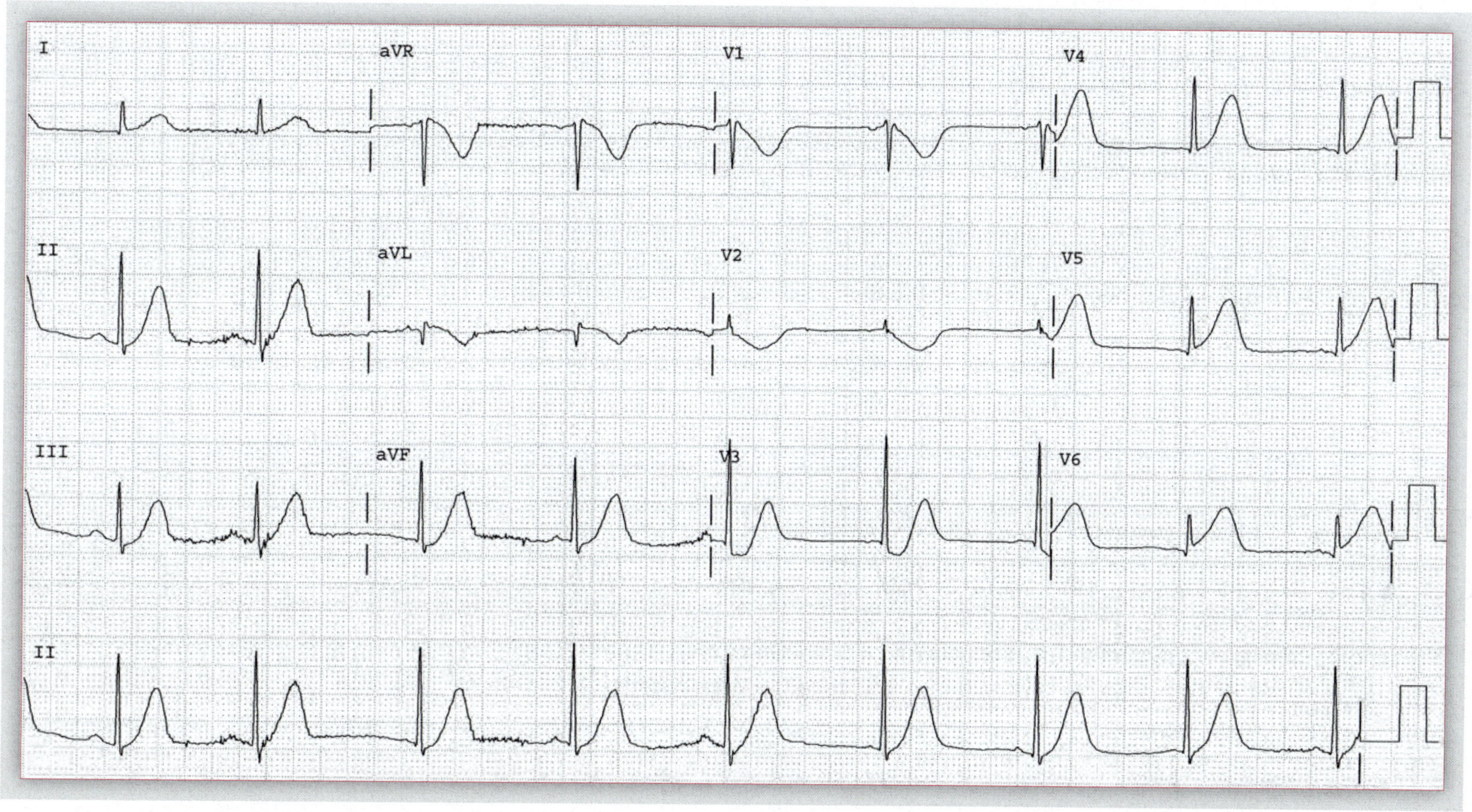

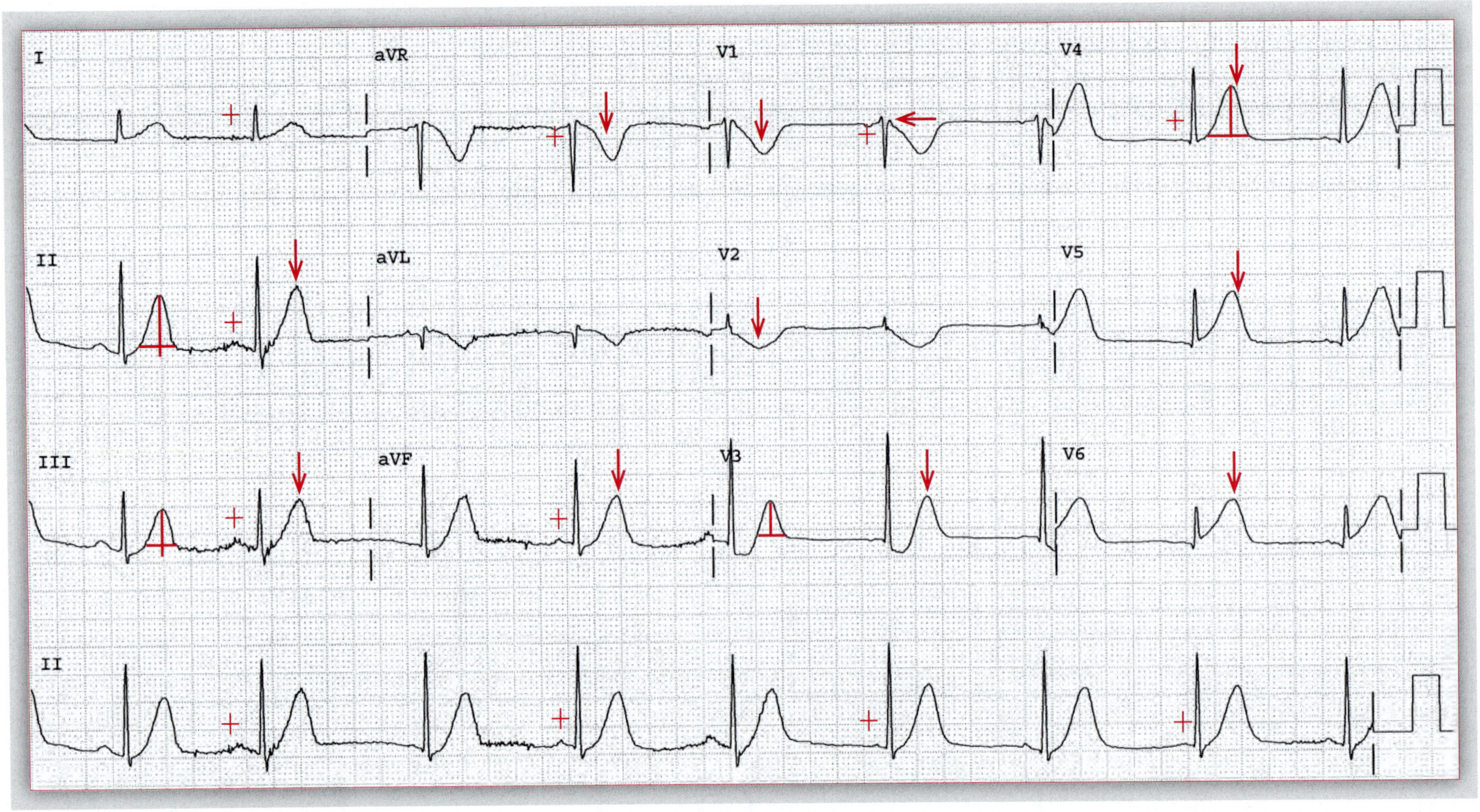

心电图 83 分析:窦性心动过缓。

心电图 83 显示节律规整，心率 54 次 / 分。每个 QRS 波前均有 P 波（+），且 PR 间期固定（0.22s）。P 波在Ⅰ、Ⅱ、aVF 和 V_4~V_6 导联直立，因而该心电图为窦性心动过缓。PR 间期延长（0.22s）可能是窦性心动过缓引起，而不是Ⅰ度房室传导阻滞。PR 间期随着心率改变而改变。窦性心动过缓引起 PR 间期延长的原因是交感神经对房室结的兴奋减少以及副交感神经对房室结的抑制增加。而窦性心动过速引起 PR 间期缩短的原因是交感神经兴奋加快了冲动在房室结的传导。

QRS 时限正常（0.08s），在 V_1 导联呈 RSR′ 型，这是右心室传导阻滞的表现。电轴不偏，在 0°~+90°（Ⅰ、aVF 导联 QRS 波主波向上），QT/QTc 间期正常（460/440ms）。T 波不高或高尖，但在所有导联均对称（↓）。

正常 T 波无论振幅高低均呈不对称性，升支缓慢而降支快速。T 波高尖，更重要的是呈对称性（升支和降支对称）见于全身性或局部高钾血症如急性心肌梗死。本例患者出现高钾血症的原因是严重脱水、肾功能不全、使用 ACE 抑制剂、酸中毒以及胰岛素不足。■

病例 84

一名 88 岁女性患者，因高热伴寒战被送到急诊室就诊，体温高达 104°F 氏度（40℃）。检查显示：白细胞计数 24 000，体检发现肾盂肾炎表现。入院后患者很快出现低血压和低氧血症，需要气管插管并正压通气。上述症状均提示患者正处于感染性休克。心电图提示窦性心动过速，没有其他明显异常。第

心电图 84A

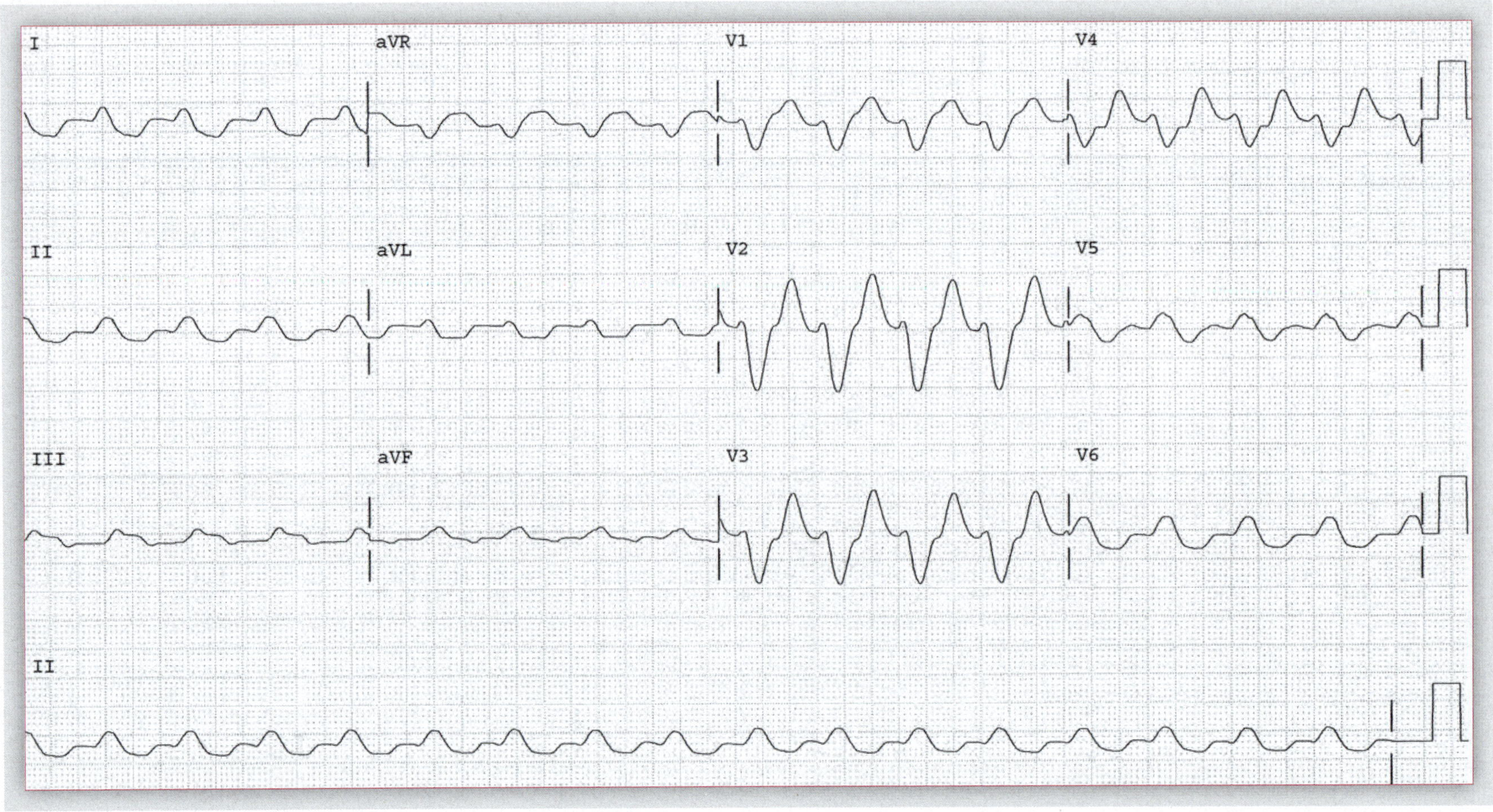

二天，患者在慢性肾功能不全基础上出现急性肾衰，血肌酐为 4.5 mg/dL（之前血肌酐检查为 2.2 mg/dL）。复查心电图，结果如心电图 84A。治疗后的随访心电图见心电图 84B。

最可能的诊断是什么？

心电图 84B

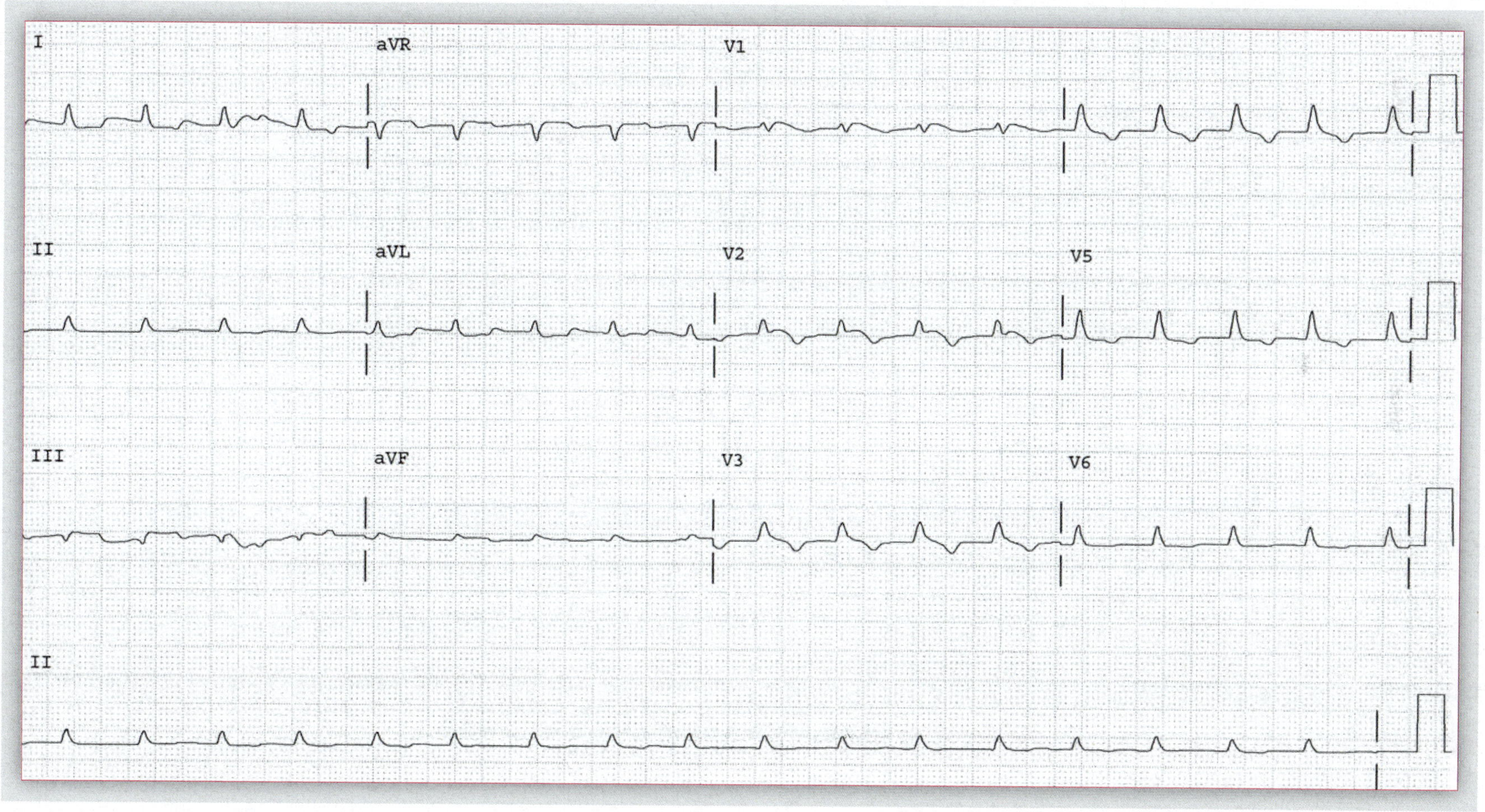

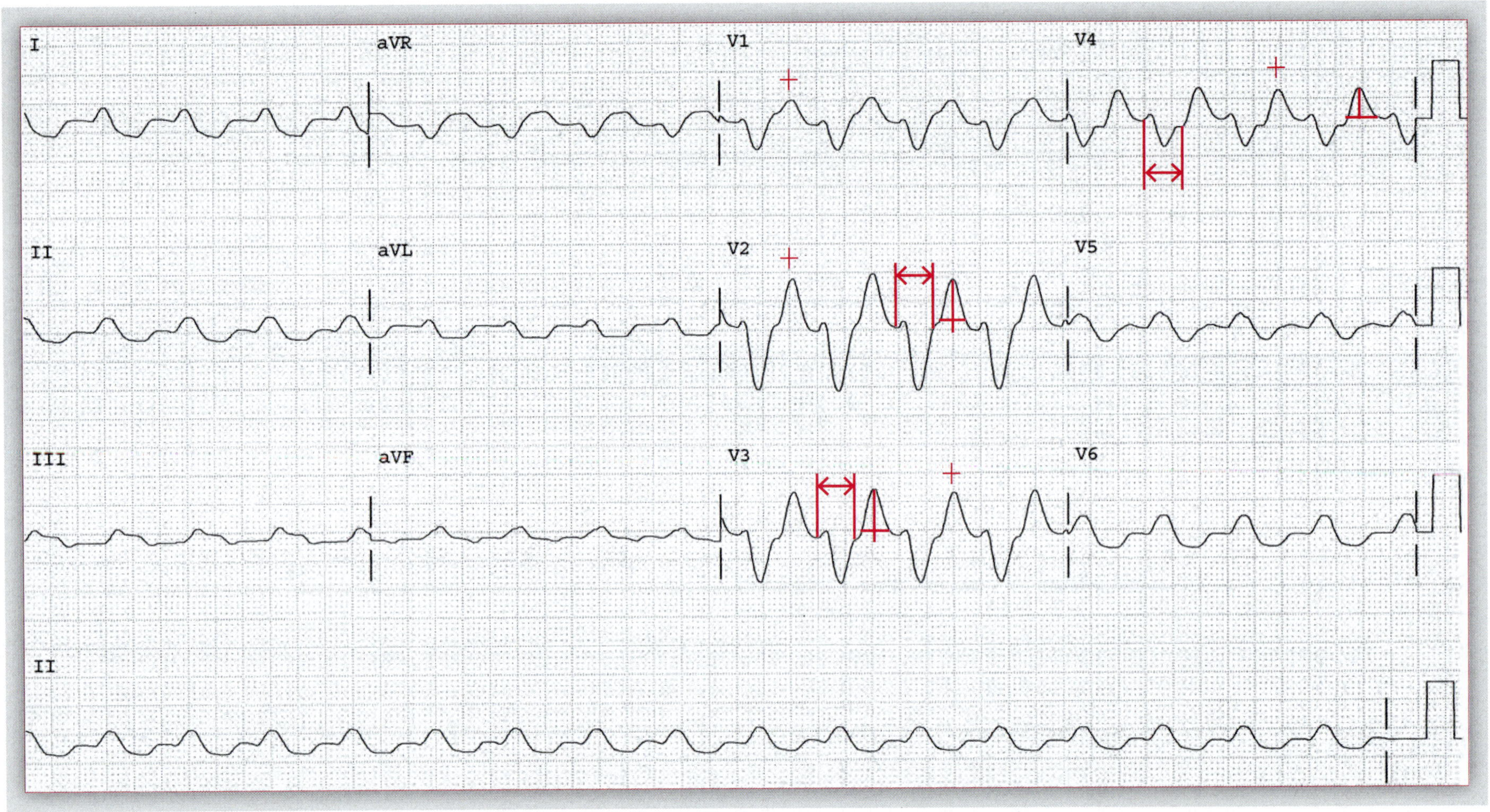

心电图 84A 分析:节律规整,QRS 显著增宽,超急期 T 波改变,高钾血症。

心电图 84A 显示节律规整，心率 100 次 / 分。QRS 波前后均未见任何 P 波，QRS 时限增宽（↔）（0.28s）。电轴不偏，在 0°~+90°（Ⅰ、aVF 导联 QRS 波主波向上）。QT/QTc 间期延长（520/670ms），校正增宽的 QRS 时限后 QT/QTc 间期正常（360/460ms）。T 波不高或高尖，但呈对称性（+）。

使 QRS 增宽并≥ 0.24s 的唯一原因是高钾血症造成的希 - 浦系统弥漫性传导减慢。传导速度由钠离子快速进入细胞引起的动作电位 0 期（上升支）决定的。钠离子进入细胞的速度和细胞静息膜电位有关（一般是 –90mV），细胞膜内外电压差达到阈电位（–60mV）后就可以产生自发动作电位。当静息膜电位靠近阈电位时，钠离子进入细胞速度减慢，传导速度也随之减慢。细胞膜阈电位是由细胞内外钾离子比率决定的，细胞膜内的钾离子浓度远远高于细胞外。当细胞外钾离子水平升高，静息膜电位负值减小，因而靠近阈电位。钠离子进入细胞速度减慢，传导速度减慢，造成 QRS 波增宽。

心房肌细胞对高钾血症更敏感，高钾血症时心房内传导速度减慢甚至最终无法兴奋心房肌细胞，所以心房电活动常常消失。从而造成心房静止（即窦房结仍能产生冲动，但无心房活动），心电图上也就无法看到 P 波。这种情况称之为窦室心律。在显著影响心室传导速率及 QRS 波时间之前已发生心房静止。虽然心电图中未见 P 波，但无法判断是交界性心律还是窦性心律而心房电活动缺失（即心房静止）。

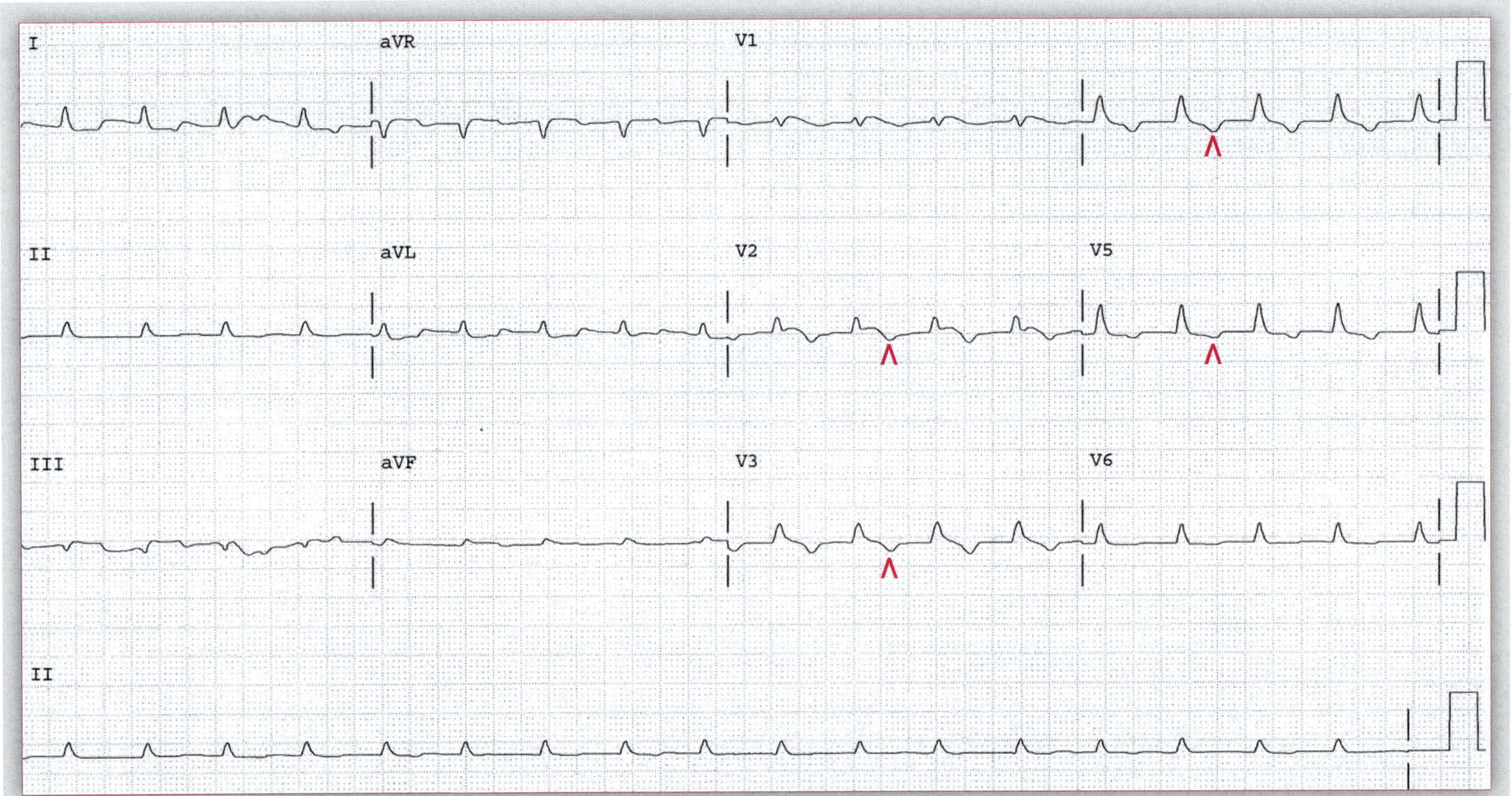

心电图 84B 分析：规整的窄 QRS 波群心律(交界性心律)。

心电图 84B 是在应用葡萄糖、胰岛素以及乙烯磺酸钠树脂治疗高钾血症 30 分钟后做的心电图检查。该心电图节律规整，心率 100 次 / 分。QRS 波前后均未见任何 P 波。如前所述，无法判断是交界性心律还是窦性心律而心房电活动缺失（即心房静止和窦室心律）。QRS 时限正常为 0.10s，比心电图 84A 中窄，但 QRS 波电轴和心电图 84A 中一致。血清中钾离子水平下降后，心室内传导加快，QRS 波变窄。V_3~V_6 导联可见 T 波倒置。■

病例 85

一名 74 岁男性患者，为行全膝关节置换术正处于全身麻醉状态。注射琥珀酰胆碱后不久，麻醉师注意到患者监护仪上的 QRS 波形态发生变化。行心电图检查（如心电图 85A 所示），并与入院时心电图比较（如心电图 85B 所示）。

心电图 85A

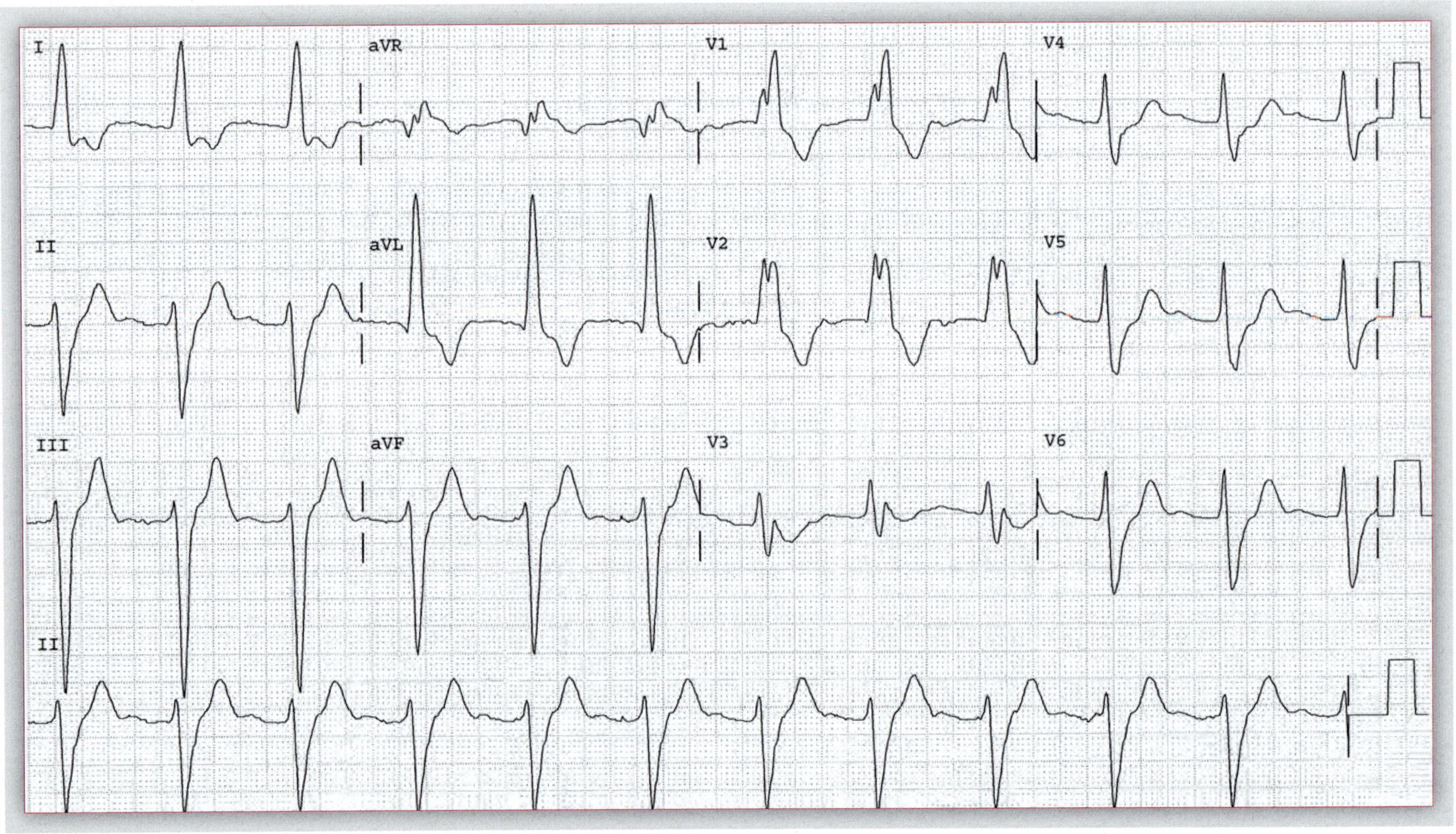

心电图提示什么？
诊断是什么？

心电图 85B

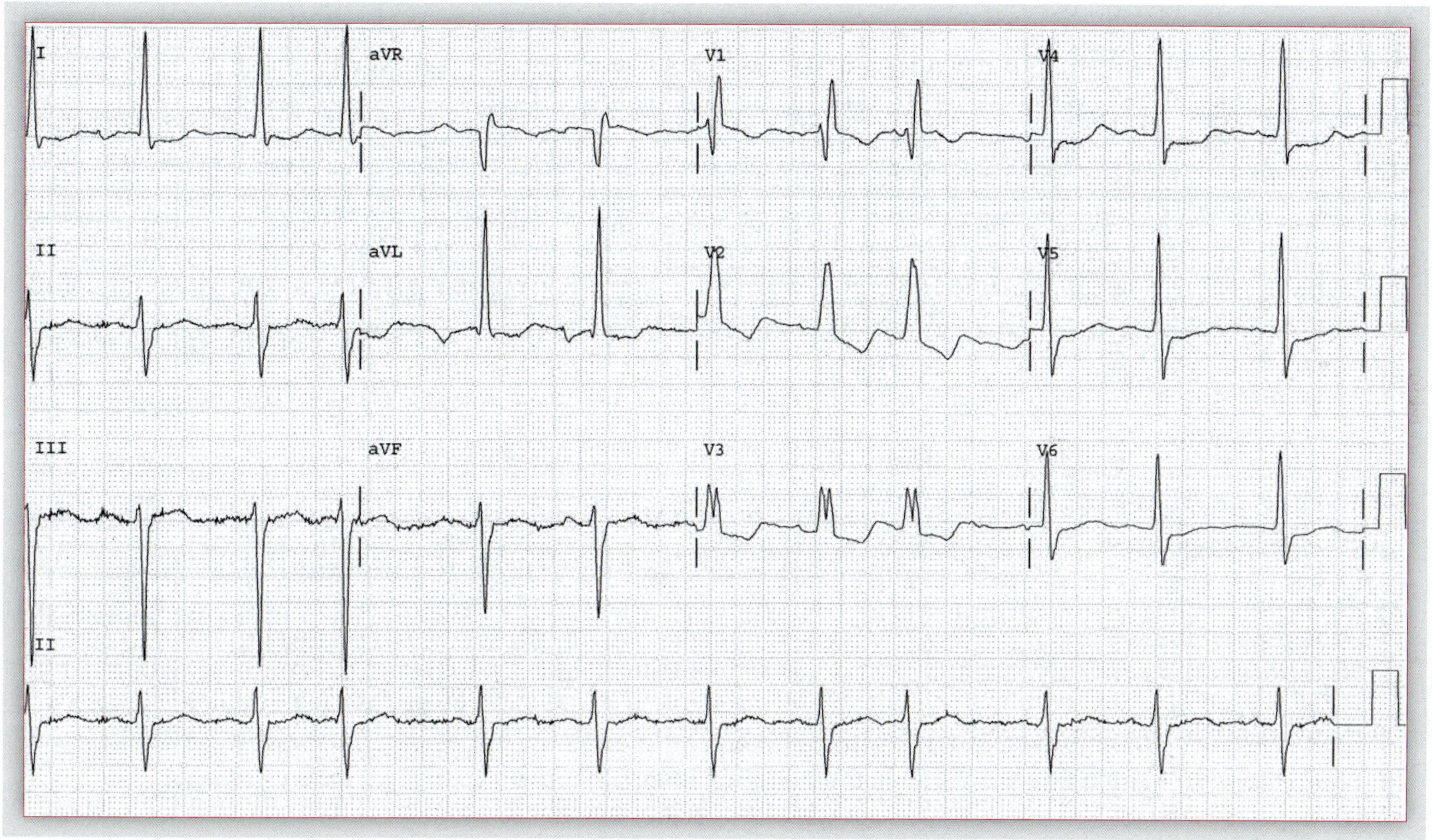

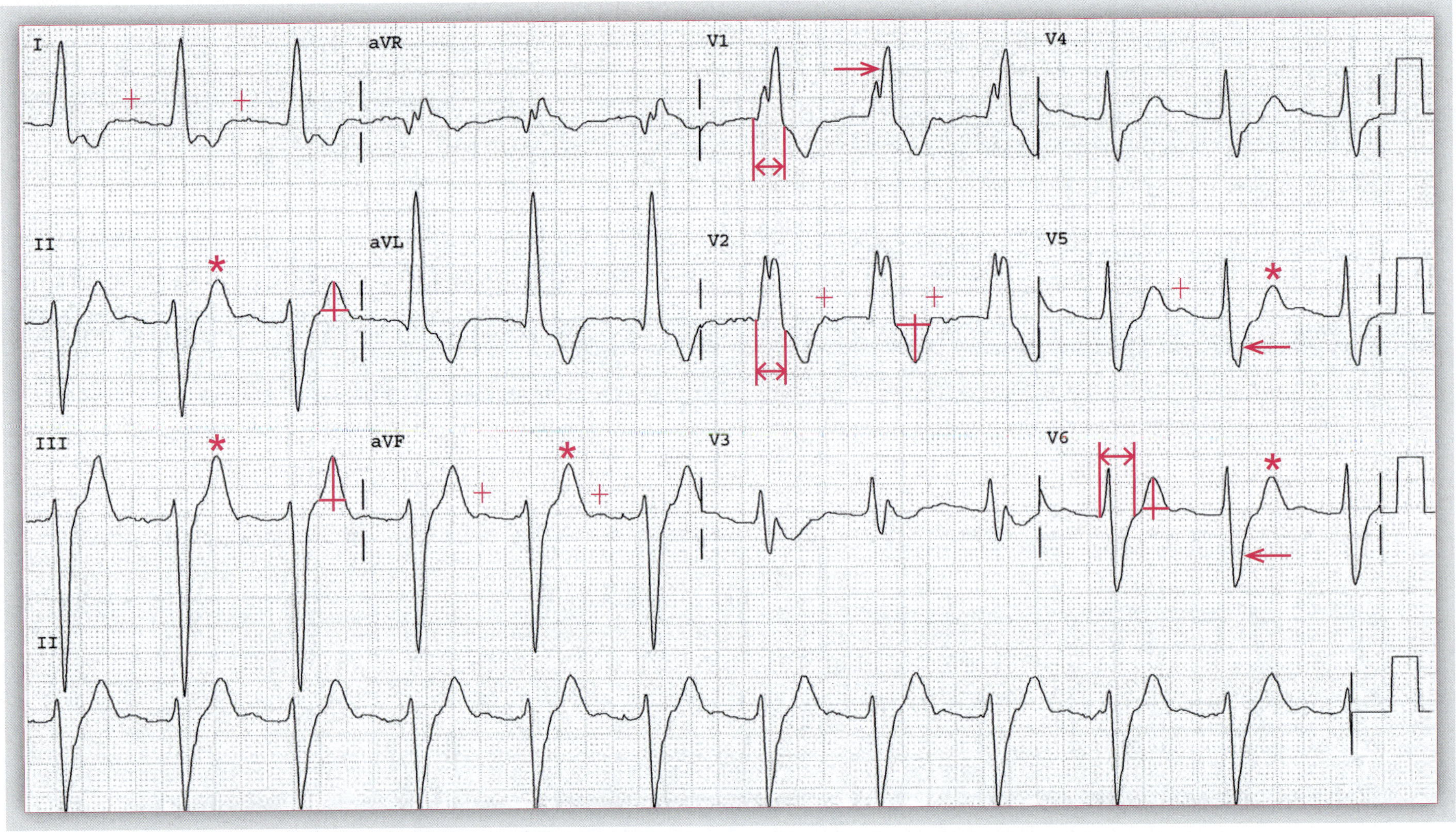

心电图 85A 分析:正常窦性心律,右束支传导阻滞(RBBB),左前分支阻滞(LAFB),QRS 波显著增宽,高大对称型 T 波,高钾血症。

心电图 85A 显示节律规整，心率 68 次 / 分。虽然大部分导联未见 P 波，但在Ⅰ、aVF 和 V_2 导联上可见 P 波（+），且 PR 间期固定（0.36s）。QRS 时限增宽为 0.24s（↔）。QRS 波在 V_1 导联上呈 RR′型（→），在 V_5~V_6 上 S 波增宽（←），这些均为 RBBB 的表现。电轴极度左偏，在 -30° ~-90°（Ⅰ导联 QRS 波主波向上，Ⅱ、aVF 导联主波向下，呈 rS 型），诊断为 LAFB。QT/QTc 间期延长（500/530ms），校正增宽的 QRS 时限后 QT/QTc 间期正常（360/380ms）。QRS 波明显增宽，高钾血症是唯一能使 QRS 时限超过 0.24s 的原因。T 波（*）高大对称。高钾血症很可能是注射琥珀酰胆碱引起的。

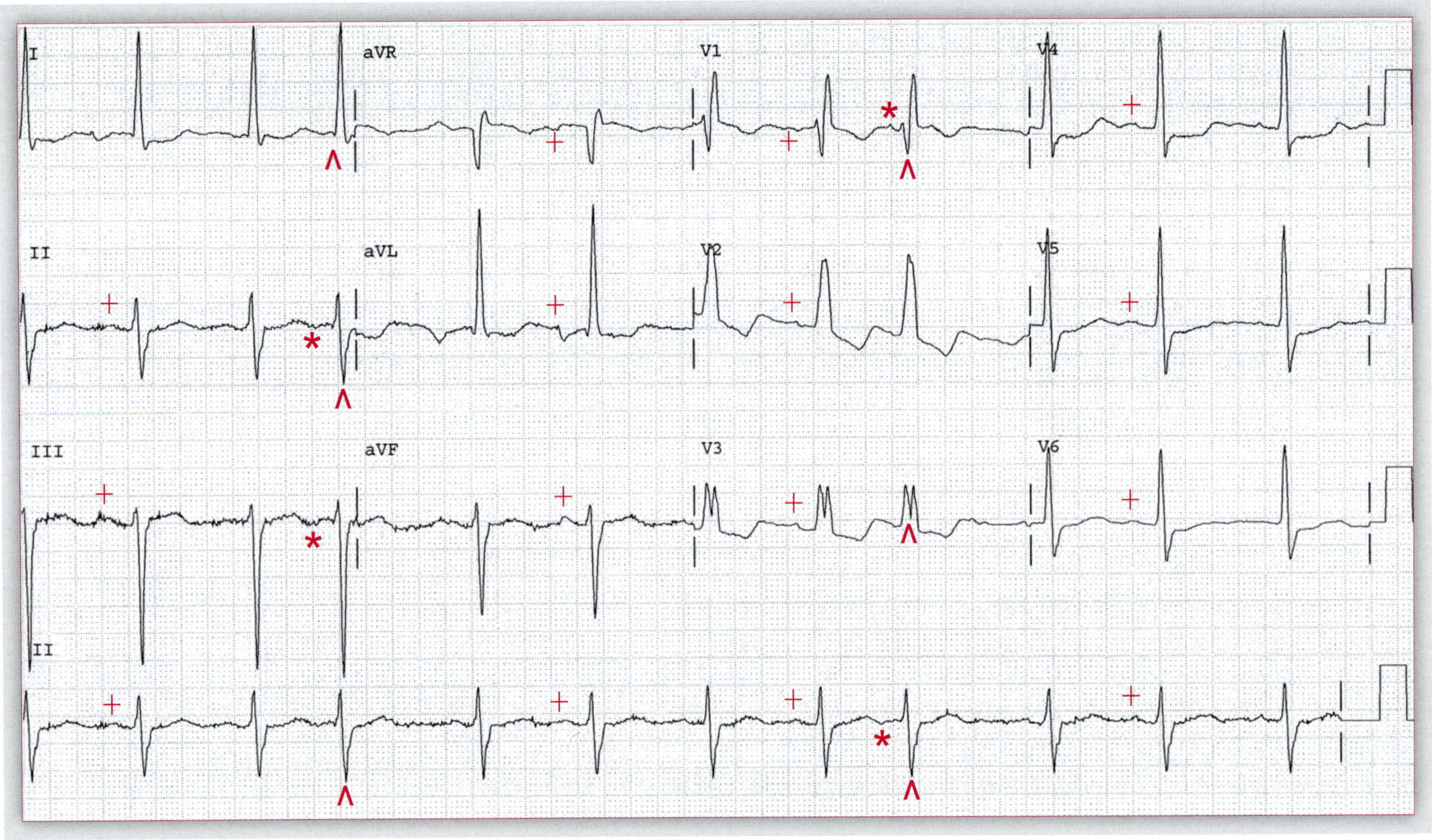

心电图 85B 分析：正常窦性心律，Ⅰ度房室传导阻滞，房性期前收缩，RBBB，LAFB。

心电图 85B 是患者纠正高钾血症后复查的心电图。虽然第 4 个和第 9 个 QRS 波提前出现（^），但该心电图的节律大致规整，心率 72 次 / 分。所有的 QRS 波前面均有 P 波（+），PR 间期固定（0.26s）。P 波在Ⅰ、Ⅱ、aVF 和 V_4~V_6 导联直立，因此该心电图为正常窦性心律伴Ⅰ度房室传导阻滞。提前出现的 QRS 波前均可见 P 波（*），但这些 P 波形态和其余窦性 P 波形态不同，因此这些提前出现的 QRS 波是房性期前收缩。QRS 时限为 0.16s，是典型的 RBBB 伴有 LAFB 的 QRS 波形态。QRS 波形态与心电图 84A 中相似。但由于血钾水平下降，QRS 波较心电图 84A 缩短。QT/QTc 间期正常。■

病例 86

一名 55 岁男性患者，患有严重的非缺血性心肌病，服用速尿、卡维地洛、赖诺普利和螺内酯治疗。服用以上药物治疗 1 个月后，患者感觉非常疲乏无力。因头晕并呼叫初级保健医生，医生让他马上到急诊室就诊。就诊时患者血压为 70/40mmHg，且意识不佳。该患者的初始心电图如心电图 86A 所示，治疗后复查心电图如心电图 86B 所示。

心电图 86A

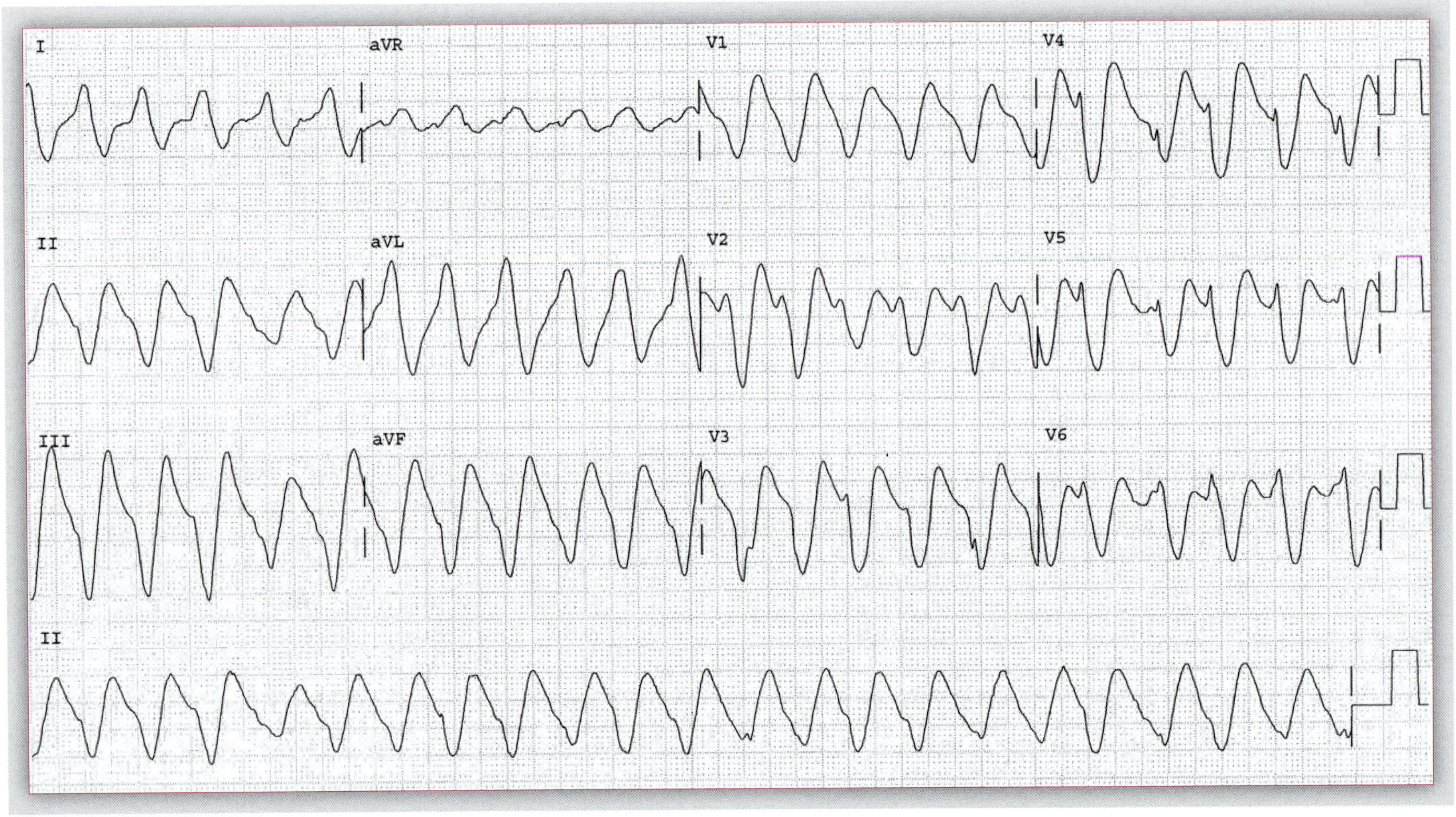

心电图提示什么？
可能的诊断是什么？

心电图 86B

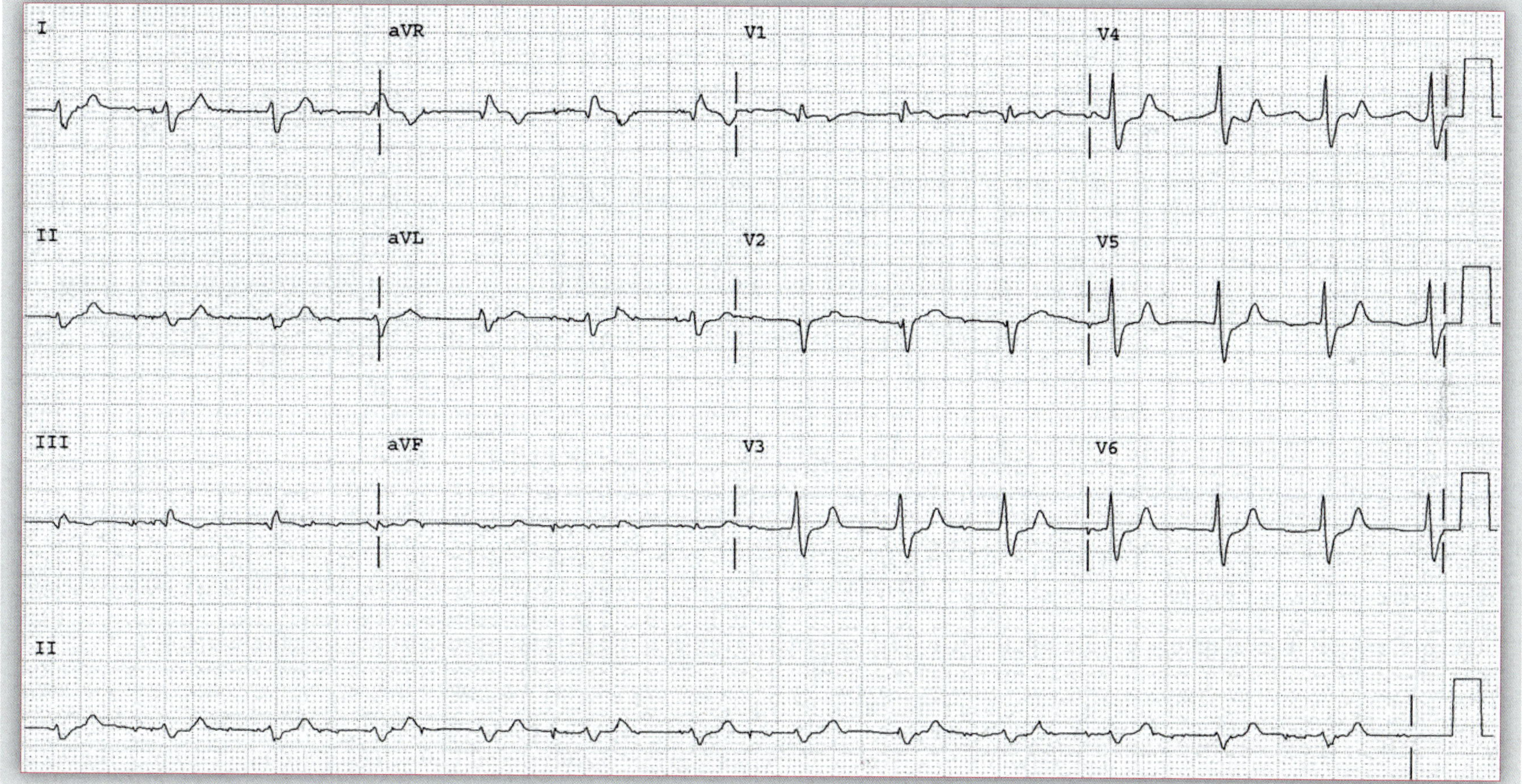

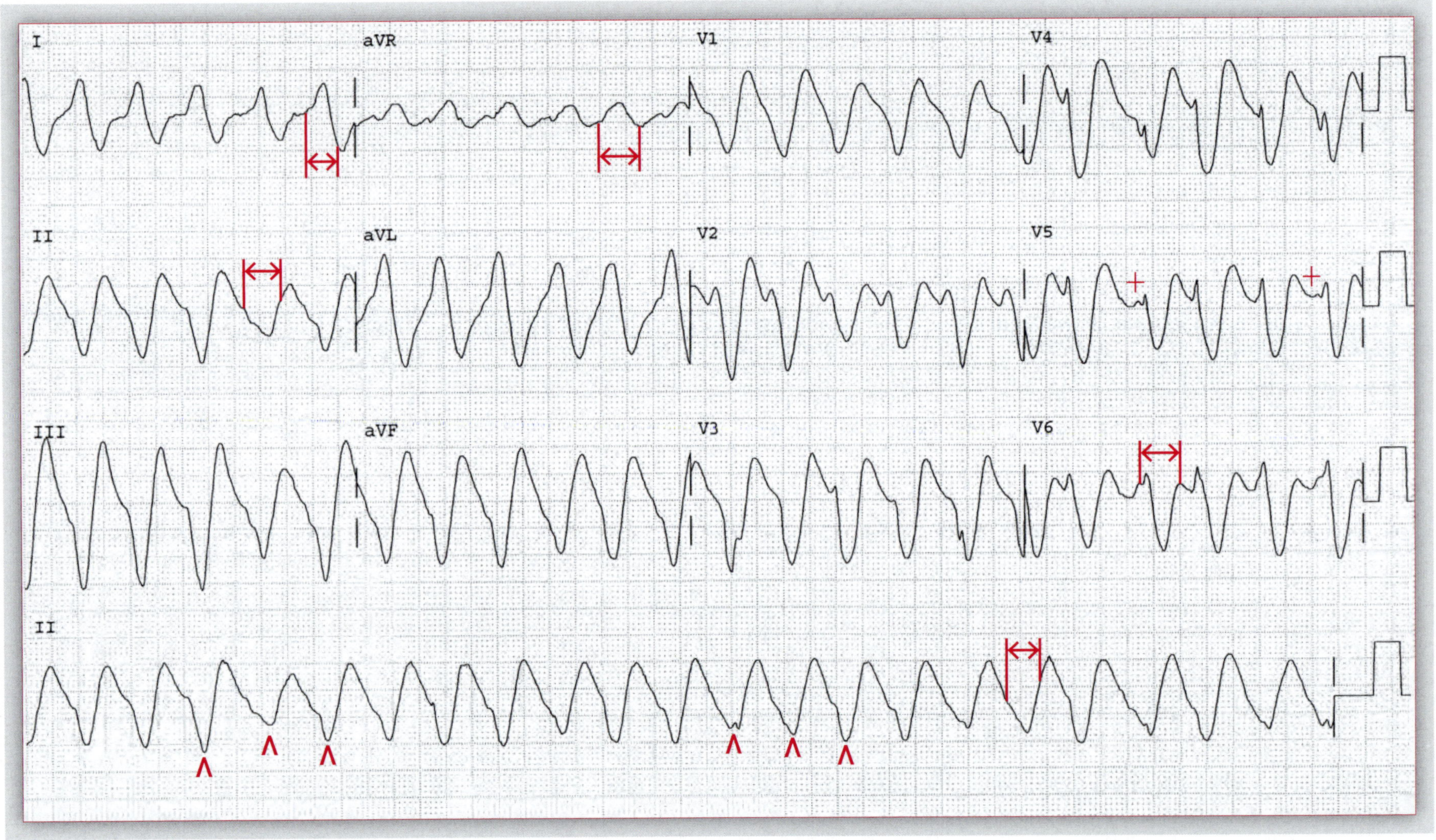

心电图 86A 分析:室性心动过速,高钾血症。

心电图 86A 显示心律轻微不规整，心率 140 次 / 分。所有 QRS 波前后均未见明确 P 波，尽管有些波形可能表示心房活动（+）。这些波形在 V_4~V_6 导联上最为明显。QRS 波形态不一（∧），时限增宽并且不固定（↔）（0.28~0.32s）。QRS 的宽大畸形是室性心动过速的显著特征。高钾血症是 QRS 时限显著增宽的唯一原因，即使是室性心动过速也不会使 QRS 间期超过 0.24s。

高钾血症常发生在出现血流动力学障碍的室性心动过速中。这是因为组织灌注不足、低氧血症和酸中毒引起。代谢紊乱纠正以前，室性心动过速无法复律。因此在室性心动过速复律前，特别是电复律以前，必须先纠正高钾血症和酸中毒。高钾血症时电复律有很大的导致心脏停搏的风险。

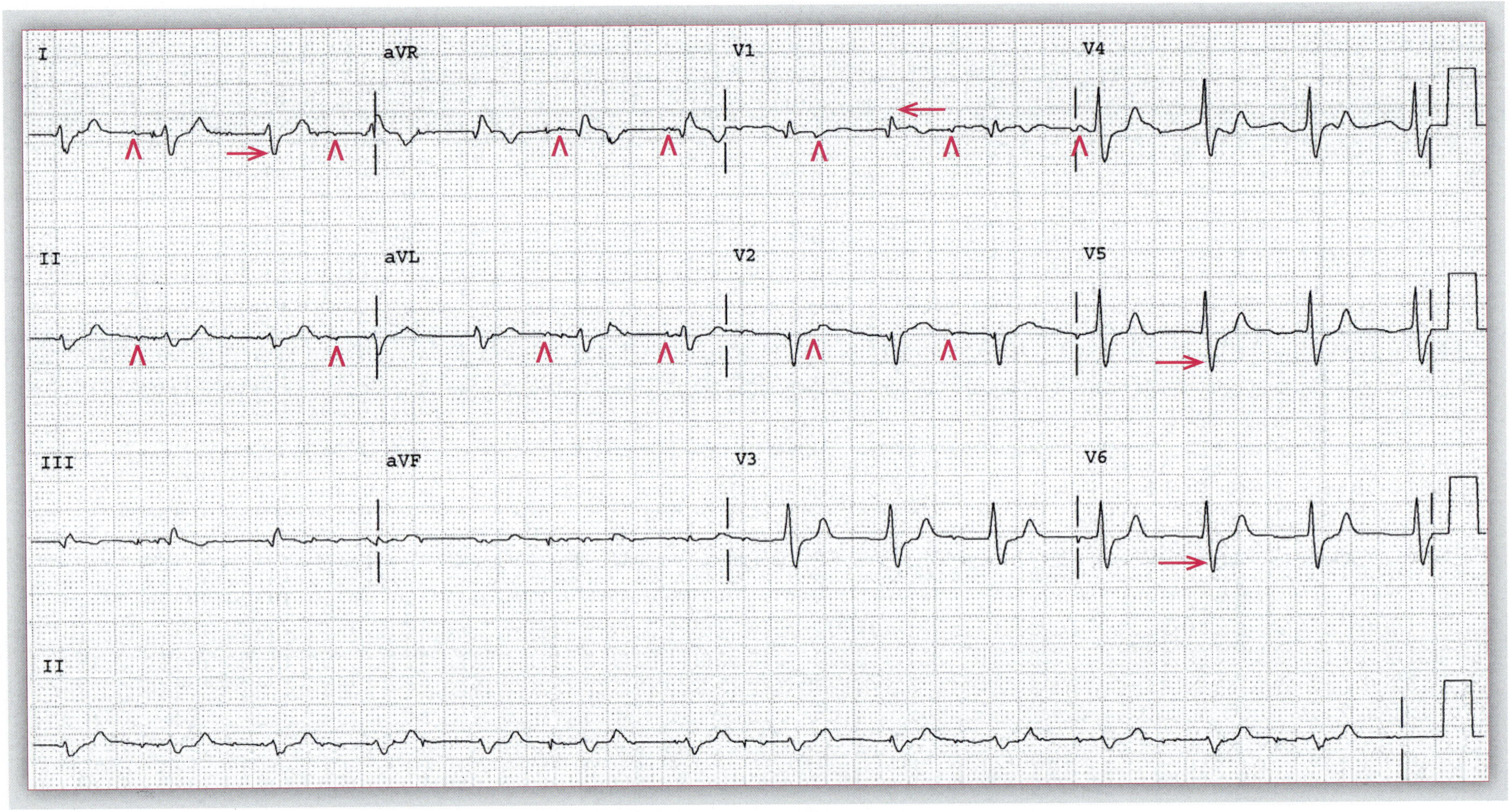

心电图 86B 分析：窦性心律，房室分离，加速性交界性心律，右束支传导阻滞。

心电图 86B 是在治疗高钾血症和酸中毒后 15 分钟描记的，室性心动过速已经电转复。该心电图示节律规整，心室率 80 次 / 分。可见窄小 P 波（∧），但 P 波和 QRS 波分离。PP 间期轻微不规律，心房率大概 60 次 / 分。心房率小于心室率，这是加速性交界性心律的表现。

QRS 时限增宽（0.12s），且 V_1 导联 R 波增宽（←），Ⅰ、V_5~V_6 导联 S 波增宽（→）。QRS 波的形态符合右束支传导阻滞的表现。ST 段可见非特异性改变，T 波仍对称（+）。

心房肌细胞对高钾血症更敏感，高钾血症可以导致其传导减慢，一般情况下心室内传导改变以前心房电活动已经消失。这就造成心房静止（即窦房结仍能产生冲动但无法产生心房激动或心房活动），心电图上也就无法看到 P 波。治疗高钾血症后心房重新开始活动。而心房活动依然异常，并可见窄小 P 波，提示房室分离。但不能明确房室分离的原因是高钾血症、酸中毒或是室速后的表现。■

病例 87

一名 36 岁男性患者，因间断心悸病史就诊其初级保健医生。否认其他病史，目前未接受任何药物治疗。描记了一份心电图（心电图 87A），尽管当时无心悸发作。几分钟后再次诉心悸发作，予复查心电图。但当第二份心电图记录时（心电图 87B），心悸已经缓解。

心电图 87A

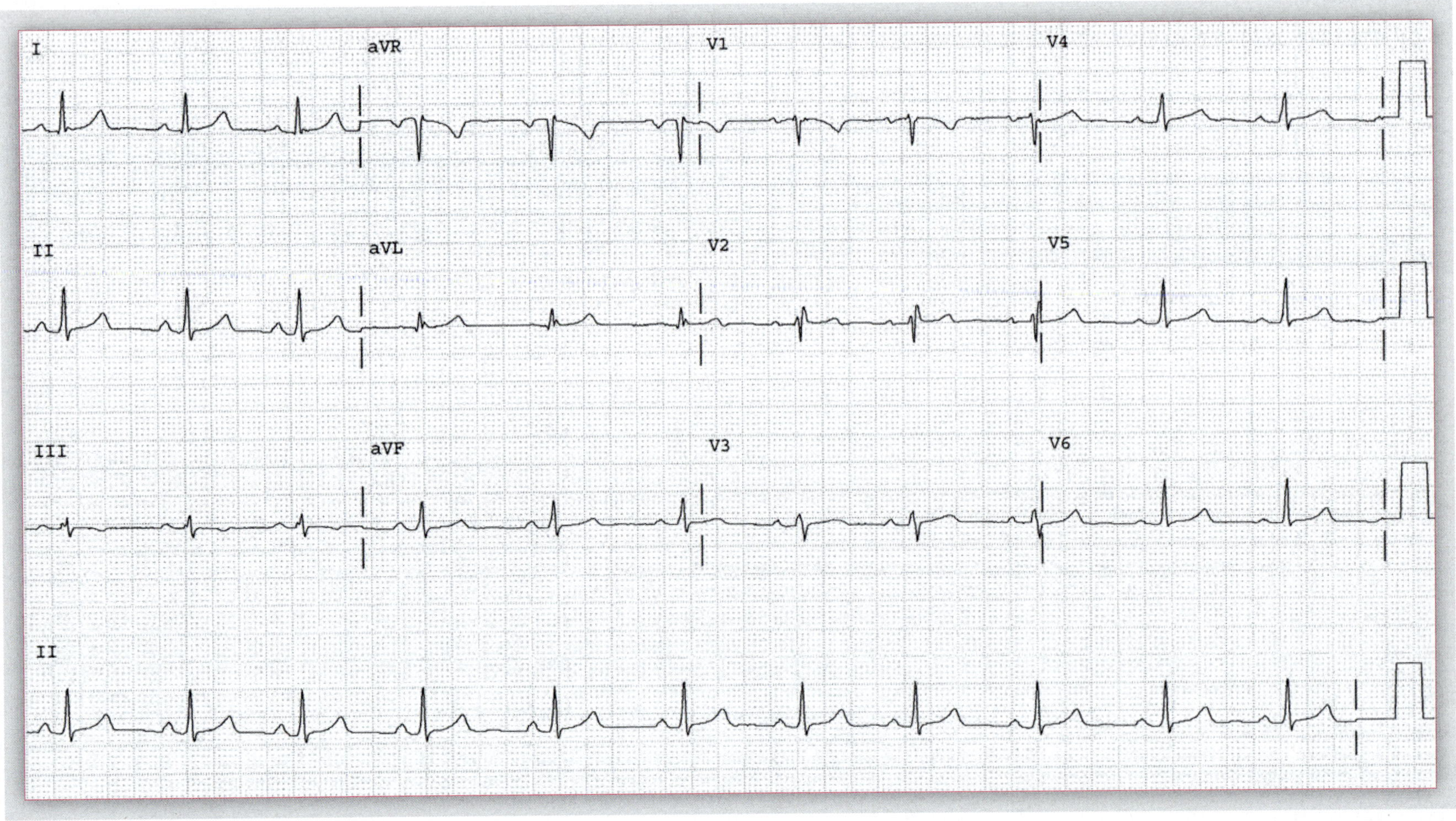

两份心电图有什么不同?
基于这些心电图能否找出心悸的病因线索?

心电图 87B

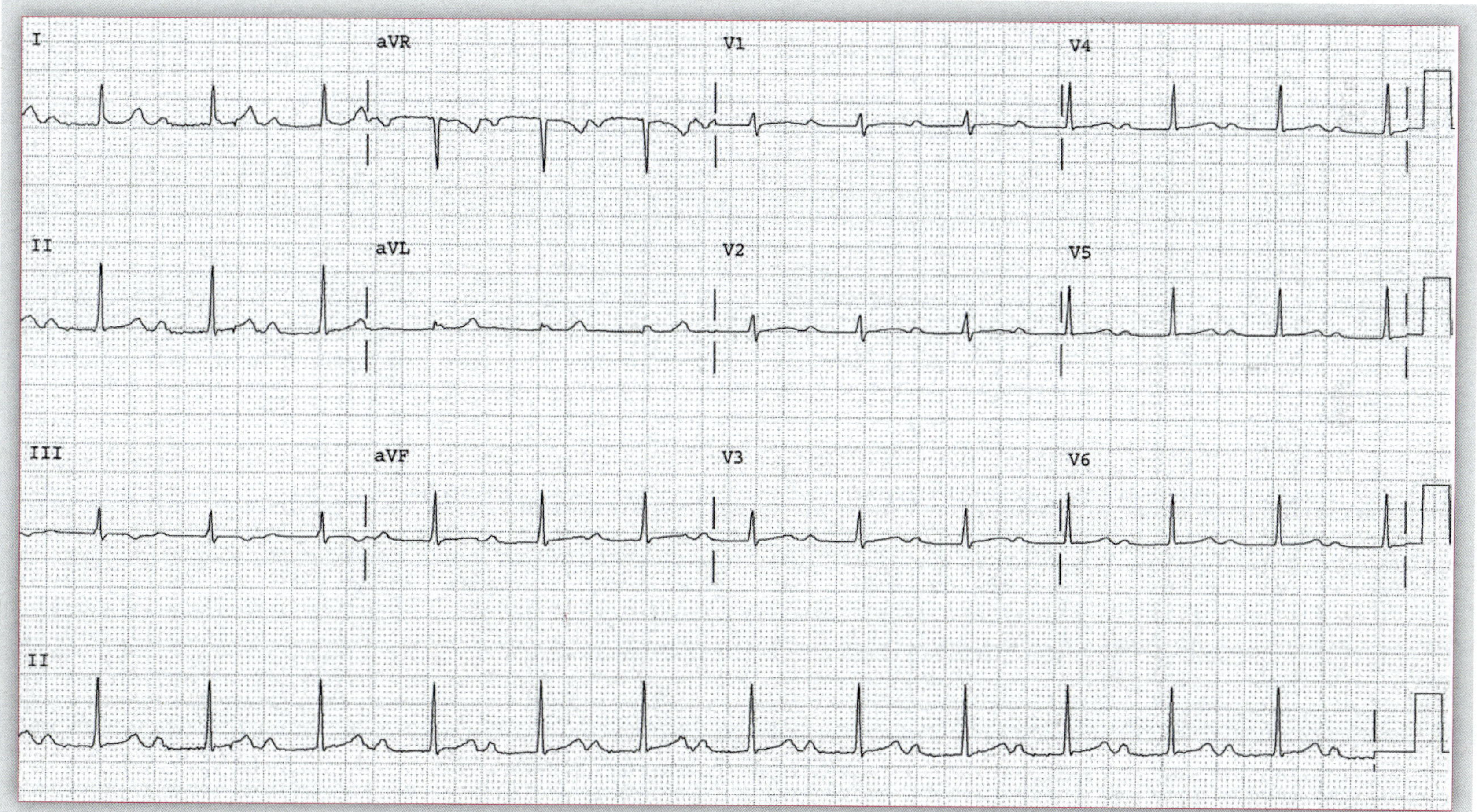

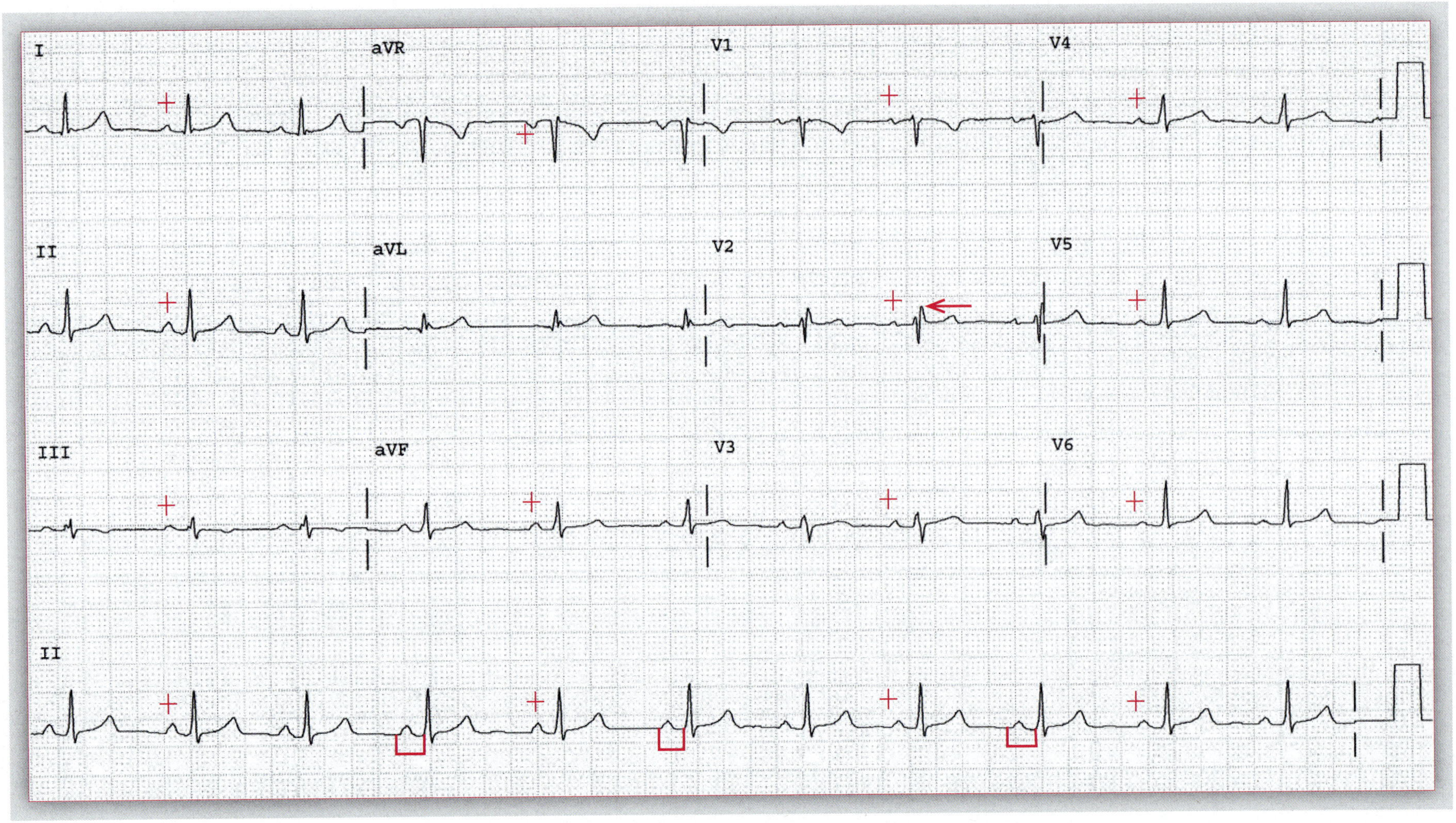

心电图 87A 分析：正常窦性心律，右心室传导延迟，胸前导联低电压。

心电图87A显示节律规整，心率66次/分。每个QRS波前都有P波(+)，PR间期固定(0.20s)。Ⅰ、Ⅱ、aVF、V_4~V_6导联P波直立。因此，这是正常的窦性心律。QRS时限正常(0.08s)，电轴正常，在0°~+90°（Ⅰ、aVF导联QRS波主波向上）。QRS波形态正常，虽然在V_2导联呈RSR′型(←)，提示右心室传导延迟。胸前导联(V_1~V_6)电压低，即每个导联振幅小于10mm。QT/QTc间期正常(400/420ms)。

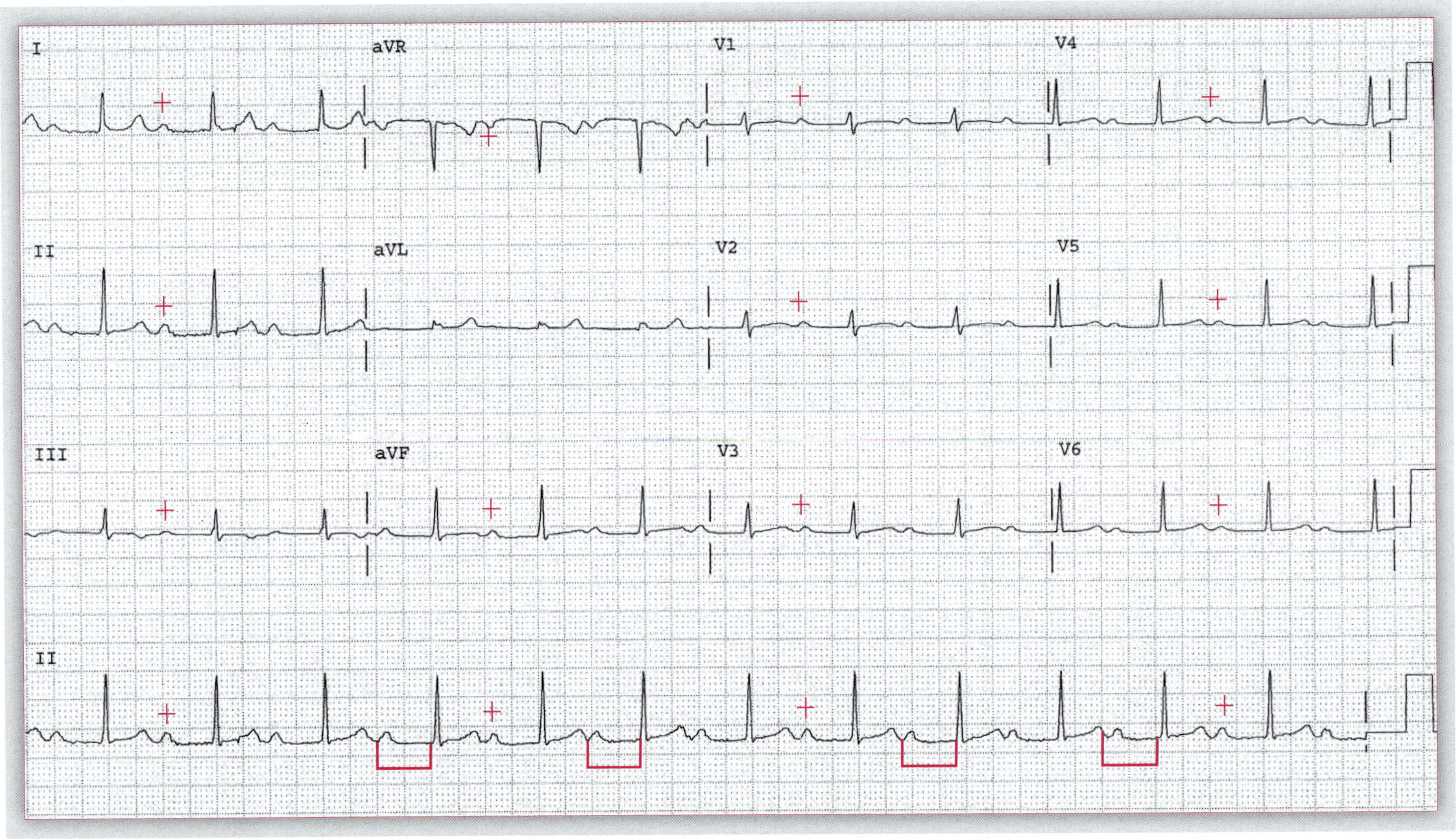

心电图 87B 分析:正常窦性心律,显著Ⅰ度房室传导阻滞,房室结双径路。

心电图 87B 是心电图 87A 检查 30 分钟之后记录的。患者没有接受任何药物治疗。心率 76 次 / 分，每个 QRS 波前均有 P 波（+）。P 波和 QRS 波形态、QRS 时限及电轴、QT/QTc 间期均与心电图 87A 相同。但 PR 间期较长（0.40s）且固定。因此，该患者有两种不同的 PR 间期，一个较短，另一个较长。这是房室结双径路的表现，其中一条径路传导缓慢但不应期短，即恢复迅速；而另一条径路传导快，但不应期长，即需要较长的时间恢复。这两条径路通过近端心房肌和远端希氏束连接。

房室结双径路的存在是房室结折返性心动过速（AVNRT）发生的解剖学病因。在正常情况下，心室激动以通过快径路传导为主。但是，如果在快径路脱离不应期之前，一个提前出现的心房冲动传导至房室结，而慢径路已经脱离不应期，冲动则可以通过慢径路传导。房性早搏将有一个较长的 PR 间期。如果冲动到达两条径路连接的远端（即希氏束）时，快径路恰好脱离不应期，冲动则会通过快径路逆传激动心房，同时通过希 - 浦系统前传激动心室。如果逆传的冲动到达两条径路连接的近端时，慢径路已经脱离不应期，冲动可以再次进入慢径路，然后重复上述过程，引起折返性心律失常，即被我们熟知的房室结折返性心动过速（AVNRT）。这种情况下，心房（逆传）和心室（前传）同时激动。因此，心电图中没有明显的 P 波，即这是一种没有 R-P 的心动过速。■

病例 88

一名 24 岁女性患者，因心悸就诊其初级保健医生。尽管记录心电图时没有心悸发作，但提示了心悸的病因。

最可能的解释是什么？

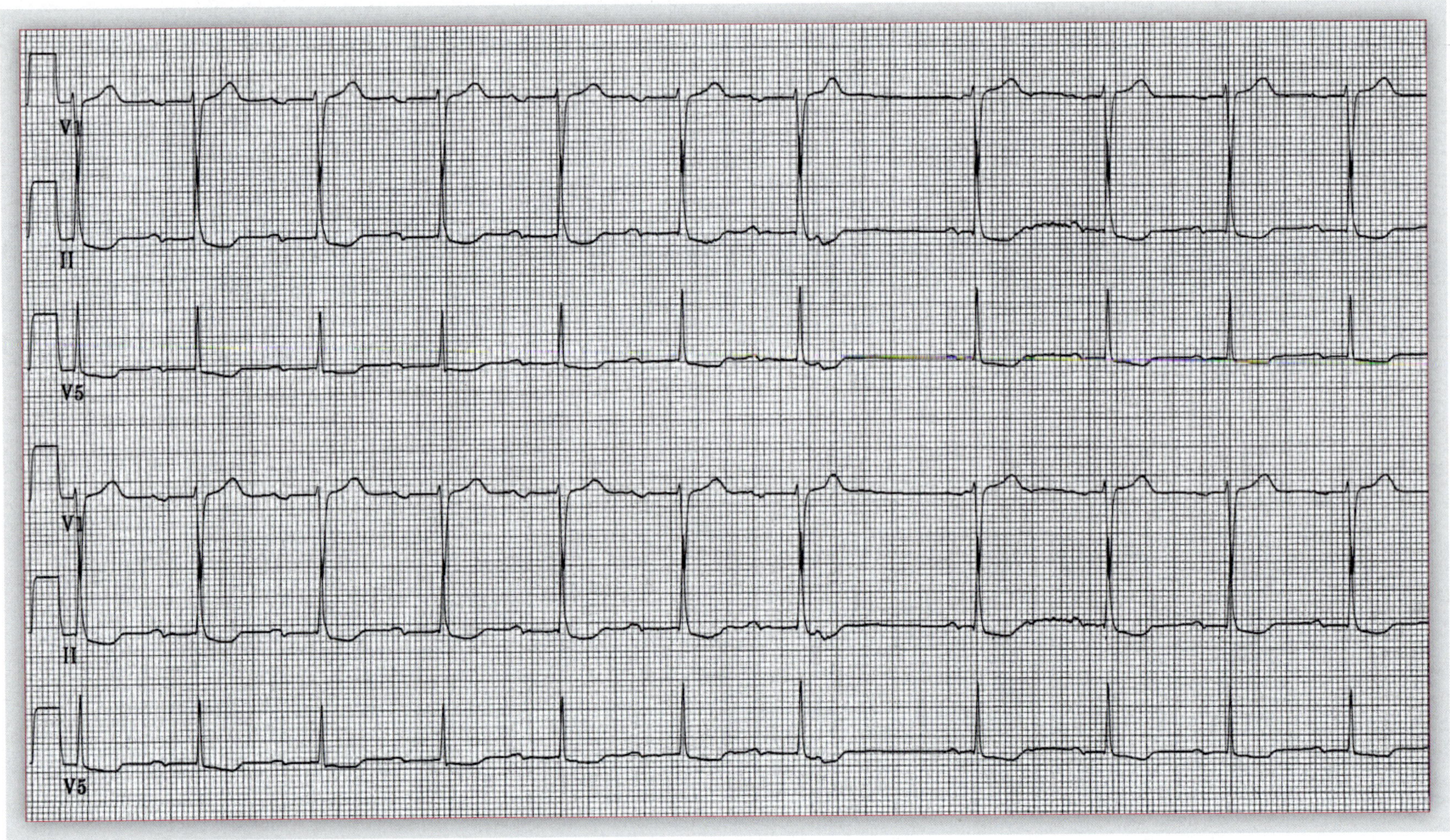

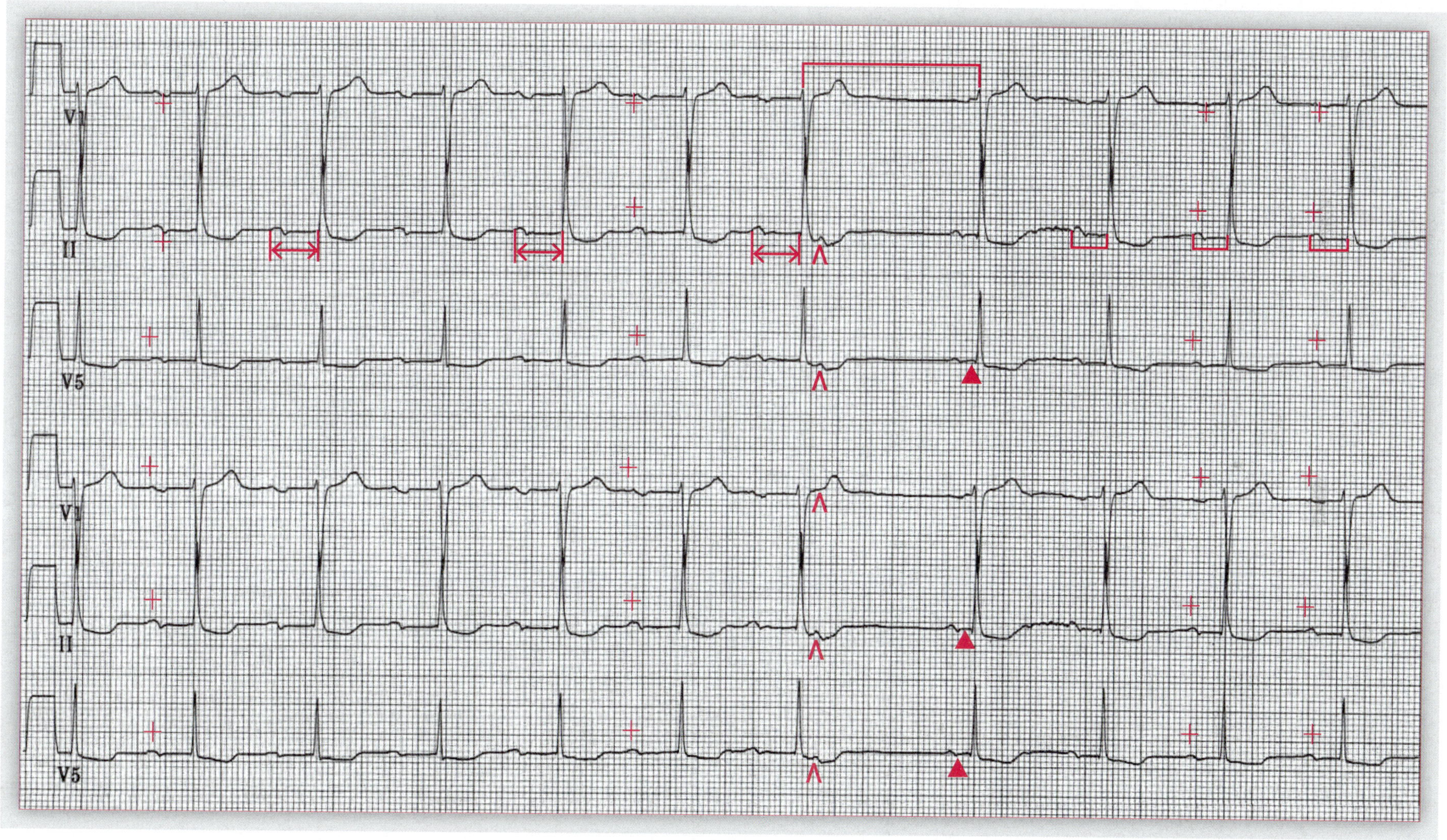

心电图 88 分析:正常窦性心律,房性早搏未下传,交界性逸搏,房室结双径路。

心电图中记录了 3 个导联的条图。节律规整，心率 66 次 / 分。QRS 时限正常（0.08s），QT/QTc 间期正常（380/400ms）。每个 QRS 波前均有 P 波（+）。条图起始部分的 PR 间期（↔）固定为 0.36s。第 7 个 QRS 波后出现一个间歇（ ┌┐ ），这是因为有一个提前出现的 P 波未下传（^），发生在 ST 段的起始部分。因此这是房性早搏未下传。在间歇之后，恢复了稳定的窦性心律，与间歇之前的心率及 P 波形态（+）均相同。但是，PR 间期缩短（0.24s）（ └┘ ）。这是房室结双径路引起的，即缓慢传导的径路导致较长的 PR 间期，而快速传导的径路导致较短的 PR 间期。间歇后的 PR 间期（▲）略短于其他 PR 间期（即 0.20s vs 0.24s）。这可能是因为间歇之后冲动通过快径路传导，也可能是因为长 R-R 间歇引起了交界性或结性逸搏。

当存在房室结双径路时，其中一条径路传导缓慢但不应期短，即恢复迅速；而另一条径路传导快，但不应期长，即需要较长的时间恢复。这两条径路通过近端心房肌和远端希氏束连接。

房室结双径路的存在是房室结折返性心动过速（AVNRT）发生的解剖学病因。在正常情况下，心室激动通过快径路传导为主，但是，如果在快径路脱离不应期之前，一个提前出现的心房冲动传导至房室结，而慢径路已经脱离不应期，冲动则可以通过慢径路传导。房性早搏将有一个较长的 PR 间期。如果冲动到达两条径路连接的远端（即希氏束）时，快径路恰好脱离不应期，冲动则会通过快径路逆传激动心房，同时通过希 - 浦系统前传激动心室。如果逆传的冲动到达两条径路连接的近端时，慢径路已经脱离不应期，冲动可以再次进入慢径路，然后重复上述过程，引起折返性心律失常，即被我们熟知的房室结折返性心动过速（AVNRT）。这种情况下，心房（逆传）和心室（前传）同时激动。因此，心电图中没有明显的 P 波，即这是一种没有 R-P 的心动过速。■

一名 35 岁女性患者，因过度阴道出血欲行刮宫术，术前常规体检。没有重大疾病史，但有长期的心悸病史，曾持续长达 3 小时。心悸通常通过咳嗽终止。心悸发作时未记录到任何心电图。下面为此次体检的心电图。

心电图显示什么？
这些发现能否提示患者心悸的病因？

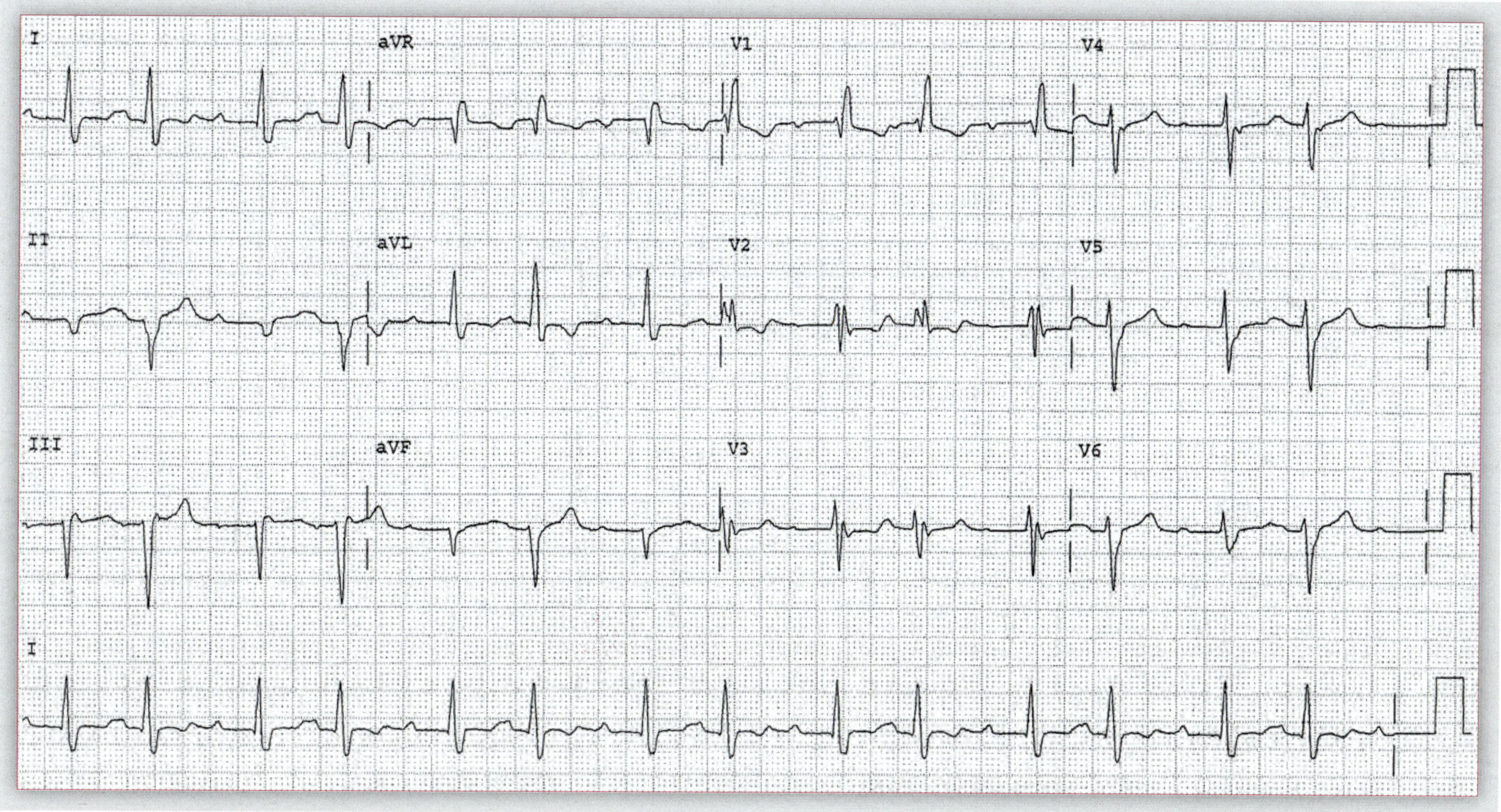

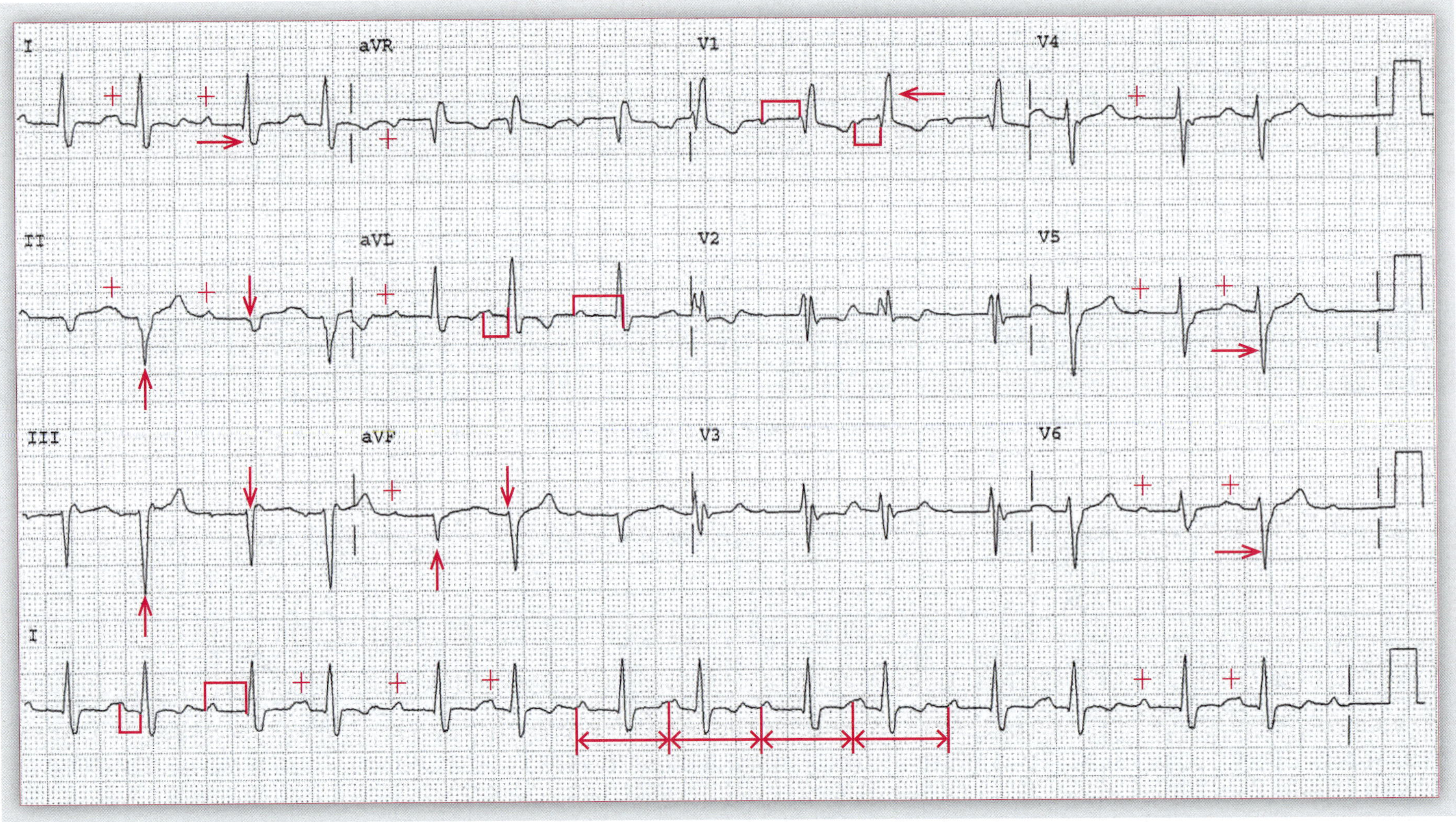

心电图 89 分析：正常窦性心律，右束支传导阻滞，左前分支阻滞，房室结双径路。

节律为有规律的不规整，平均心率 84 次 / 分。每个 QRS 波前均有 P 波（+），频率 84 次 / 分（↔）。Ⅰ、Ⅱ、aVF、V_4~V_6 导联 P 波直立。因此，这是正常的窦性心律。PR 间期不固定，长 PR 间期（ ┌┐ ）与 PR 间期短（ └┘ ）重复出现。长 PR 间期为 0.34s，而短 PR 间期为 0.22s。RR 间期为有规律的不规整，是两个不同的 PR 间期所致，因为 PP 间期固定（↔）。

QRS 时限增宽（0.14s），呈典型的右束支传导阻滞型，V_1 导联呈 RSR′ 型（←），Ⅰ、V_5~V_6 导联（→）S 波增宽。电轴极度左偏，在 −30º~−90º（Ⅰ 导联 QRS 波主波向上，Ⅱ、aVF 导联 QRS 波主波向下，呈 rS 型）。这是左前分支阻滞的图形。因此，患者存在有双束支传导阻滞。QT/QTc 间期延长（420/500ms），但校正增宽的 QRS 时限（360/430ms）后 QT/QTc 间期正常。

在规律的窦性心律中，两种不同的 PR 间期以交替形式重复出现，提示房室结的传导逐心搏变化。唯一的病因是房室结双径路，一条快径路（但不应期长或恢复传导缓慢），一条慢径路（但不应期短或恢复传导迅速）。这两条径路通过近端的心房肌和远端的希氏束连接。房室结双径路的存在是房室结折返性心动过速（AVNRT）发生的先决条件。如果在快径路脱离不应期之前，一个提前出现的心房冲动传导至房室结，冲动则通过慢径路传导。如果冲动到达快径路远端时，快径路恰好脱离不应期，冲动则会通过快径路逆传激动心房，同时通过希 - 浦系统前传激动心室。如果逆传的冲动到达慢径路近端，同时慢径路已经脱离不应期，冲动可以再次进入慢径路，如果重复上述过程，则引起折返性心律失常，即 AVNRT。

另外，两种 QRS 波（↓，↑）的振幅逐心搏改变。这是因为 RR 间期不规整，不是电活动或 QRS 波交替变化所致。QRS 壁振幅变化是因为冲动通过两种不同的房室结径路进入希氏束中两个不同的部位，因此冲动通过两条不同的径路到达希 - 浦系统，导致左心室内的激动顺序稍有不同。■

病例 90

一名 32 岁男性患者，为进行入职前体检就诊。心电图如下。

应该建议他下一步做什么检查？

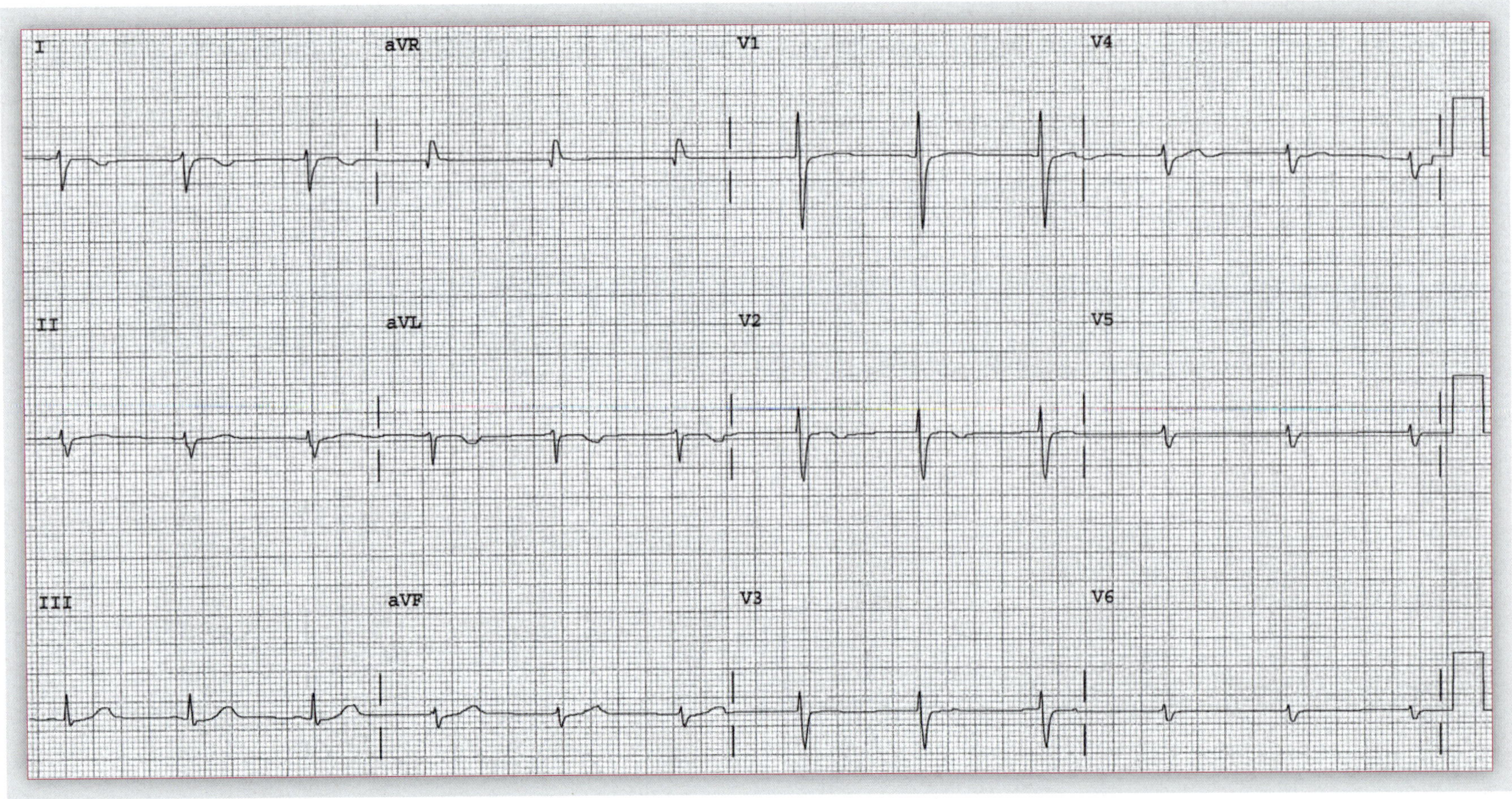

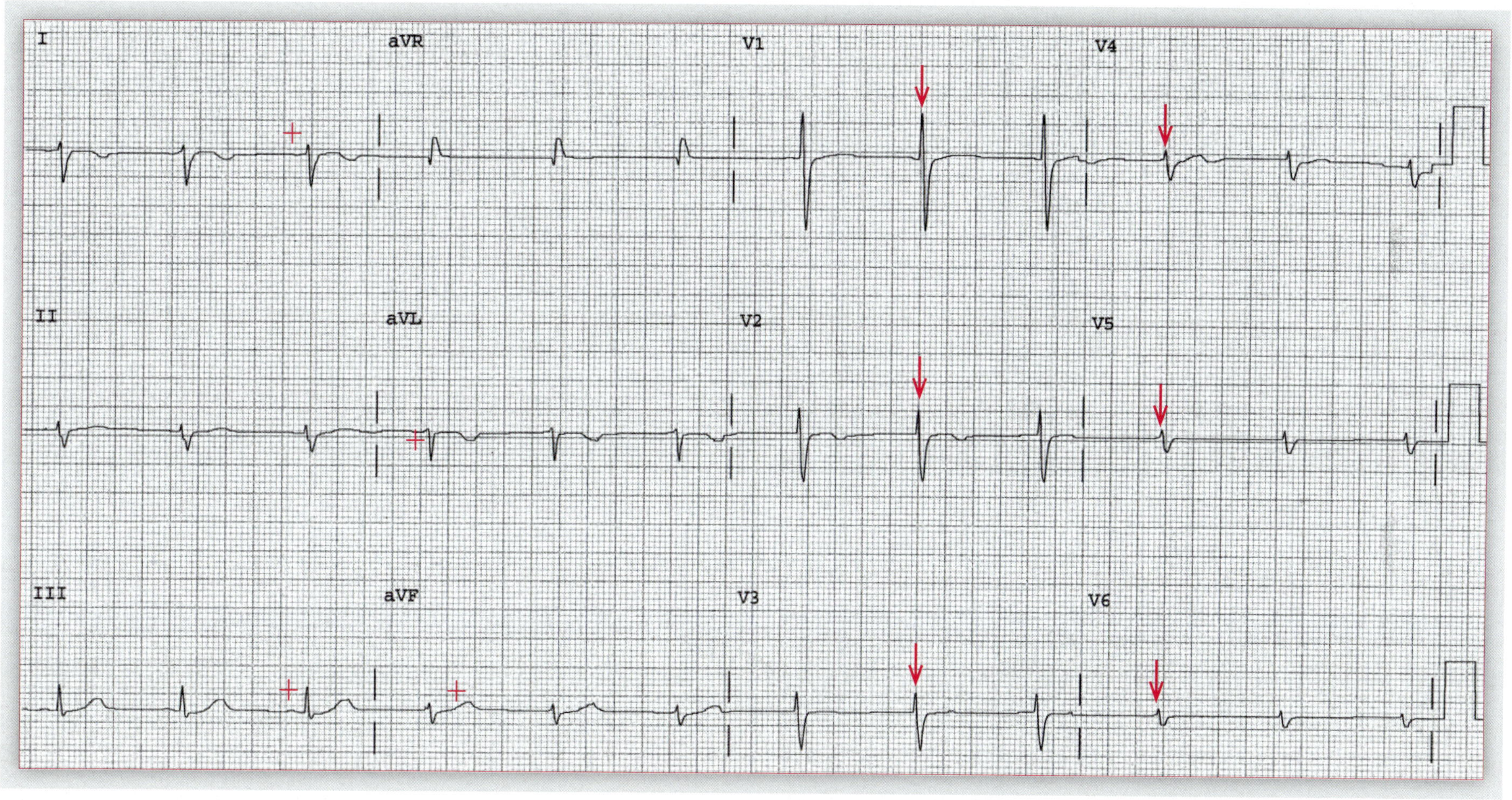

心电图 90 分析:正常窦性心律,右位心。

节律规整,心率68次/分。每个QRS波前均有P波(+),且P波在Ⅰ和Ⅲ导联倒置。PR间期固定(0.14s)。在其他导联看不到P波。QRS时限正常(0.08s)。QT/QTc间期正常(380/405ms)。电轴右偏,在+90°~+180°(Ⅰ、aVF导联QRS波主波向上)。此外，V_1~V_6导联R波逆向递增,即R波振幅逐渐减小(↓)。一种可能的解释是,左右手导联反接，V_1~V_6导联错接。但是,假定导联线都放置在正确的位置上,这份心电图是右位心的典型表现。右位心可以通过胸部X线进行证实,也可以将胸前导联连接在胸右侧而证实(因为此放置在心脏上面)。■

一名 15 岁男孩就诊于儿科心脏病医生，因为他的儿科医生注意到心电图（心电图 91A）存在明显异常。既往没有任何心脏病史或异常症状。心脏科医生复查心电图发现了相同的异常。他拍了一张胸部 X 线，做了一些调整后复查了一份心电图（心电图 91B）。

心电图 91A

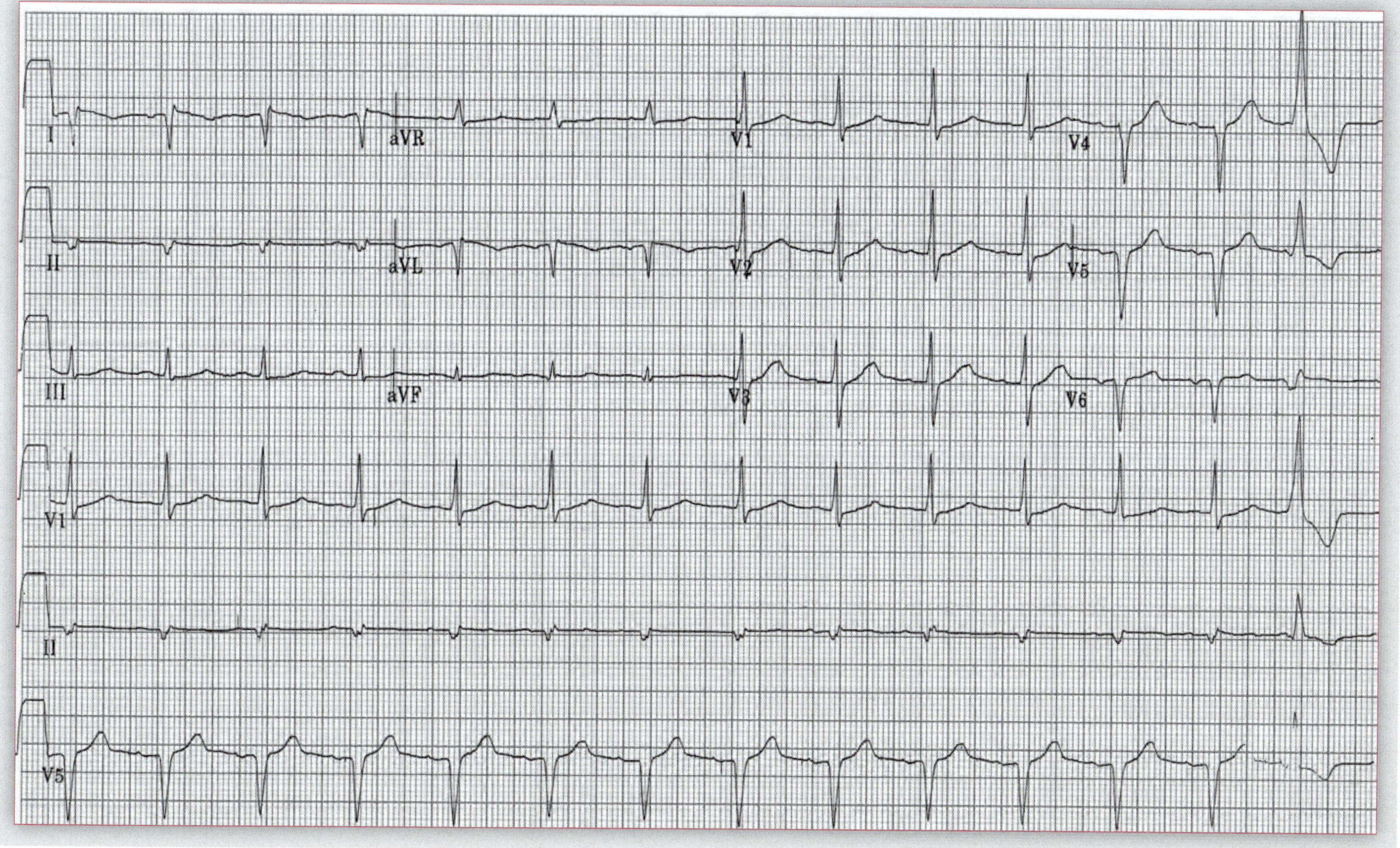

出现了什么异常?
潜在的心脏问题是什么?
记录心电图 91B 时,做了什么调整?

心电图 91B

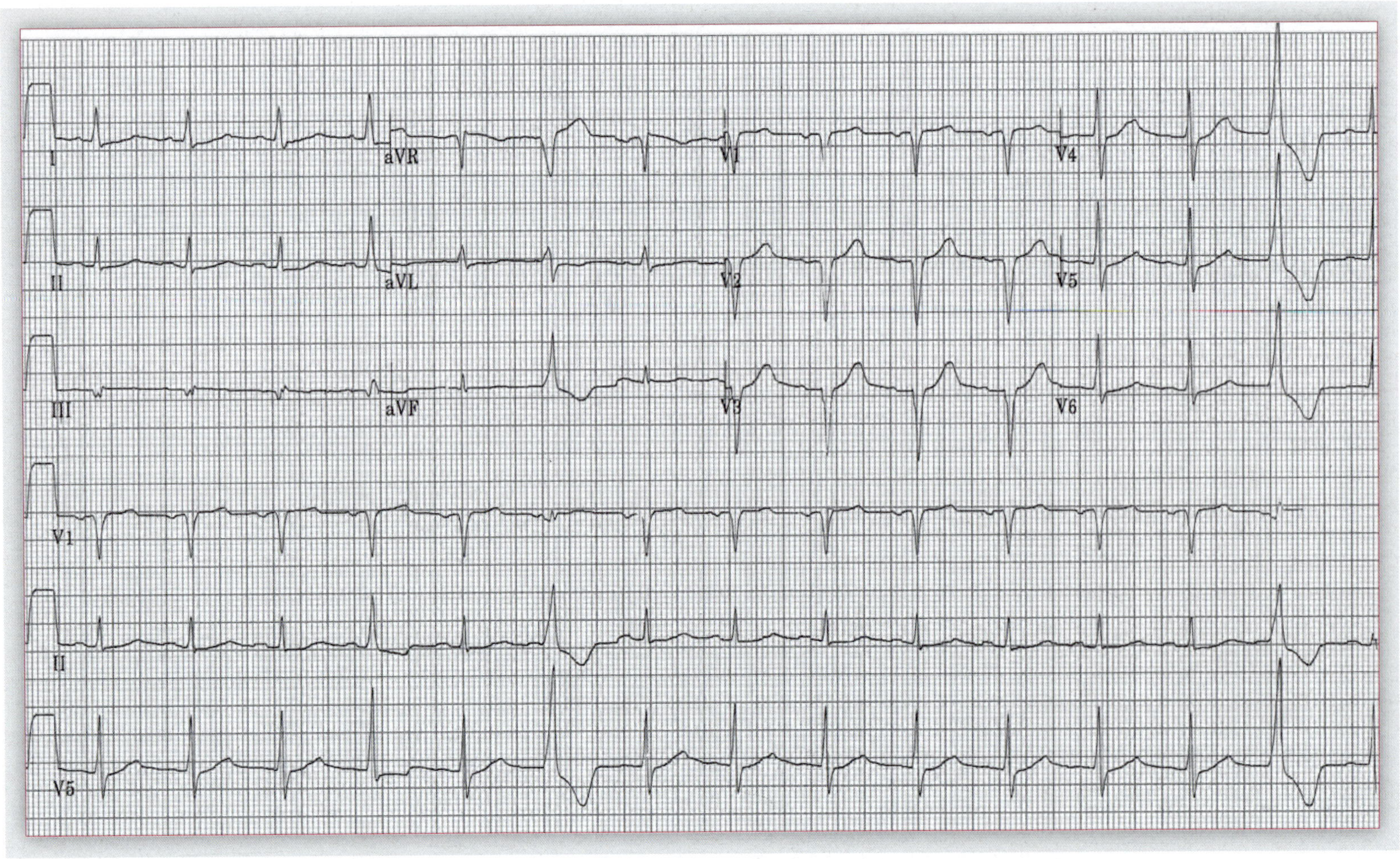

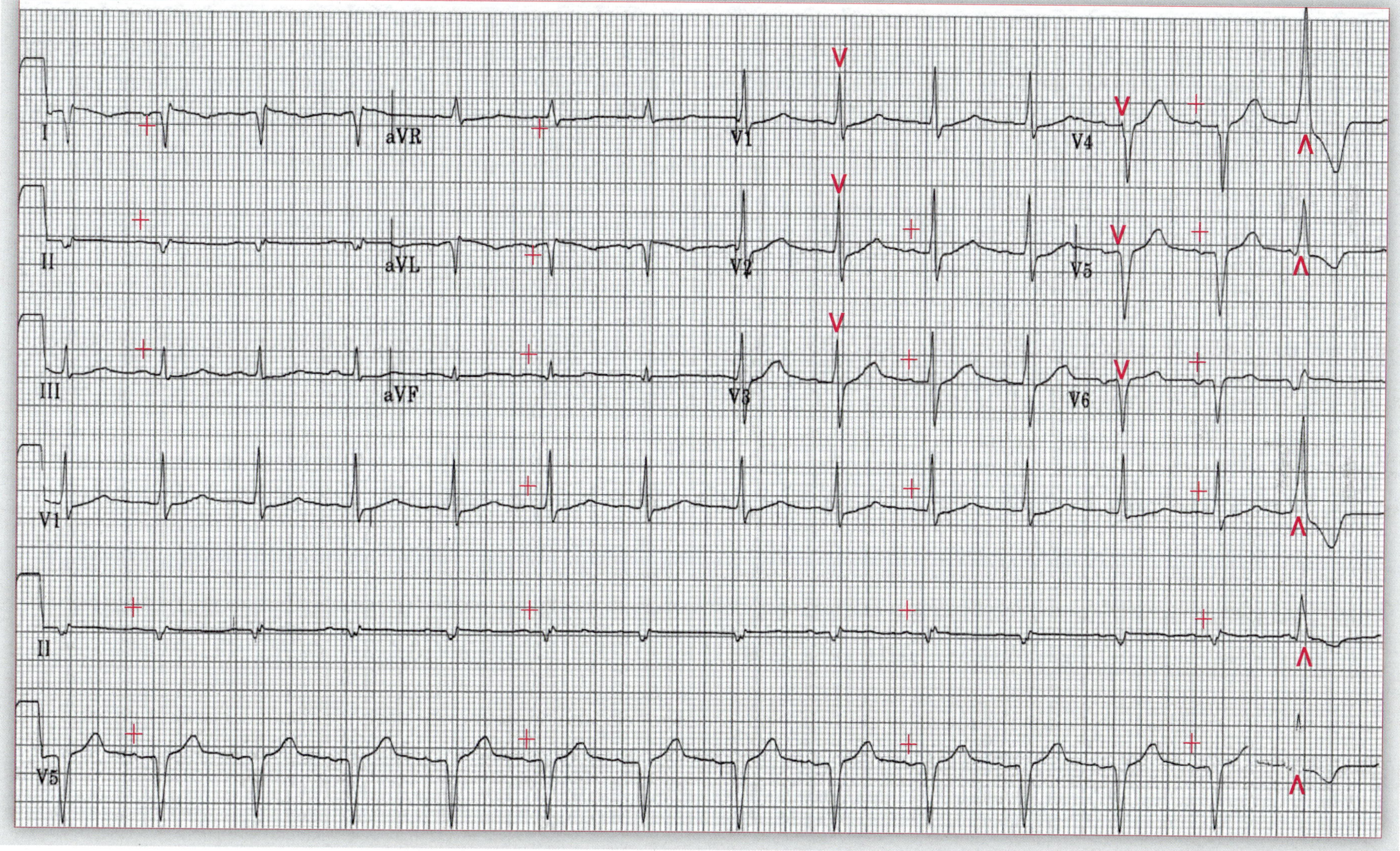

心电图 91A 分析：正常窦性心律，右位心（见于左右手导联反接，V_1~V_6 导联错接）。

节律规整，心率86次/分。每个QRS波前均有P波(+)，PR间期固定(0.20s)。但是，P波形态不正常，Ⅰ、V_5~V_6导联P波倒置，aVR导联P波直立。提示心房节律。QRS时限正常(0.08s)，但电轴右偏，在+90º~+180º(Ⅰ导联QRS波主波向下，aVF导联QRS波主波向上)。此外，aVR导联呈高R波。与Ⅰ导联P波倒置同时存在，提示左右手导联反接。另一种可能是右位心。QT/QTc间期正常(360/440ms)。最后一个QRS波(^)为提前出现，形态宽大畸形，是一个室性早搏。

V_1~V_6导联的QRS波也存在异常，R波呈逆向递增(V)，即R波在V_1导联振幅最高，此后振幅逐渐降低。V_6导联的R波很小。实际上，V_6导联的QRS波形态像是V_1导联应该有的形态，而V_1导联的QRS波形态像是V_6导联应有的形态。因此，这符合所有胸前导联连接错误。然而，肢体导联和胸前导联同时放置错误非常少见。这份心电图(心电图91A)强烈提示右位心。

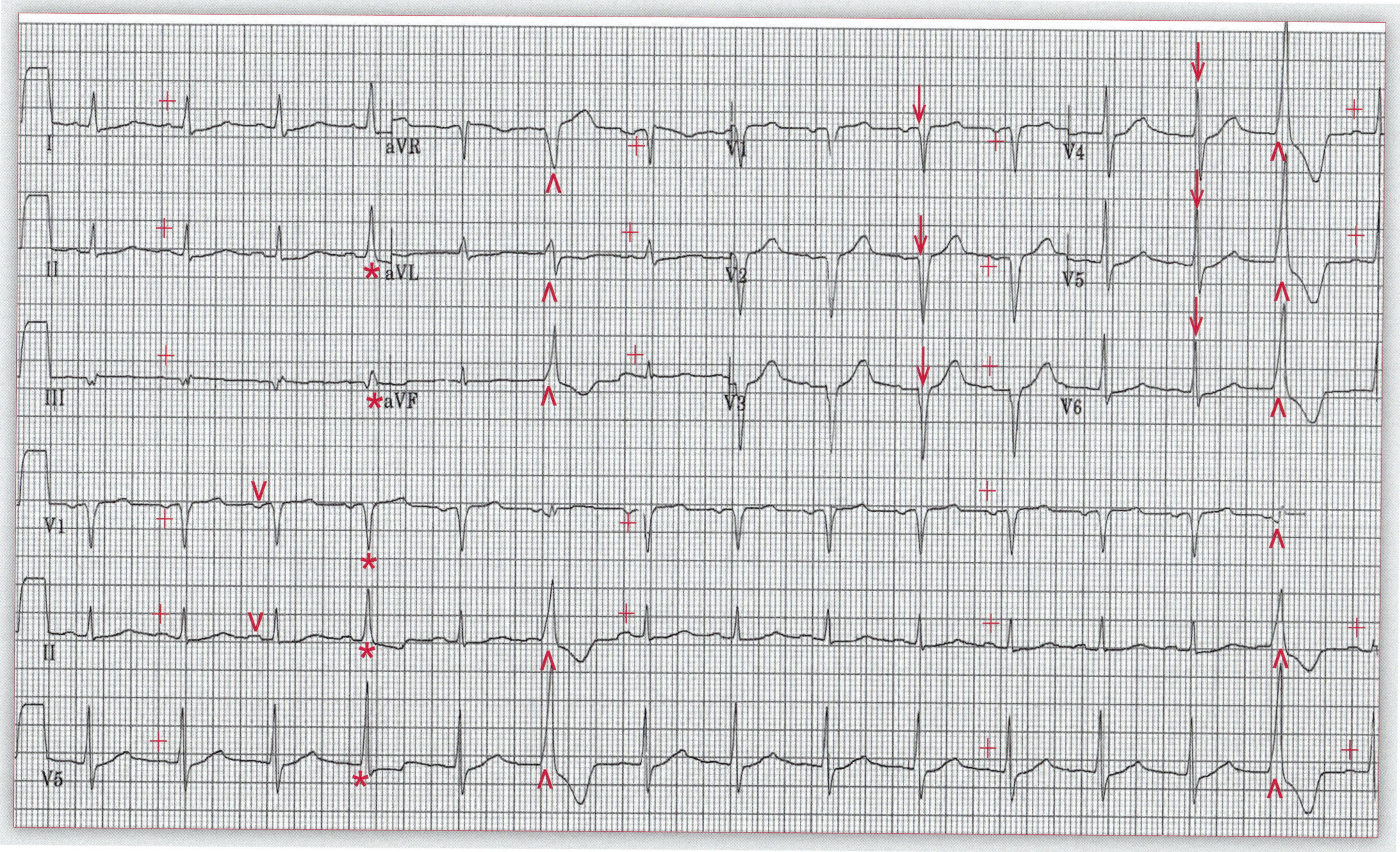

心电图 91B 分析：正常窦性心律，左右手导联反接，胸前导联置于右胸前（右位心），室性早搏。

右位心的存在可以由心电图 91B 证实，该图实际上记录了左右手导联交换及胸前导联放置在右胸的心电图。可以看出这份心电图的 P 波(+)都是正常的，R 波在胸前导联正常递增(↓)，振幅逐渐升高。QRS 时限正常(0.08)，电轴正常，在 0°~+90°（Ⅰ、aVF 导联 QRS 波主波向上）。QT/QTc 间期与心电图 91A 相同。

第 4 个 QRS 波(*)稍提前出现，时限比窦性心律的 QRS 波略微增宽(0.10s)，形态也与窦性心律的 QRS 波稍有不同。此外，这个 QRS 波伴随一个按时出现的 P 波(V)，PR 间期较短(0.14s)。这是一个融合波，即它是室性早搏和窦房结冲动通过房室结 - 希 - 浦系统传导激动心室的融合波。第 6 个和第 14 个的 QRS 波(^)也提前出现，前面没有 P 波。融合波既像室性早搏，也像窦性心律的 QRS 波。但它们的形态宽大畸形，因此是室性早搏。■

一名 24 岁男性患者出现心悸。已知患有肌营养不良症，但无心脏病史。他的心脏体格检查正常。记录心电图如下。

心电图显示有什么异常？
他有哪种类型的肌营养不良？
其他哪些心脏疾病诊断会导致类似的心电图异常？

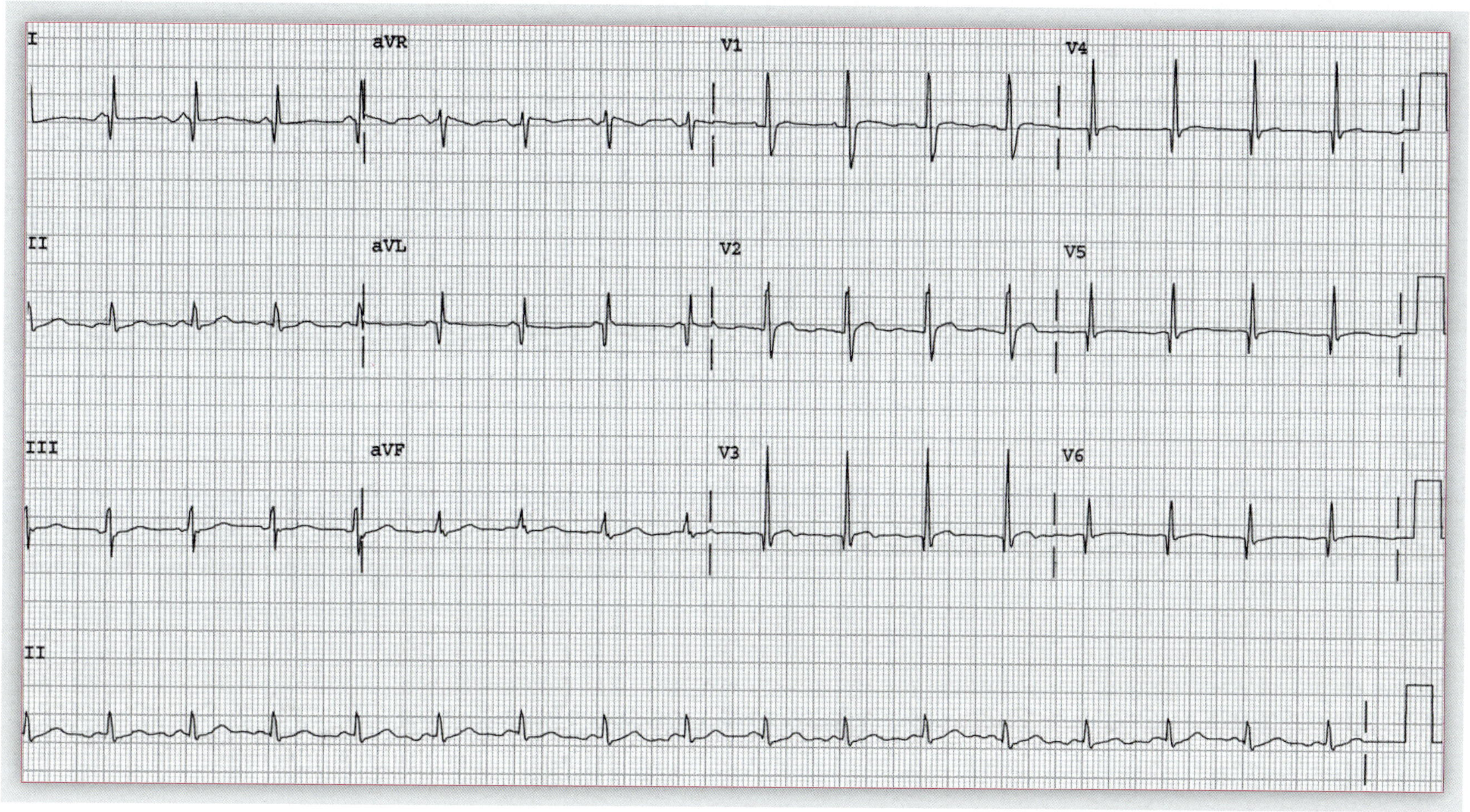

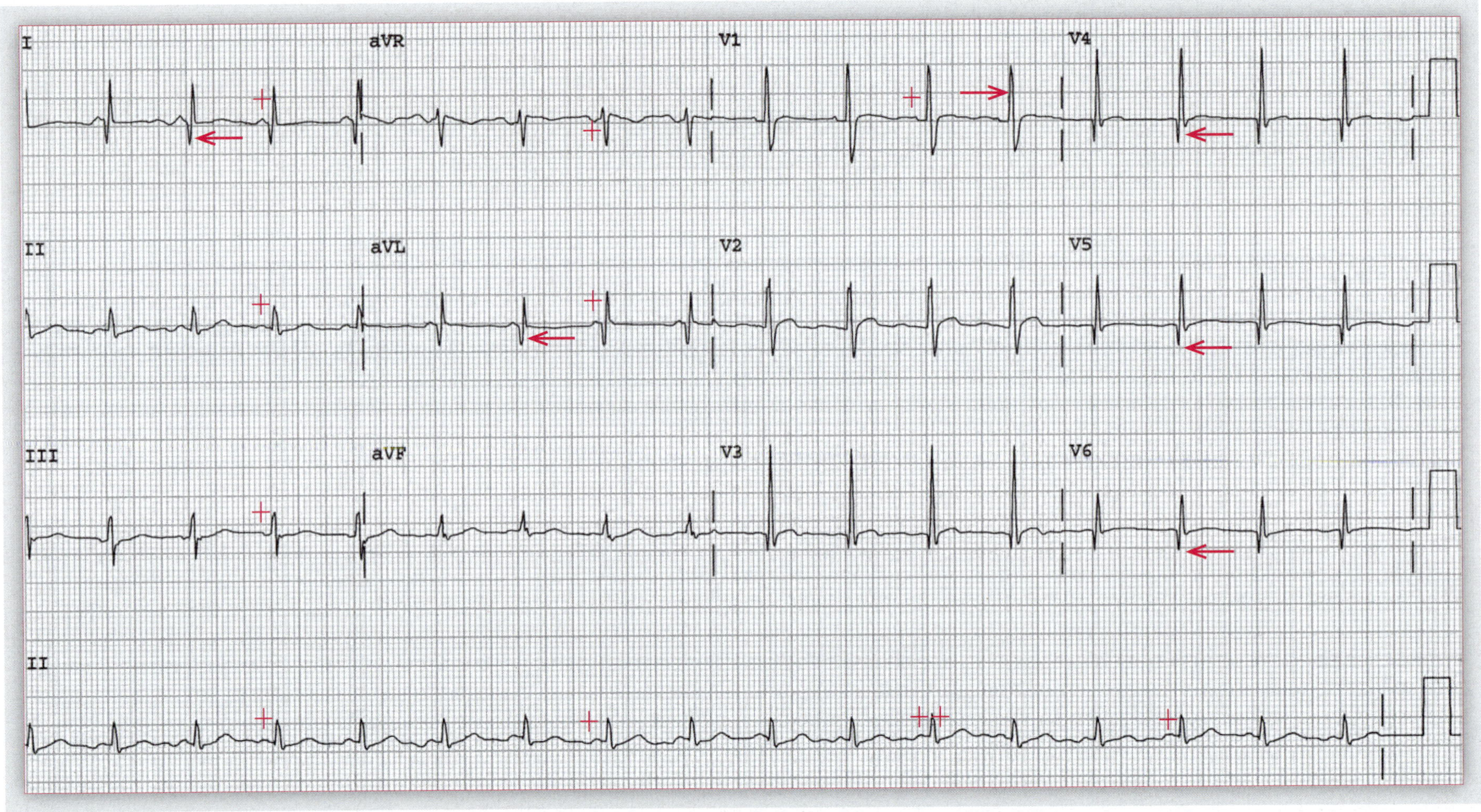

心电图 92 分析:窦性心动过速,短 PR 间期,后侧壁心肌梗死型,杜氏肌营养不良。

节律规整，心率 110 次 / 分。每个 QRS 波前都有 P 波(+)，PR 间期固定(0.12s)。P 波在Ⅰ、Ⅱ、aVF、V_4~V_6 导联直立。因此这是窦性心动过速，可能是房室结传导增强或是被称为 LGL 综合征的预激综合征引起。

QRS 时限正常(0.08s)，电轴正常，在 0°~+90°(QRS 波在Ⅰ、aVF 导联主波向上)。QT/QTc 间期正常(320/430ms)。Ⅰ、aVL、V_4~V_6 导联有 Q 波(←)，V_1 导联为高 R 波(→)。V_1 导联为高 R 波的病因有很多，包括：

1. 后壁心肌梗死(通常伴随下壁心肌梗死)；
2. W-P-W 综合征(短 PR 间期，QRS 波增宽伴 δ 波)；
3. 肥厚性心肌病(室间隔肥厚伴显著的间隔 Q 波和 T 波改变)；
4. 早期复极(逆钟向转位)；
5. 杜氏肌营养不良症(后侧壁心肌梗死型)；
6. 右位心(V_1~V_6 导联 R 波逆向递增，电轴右偏，Ⅰ、aVL 导联 P 波、T 波倒置，aVR 导联 P 波、T 波直立)；
7. 导联接错(V_1、V_2、V_3 导联)；
8. 右胸导联；
9. 逆钟向转位引起的正常变异(早期复极)。

该心电图呈后侧心肌梗死的形态。因此，这是一份典型的杜氏肌营养不良心电图，因为心肌纤维化首先出现在心脏的后侧壁，然后进展到整个心肌，导致扩张型心肌病。■

病例 93

一名 24 岁的职业足球运动员正在进行常规体检。既往无明显病史。需要指出的是，他的原籍在意大利北部。记得曾经有人告诉过他的亲戚有发生猝死的情况。但他对这件事一无所知。而在回顾病史时，他诉说过去的两个月，偶尔会出现心悸，没有其他伴随症状。在此基础上，我们记录了一份心电图。

心电图中有什么异常的证据？

诊断是什么？

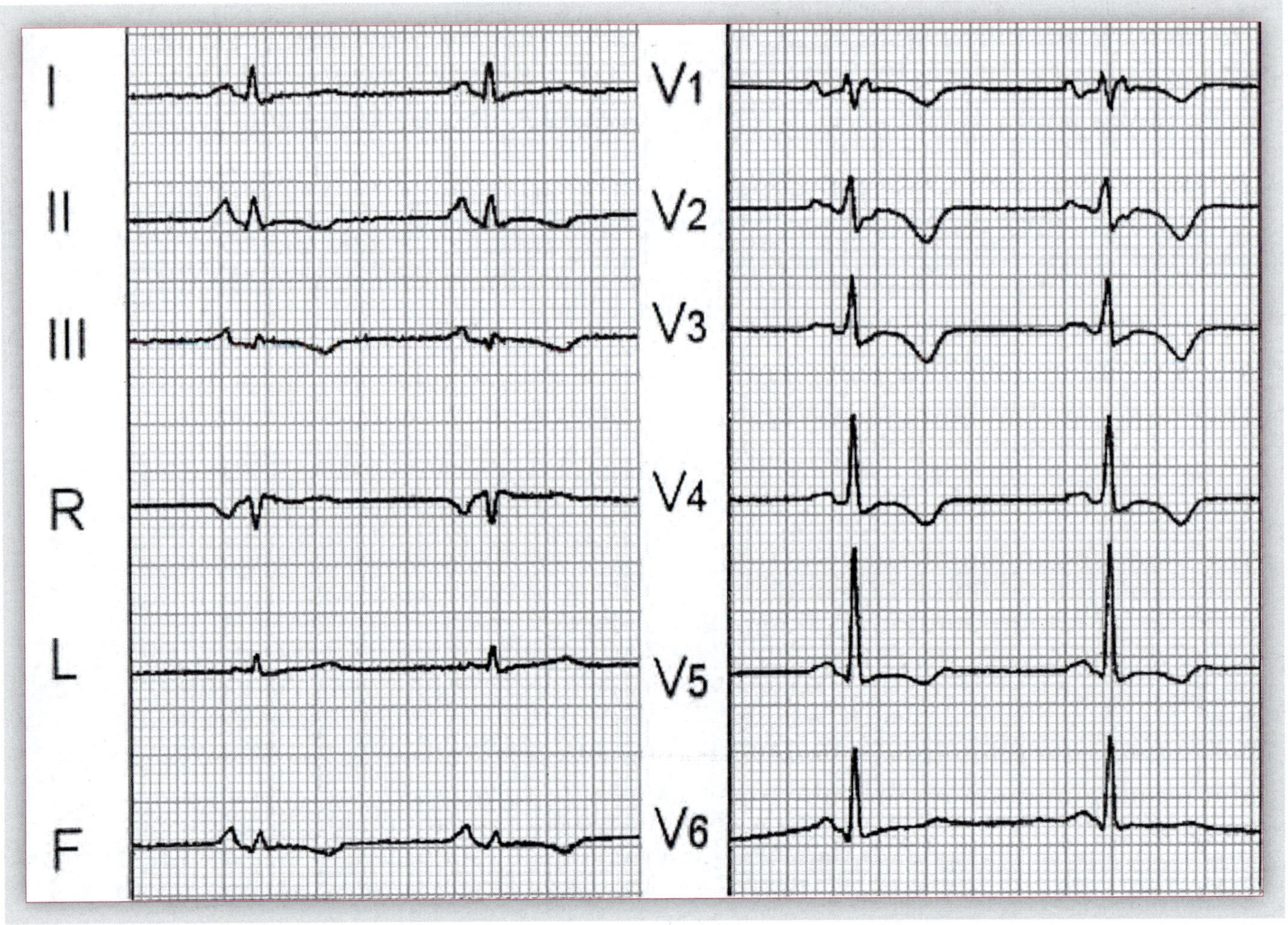

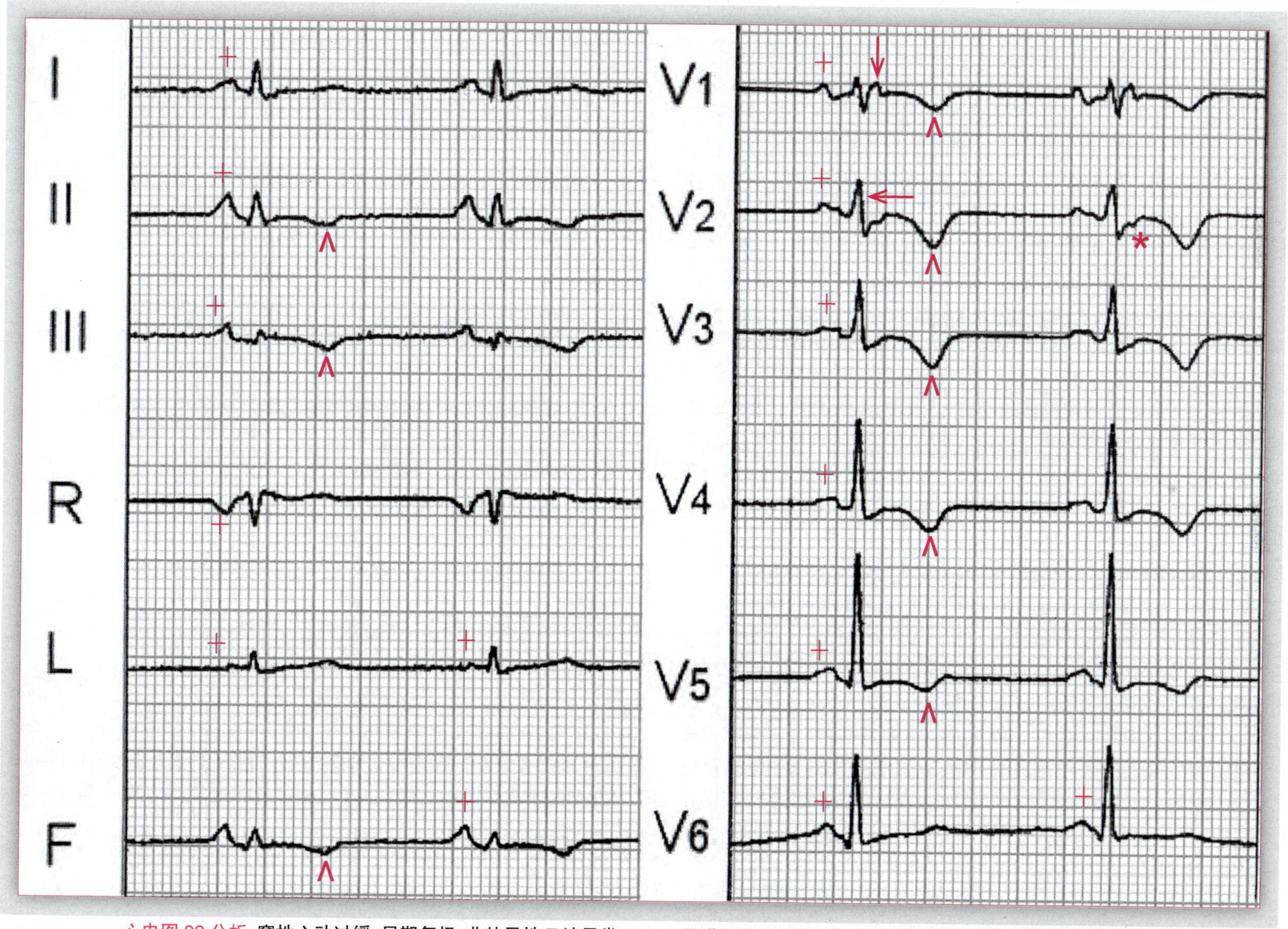

心电图 93 分析：窦性心动过缓、早期复极，非特异性 T 波异常，V_1~V_2 导联可见 Epsilon 波，致心律失常性右室心肌病（发育不良）。

节律规整，心率 54 次 / 分。每个 QRS 波前都有一个 P 波(+)，PR 间期固定(0.16s)。Ⅰ、Ⅱ、aVF、V_4~V_6 导联 P 波直立。因此这是窦性心动过缓的心电图。QRS 时限正常(0.08s)，电轴正常，在 0°~+90°，(Ⅰ、aVF 导联 QRS 波主波向上)。V_2 导联呈高 R 波(←)，符合早期复极或逆钟向转位。这是从膈肌下方沿着假想的心脏长轴观察而确定的。水平面逆钟向转位时，左心室综合向量前移，在胸前导联出现早，表现为 V_2 导联高 R 波。Ⅱ、Ⅲ、aVF、V_1~V_5 导联可见非特异性 T 波倒置(^)。QT/QTc 间期正常(440/425ms)。除了 V_1 导联，QRS 波形态都是正常的。需要注意的是，V_1 导联 QRS 终末有一个看起来像 R′ 的波形(↓)，虽然他是圆形的。由于这个波形的存在，QRS 时限似乎在这一导联上增宽了(0.12s)。这种波形也可以在 V_2 导联上看到(*)，重叠在 QRS 波终末部分。虽然这看起来像是右束支传导阻滞(RBBB)的图形，但 QRS 时限在其他导联上都是正常的，Ⅰ、V_5~V_6 导联也没有看到 RBBB 的典型特点——增宽的 S 波。这种异常波形被称为 Epsilon 波，是致心律失常性右心室发育不良(ARVD)或致心律失常性右室心肌病(ARVC)的典型特征。这是一种遗传性心肌病，通常影响右心室。在组织学上，心肌细胞被单核细胞、变形的心肌细胞、纤维脂肪所替代。右心室功能异常导致 Epsilon 波的产生，在右心室的胸前导联最为明显，如 V_1~V_2 导联。

在大多数情况下，ARVC 患者在疾病早期阶段无症状。对于无症状的患者，通过非特征性的心电图改变，或超声心动图异常，或有 ARVC 或心脏猝死家族史且 Holter 或运动平板试验发现室性心律失常，怀疑 ARVC。ARVC 的首发症状可能是心脏骤停，也可能是室性心律失常引起的心悸或晕厥，其他症状包括呼吸困难和不典型胸痛。少部分患者也可能会表现右心衰竭。首发症状平均年龄是 30 岁(范围在 10~50 岁)。30% 的患者是家族性的，且多为常染色体显性遗传。本病为常染色体隐性遗传形式时，归因于盘状球蛋白或桥粒蛋白基因突变(编码构成桥粒的蛋白基因)。这些在运动员中的过度表达可以导致心源性猝死，尤其以意大利北部为主。大多数病例中，左心室也有一定程度的影响，与右心室相比，左心室受累早且更加严重的患者较少。

ARVC 的诊断标准主要包括：

1. 右心室重度扩张、右心室射血分数下降，不伴(或仅轻度)左心室功能障碍；
2. 局限性右心室室壁瘤(舒张期局限膨出，无运动或运动障碍)；
3. 右心室严重的节段性扩张；
4. 心内膜心肌活检发现纤维脂肪组织代替心肌细胞(或通过增强 MRI 观察)；
5. Epsilon 波或右胸导联(V_1~V_3 导联)QRS 波局部增宽(> 110 ms)；
6. 通过尸检或手术确诊家族史。

次要标准包括：

1. 轻度右心室扩张和(或)射血分数下降，左心室正常；
2. 右心室轻度节段性扩张；
3. 右心室局部运动幅度降低；
4. 右胸前导联 T 波倒置(V_2 和 V_3)(年龄> 12 岁，除外 RBBB)；
5. 心室晚电位(SA 心电图)；
6. LBBB 型室性心动过速(持续性和非持续性)(心电图、Holter、运动平板实验)；
7. 频发室性早搏(>1000 次 /24 小时)(Holter)；
8. 怀疑 ARVC 导致的过早猝死家族史(< 35 岁)；
9. 家族史(基于现行标准的临床诊断)。

如果符合 2 条主要诊断标准，或符合 1 条主要和 2 条次要诊断标准或符合 4 条次要诊断标准即可确诊。如果只符合 1 条主要诊断标准和 1 条次要诊断标准，或符合不同类别的 3 个次要诊断标准，也可能做出诊断。■

一名 30 岁男性患者，进晚餐时突发意识丧失，几秒钟后自主恢复意识，后到当地医院就诊。

初步评估提示患者意识清晰，反应灵敏，生命体征正常。作为检查的一部分，记录了如下心电图。

心电图有什么异常？

什么诊断可以解释患者的晕厥？

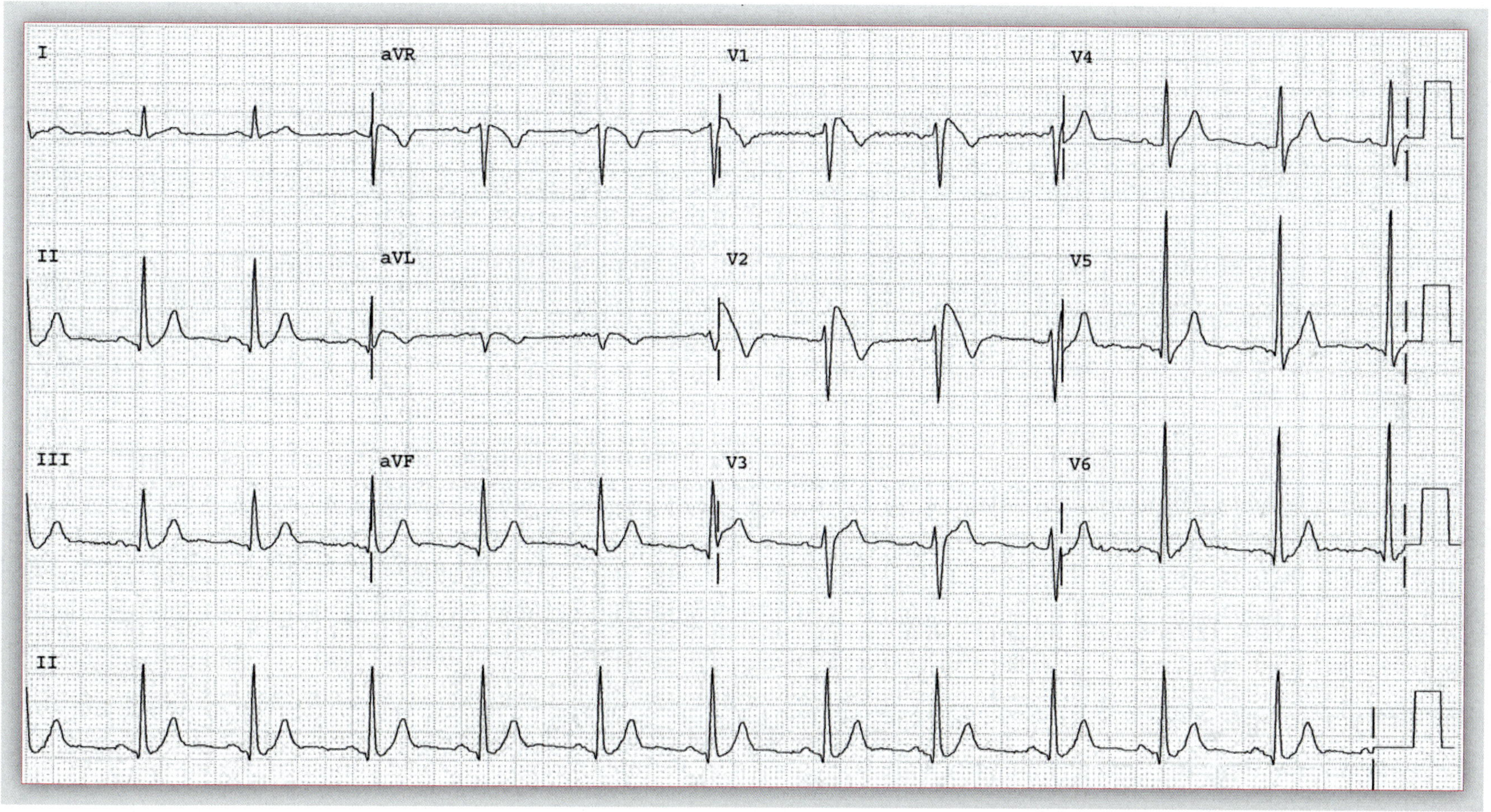

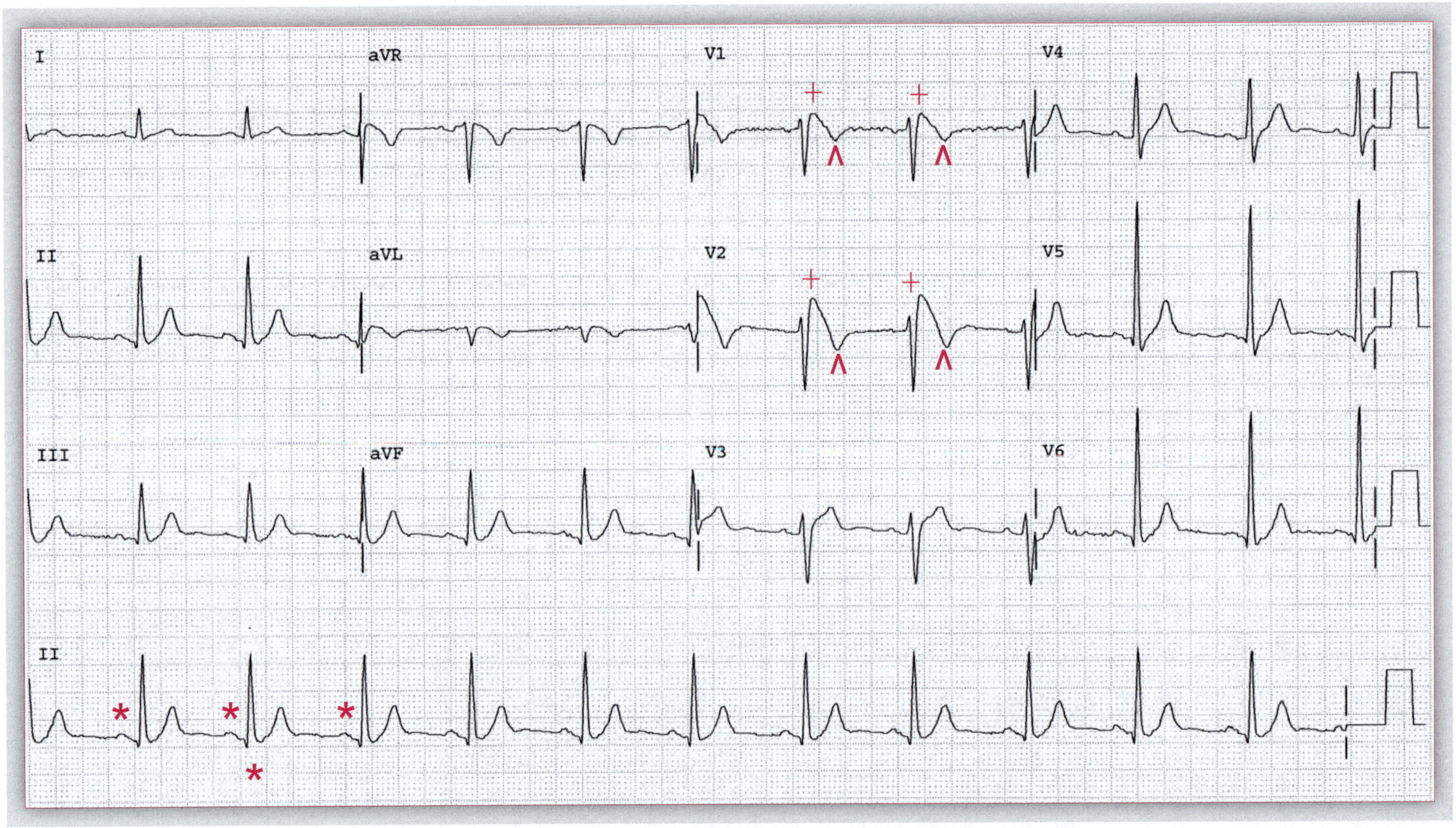

心电图 94 分析:正常窦性心律,正常电轴,1 型 Brugada 波(伪右束支传导阻滞)。

心电图 94 节律规整，心率 72 次 / 分。每个 QRS 波前均有 P 波（*），PR 间期固定（0.16 s）。P 波在Ⅰ、Ⅱ、aVF、V_4~V_6 导联直立，在 aVR 导联倒置。因此，这是正常的窦性心律。

QRS 时限正常（0.08s）。额状面电轴正常，在 0°~+ 90°（Ⅰ、aVF 导联 QRS 波主波向上）。QT/QTc 间期正常（360/395ms）。除 V_1~V_2 导联，其余导联 QRS 波形态正常。这些导联表现为 J 点和 ST 段抬高（≥ 2ms）（+），ST 段为缓慢下斜型抬高呈穹隆型，伴 T 波倒置（^）。这被称为伪右束支传导阻滞（RBBB）型，是典型的 1 型 Brugada 波图形。

Brugada 波的机制是 SCN5A 钠通道基因异常，影响了动作电位 2 相早期钠内流。这可以改变部分但不是所有心室心肌细胞的动作电位。心室肌是由至少 3 种不同电生理特性的细胞组成：心外膜、心内膜和 M 细胞。右胸导联的 ST 段抬高、T 波倒置在 Brugada 波中被认为可能是心外膜或 M 细胞的动作电位改变引起，而不是心内膜细胞的动作电位改变。跨室壁复极离散度增加，尤其是右心室，可以引起跨壁电位差，在心电图上表现为 J 点和 ST 段抬高。

患者有心律失常，同时心电图可见 Brugada 波，可以诊断 Brugada 综合征。所有 Brugada 综合征的临床表现都是危及生命的室性心律失常（通常表现为晕厥或心脏骤停）。心脏骤停可能是 Brugada 综合征的首发和唯一的临床事件。

虽然药物治疗，特别是奎尼丁，可能有效，但有症状患者的首选治疗是植入型心律转复除颤器（ICD）。■

病例 95

一名 18 岁患者，其初级保健医生发现该患者家族中有多名亲属发生不明原因的死亡，描记了一份心电图（心电图 95A），建议就诊心内科医生。

心电图 95A

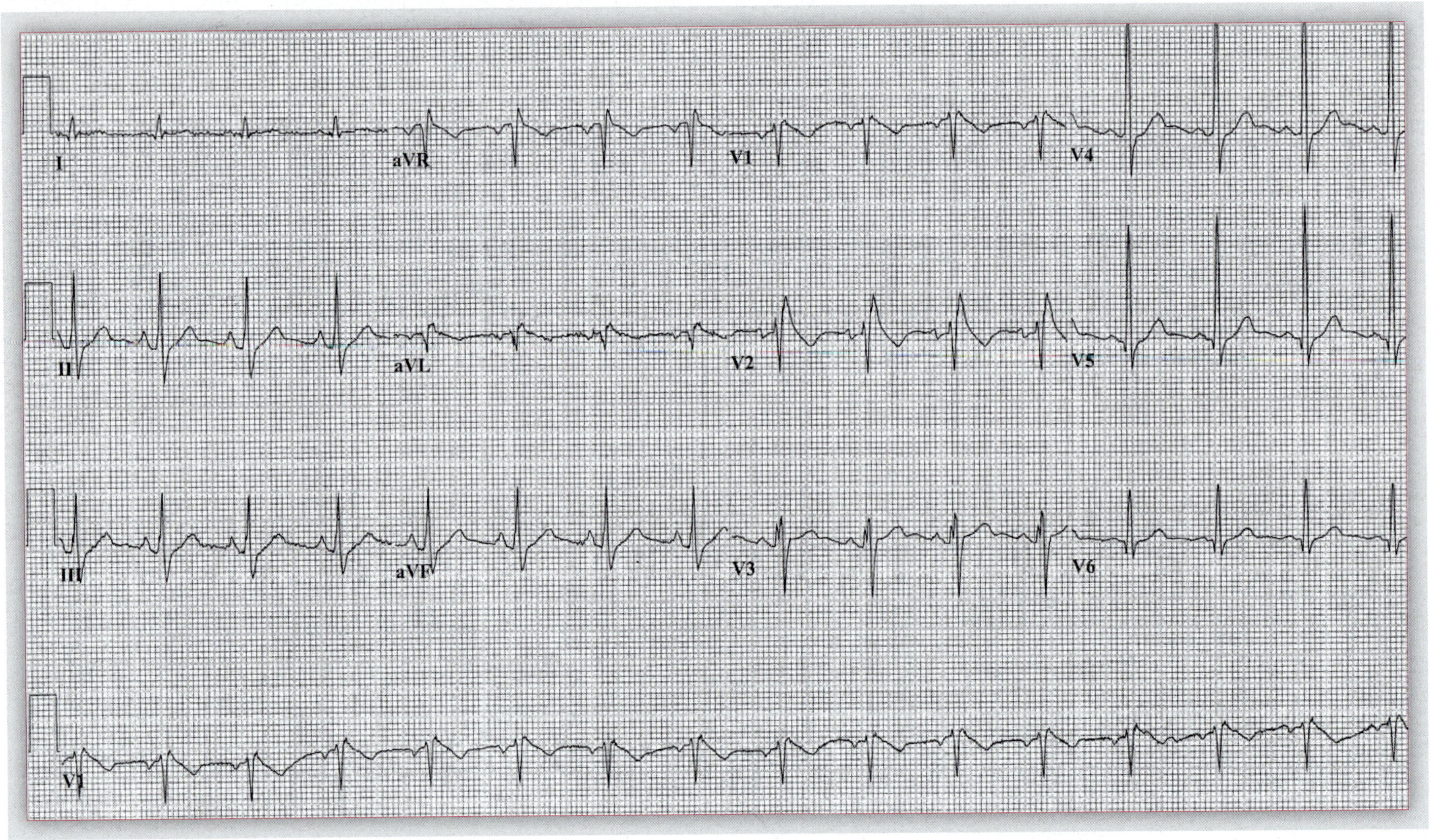

在回顾病史和心电图的过程中，医生为该患者进行了诊断性检查，同时描记了第二份心电图（心电图 95B）。

心电图中有什么异常发现，诊断性的检查可能是什么，该患者的诊断是什么？

心电图 95B

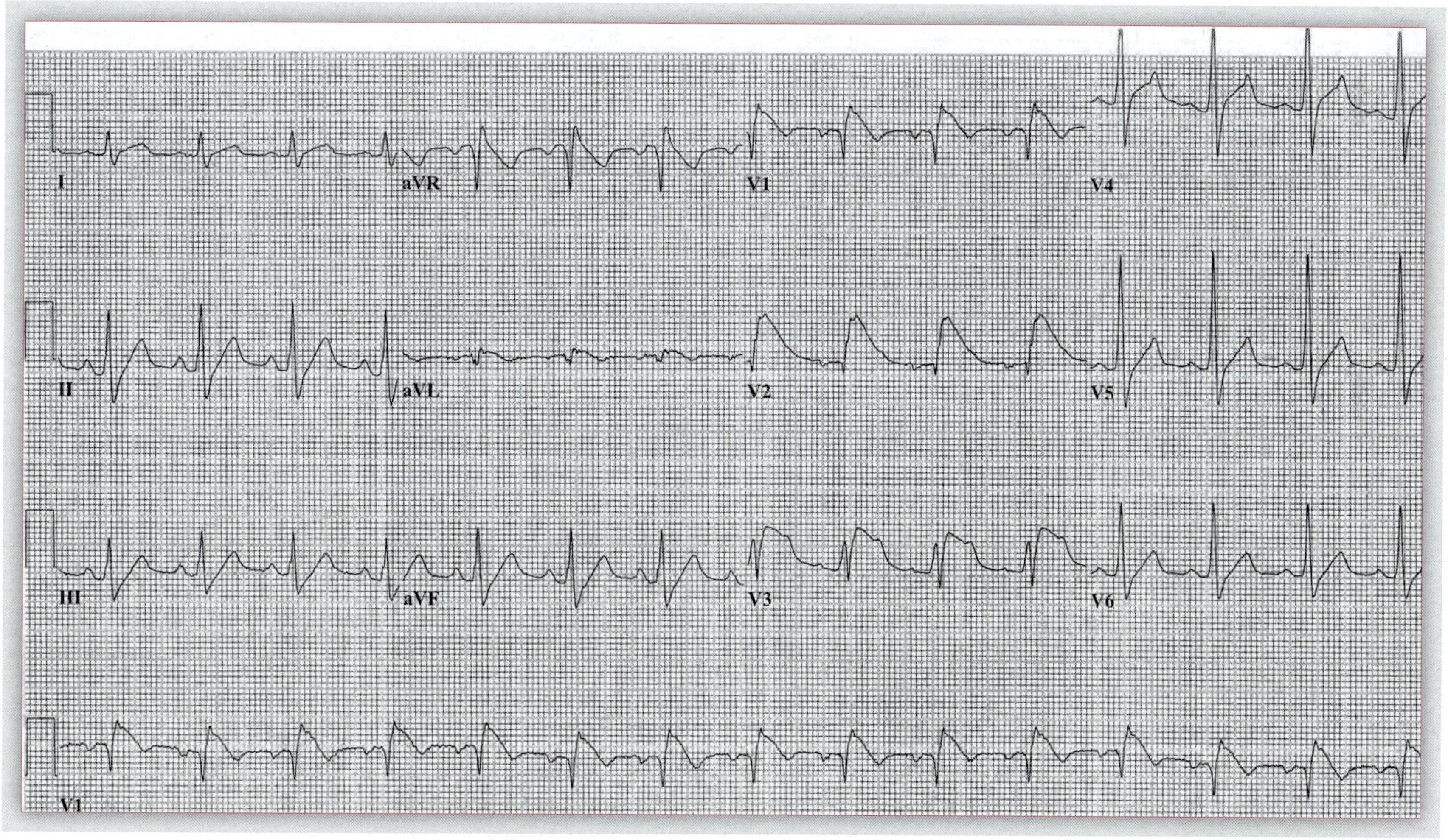

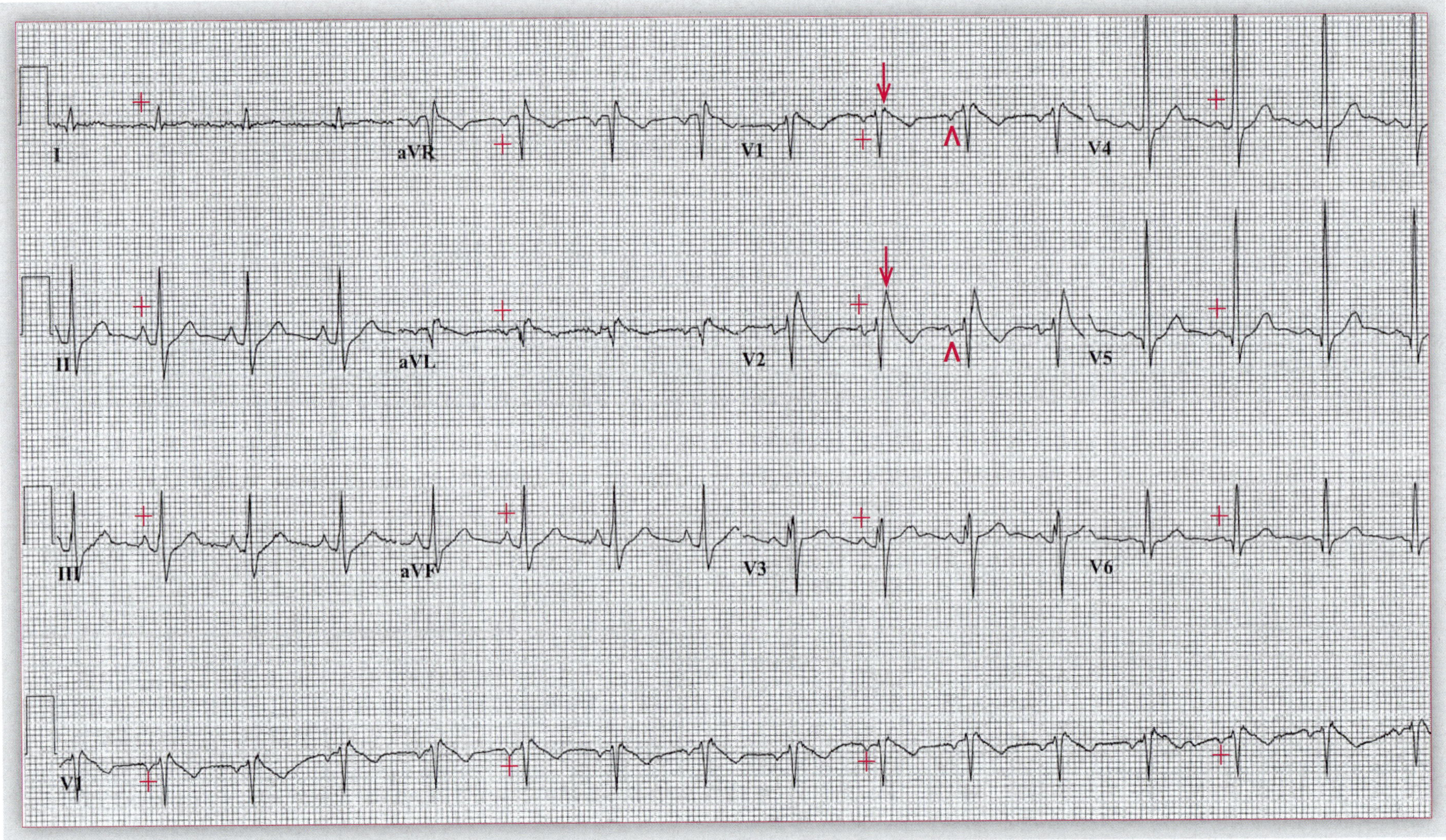

心电图 95A 分析：正常窦性心律，V_1~V_2 导联 ST 段抬高（伪右束支传导阻滞型，提示 Brugada 波）。

心电图 95A 显示节律规整，心率 92 次 / 分。每个 QRS 波前均有 P 波（+），PR 间期固定（0.14s）。Ⅰ、Ⅱ、aVF 和 V_4~V_6 导联 P 波直立，aVR 导联 P 波倒置。因此，这是正常的窦性心律。P 波在 V_1 导联倒置，V_2 导联双相（^），提示左心房肥大或左心房异常。

QRS 时限正常（0.08s）。额面电轴正常，在 0°~+90°（QRS 波在Ⅰ、aVF 导联主波向上）。QT/QTc 间期正常（320/400 ms）。除 V_1~V_2 导联，其余的导联 QRS 波形态均正常。V_1~V_2 导联呈 RSR′ 型（↓），通常被称为完全性右束支传导阻滞（RBBB）。但是，也应该警惕 Brugada 波的存在，尤其是当患者个人或家族中有晕厥或室性快速心律失常病史时，因为 R′ 波下降速度缓慢，不呈典型的 RBBB 型。

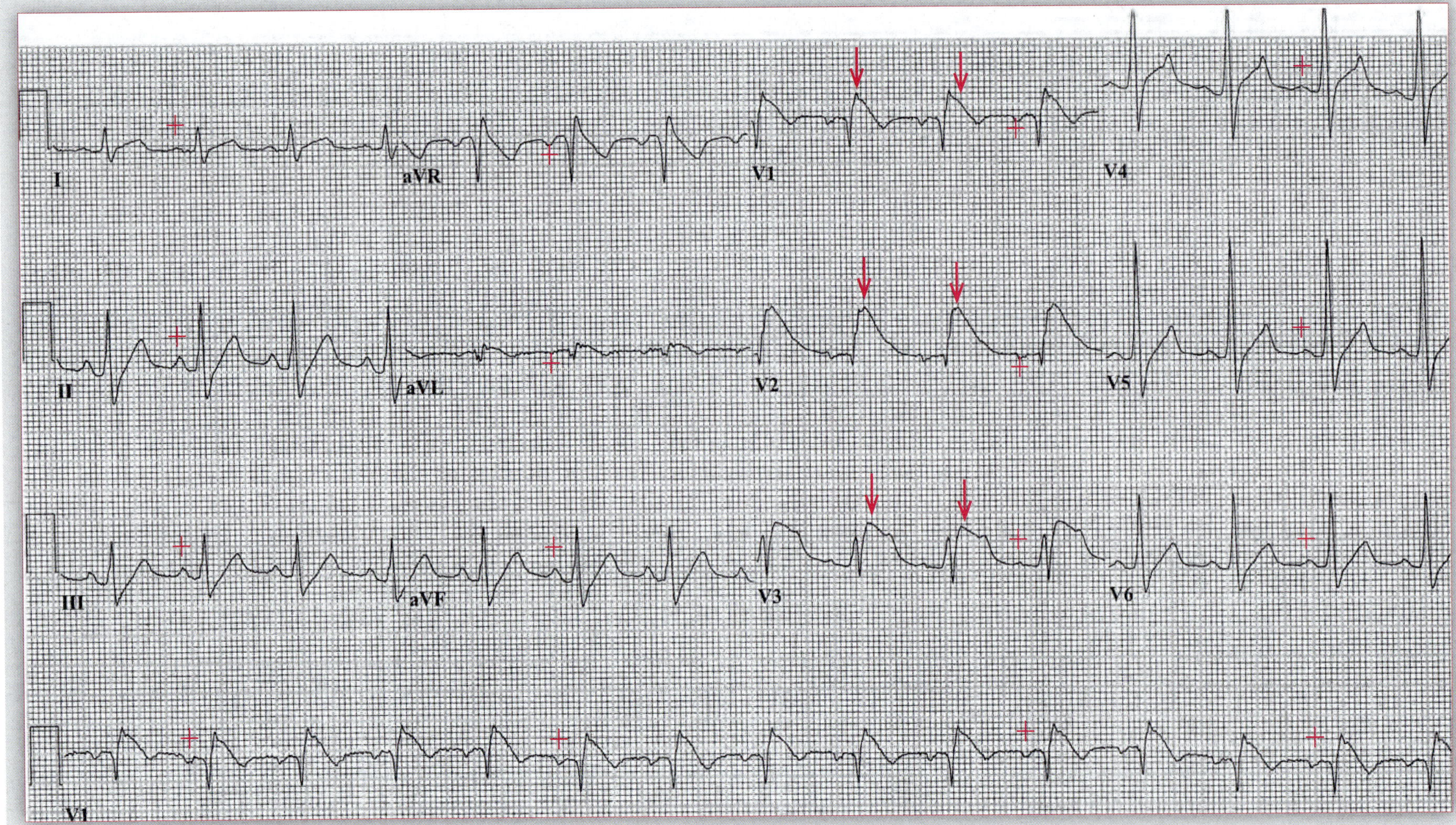

心电图 95B 分析:正常窦性心律,1 型 Brugad 波。

心电图 95B 和心电图 95A 来自同一位患者。心电图 95B 是在静脉注射普鲁卡因后描记的。每个 QRS 波前均有 P 波(+)，P 波在Ⅰ、Ⅱ、aVF 和 V_4~V_6 导联直立。因此这是正常的窦性心律。QRS 时限、电轴和 QT 间期均与心电图 95A 相同。需要注意的是 V_1~V_3 导联的 J 点和 ST 段显著异常(↓)。这些导联的 J 点和 ST 段抬高(≥ 2 mm)，呈缓慢下斜型抬高呈穹隆型，伴 T 波倒置。这被称为伪右束支传导阻滞，是典型的 1 型 Brugada 波形态。

V_1~V_2 导联心电图异常的患者提示 Brugada 波，1 型 Brugada 波的心电图偶尔会被钠通道阻滞剂暴露。起搏、刺激迷走神经、促肾上腺素药物的使用都可以引起典型的 Brugada 波心电图改变。其他可以使心电图发生改变的因素有 β 受体阻滞剂、三环或四环类抗抑郁药、锂、局部麻醉剂、发热、低钾血症、高钾血症、高钙血症、酒精和可卡因中毒。

指南中报道的心电图可见 Brugada 波应用 ICD 的患者包括：

1. 心电图提示 Brugada 波、既往发生心脏骤停的所有患者建议植入 ICD。

2. 心电图提示 Brugada 波、有室性心动过速病史但未发生心脏骤停的患者建议植入 ICD。

3. 心电图提示 Brugada 波、有晕厥史的患者可以植入 ICD。但在植入 ICD 之前必须除外其他原因导致的晕厥，如典型的血管迷走性晕厥，心动过缓导致晕厥和神经性晕厥。■

病例 96

一名 24 岁男性患者，为行常规体检就诊其初级保健医师。检查过程中，该患者诉他的父亲在很年轻时不明原因突然去世。患者否认自己有过心悸或晕厥症状。他是个有活力的年轻人，没有任何体力活动限制。

为评价他的身体状况我们记录了一份心电图。

心电图显示什么异常？

能够对患者本人及他的家族诊断出什么疾病？

如果可能，该患者适合做什么进一步的检查？

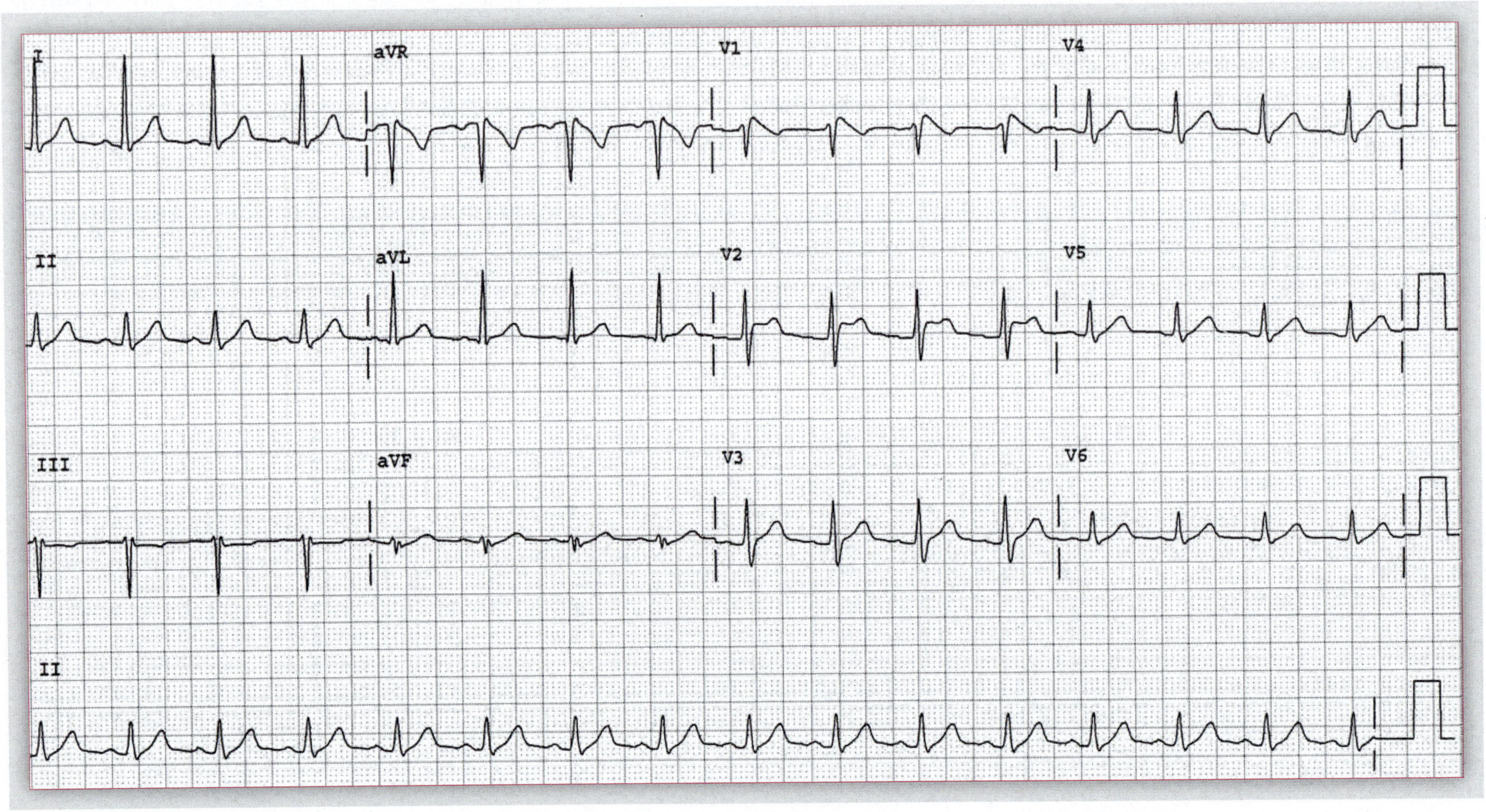

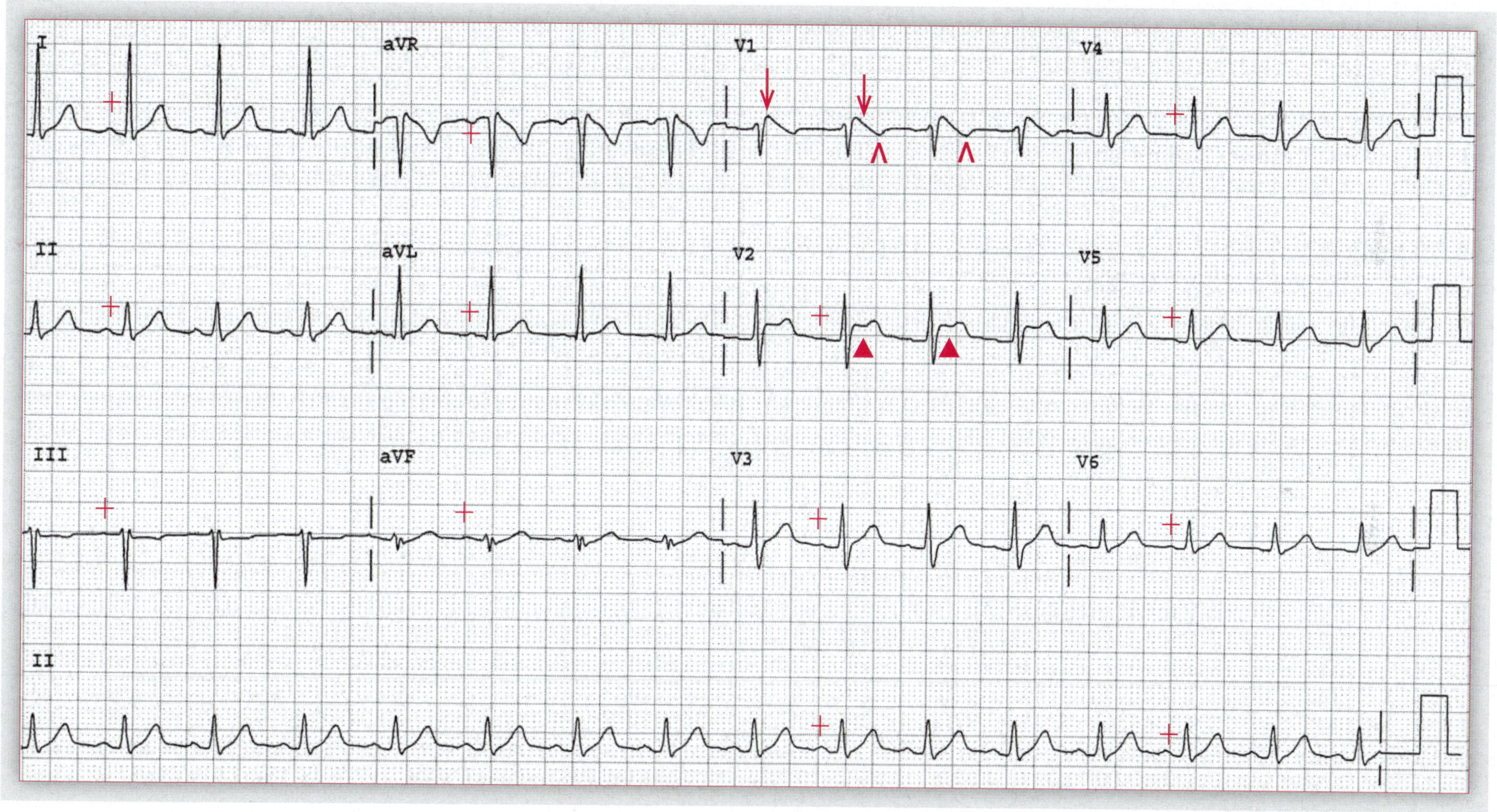

心电图 96 分析：窦性心动过速，2 型 Brugada 波。

节律规整，心率 100 次 / 分，每个 QRS 波前均有 P 波（+），PR 间期固定（0.16s）。Ⅰ、Ⅱ、aVF 和 V_4~V_6 导联 P 波直立，aVR 导联 P 波倒置。因此，这是窦性心动过速。

QRS 时限正常（0.08s），电轴正常，位于 0°~+90°（Ⅰ、aVF 导联 QRS 波主波向上），QT/QTc 间期正常（340/440ms）。除 V_1~V_2 导联，其余导联 QRS 波形态正常。V_1 导联呈 RSR′ 型（↓），提示右束支传导阻滞（RBBB）。但是，QRS 波的下降速度缓慢，ST 段弓背向上抬高呈穹隆型，T 波倒置（∧），这不是典型的 RBBB 特点。另外，Ⅰ、V_5~V_6 导联也没有宽 S 波。这种情况并不少见，被称为不完全性 RBBB 或是非典型 RBBB。

V_2 导联也有异常的 J 点和 ST 段抬高（▲）。这种形态被称为马鞍型。马鞍型 ST-T 波的形态表现为 ST 段下降到基线水平，然后再次上升，形成直立或双相 T 波，是 2 型或 3 型 Brugada 波的典型特征。在 2 型 Brugada 波中，ST 段抬高≥ 1 mm，而在 3 型 Brugada 波中 ST 段抬高 <1mm。因此这份心电图是 2 型 Brugada 波。在 2 型和 3 型 Brugada 波中，通过记录 2 型或 3 型 Brugada 波形态在钠通道阻滞剂的作用下转变成 1 型 Brugada 波来支持 Brugada 综合征的诊断。当合并有室性快速心律失常、不明原因晕厥、夜间濒死呼吸或突然猝死家族史或是 1 型 Brugada 波形态出现时，即可明确诊断 Brugada 综合征。■

一名 28 岁男性患者，因间断心悸就诊其主治医生。他是一名竞技运动员，自诉症状与锻炼有关。为他描记录了心电图，结果回报正常。

1 周后，他因为晕厥导致了一次机动车事故。回顾他的既往史时，门诊的心电图被重新分析。

门诊心电图上有什么异常能够解释他的症状和最终晕厥的原因？

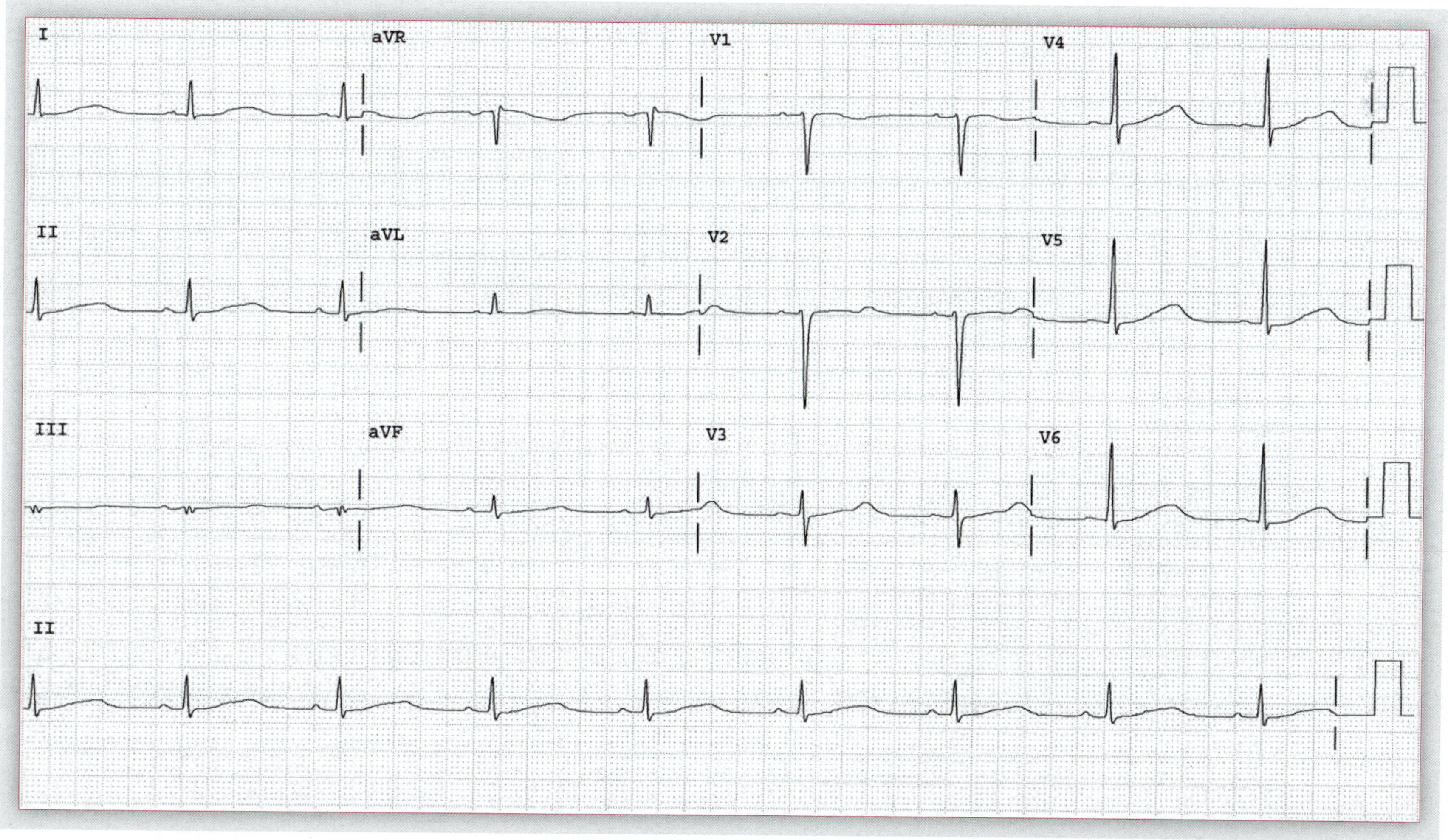

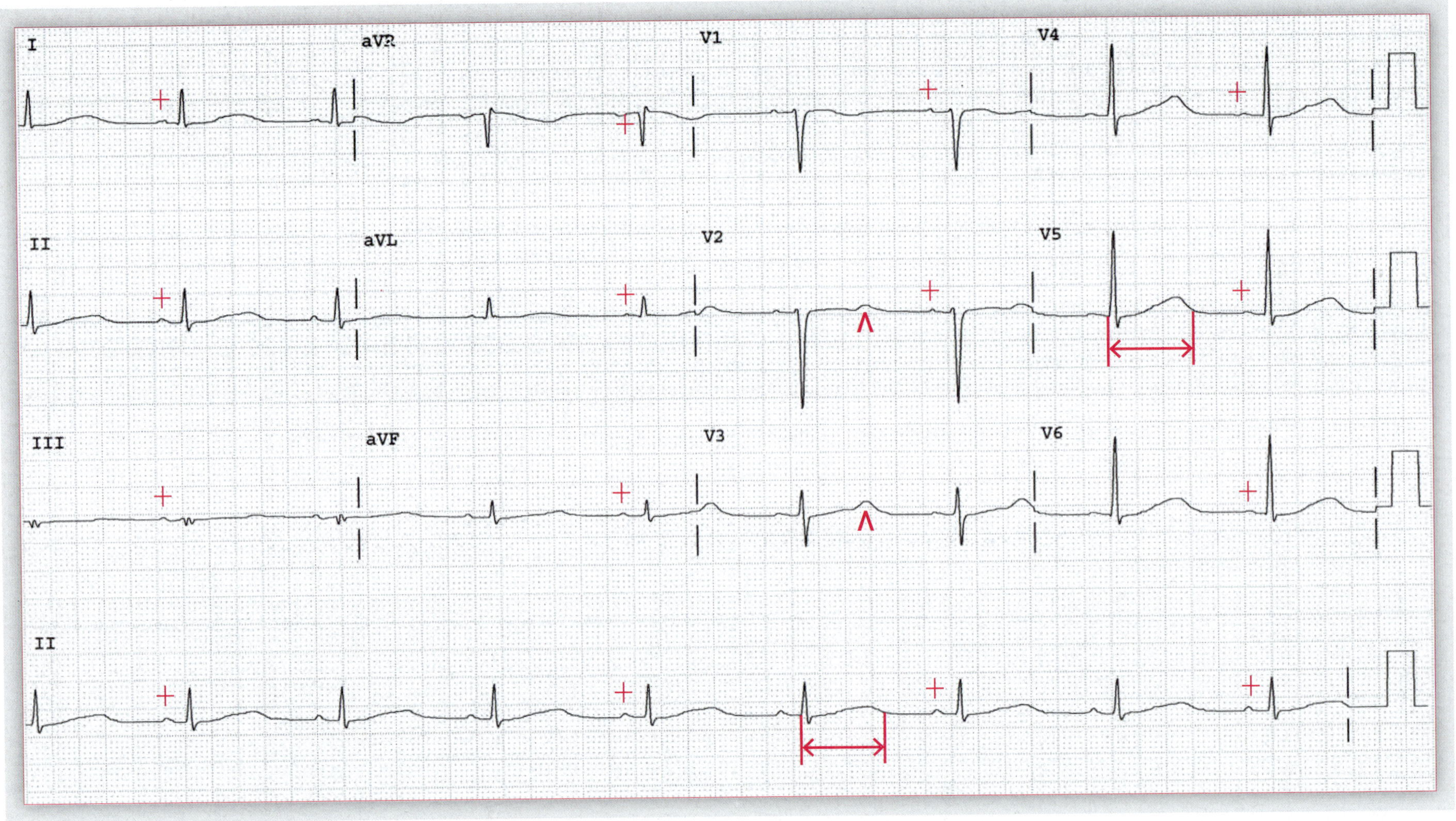

心电图 97 分析：窦性心动过缓，长 QT 间期，V_2~V_3 导联 QT-U 波。

节律规整，心率 52 次 / 分。每个 QRS 波前均有 P 波（+），PR 间期固定（0.18s）。P 波在 Ⅰ、Ⅱ、aVF 和 V_4~V_6 导联直立，aVR 导联倒置。因此是窦性心律。

QRS 时限正常（0.08s），形态正常。电轴正常，在 0°~+90°（Ⅰ、aVF 导联 QRS 波主波向上）。需要注意的是，QT 间期延长（620ms），校正心率后 QT（QTc）间期为 580ms。V_4~V_6 导联可见很宽大的 T 波。因此长 QT 间期是去极化延长导致，这被称为长 QT 综合征（LQTS）。同样还要注意 V_2~V_3 导联 T 波上有显著 U 波（^），这被称作 QT-U 波，出现在 LQTS 中，尤其是 1 型和 2 型 LQTS，这是一种钾离子通道病。

QT 间期的测量是从 QRS 波起始（Q 或 R 波）到 T 波的终末。通常会选择 T 波最明显、终点最清晰的导联来测量 QT 间期。当 U 波存在时，确定 T 波的终点是非常困难的。如果 U 波在 T 波之后，可以与 T 波明显区分，且时限显著小于 T 波，那么 U 波不包括在 QT 间期的测量中。但是，当 T 波与 U 波融合，U 波在 T 波顶点上或中断了 T 波形态，此时的 U 波则包含在 QT 间期的测量中。QT 间期需要校正心率，运用 Bazett 公式：

QTc=QT 间期 ÷ RR 间期的平方根（s）

正常的校正的 QT 间期（QTc）≤ 0.44~0.46s。还应该记住，QT 间期也包括 QRS 波。正常 QT 间期测量基于 QRS 时限正常（最大 0.10s）。因此，如果 QRS 时限增宽，则在测量 QT 间期时需要考虑到 QRS 时限。QRS 时限超过 0.10s，应从 QT 间期中减去，然后再通过心率进行校正。

QT 间期延长可能是因为：

1. 复极延迟，表现为 ST 段延长而 T 波时限正常。这种形式的长 QT 间期见于代谢异常，尤其是低钙或是低镁。

2. 复极延长，表现为 ST 段正常而 T 波增宽。可能是因为药物引起，被称为获得性 QT 间期延长；也可能是基因异常引起的离子通道病，被称为先天性 LQTS。先天性 QT 间期延长，可能会在 QT 间期中出现显著 U 波（形成 QT-U 波）。

LQTS 是对一组长 QT 间期伴特征性心律失常疾病的表型描述，这种心律失常被称为多形性室性心动过速，是一种伴有 QRS 波形态和电轴改变的室性心动过速。多形性室性心动过速伴窦性心律时 QT 间期延长（不管是获得性还是先天性），称为尖端扭转型室性心动过速。

病史对明确 QT 间期延长的病因非常重要，即获得性和先天性。如本病例所述，QT-U 波的存在符合先天性 LQTS。本例患者的病史提示既往发生非持续性室性快速心律失常，后者是其出现症状的病因。最有可能有 1 型 LQTS，因为 1 型 LQTS 患者的心律失常事件（最常见为尖端扭转型室性心动过速）最可能与运动或交感神经兴奋有关。QT-U 波也符合 1 型 LQTS，是钾离子通道病引起。尽管通常要植入 ICD，先天性 LQTS 的初始治疗往往是 β 受体阻滞剂。■

病例 98

一名 18 岁女性患者，有神经性厌食病史，因晕厥入院。自诉 1 周前明显限制了热量摄取，站立时头非常晕，并立刻意识丧失。父母发现她躺在地板上，启动了紧急医疗服务。

入院时，体检值得注意的是体型消瘦，生命体征正常。化验血清钾离子和镁离子降低。下面是她的心电图，根据心电图进行了更详细的病史询问。主诉小时候曾患过癫痫，用苯妥英钠治疗，她认为药物无效。家族中多代人都发生过不明原因的猝死。

心电图有什么异常？

通过她和她的家族史，可以诊断什么疾病？

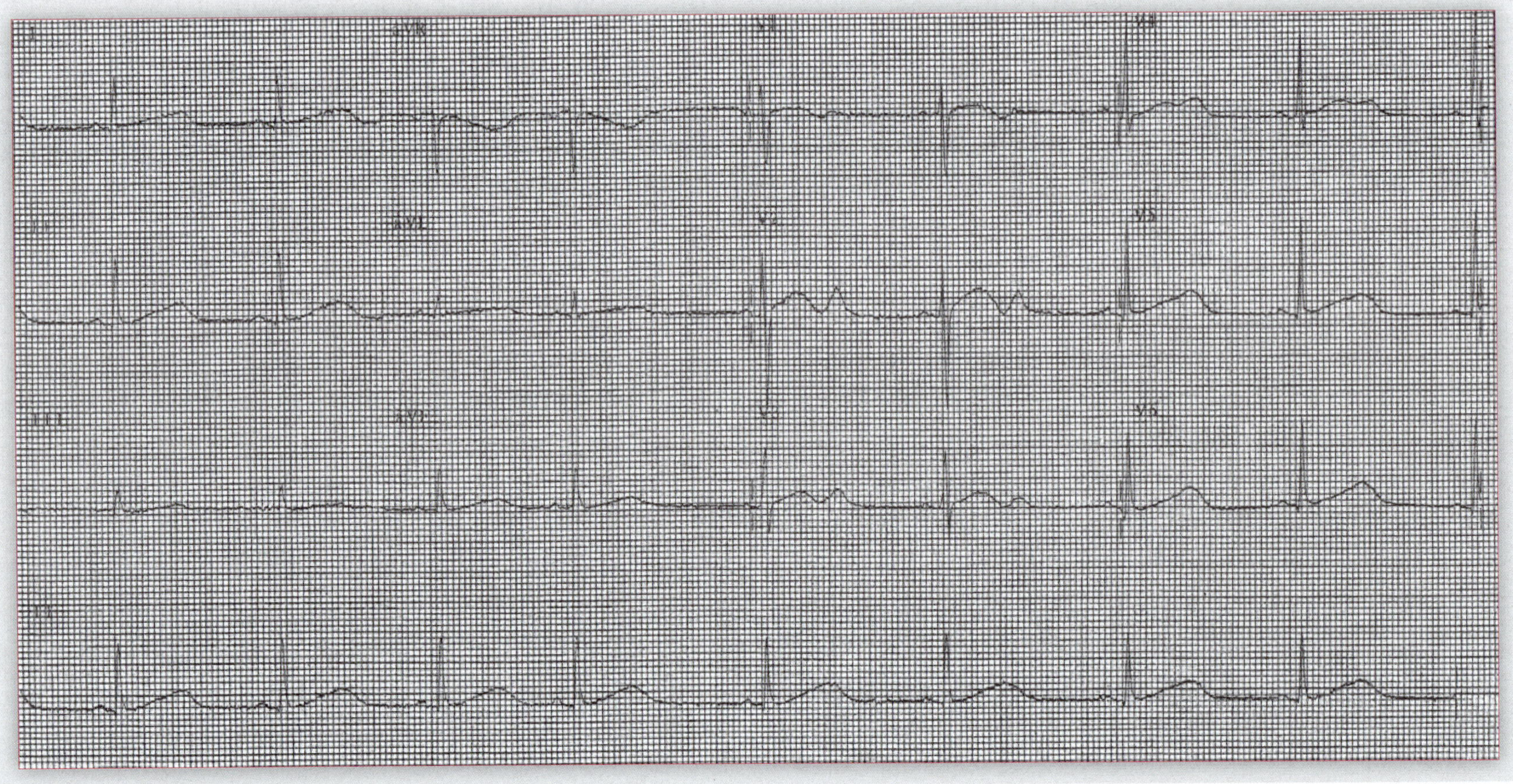

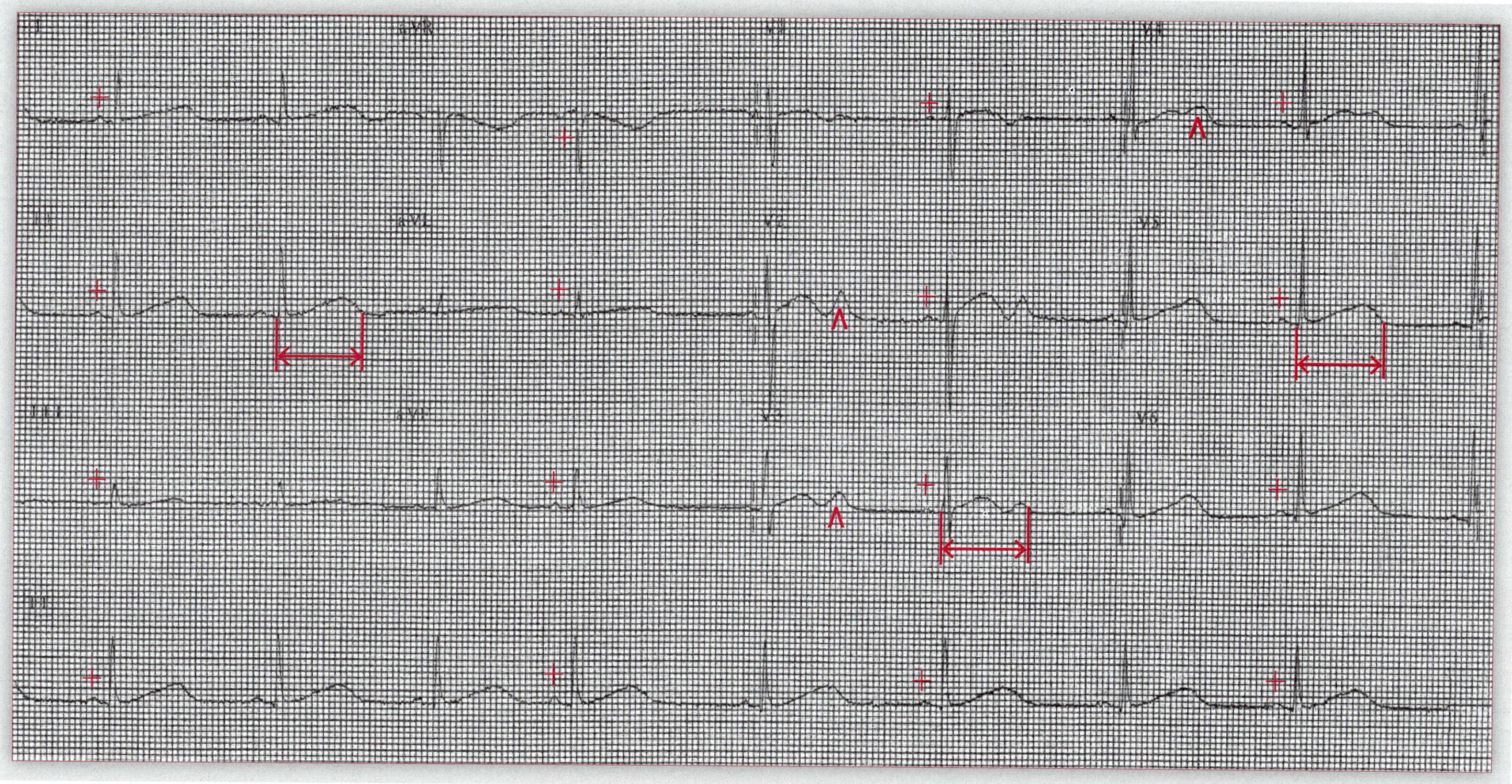

心电图 98 分析：窦性心律不齐，QT 间期延长，QT-U 波。

节律不规整，即 RR 间期不规律，没有任何固定模式。心率 42~66 次 / 分不等；平均心率 54 次 / 分。每个 QRS 波前均有 P 波（+），PR 间期固定（0.14s）。P 波形态相同，在Ⅰ、Ⅱ、aVF、V_4~V_6 导联直立。因此这是窦性心律伴窦性心律不齐，是正常的生理性呼吸性心律失常，即与呼吸相关。心率随吸气增快，随呼气减慢，这是因为自主神经张力变化的结果，即迷走神经张力改变。

QRS 时限正常（0.08s），形态正常。电轴正常，在 0°~+90°（Ⅰ、aVF 导联 QRS 波主波向上）。QT 间期（↔）延长（600 ms），QTc 570ms，QT 间期延长是因为 T 波增宽。因此这是复极延长或长 QT 综合征。Ⅱ、V_5~V_6 导联中 QT 间期延长最易测量。测量这些导联时，可以看到 V_2~V_4 导联有明显 U 波（∧），U 波中断了 T 波形态并重合在 T 波上。因此这是 QT-U 波，主要出现在先天性长 QT 综合征（LQTS）中，尤其是与钾离子通道病（因此有显著 U 波）相关的 1 型和 2 型 LQTS 中。

目前至少有 12~13 种基因异常与 LQTS 相关，但最常见的，大约 90% 的 LQTS 与钾离子通道病有关，即 1 型和 2 型 LQTS。LQTS 最重要的并发症是威胁生命的室性快速心律失常，尤其是多形性室性心动过速（尖端扭转型室速）和室颤。在这个病例中，患者儿童时期开始出现症状，表现为癫痫发作。对于 LQTS 患者并非罕见表现，因为癫痫发作可能是严重室性快速心律失常的表现。该患者的长 QT 间期可能因为电解质紊乱而被发现。晕厥的发生可能是室性心律失常引起，室性心律失常可能与厌食症引起交感神经兴奋有关，也可能与低血压有关。

LQTS 的推荐治疗包括：

1.QT 延长，甚至是已经接受 ICD 植入的患者，建议使用 β 受体阻滞剂。

2. 心脏骤停的幸存者建议植入 ICD。

3. 应用 β 受体阻滞剂过程中，出现持续性室性心律失常和（或）快速心律失常导致晕厥事件，建议植入 ICD。

4. 心源性猝死风险较高的患者建议植入 ICD 联合 β 受体阻滞剂治疗，如有 LQTS 家族史或那些考虑必须坚持 β 受体阻滞剂治疗者。■

一名 30 岁男性患者，因心悸就诊。到门诊时已经没有任何症状，既往没有任何病史和服药史。体格检查没有明显异常。记录的心电图（心电图 99A）引起了医生警惕，于是要求患者复查心电图（心电图 99B）。

心电图 99A

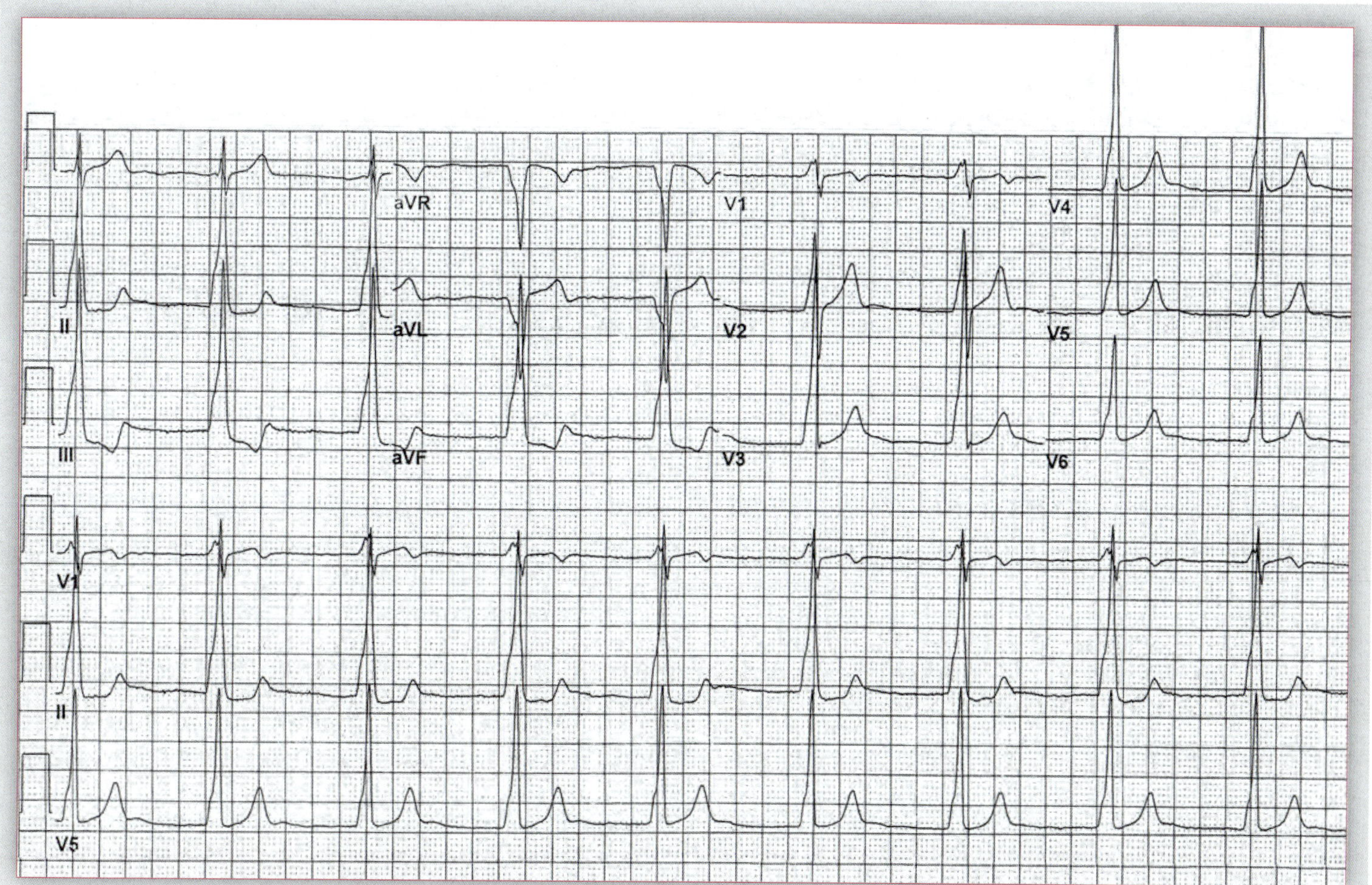

心电图 99A 中引起医生担心的是什么?
是什么节律?
心电图 99B 有什么异常吗?

心电图 99B

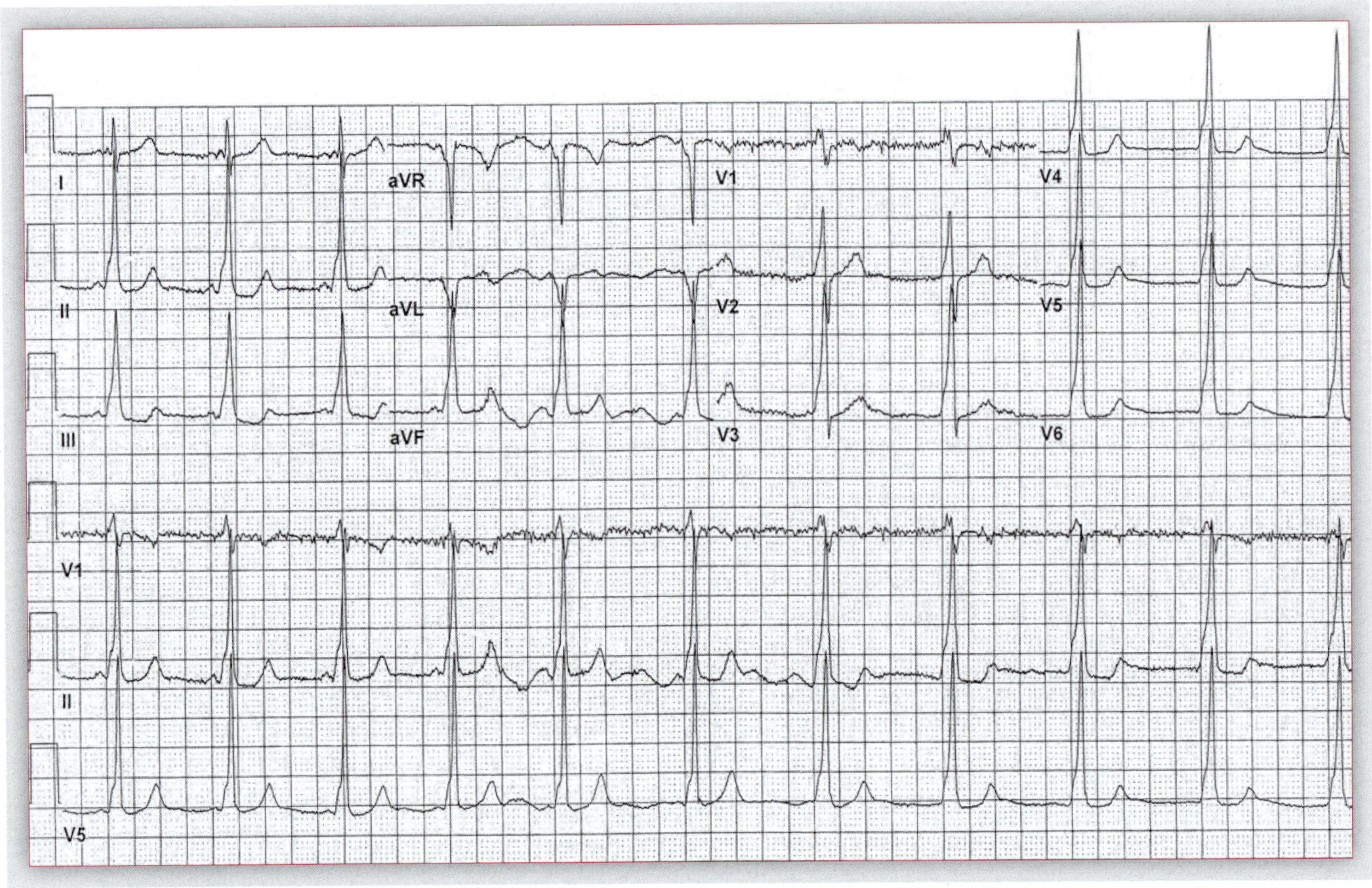

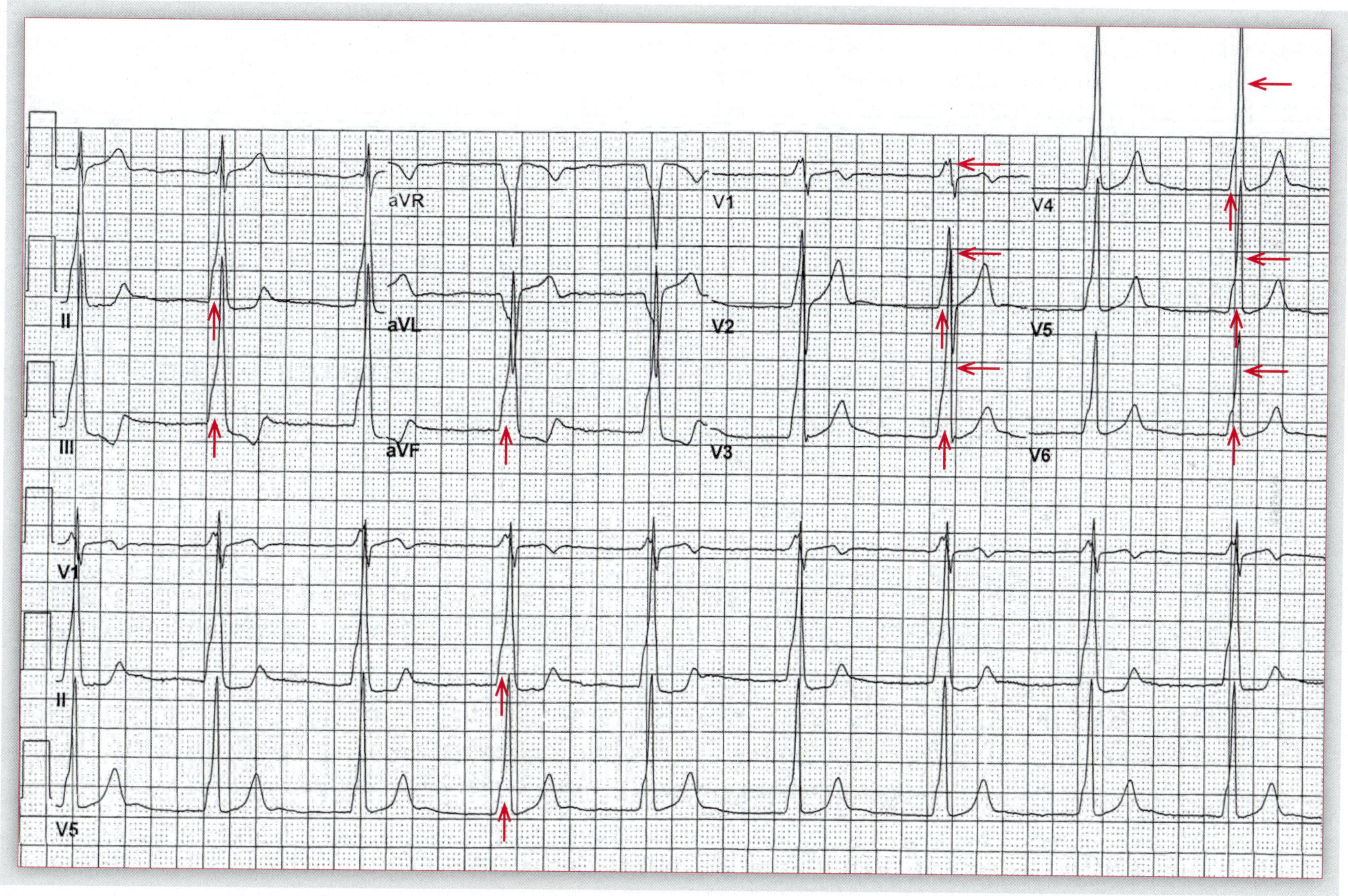

心电图 99A 分析:宽 QRS 波心律(室性或预激)。

心电图 99A 显示节律规整，心率 50 次 / 分。每个 QRS 波前后均无 P 波。QRS 时限增宽（0.18s），QRS 波上升支似有顿挫（↑），可以解释 QRS 波基底部增宽，而 QRS 波的顶端较窄。QT/QTc 间期延长（500/460ms），但校正增宽的 QRS 时限后 QT/QTc 间期正常。QRS 波电轴正常，在 0°~+90°，（Ⅰ、aVF 导联的 QRS 波主波向上）。QRS 波存在正向同向性，即整个胸前 V_1~V_6 导联（←）均为高 R 波。QRS 时限和形态符合室性 QRS 波或 W-P-W 图形。但是，P 波缺失诊断 W-P-W 的可能性不大。

旁路起源于心房，只有存在初始心房活动时，才能在心电图上看到 W-P-W 图形。当 QRS 波出现上升支顿挫时，说明心室肌直接激动，可能在心电图上看到室性 QRS 波或 W-P-W 图形，QRS 波上升支起始部的顿挫更像是 W-P-W 图形的特征。在本病例中，上升支的顿挫被称为 δ 波。提示最初的心室肌激动是直接通过心室肌，而不是正常的希 - 浦系统，而之后的心室激动是通过正常的希 - 浦系统。相反，室性心律时所有的心室激动异常，整个 QRS 波都是宽大畸形的。

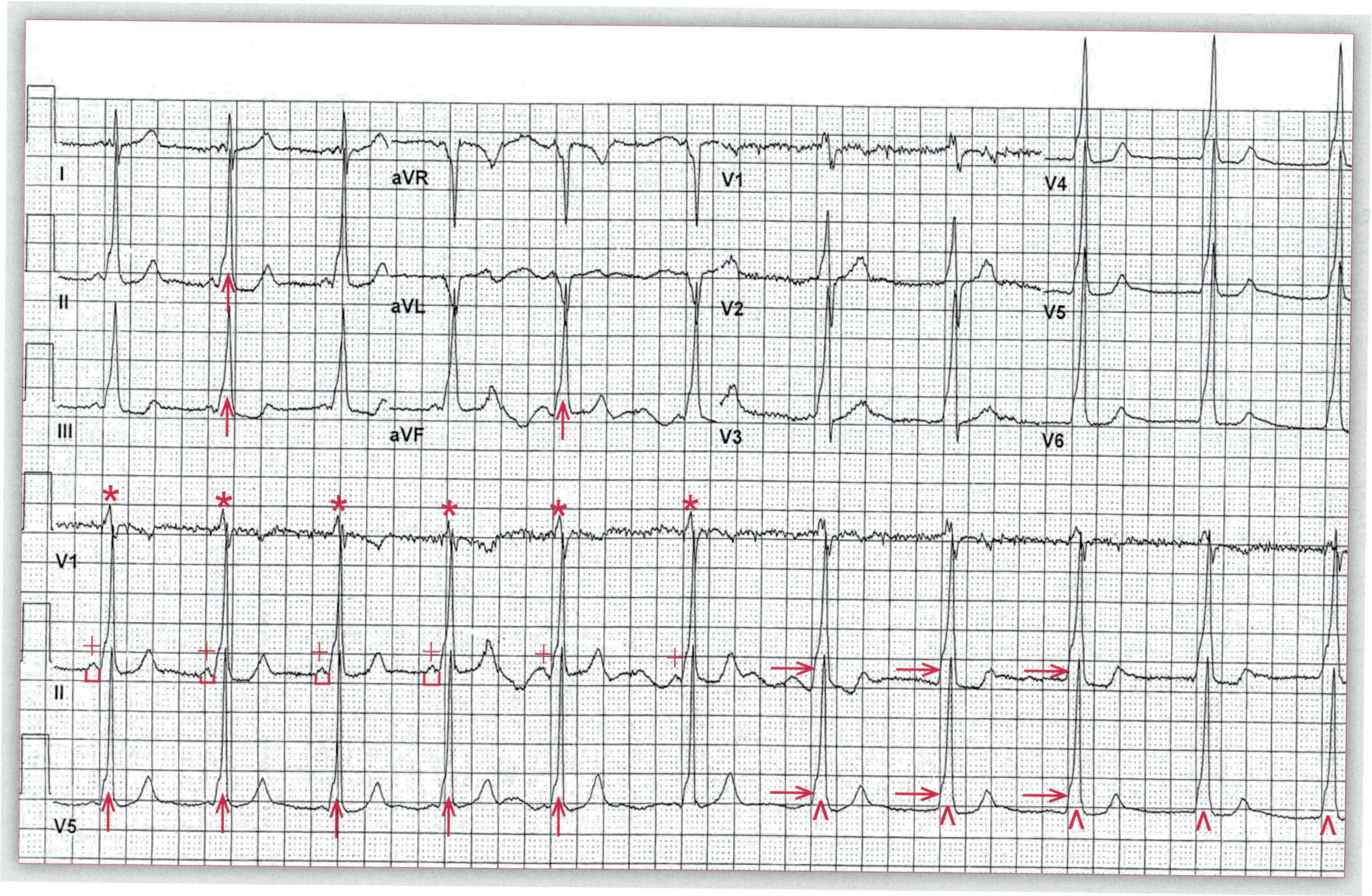

心电图 99B 分析:正常窦性心律,W-P-W 图形,手风琴效应。

心电图 99B 和 99A 出自同一患者。心电图 99B 显示节律规整，心率 60 次 / 分。QRS 波形态和电轴与心电图 99A 中完全一致。QRS 波上升支有顿挫，与心电图 99A 中相同。前 6 个 QRS 波（*）时限增宽（0.16s），是因为 QRS 波（↑）起始部顿挫（↑），而其他的 QRS 波较窄。前 6 个 QRS 波前有 P 波（+）。P 波在Ⅰ、Ⅱ、aVF 和 V_5 导联直立。因此这是窦性心律。PR 间期固定但较短（0.12s）（ ⊔ ）。另外，前 6 个 QRS 波的时限（0.16s）稍短于心电图 99A。短 PR 间期和 QRS 时限延长是 W-P-W 的典型特点，QRS 波起始部的上升支顿挫被称作 δ 波。

其他的 QRS 波（第 7~11 个 QRS 波）（^）形态相同，但时限更宽（0.18s），QRS 波起始部的顿挫 /δ 波更明显。这些波与心电图 99A 中的 QRS 波一致。另外，每个 QRS 波前都没有 P 波，也和心电图 99A 中相同。然而，除时限不同外，所有的 QRS 波都相同，第 7~11 个 QRS 波也表现为 W-P-W 图形。PR 间期比第 1~6 个 QRS 波的 PR 间期更短，P 波很可能和 δ 波同时出现，所以在心电图上看不到。随着 PR 间期的缩短和 P 波消失，δ 波更宽更明显（→），这是 QRS 时限增宽的原因。W-P-W 中出现 PR 间期变化和 δ 波增宽被称为手风琴效应。aVL 导联可见 Q 波，V_1 导联可见向上的 δ 波。符合左侧旁路。aVL 上的 Q 波被称为伪侧壁心肌梗死。在 W-P-W 中，心室肌的异常不易得到准确诊断，因为初始心室肌激动是通过旁路直接激动，而不是正常的希 - 浦系统。

W-P-W 中的 QRS 波是融合波，代表通过旁路和房室结 - 希 - 浦系统激动在心室的融合。PR 间期、δ 波程度和时限以及 QRS 波的时限（即预激程度），取决于这两种传导途径之间传导速度的平衡。这主要与房室结的传导速度有关，因为旁路是变异的希氏束 - 浦肯野纤维组织，通过旁路传导是全或无的，所以传导速度不会变。而通过房室结的传导速度是可以变化的。因此，如果通过房室结的传导延迟，心室激动则主要起源于旁路，产生短的 PR 间期，δ 波更明显，QRS 波更宽。如果通过房室结的传导速度较快，则心室激动较少来源于旁路，主要通过正常的房室结激动。这种情况下，PR 间期较长，δ 波不明显，QRS 波较窄。任何影响房室结自主神经冲动的改变都可以影响房室结的传导速度，从而改变预激程度。■

一名 23 岁男性患者，为行入职前常规体检就诊。否认任何心脏症状，记录的心电图（心电图 100A）引起了医生的担心。医生让其做运动试验，心电图 100B 是运动平板试验 6 分钟时记录的，心电图 100C 是恢复早期记录的。

心电图 100A

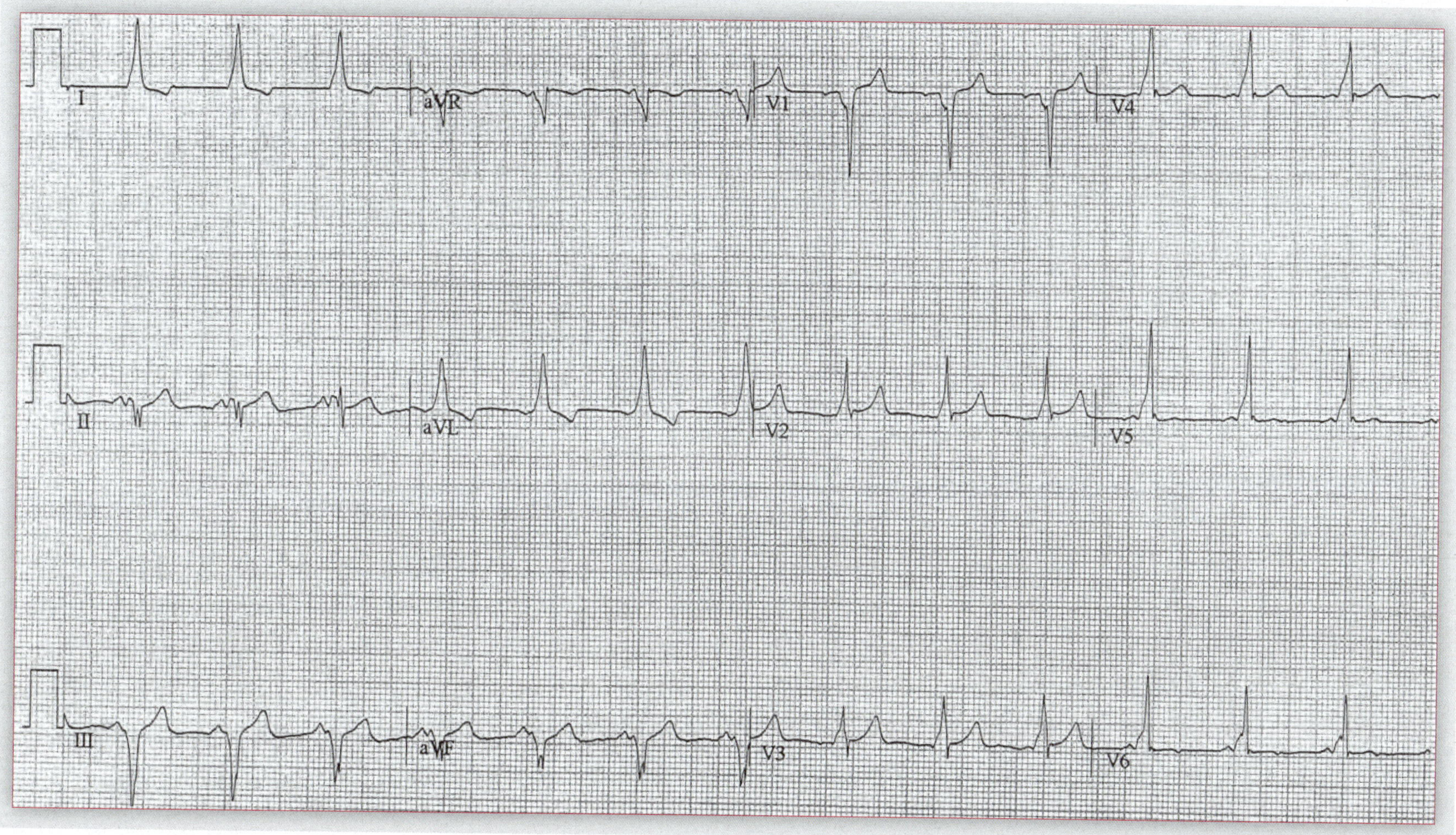

从这些心电图中能发现什么？
有哪些进一步检查或治疗是必要的？

心电图 100B

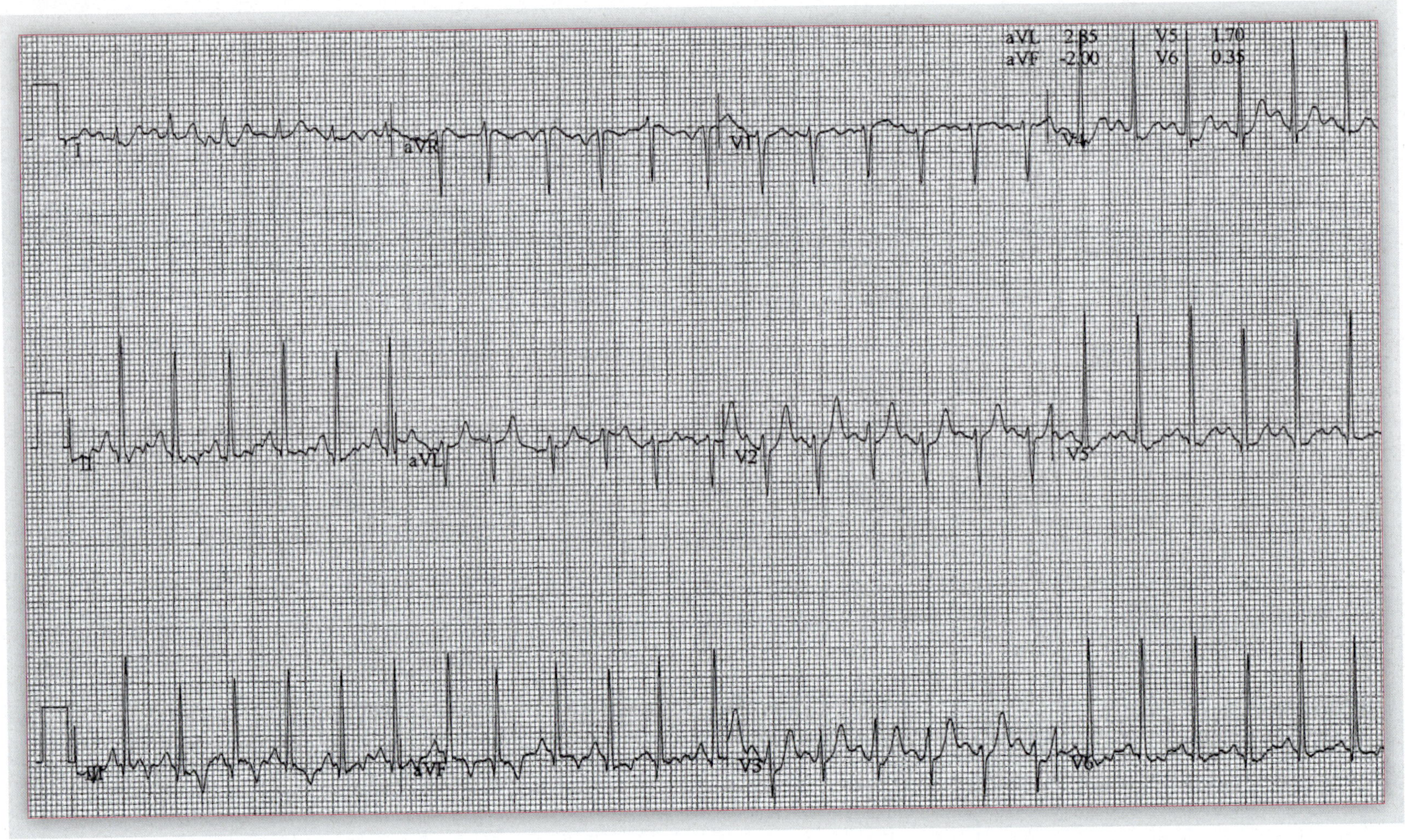

心电图 100C

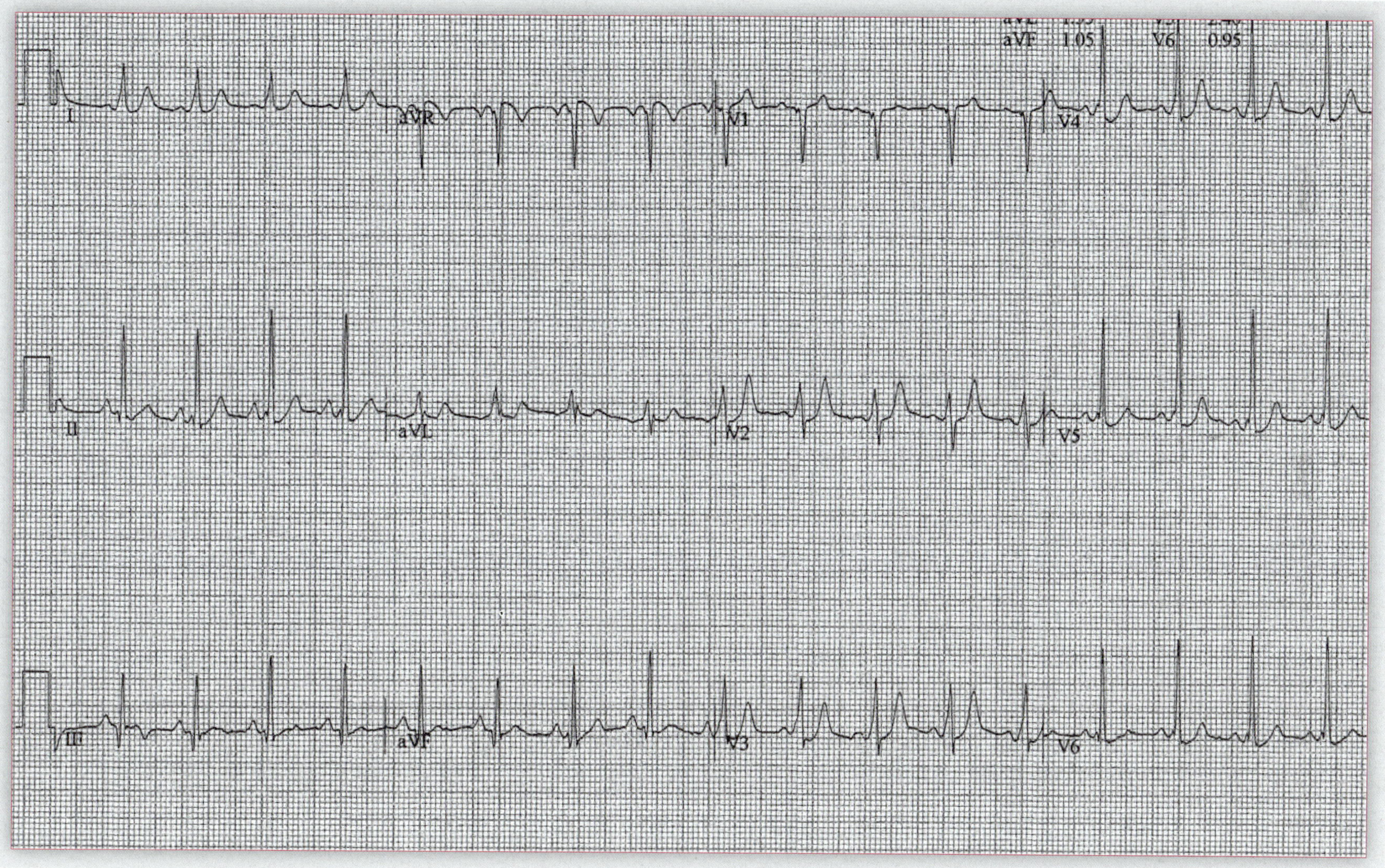

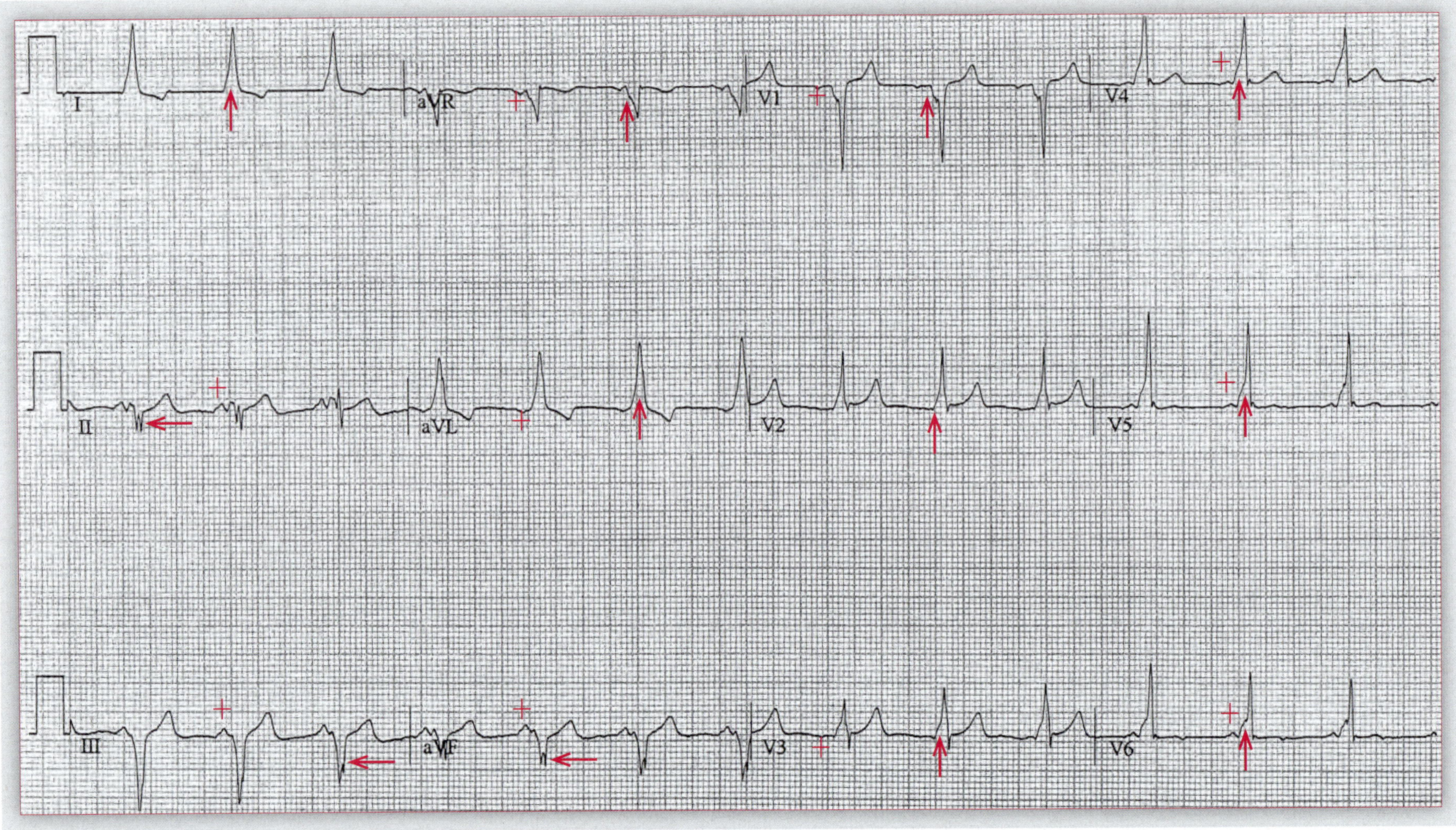

心电图 100A 分析:正常窦性心律,W-P-W 图形,伪下壁心肌梗死。

心电图 100A 显示节律规整，心率 82 次 / 分。每个 QRS 波前均有 P 波（+）。PR 间期较短（0.10s）。P 波在Ⅱ、aVF、V_4~V_6 导联直立，因此这是窦性心律。QRS 时限增宽（0.12s），可以看到 QRS 波增宽主要在基底部，是上升支顿挫（↑）引起的；QRS 波的波峰较窄。上升支顿挫称为 δ 波，δ 波和短 PR 间期是 W-P-W 图形的特点。δ 波是因为初始心室激动通过旁路传导激动心室肌，比通过房室结激动心室肌要早（短 PR 间期）并且较缓慢（因此产生 δ 波）。QT/QTc 间期延长（380/445 ms，校正增宽的 QRS 波时限后 QT/QTc 间期正常 360/420ms）。

Ⅱ、Ⅲ、aVF 导联可见 Q 波（←）。但如上所述，W-P-W 的心室激动不是通过正常的浦肯野纤维传导，而是通过旁路直接激动心室肌。因此类似于左束支传导阻滞、起搏心律或室性心律，左心室的异常不易明确诊断。因此，下壁导联的 Q 波并不是下壁心肌梗死引起，而是 δ 波，这称为伪下壁心肌梗死图形。伪下壁心肌梗死的图形与后间隔旁路有关。V_1 导联 δ 波负向，提示冲动是从前（右心室）向后（左心室）传导，旁路在右侧。

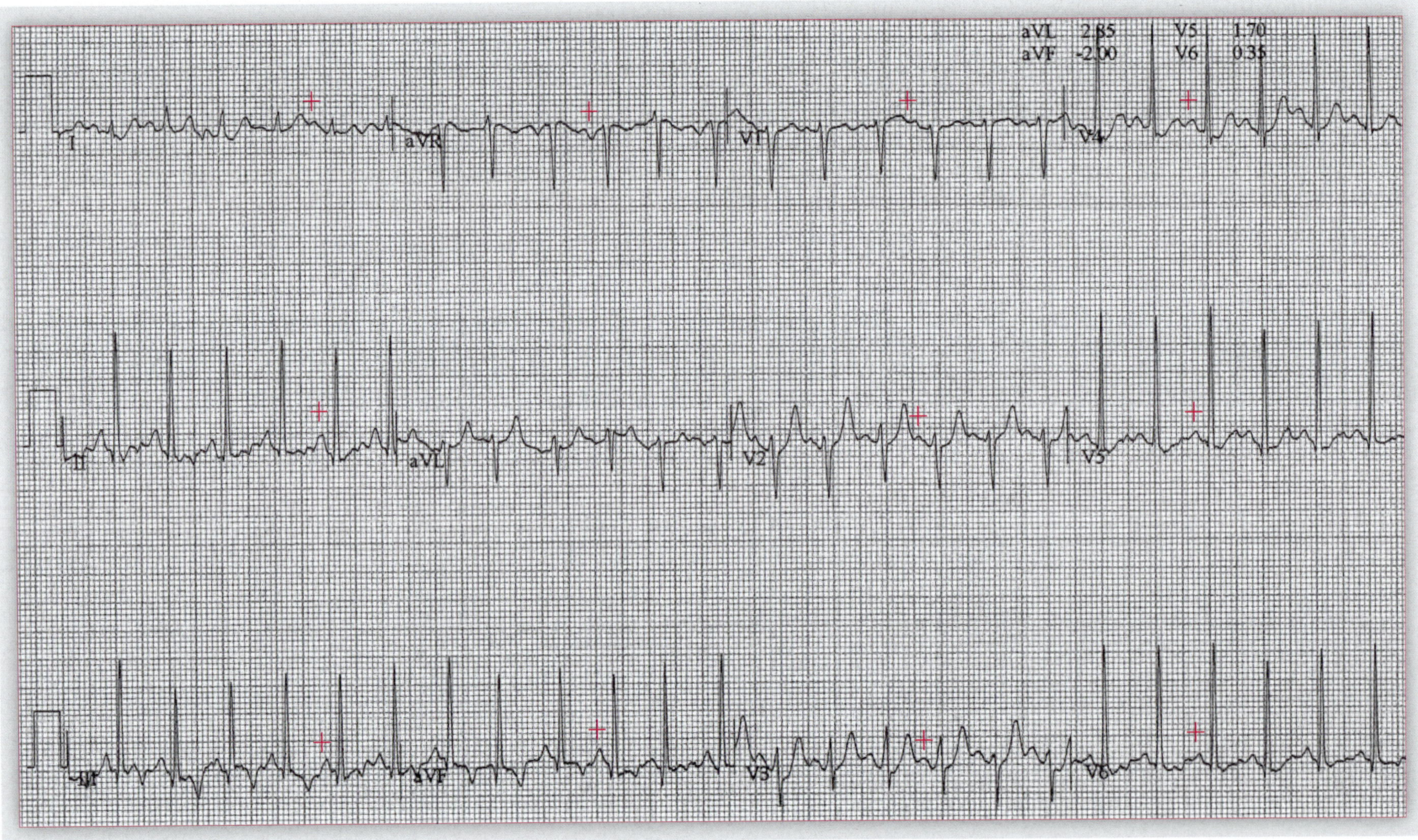

心电图 100B 分析：窦性心动过速，正常 QRS 波（不呈 W-P-W 型）。

心电图 100B 是该患者进行平板实验 6 分钟时记录的。节律规整，心率 150 次 / 分。每个 QRS 波前均有 P 波（+），PR 间期固定（0.14s）。P 波在Ⅰ、Ⅱ、aVF、V_4~V_6 导联直立。因此这是运动引起的窦性心动过速。QRS 时限正常（0.08s），没有看到 δ 波。另外，心电图中也没有病理性 Q 波。电轴正常，在 0°~+90°（Ⅰ、aVF 导联 QRS 波主波向上）。QT/QTc 间期正常（280/380ms）。因此，运动可以使 W-P-W 图形消失。这是因为 W-P-W 图形是较早的通过旁路传导的冲动和稍后的通过正常的房室结 – 希 – 浦系统传导的冲动相互融合引起。如果通过房室结的传导缓慢，心室激动则主要通过旁路传导。这种情况下，PR 间期较短，δ 波更明显。如果房室结传导增强，速度加快，通过旁路传导的心室激动将会减少，PR 间期则变长，δ 波也不太明显。δ 波消失意味着所有的心室激动都是通过正常的房室结 – 希 – 浦系统传导。因为运动后，交感神经兴奋，通过房室结的传导增强，所有的心室激动都通过房室结。旁路组织类似浦肯野纤维组织，交感神经刺激或儿茶酚胺类药物不会改变其传导速度。旁路的不应期不会变化，运动后 δ 波消失提示旁路的不应期长于房室结的不应期（可以通过交感神经刺激或儿茶酚胺类药物缩短）。因此心率较快时，冲动优先通过房室结传导。一般情况下，运动后 W-P-W 图形消失的患者发生运动中猝死的风险较低，因为旁路在非常快的心率下不能传导冲动。W-P-W 引起的猝死是因为心房颤动通过旁路快速传导，引起了极快的心室率（通常高于 350 次 / 分），即使在心脏结构正常的情况下也可以发生室颤。

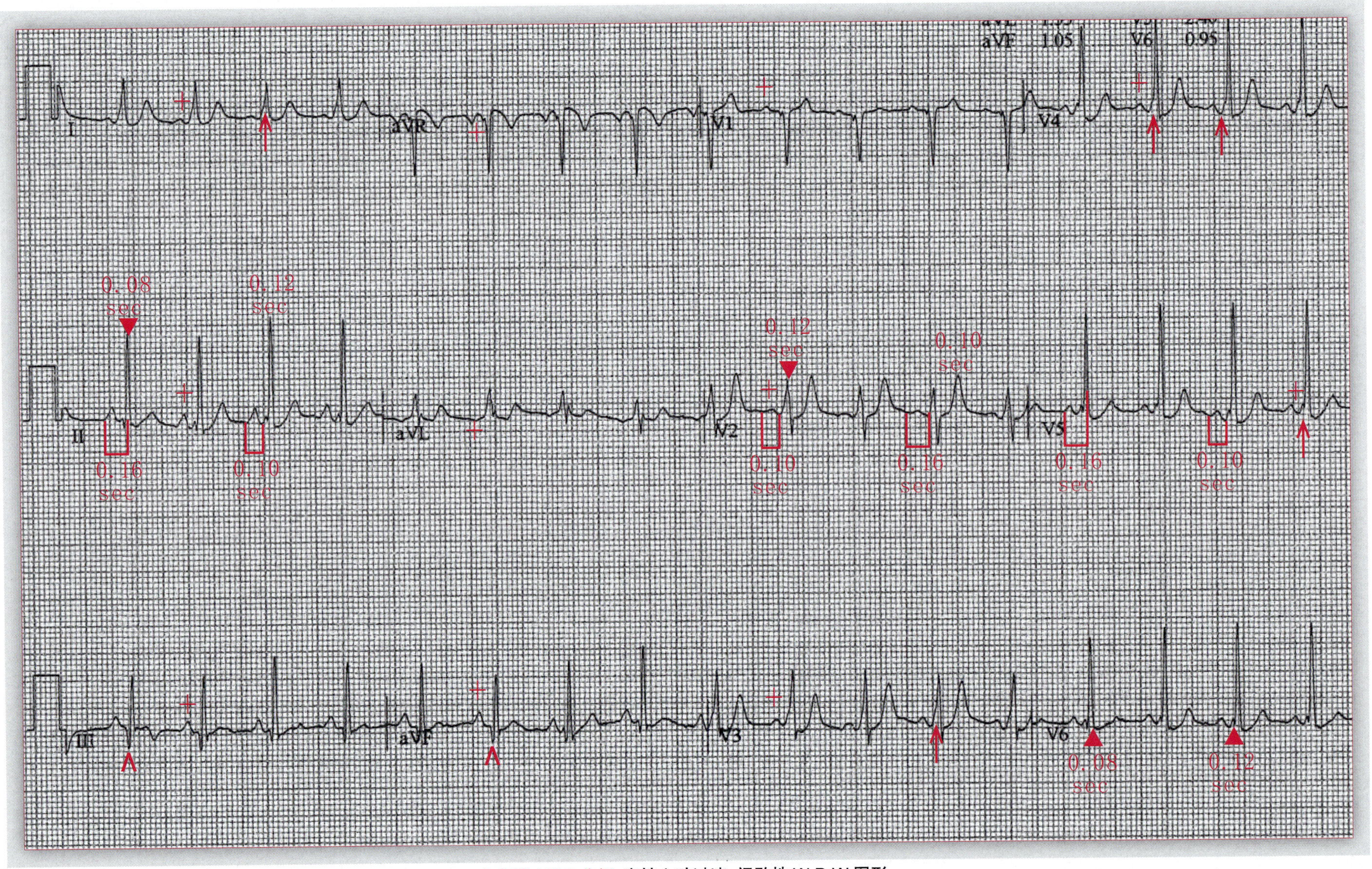

心电图 100C 分析:窦性心动过速,间歇性 W-P-W 图形。

心电图 100C 是在恢复期记录的。节律规整，心率 112 次 / 分。每个 QRS 波群前均有 P 波（+），PR 间期在 0.10s 和 0.16s 之间变化。P 波在 Ⅰ、Ⅱ、aVF、V_4~V_6 导联直立。因此这是窦性心动过速。QRS 时限也在 0.08s 和 0.12s 之间变化，这是因为 δ 波（↑）的宽度也在发生变化。但和心电图 100A 相比没有那么明显。另外，Ⅲ、aVF 导联也可以看到小 Q 波（^）。因此，交感神经兴奋性下降使心率减慢，通过房室结的冲动传导减慢，左心室激动主要通过旁路传导。另外，QRS 时限（▼，▲）（和 δ 波的明显程度）和 PR 间期（ ⊔ ）发生变化，在 Ⅱ、aVF、V_2、V_5 导联可以看到。这是因为冲动通过房室结的传导速度发生变化，通过房室结 – 希 – 浦系统和通过旁路传导的冲动的融合程度也发生变化。W-P-W 图形是冲动通过这两种传导路径融合的结果，房室结传导速度的任何变化都可能影响融合的程度，即冲动通过旁路传导的程度。PR 间期和 QRS 波宽度改变（δ 波明显程度发生变化），被称为手风琴效应。■

病例 101

一名 46 岁男性患者，因心悸就诊心脏科医生。自诉从小就有心脏杂音，但从未有过任何心脏症状，从未对杂音进行过评估。体格检查中胸骨右侧可以听到响亮的全收缩期杂音，吸气时增强。颈部检查可见显著“V”波，尽管没有颈静脉怒张。心电图如下。

心电图正常吗？
如果不正常，有什么问题？
杂音的病因可能是什么？

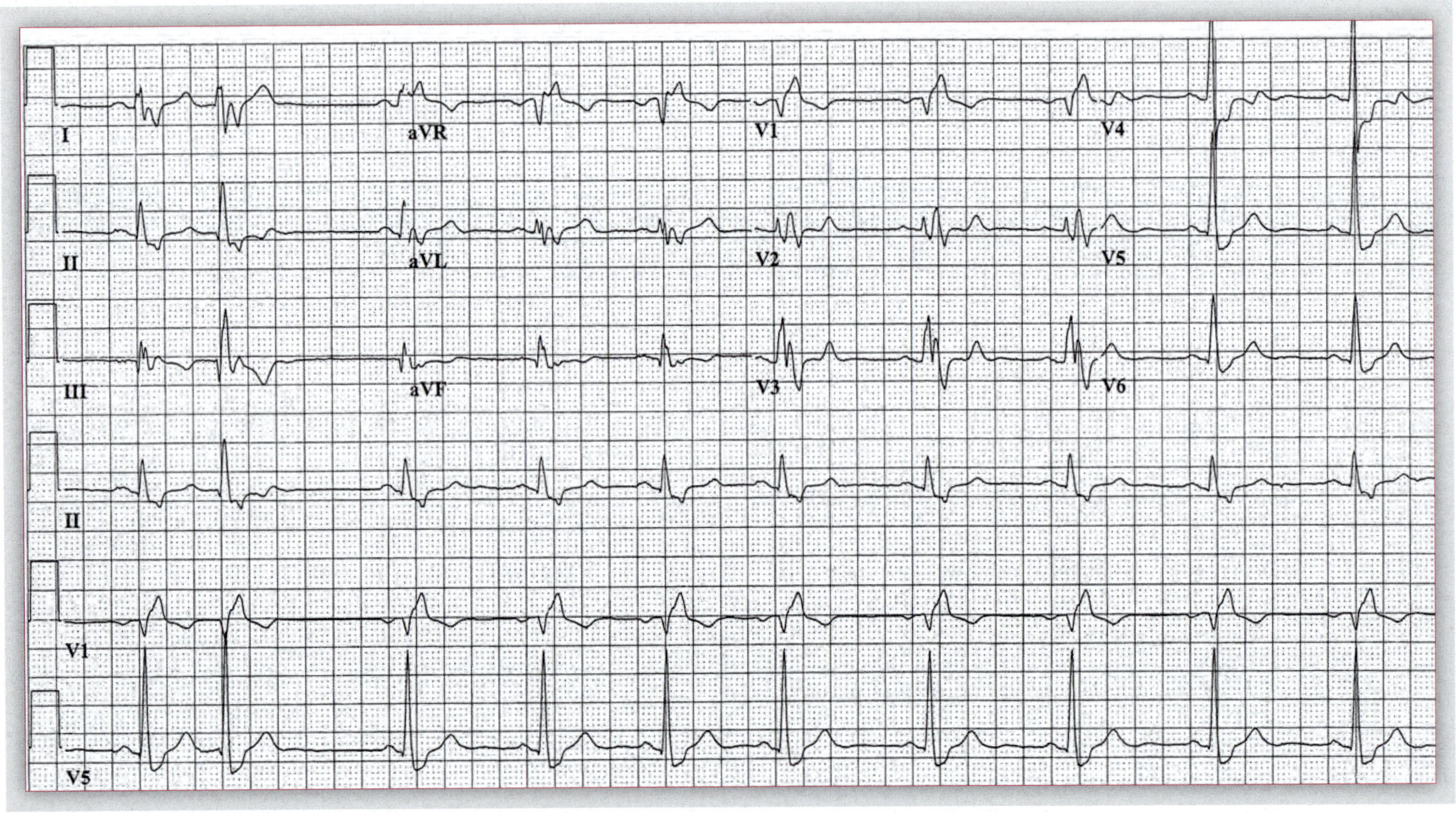

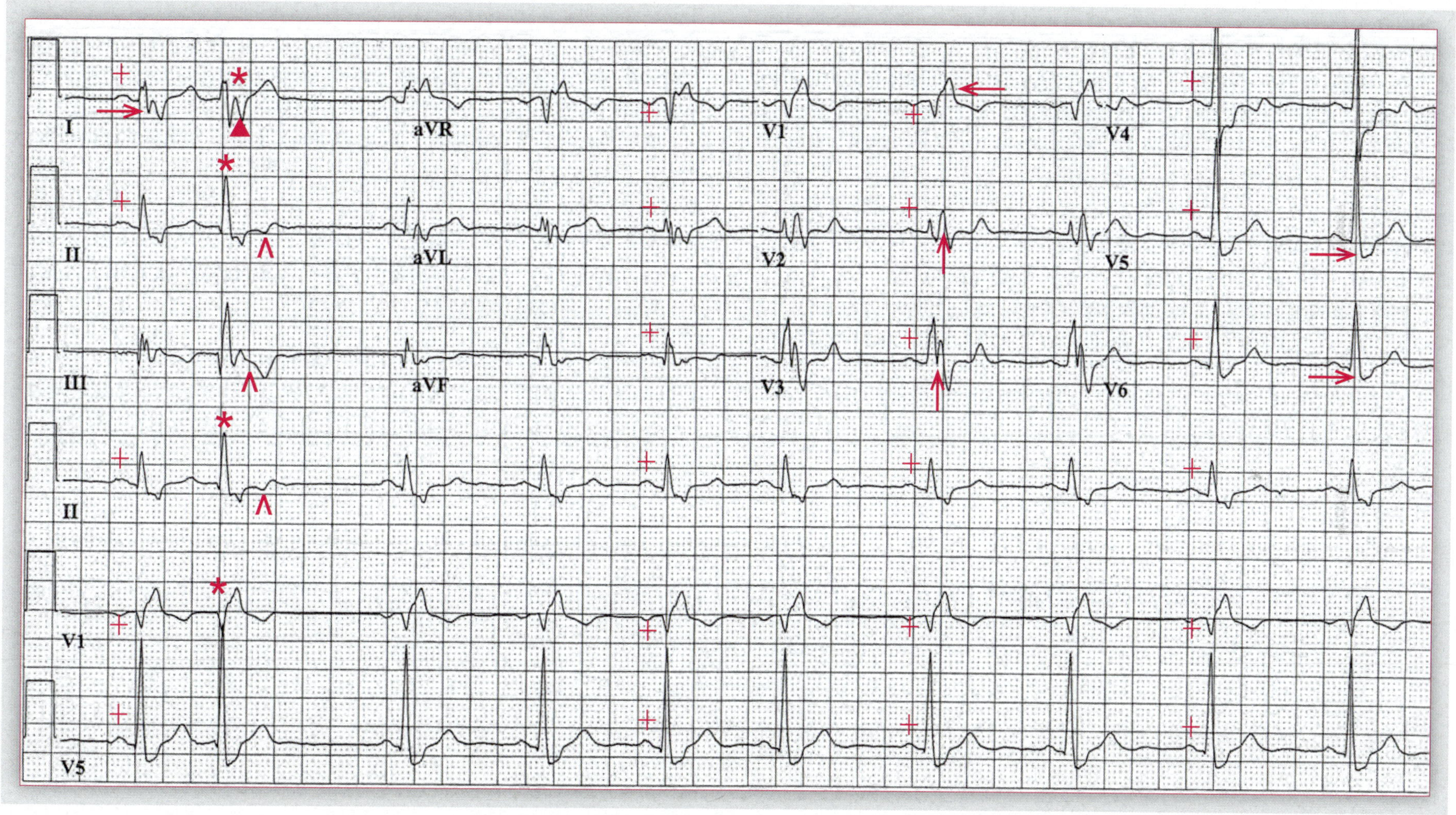

心电图 101 分析：窦性心律，交界性早搏，右束支传导阻滞（RBBB），“碎裂”QRS 波（V_2~V_3 导联呈 RSR′ 型），Ebstein 畸形。

节律不规整，平均心率 60 次 / 分。除第 2 个 QRS 波外，每个 QRS 波前都有 P 波(+)，PR 间期固定(0.16s)。P 波形态相同，Ⅰ、Ⅱ、aVF、V_4~V_6 导联 P 波直立，因此这是窦性心律失常。第二个 QRS 波(*)提前出现，形态和窦性心律的 QRS 波相同，尽管Ⅱ、Ⅲ、V_5 导联的振幅更高。该 QRS 波前没有 P 波，但在 QRS 波后有波(^)，在 ST 段内逆向，因此这是一个交界性早搏。交界性早搏是没有前置 P 波的室上性波群，可能在 QRS 波后面有逆行 P 波。QRS 波的振幅和电轴与窦性波群相比有轻微不同，是因为起源于房室交界区的异位起搏点的冲动进入希氏束的部位和直接通过房室结传导的冲动进入希氏束的部位稍有不同。因此通过希 - 浦系统的传导路径可能有轻微不同。

QRS 时限增宽(0.20s)，呈典型的 RBBB 型，V_1 导联呈 RSR′ 型(←)，Ⅰ、V_5~V_6 导联 S 波增宽(→)。但是，QRS 波宽度大于通常的典型 RBBB。另外，Ⅰ导联 S 波明显增宽，有顿挫(▲)，V_2~V_3 的 QRS 波呈 RSR′ S′ 型(↑)。这些特征提示右心室传导异常。被称为“碎裂”QRS 波，常见于 Ebstein 畸形。在这份心电图中没有看到 Ebstein 畸形的另一个特点，即“喜马拉雅”型 P 波，这是显著右心房肥大引起。

听到的杂音系三尖瓣反流产生，典型的胸骨右侧全收缩期杂音(听起来像二尖瓣反流杂音)。杂音随呼吸而改变(即吸气时杂音增强，呼气时杂音减弱)，这是因为呼吸改变了静脉回流和右心室充盈，导致反流量改变引起。颈静脉的显著 V 波反映了三尖瓣反流。Ebstein 畸形的心悸是因为房性快速心律失常。但是，有 20%~30% 的患者伴有旁路或预激波。这些患者可能会发生房室结折返性心动过速(AVNRT)。■

一名 62 岁男性患者，主因突发急性胸骨后压迫感伴恶心 1 小时就诊于急诊室，既往有明确的高血压及高脂血症病史。既往心电图呈左束支传导阻滞图形（心电图 102A）。急诊医师复查心电图未见任何明显异常（心电图 102B），认为急性心肌梗死的诊断需依赖心肌坏死标志物。

心电图 102A

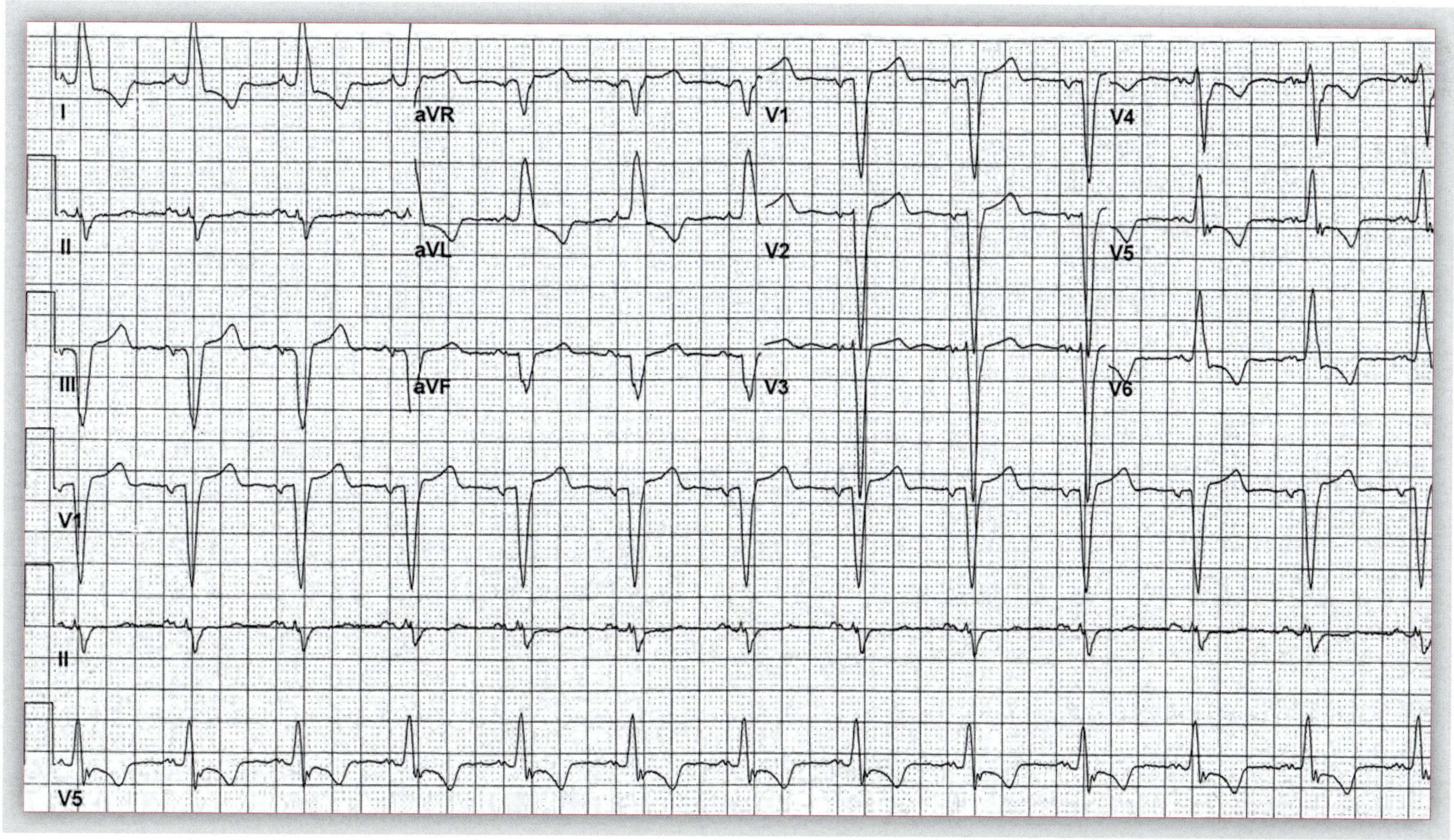

心电图中有什么异常需要注意?
对该患者来说,恰当的治疗是什么?

心电图 102B

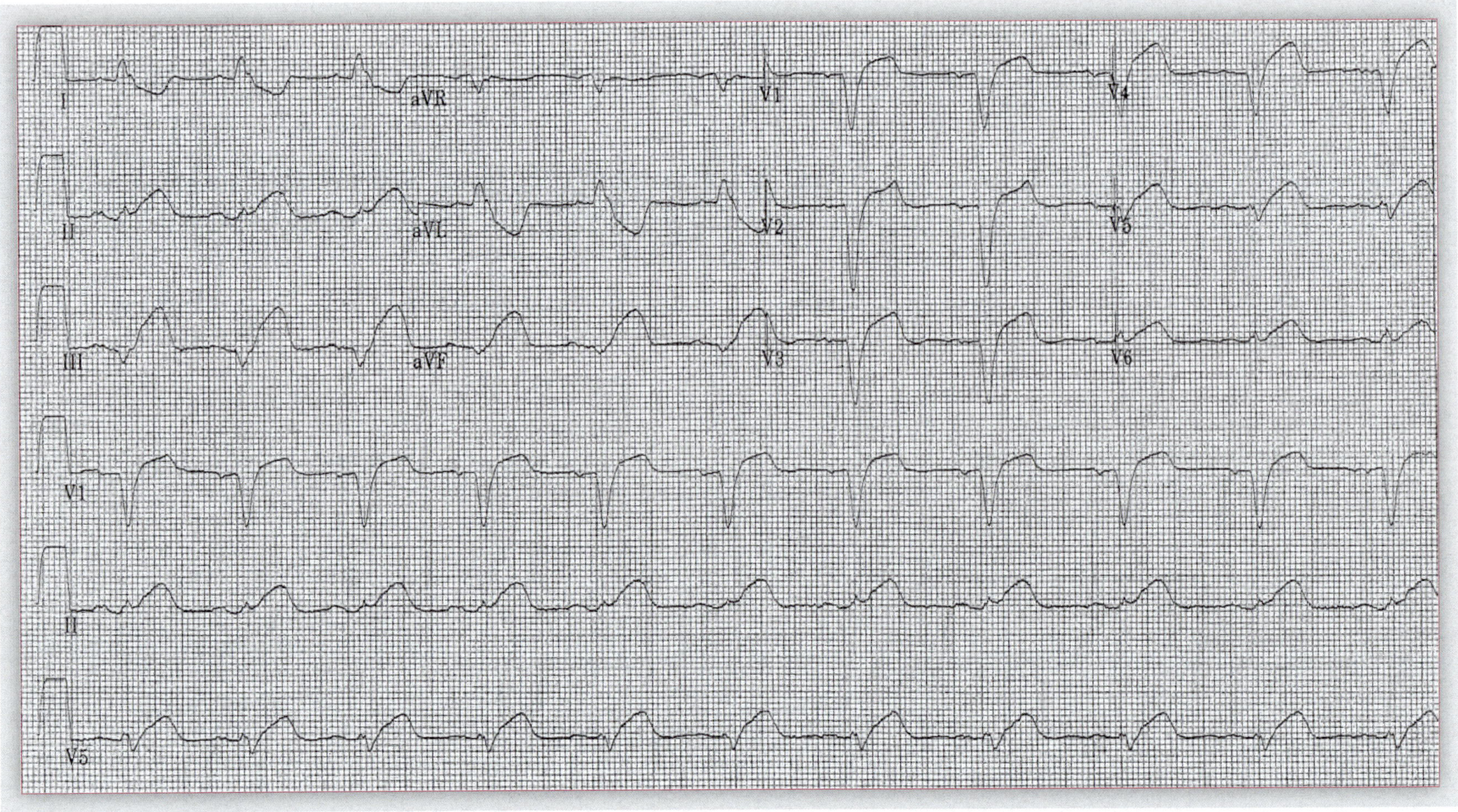

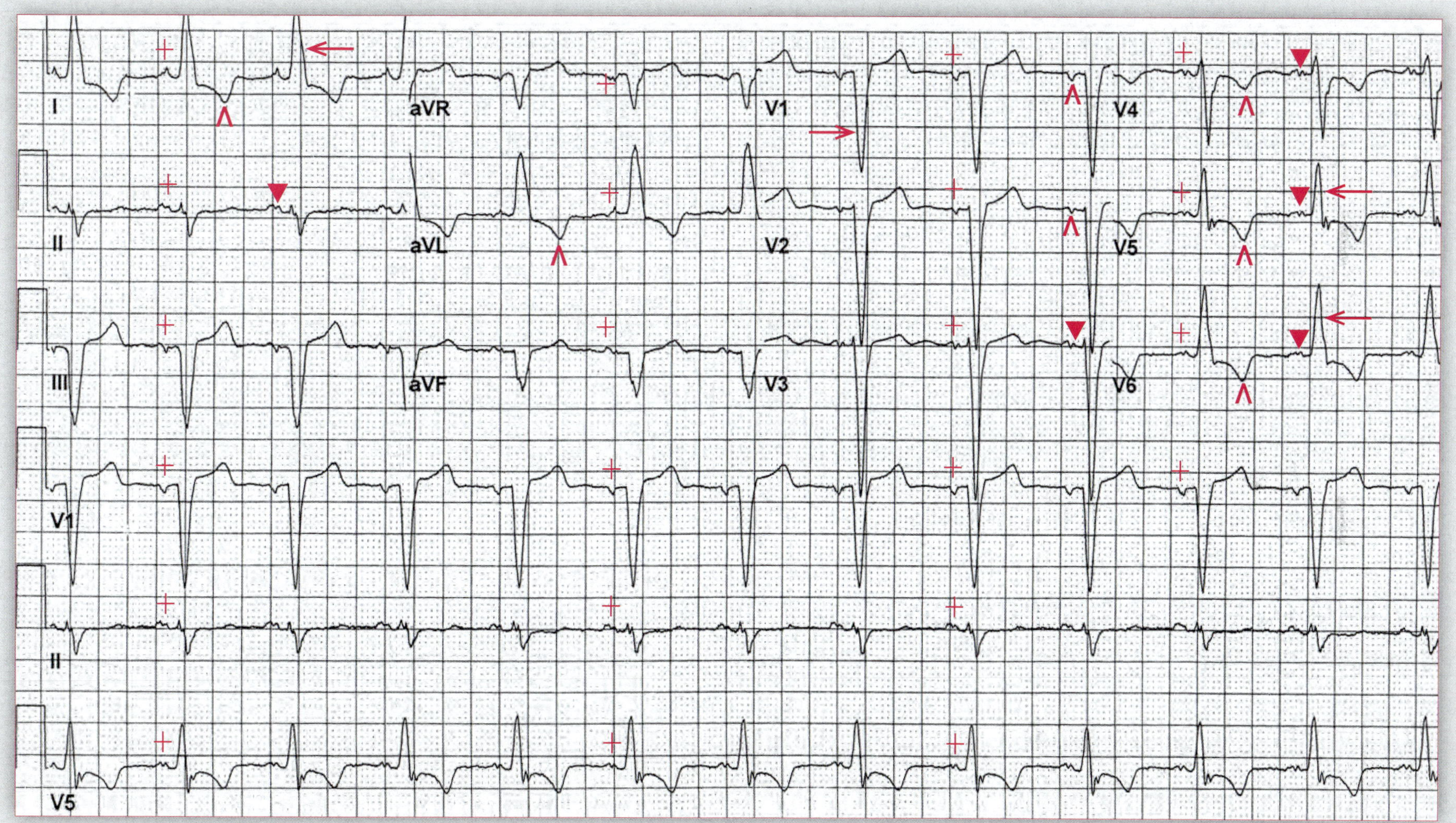

心电图 102A：窦性心律，电轴左偏，左束支传导阻滞（LBBB），左房肥大。

心电图102A显示节律整齐,心率67次/分。每个QRS波前都有P波(+),且PR间期固定(0.16s)。Ⅰ、Ⅱ、aVF、V_4~V_6导联P波直立,因此为正常窦性心律。而Ⅱ导联及V_3~V_6导联P波增宽且呈双峰状(▼)。这种P波被称为二尖瓣型P波,提示左心房肥厚(或左心房异常)。此外,V_1~V_2导联P波倒置(^),是左心房肥大的另一特征性表现。

QRS时限增宽(0.14s),且呈典型的LBBB型,即Ⅰ、V_5~V_6导联R波增宽(←),V_1导联呈QS型(→)。LBBB可以伴随非特异性ST-T改变(^)。QT/QTc间期延长(410/460ms),但校正增宽的QRS时限后QT/QTc间期正常(370/415ms)。电轴左偏,位于-30°~-90°(Ⅰ导联QRS波主波向上,Ⅱ、aVF导联QRS波主波向下)。

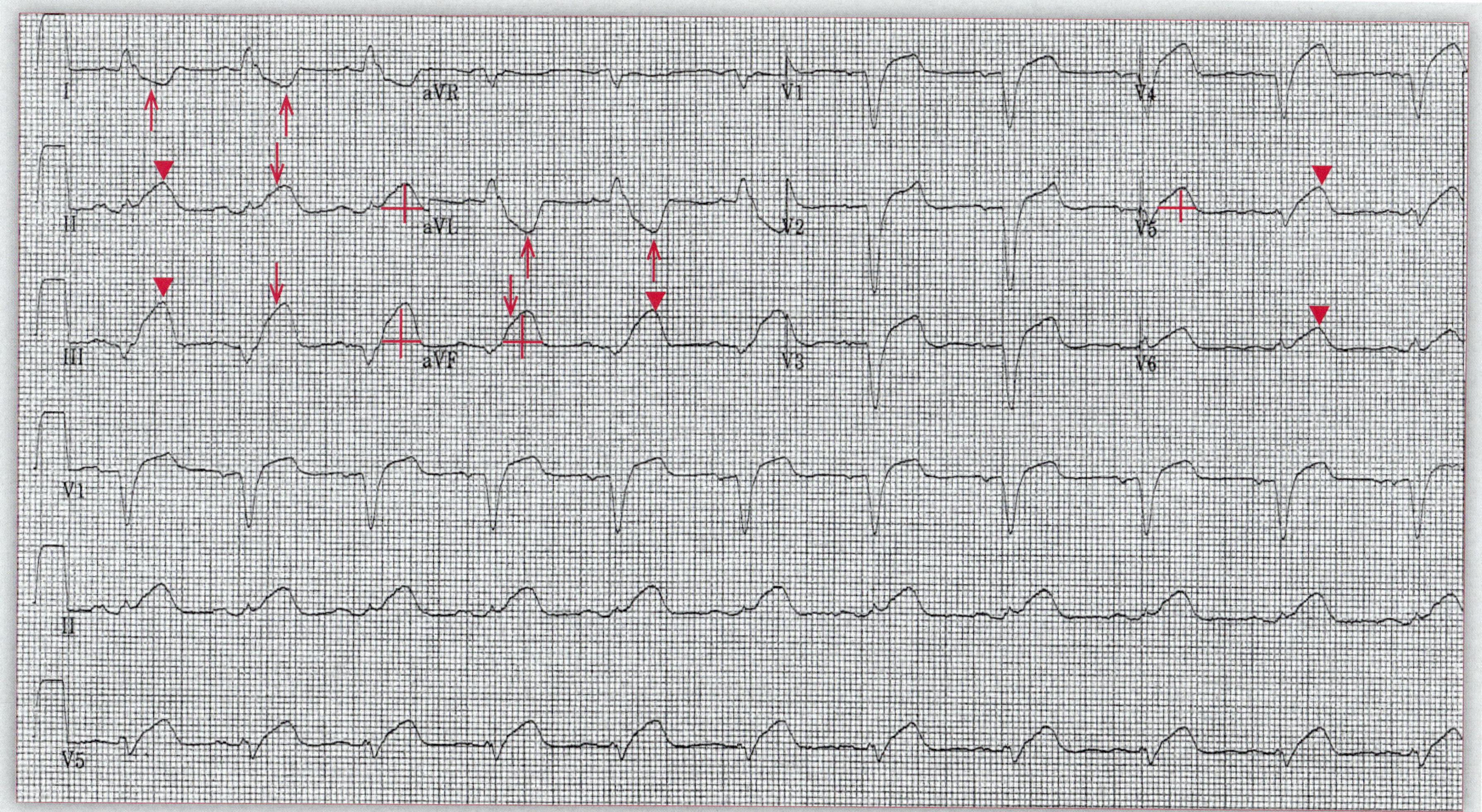

心电图 102B:窦性心律,LBBB,急性下壁心肌梗死。

心电图 102B 是同一患者胸痛发作时的心电图。该心电图显示节律整齐，心率 66 次 / 分。每个 QRS 波前都有 P 波(+)，且 PR 间期固定(0.2ms)。Ⅰ、Ⅱ、aVF、V_4~V_6 导联 P 波直立，因此为正常的窦性心律。与心电图 102A 相似，QRS 波时限增宽(0.14s)，呈 LBBB 型，且电轴左偏。QT/QTc 间期正常(400/420ms，校正增宽的 QRS 时限后 QT/QTc 间期为 360/380ms)。值得注意的是，Ⅱ、Ⅲ、aVF 导联 ST 段显著抬高(↓)，且Ⅰ、aVL 导联 J 点及 ST 段明显压低(↑)。此外，在这些导联及 V_5~V_6 导联 T 波呈对称性改变(▼)。这些是急性下壁 ST 段抬高型心肌梗死(STEMI)的特征性表现。在有 LBBB 的情况下不能明确诊断左心室肥厚，因为心室激动不是通过正常的希 - 浦系统而是直接激动心室肌，这种情况包括急性心肌梗死。然而 Sgarbossa 曾报道，当有 LBBB 或右心室起搏存在时，急性心肌梗死患者心电图有其特征性改变。在下壁导联的 ST 段抬高符合 Sgarbossa 标准：

1. 在任一下壁导联中，ST 段抬高≥ 1mm，且与 QRS 主波方向一致。
2. 在 V_1~V_3 导联任意一导联中 ST 段压低≥ 1mm。
3. ST 段抬高≥ 5mm，且与 QRS 主波方向相反(即呈 QS 型或 rS 型)。

进一步支持急性下壁 ST 段抬高型心肌梗死诊断的依据在于：Ⅰ、aVL 导联 J 点及 ST 段压低的对应性改变以及 T 波的对称性变化(又称超急性期 T 波)，这是由于心肌梗死导致细胞膜通透性增加及钾离子外泄导致细胞外高钾血症所引起的。细胞膜完整性的维持依赖于钠钾 ATP 酶，这个泵可以将钾离子泵入细胞内同时将细胞内的钠离子泵出。当缺氧时，三磷酸腺苷分解为腺苷，细胞膜的完整性遭到破坏，从而导致钾离子外泄。由于梗死区没有血流流入，也没有血流流出，导致梗死区钾浓度维持在较高的水平，随着钾浓度的不断升高导致了 T 波的异常。

依据病史及心电图的动态改变可以明确诊断 STEMI。由于就诊前初始症状仅持续 1 小时，心脏生物标志物可能正常。因此患者应行急诊导管治疗以尽早恢复血运重建，而不是等待心肌生物标志物升高来证实心肌梗死的诊断。■

一名 86 岁女性患者，既往有缺血性心肌病病史，因失代偿性心衰收入院。两年前植入双心室起搏器，此后频繁发作心衰。入院后描记了心电图（心电图 103A）。给予持续静脉输入呋塞米治疗，对药物反应好。但入院 2 天后出现严

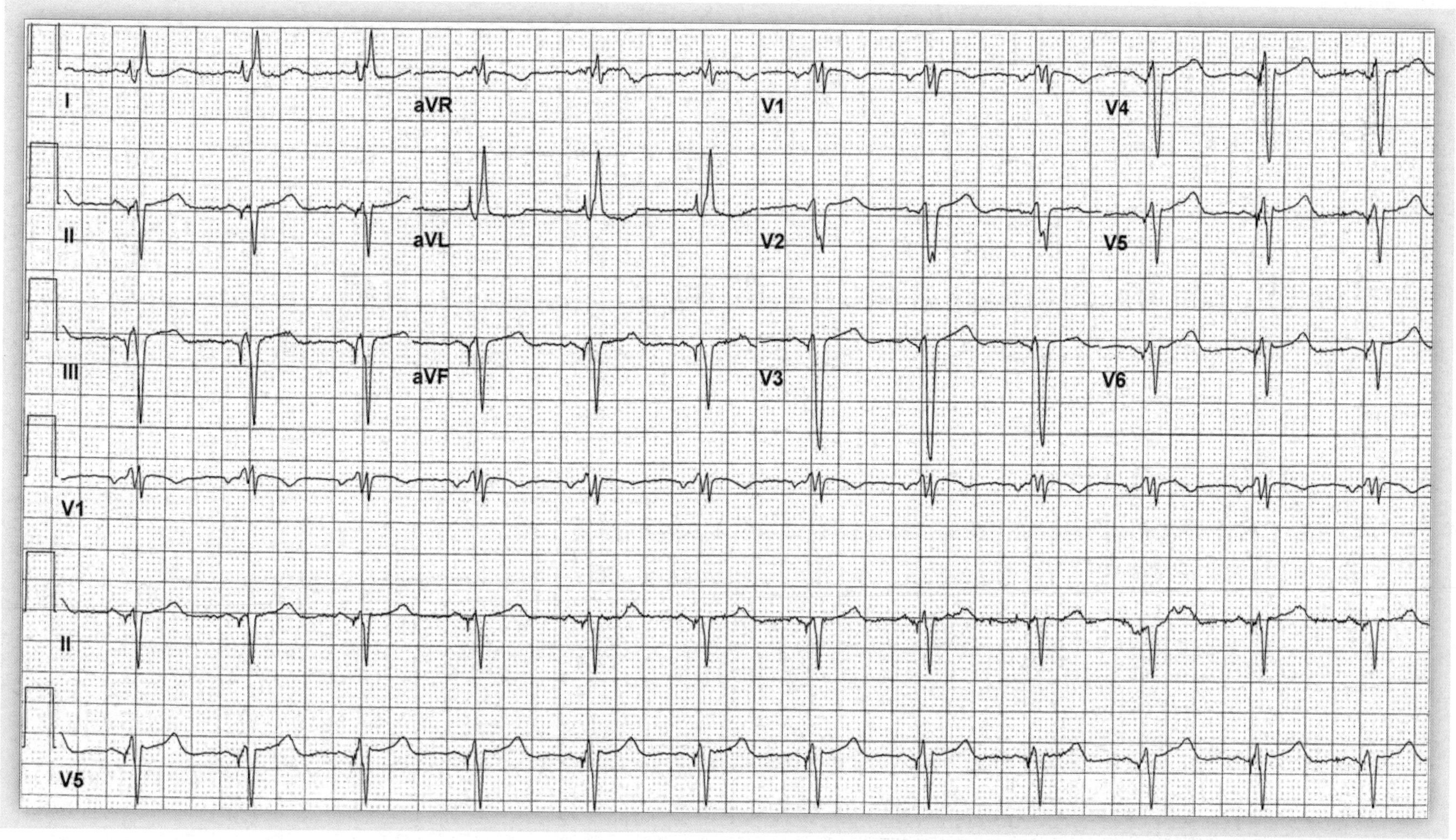

重的胸骨后不适，向颈部及下颌部放射。自诉与既往心绞痛发作的症状相同，但此次程度更重，伴出汗、恶心，描记的心电图（心电图 103B）如下。

尽管描记了心电图，但住院医师没有看到。第 2 天，胸痛症状减轻，但心衰症状加重。描记了另一份心电图（心电图 103C）。

心电图 103B 提示什么？

心电图 103B

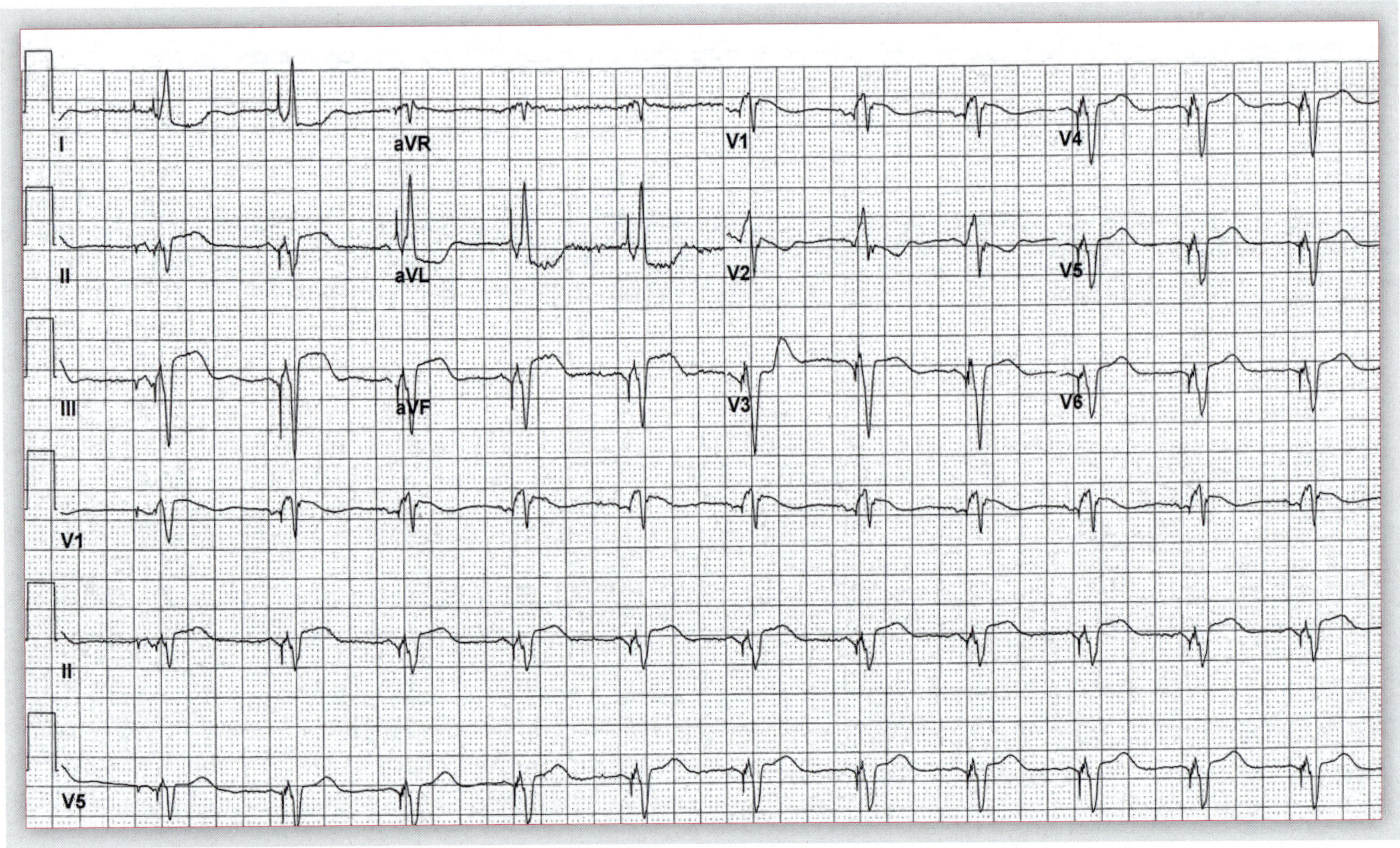

心电图 103C

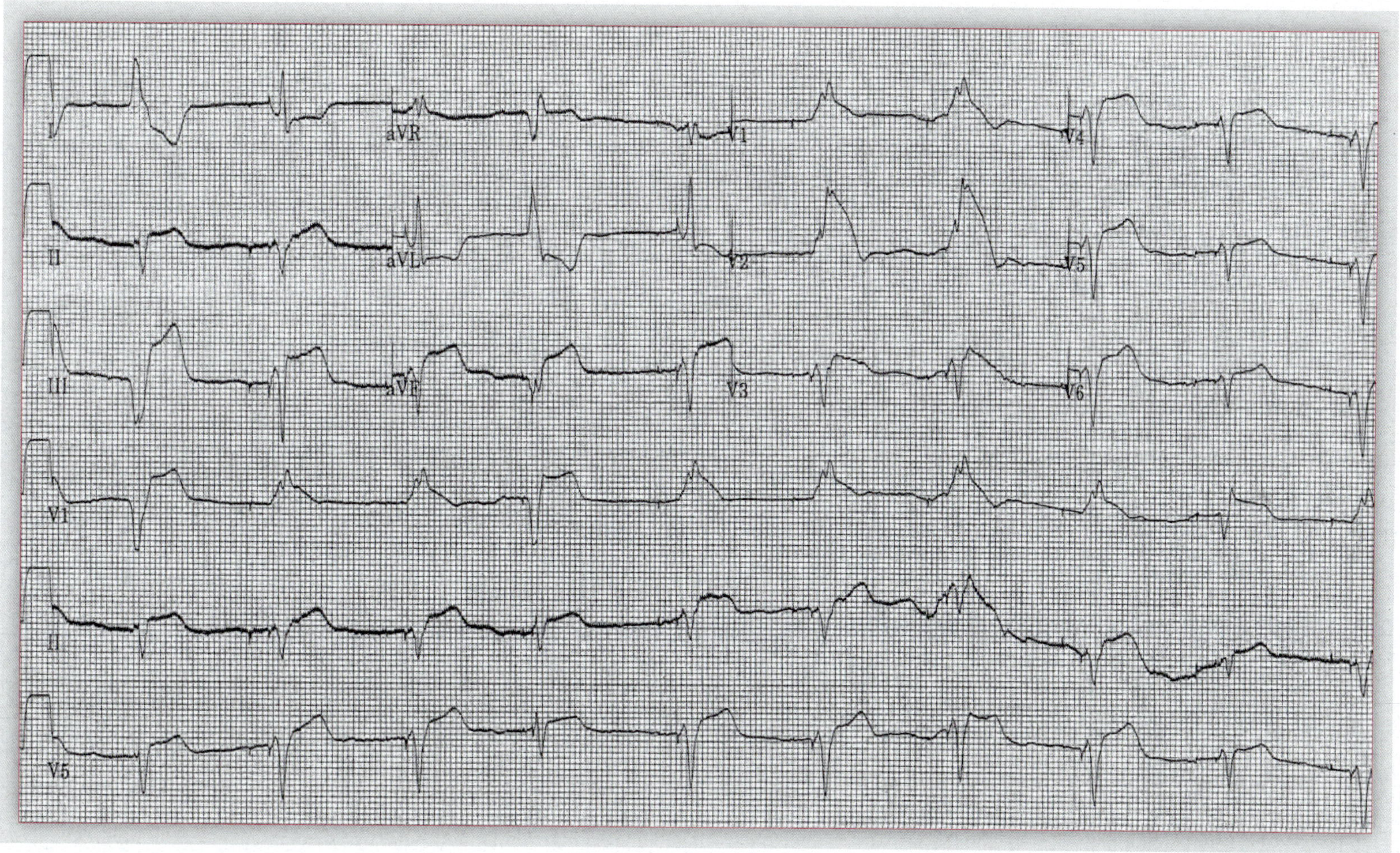

基于心电图 103C 描记了另一份心电图(心电图 103D)。

心电图类型是什么,提示什么?

心电图 103D

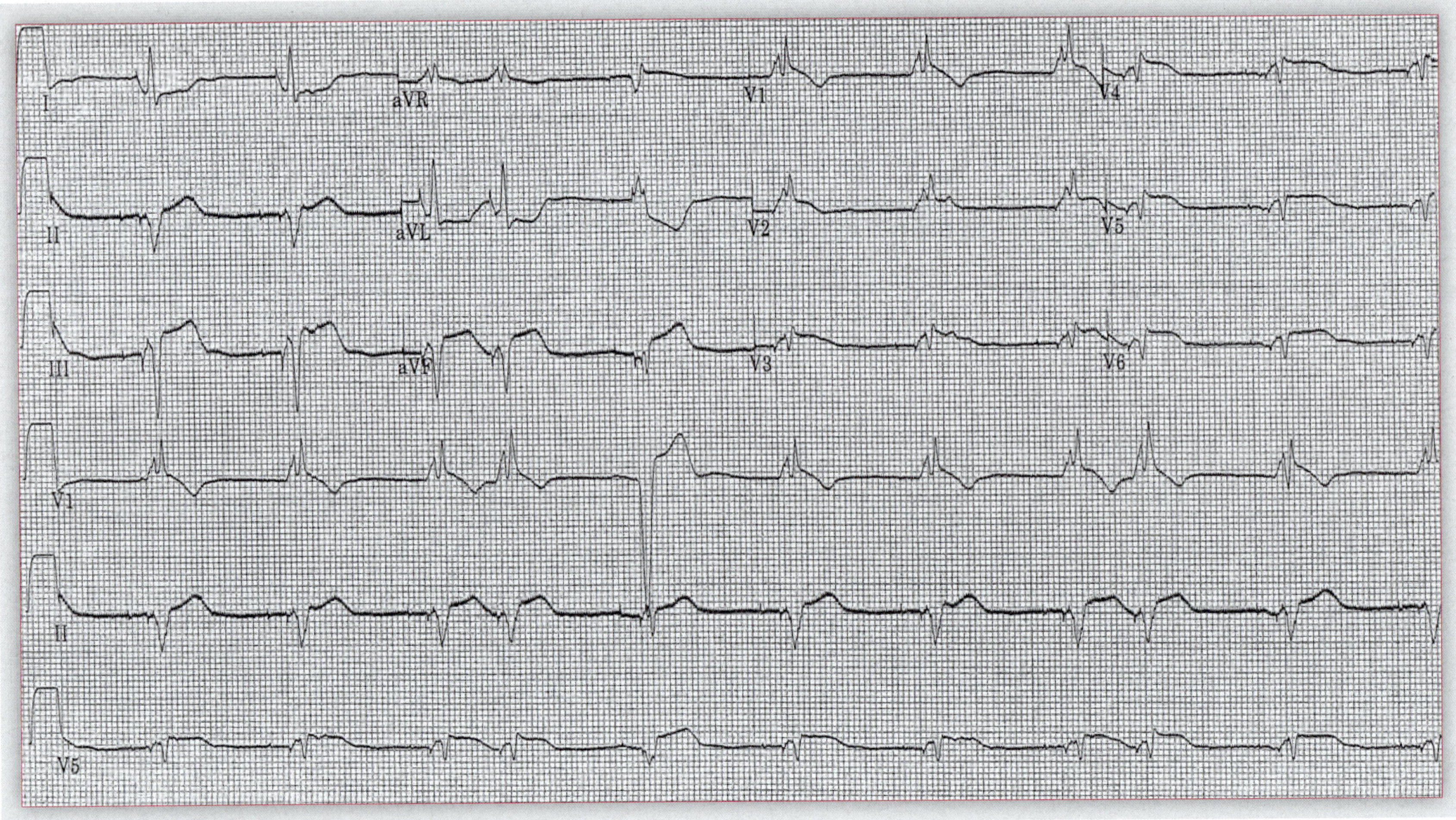

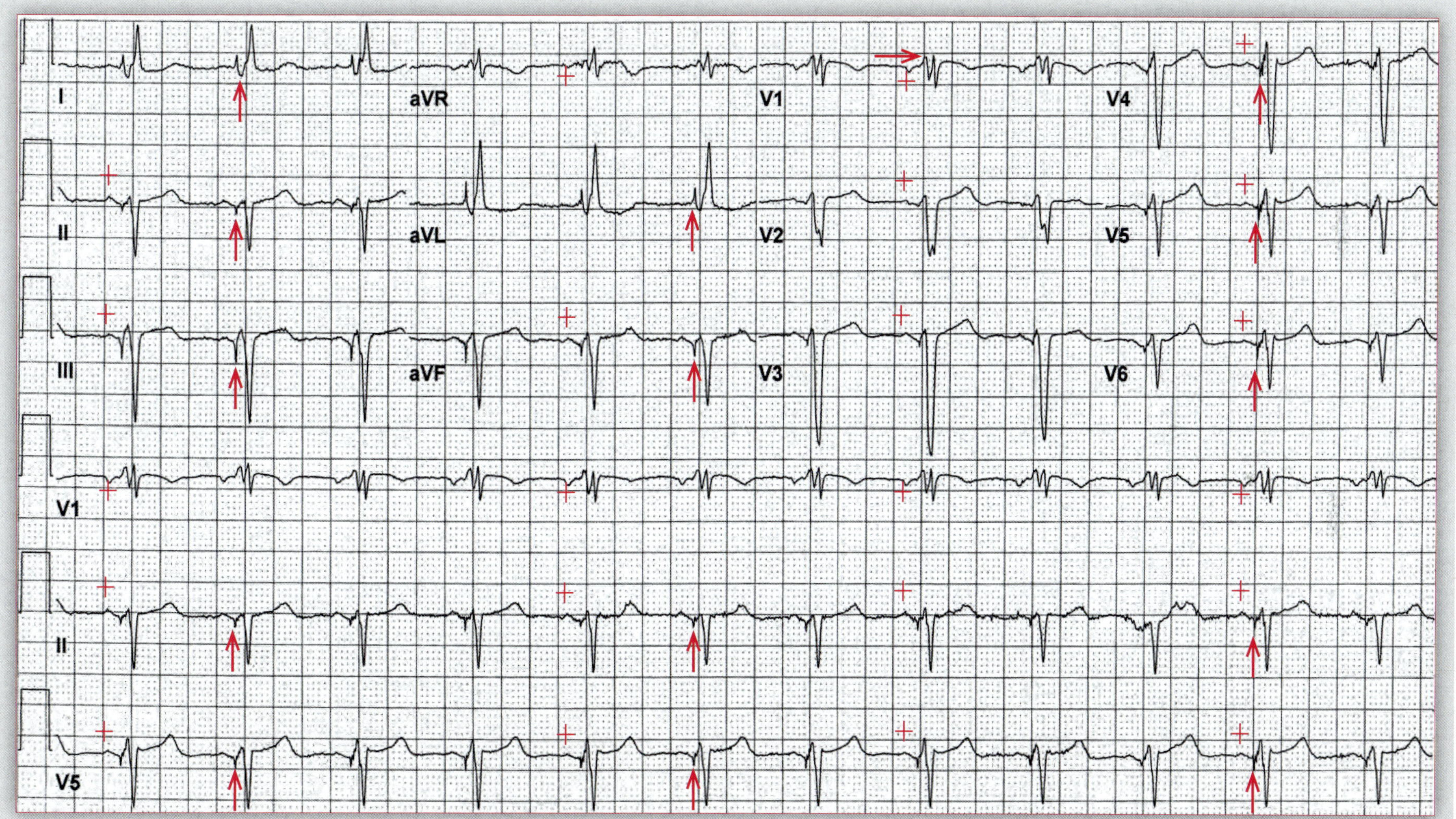

心电图 103A 分析:正常窦性心律,双腔起搏器,心房感知,心室起搏(P 波同步起搏),双心室起搏器。

心电图 103A 显示节律规整，心率 72 次 / 分。每个 QRS 波前均有 P 波（+），PR 间期固定（0.16s）。Ⅰ、Ⅱ、aVF、V_4~V_6 导联 P 波直立，因此是正常的窦性心律。P 波之后，每个 QRS 波前都有起搏刺激信号（↑）。因此，这是双腔起搏器，心房感知心室起搏（P 波同步起搏）模式。QRS 时限增宽（0.14s）。电轴极度左偏，在 –30° ~ –90°（Ⅰ导联 QRS 波主波向上，Ⅱ、aVF 导联 QRS 波主波向下）。QT/QTc 间期延长（440/480ms），校正增宽的 QRS 时限后 QT/QTc 间期正常（400/440ms）。但是，QRS 波形态不呈典型的右心室起搏图形，因为 V_1 导联呈初始 R 波（→），Ⅰ导联呈初始 Q 波（↑）。这种图形提示初始激动从左向右传导的双心室起搏，而不是初始激动从右向左传导的典型的右心室起搏。所以，该心电图为左心室或双心室起搏。提示双心室起搏最重要的导联是Ⅰ导联，因为Ⅰ导联是唯一的 R-L 双极导联。冲动从右向左传导形成Ⅰ导联的正向 QRS，而Ⅰ导联为初始 Q 波或呈 QS 型提示传导的传导方向是从左向右，即左心室或双心室起搏。

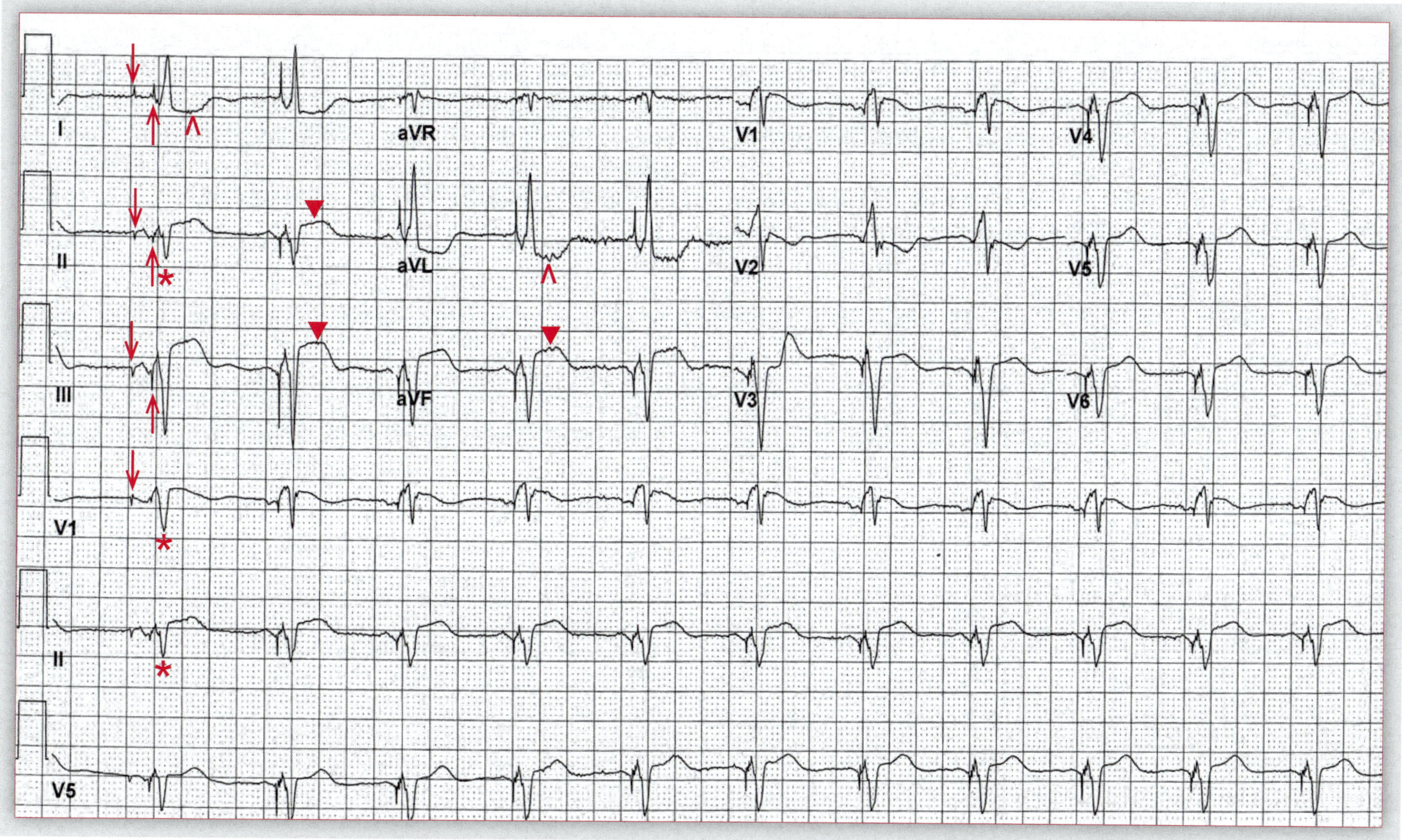

心电图 103B：正常窦性心律，双腔起搏器，心房感知，心室起搏（P 波同步起搏），双心室起搏器，急性下壁心肌梗死。

心电图 103B 显示节律规整，心率 70 次 / 分。每个 QRS 波前均有 P 波(+)，且 Ⅰ、Ⅱ、aVF、V_4~V_6 导联 P 波直立。P 波之后，每个 QRS 波前都有起搏刺激信号(↑)，AV 间期固定(0.16s)。起搏刺激信号之后的 QRS 形态和电轴与心电图 103A 相同。QT/QTc 间期也相同。因此，这是双心室起搏，起搏模式为 P 波同步心室起搏。第 1 个 QRS 波(*)前面的 P 波之前也可以看到起搏刺激信号(↓)，因此是房室顺序起搏。

与心电图 103A 相比，可以看到心电图 103B 中 Ⅱ、Ⅲ、aVF 导联 ST 段抬高(▼)。尽管这是双心室起搏心律，但 Sgarbossa 标准(最初报道于左束支传导阻滞或右心室起搏)可以用于这种情况，也可以用于其他直接激动心室肌的情况。Sgarbossa 标准用于这些情况的急性心肌梗死时包括：与 QRS 波同向(即 QRS 波主波向上)的 ST 段抬高≥ 1mm，与 QRS 波非同向(即 QRS 波主波向下)的 ST 段抬高≥ 5mm，或 V_1~V_3 导联 ST 段压低≥ 1mm。此心电图Ⅲ导联 ST 段抬高≥ 5mm，Ⅱ、aVF 导联 ST 段也显著抬高(尽管< 5mm)，提示该患者存在双心室起搏伴急性下壁心肌梗死。另外，Ⅰ、aVL 导联出现新发的 ST 段压低(^)，这是急性下壁心肌梗死伴随的对应性改变。

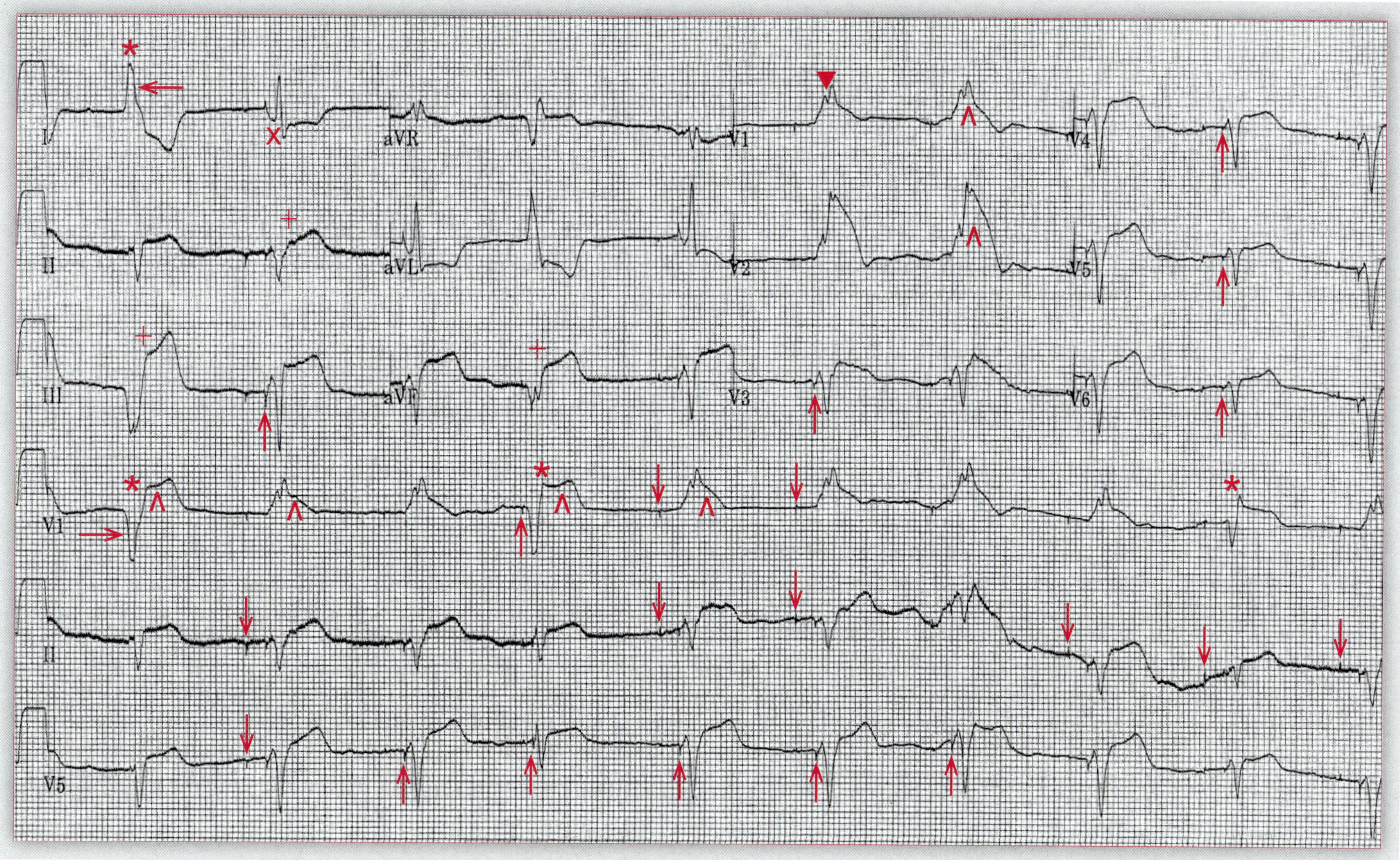

心电图 103C：心房颤动可能性大，房室顺序起搏，心房失夺获，间断左心室失夺获，急性下壁心肌梗死，急性右心室心肌梗死。

心电图 103C 显示节律规整，心率 64 次 / 分，没有看到明显的 P 波。心电图中存在心房起搏刺激信号(↓)，但没有相应的 P 波，提示心房失夺获。可能基础节律为心房颤动。每个 QRS 波前都有起搏刺激信号(↑)。但 QRS 波形态不同。第 1 个 QRS 波(*)在Ⅰ导联呈宽 R 型(←)，在 V_1 导联呈 QS 型(→)，符合右心室起搏的特点。第 4 和 9 个 QRS 波(*)形态与之相同。相反，第 2、3、5~8 个 QRS 波在Ⅰ导联呈初始 Q 波(x)，V_1 导联呈高 R 波(▼)(尽管形态不正常)，这是典型的左心室或双心室起搏图形。因此，该心电图提示间断左心室电极失夺获，从而引起 QRS 波呈右心室起搏图形。

Ⅱ、Ⅲ、aVF 导联 ST 段仍明显抬高(+)，甚至比心电图 103B 更高。另外，V_1~V_2 导联 ST 段明显抬高(^)(见于右心室起搏和双心室起搏)。V_1~V_2 导联的 ST 段抬高伴随急性下壁心肌梗死出现提示右心室受累，即右心室游离壁梗死。ST 段改变符合 Sgarbossa 标准，Sgarbossa 标准对诊断伴有 LBBB 和右心室起搏(形态同 LBBB)的急性心肌梗死有帮助，可能也适用于双心室起搏，因为这些情况的 QRS 波都是冲动绕过正常的希 - 浦系统，直接激动心室肌形成的。

1. 与 QRS 波同向(即 QRS 波主波向上)的任一导联 ST 段抬高≥ 1mm。

2. V_1~V_3 任一导联 ST 段压低≥ 1mm。

3. 与 QRS 波非同向(即 QRS 波主波向下)导联的 ST 段抬高≥ 5mm(即呈 QS 或 rS 型)。

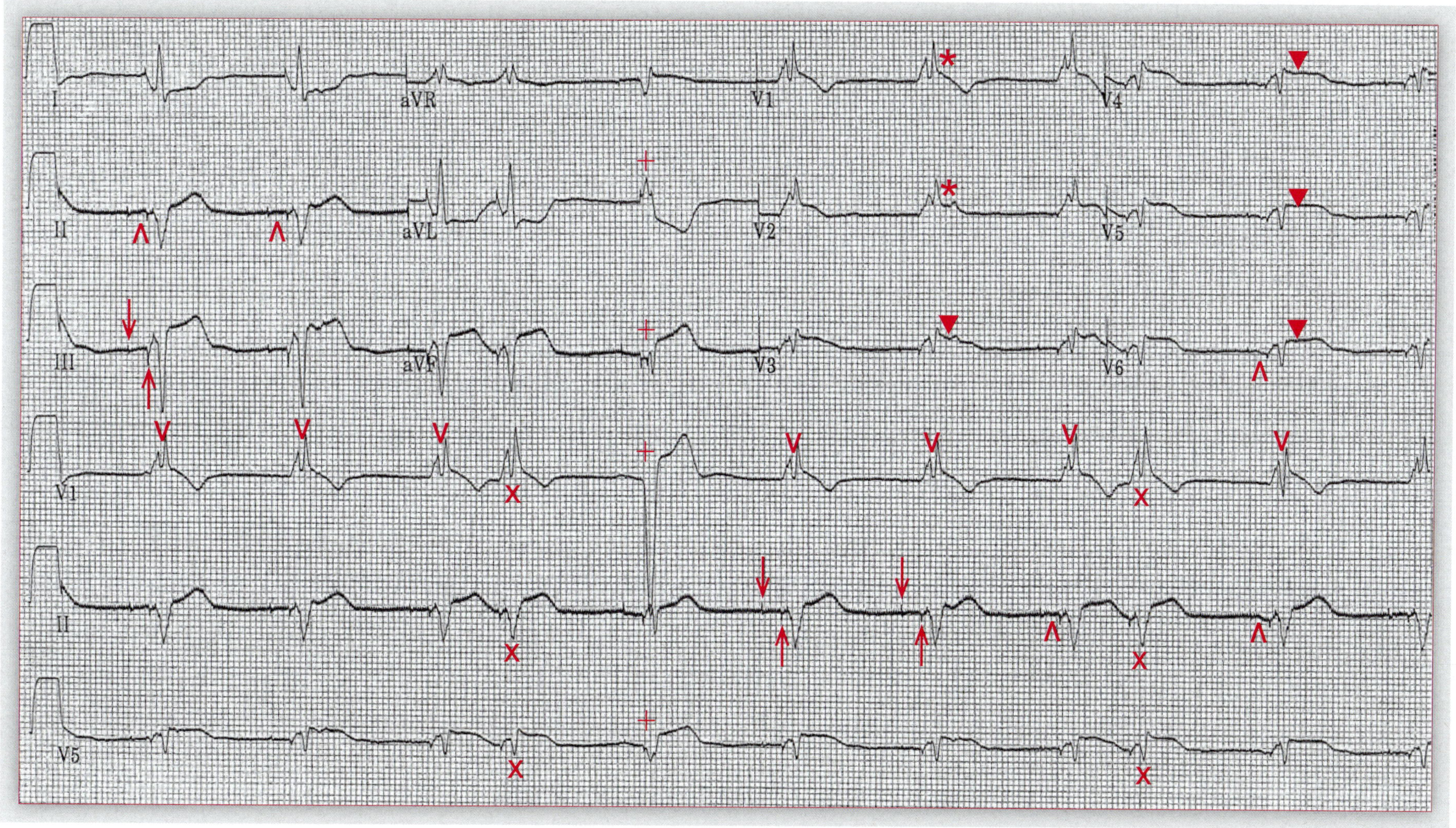

心电图 103D 分析：右心导联，房室顺序起搏，房性早搏，急性下壁心肌梗死，急性右心室心肌梗死，间断左心室失夺获。

心电图 103D 记录的是右心导联。节律规整,心率 60 次 / 分。心电图中可以看到心房(↓)和心室(↑)起搏刺激信号。另外,心房起搏刺激信号后可见 P 波(∧)。需要注意的是,仍然存在间断左心室失夺获,即第 5 个 QRS 波(+)呈右心室起搏图形(V_1 导联可见)。但是,大部分 QRS 波符合双心室起搏(V)图形。

右心 V_3~V_6 导联 ST 段抬高(▼),这是右心室梗死的特点,证实了基于心电图 103C 中 V_1~V_2 导联 ST 段抬高的诊断。另外,V_1~V_2 导联的变化仍然存在,即 ST 段抬高(*)。该心电图中也存在两个提前出现的双心室起搏 QRS 波(X),只有心室起搏刺激信号。这是房性早搏。■

一名 59 岁的男性患者，因剧烈胸痛，向左肩部放射，并伴大汗，就诊于急诊室。因胸痛持续 4 小时不缓解，最终他决定来到医院就诊。就诊时其心率 110 次 / 分，血压 110/80mmHg（1 mmHg=0.133 kPa）。体格检查双肺底可闻及

心电图 104A

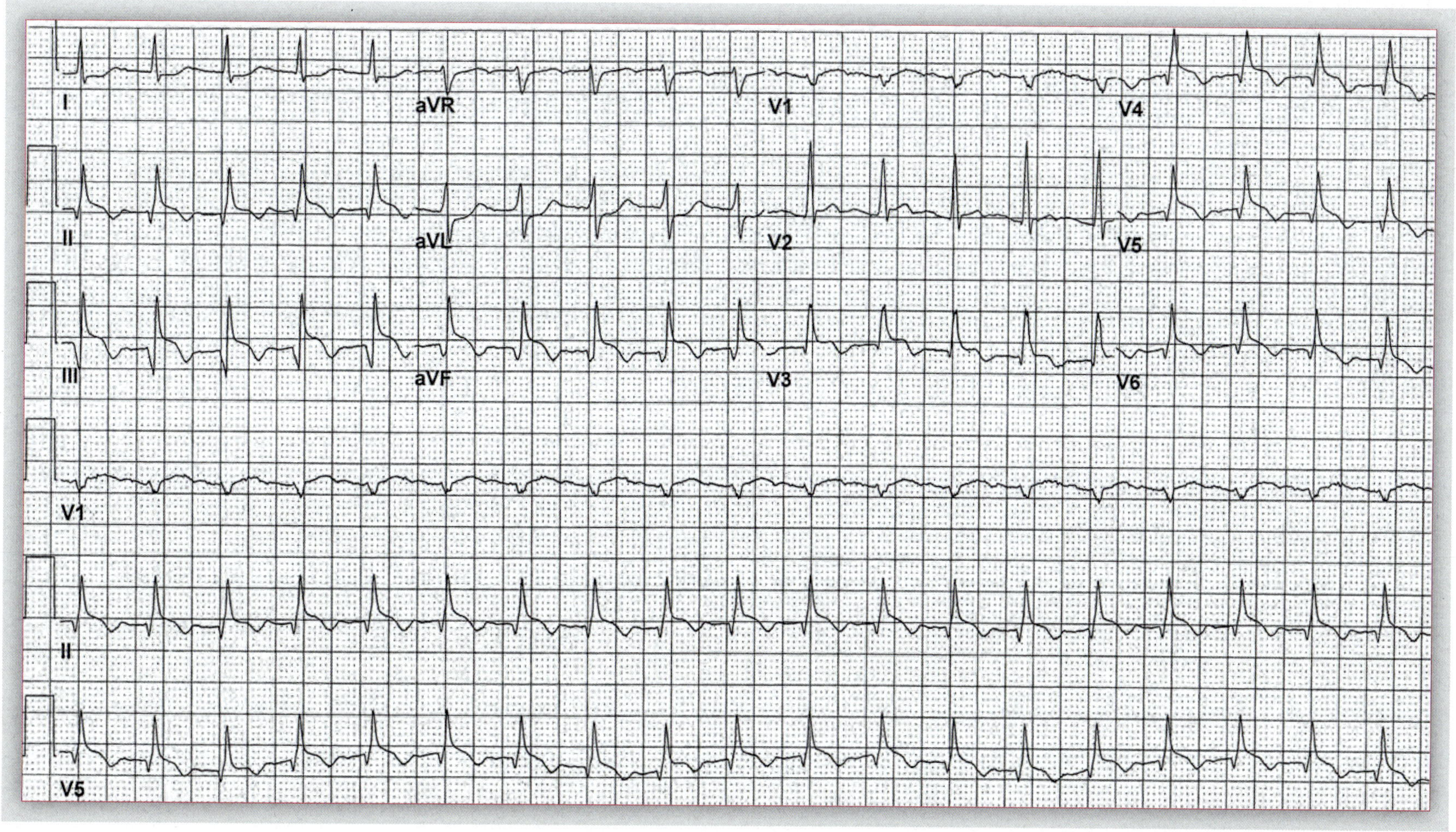

散在湿性啰音。记录的心电图如下（心电图 104A）。开始予以肝素抗凝和静脉应用硝酸甘油扩冠治疗。几分钟后，复查心电图如下（104B）。

心电图 104A 显示什么？

心电图 104B 有什么变化？

心电图 104B

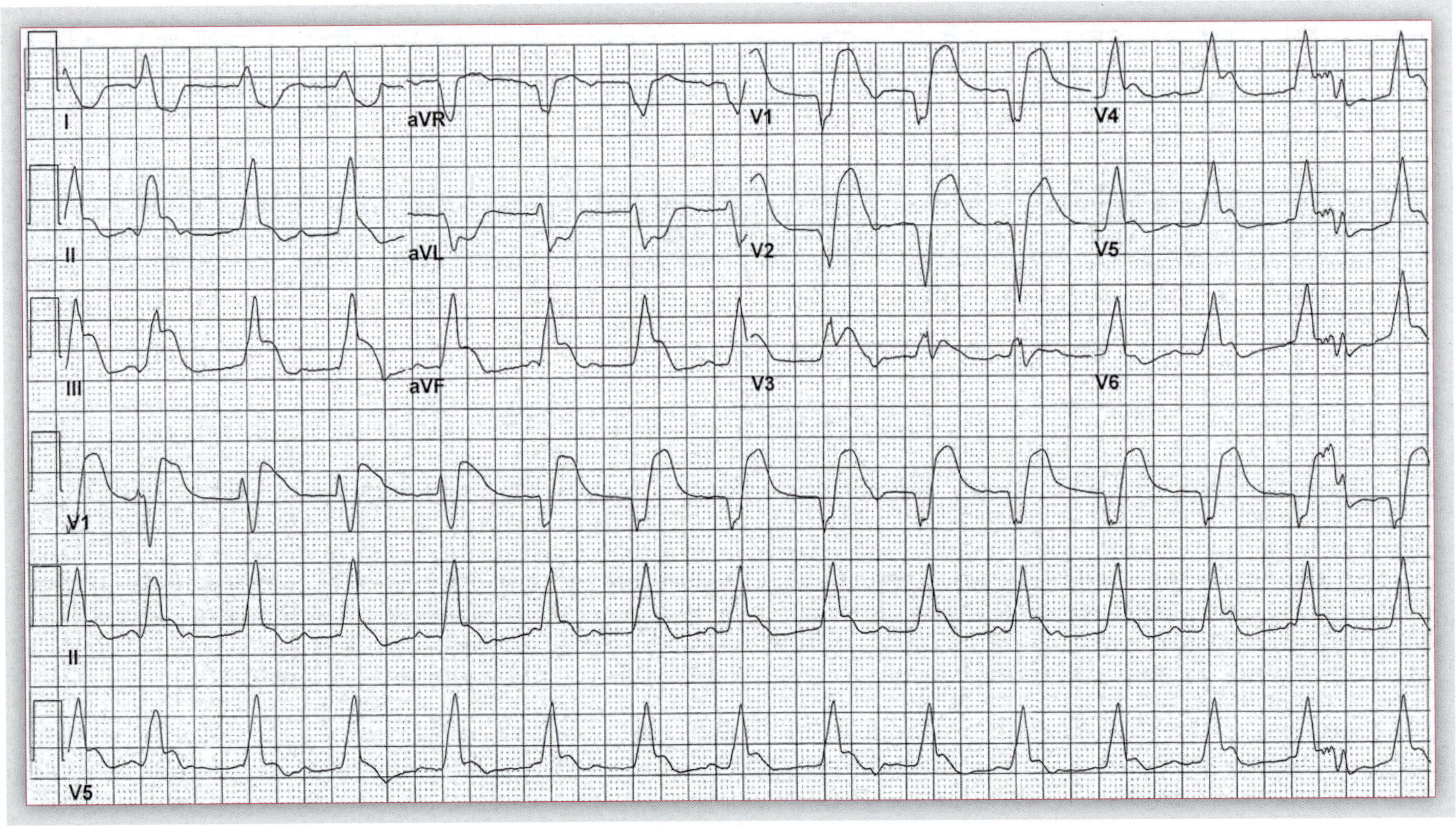

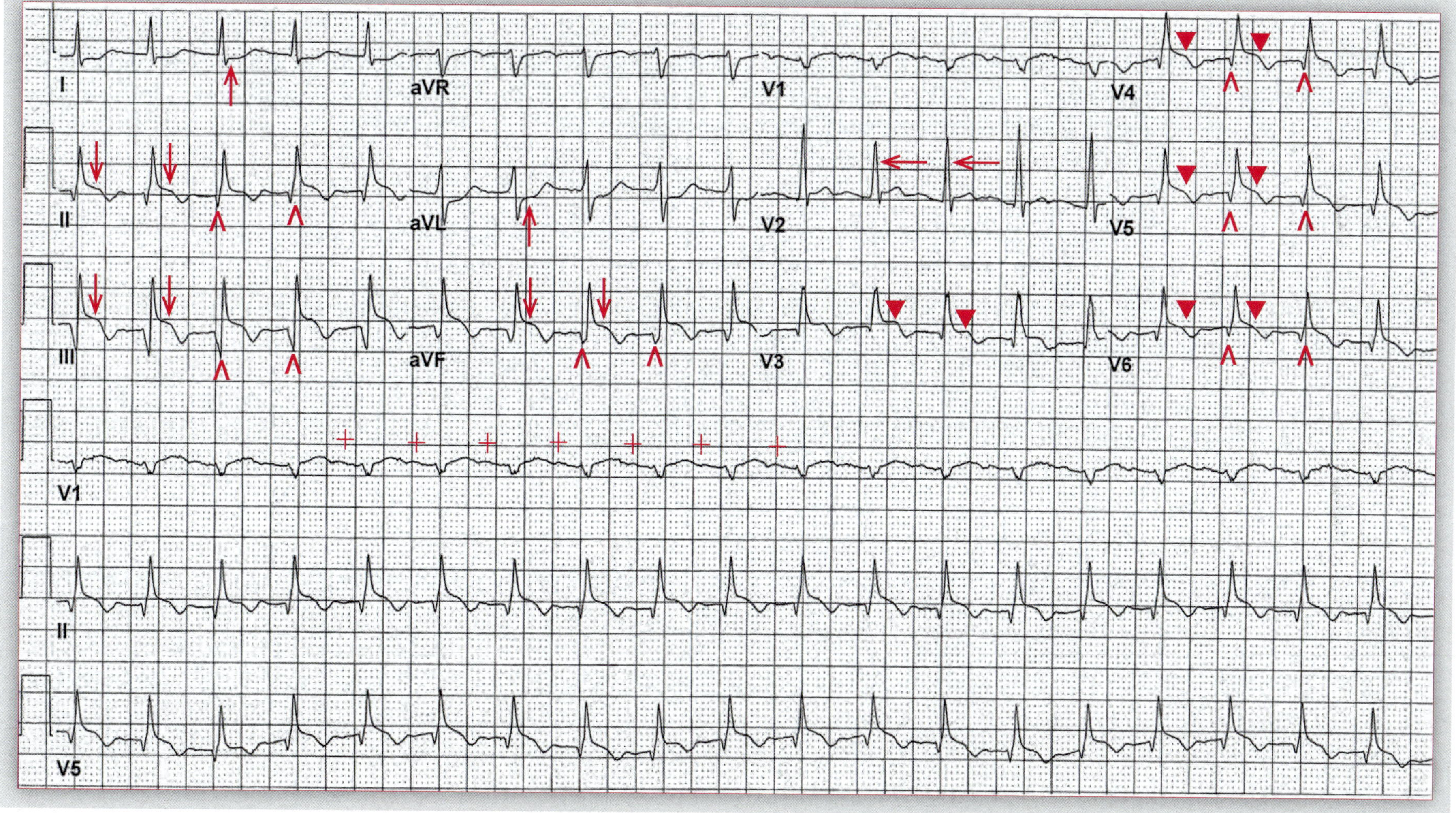

心电图 104A 分析：室上性心动过速（窦性或房性），过早移行，急性下壁、前侧壁心肌梗死。

心电图 104A 显示窦性心律，心率 120 次 / 分。虽然在大部分导联 P 波并不明显，但在 V_1 导联可见每个 QRS 波前有明显的 P 波(+)，且 PR 间期固定(0.18s)。因为其他导联的 P 波不明显，所以不能明确是窦性心律还是房性心律。各导联 QRS 波时限正常(0.10s)。电轴正常，在 0°~+90°（Ⅰ、aVF 导联 QRS 波主波向上）。V_2(←)导联可见高 R 波，是过早移行或逆钟向转位引起，这是从膈肌下方沿着假想的心脏长轴观察而确定的。逆钟向转位时，左心室综合向量出现早，在右胸导联可以看到，即 V_2 导联。Ⅱ、Ⅲ、aVF(↓)导联 ST 段抬高，提示急性下壁心肌梗死。V_3~V_6(▼)导联也有 ST 段抬高，提示急性前侧壁心肌梗死。与下壁心肌梗死 ST 段抬高型相关的是Ⅰ和 aVL(↑)导联 ST 段压低。此外，Ⅱ、Ⅲ、aVF、V_4~V_6(∧)导联可见 Q 波。QT/QTc 间期正常(320/450ms)。

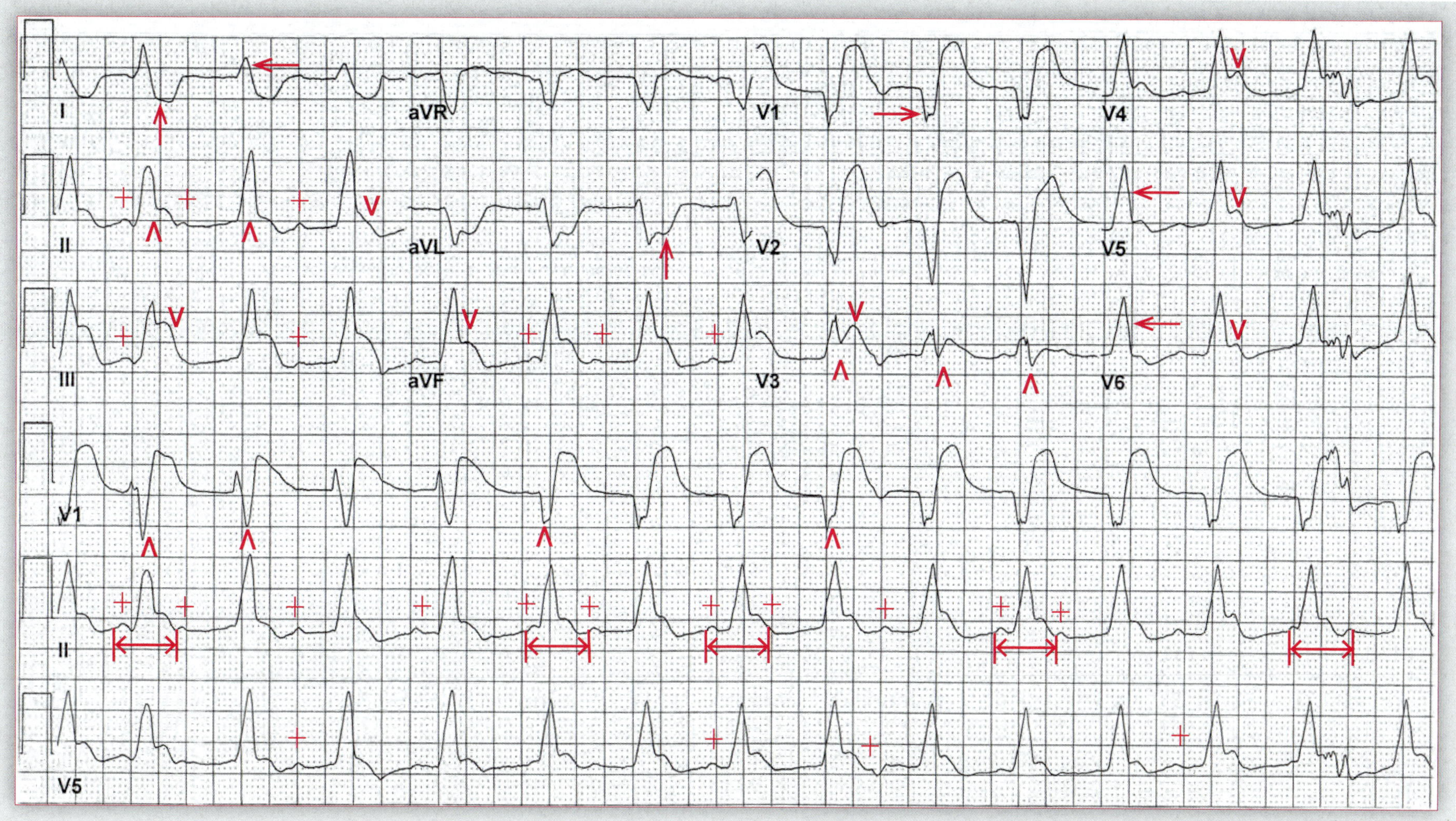

心电图 104B 分析：窦性心动过速，完全性房室传导传导阻滞，室性逸搏心律，急性下壁、前侧壁心肌梗死。

心电图104B和心电图104A来自同一个患者。心电图显示节律规整，心室率86次/分。Ⅱ、Ⅲ、aVF、V_5导联可见P波(+)。PP间期固定，心房率为140次/分(↔)。虽然P波并不是总能看到，当看到时均按时出现。P波在Ⅱ、aVF、V_4~V_6导联直立，因此这是窦性心动过速。PR间期不固定，因此存在房室分离。由于心房率快于心室率，因此这是完全性房室传导传导阻滞。QRS时限延长(0.18s)，比心电图104A中的QRS波宽，在形态上也有变化，Ⅰ、V_5~V_6导联为高R波(←)而V_1导联为宽QS波(→)。虽然这类似于左束支传导阻滞(LBBB)，但应该注意到QRS波形态发生明显变化(^)，尤其在Ⅱ、V_1、V_3导联明显。因此，这些都是室性QRS波，即室性逸搏心律。虽然这是室性心律，但ST段抬高仍然可以看到，与心电图104A看到ST段抬高的导联相同，即Ⅱ、Ⅲ、aVF、V_3~V_6导联(V)。Ⅰ、aVL导联也有明显的ST段压低(↑)，比在心电图104A中更明显。

当左室激动不经过正常的希-浦系统时，如LBBB、心室起搏或室性心律，急性心肌梗死的诊断都非常困难。在这种情况下，左室激动通过异常途径，即直接激动左室心肌。由于心室激动不正常，所以难以从心电图做出左心室异常的诊断。但Sgarbossa报道的标准仍然是有用的：

1. 与QRS波同向(即QRS波主波向上)的任一导联ST段抬高≥1mm。

2. V_1~V_3任一导联ST段压低≥1mm。

3. 与QRS波非同向(即QRS波主波向下)导联的ST段抬高≥5mm(即呈QS或rS型)。

虽然Sgarbossa标准被报道在LBBB和右心室起搏(也是LBBB型)中是有用的，但可能也适用于室性心律，即左心室激动不经过正常的希-浦系统。因此，急性下壁心肌梗死的ST段改变出现在室性心律中也可以诊断急性下壁心肌梗死。另外，这种改变与窦性心律的ST段变化相同。■

一名 72 岁女性患者，既往因深静脉血栓植入下腔静脉滤器，拟行拔牙就诊。准备手术期间，停用了几天华法林。术前一天，出现突发胸痛、心悸、呼吸困难，就诊于当地医院急诊室，记录了一份心电图（心电图 105B），与其基础心电图（心电图 105A）进行对比。

心电图 105A

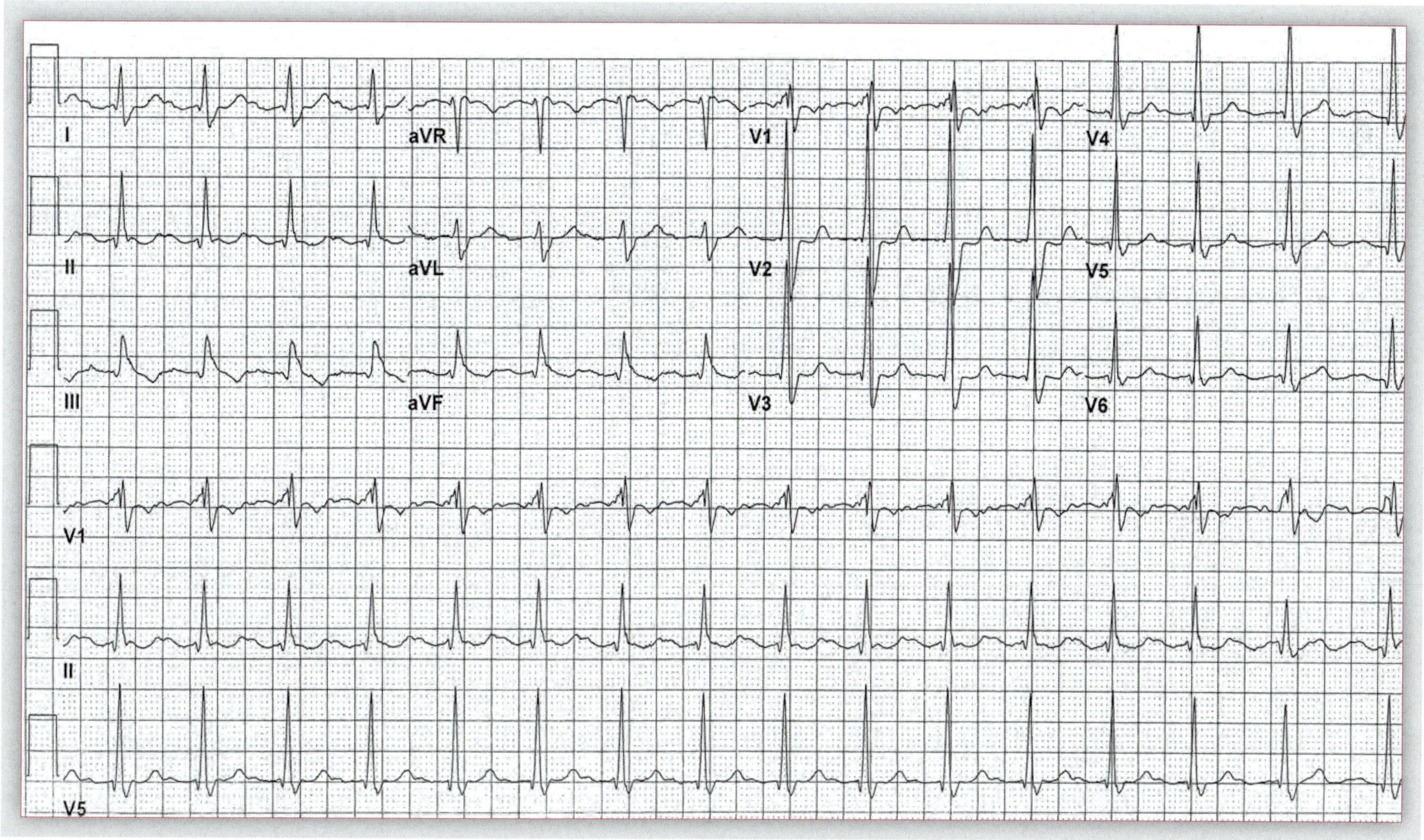

与基础心电图相比，患者当前心电图有什么变化？
患者心电图的诊断是否可以解释其症状？

心电图 105B

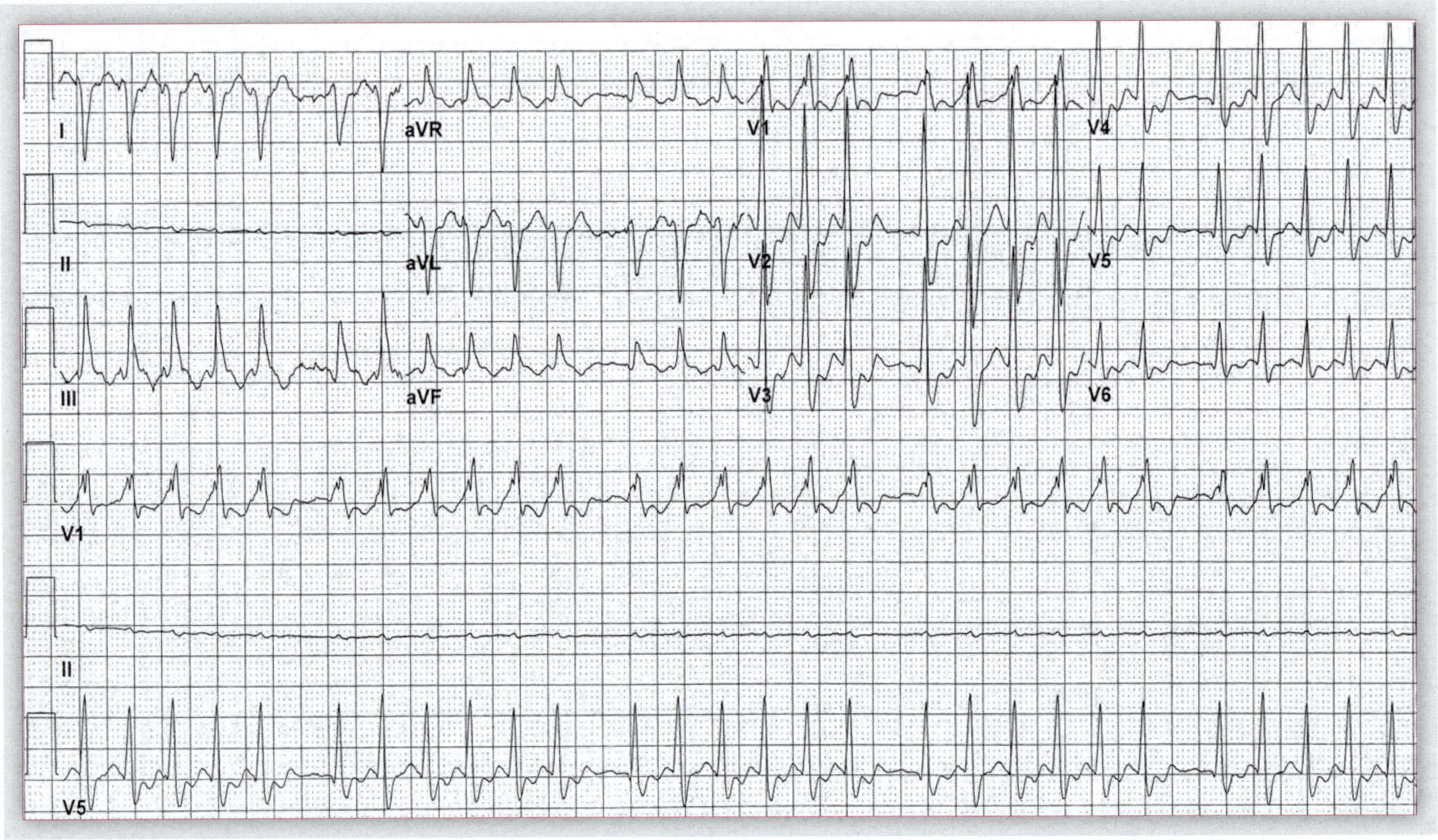

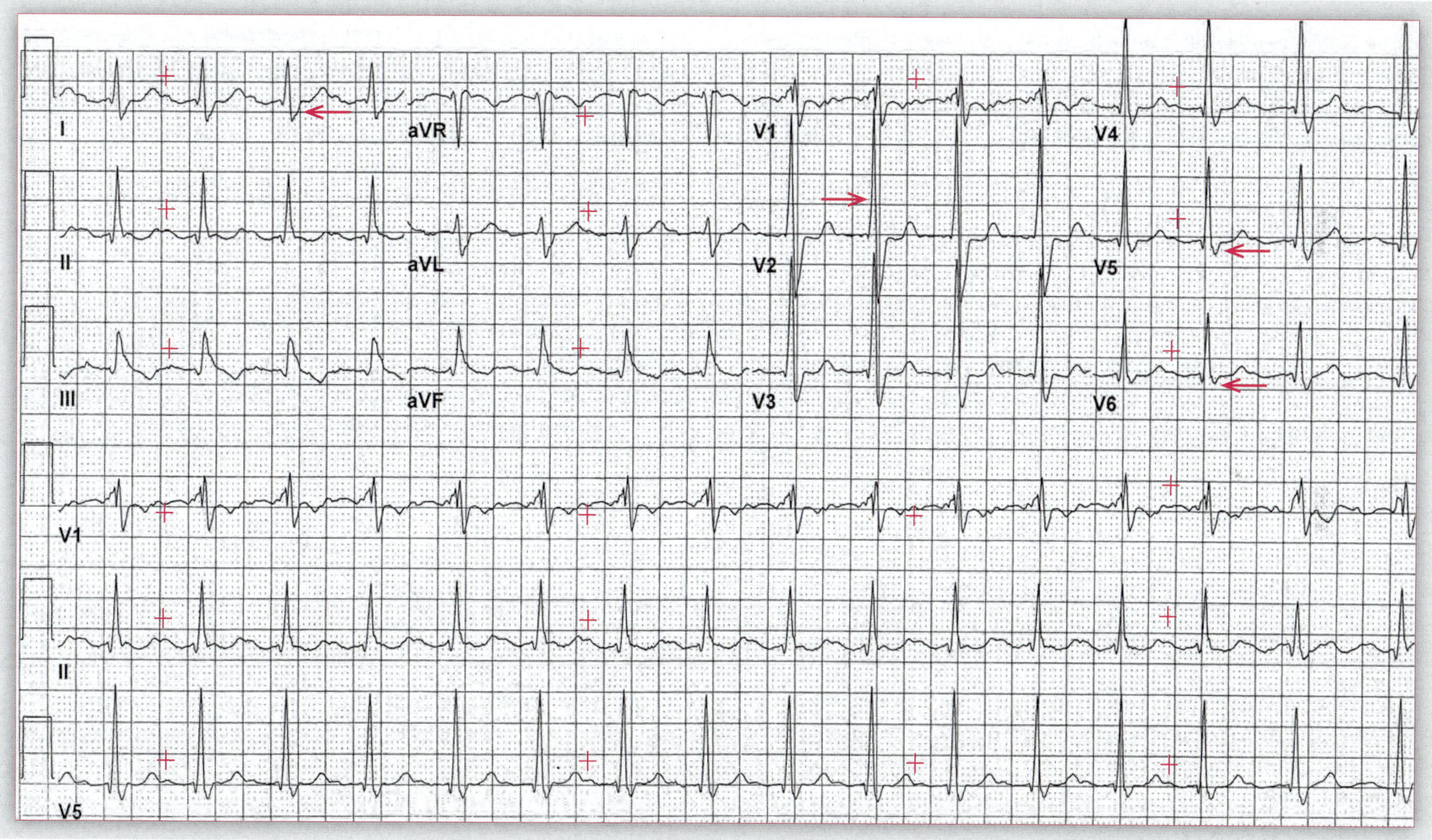

心电图 105A 分析：窦性心律，逆钟向转位，PR 间期延长，室内传导延迟（IVCD）。

心电图105A显示节律整齐，心率96次/分，每个QRS波前均有P波（+），PR间期固定（0.28s），P波在Ⅰ、Ⅱ、aVF、V_5~V_6导联直立，因此这是窦性心律伴Ⅰ度房室传导阻滞。

QRS时限延长（0.14s），电轴正常，在0°~+90°（Ⅰ、aVF导联QRS波主波向上）。QRS形态类似右束支传导阻滞（RBBB），Ⅰ、V_5~V_6导联S波增宽。但是，V_1导联呈RS型，不符合典型RBBB的形态，这是室内传导延迟。V_2导联为高R波（→），提示过早移行。这是因为心脏在水平面上逆钟向转位，这是从膈肌下方沿着假想的心脏长轴观察而确定的。逆钟向转位时，左心室综合向量在胸前导联提前出现，所以V_2导联出高R波。QT/QTc间期延长（380/480ms），校正延长的QRS时限后间期正常（340/430ms）。

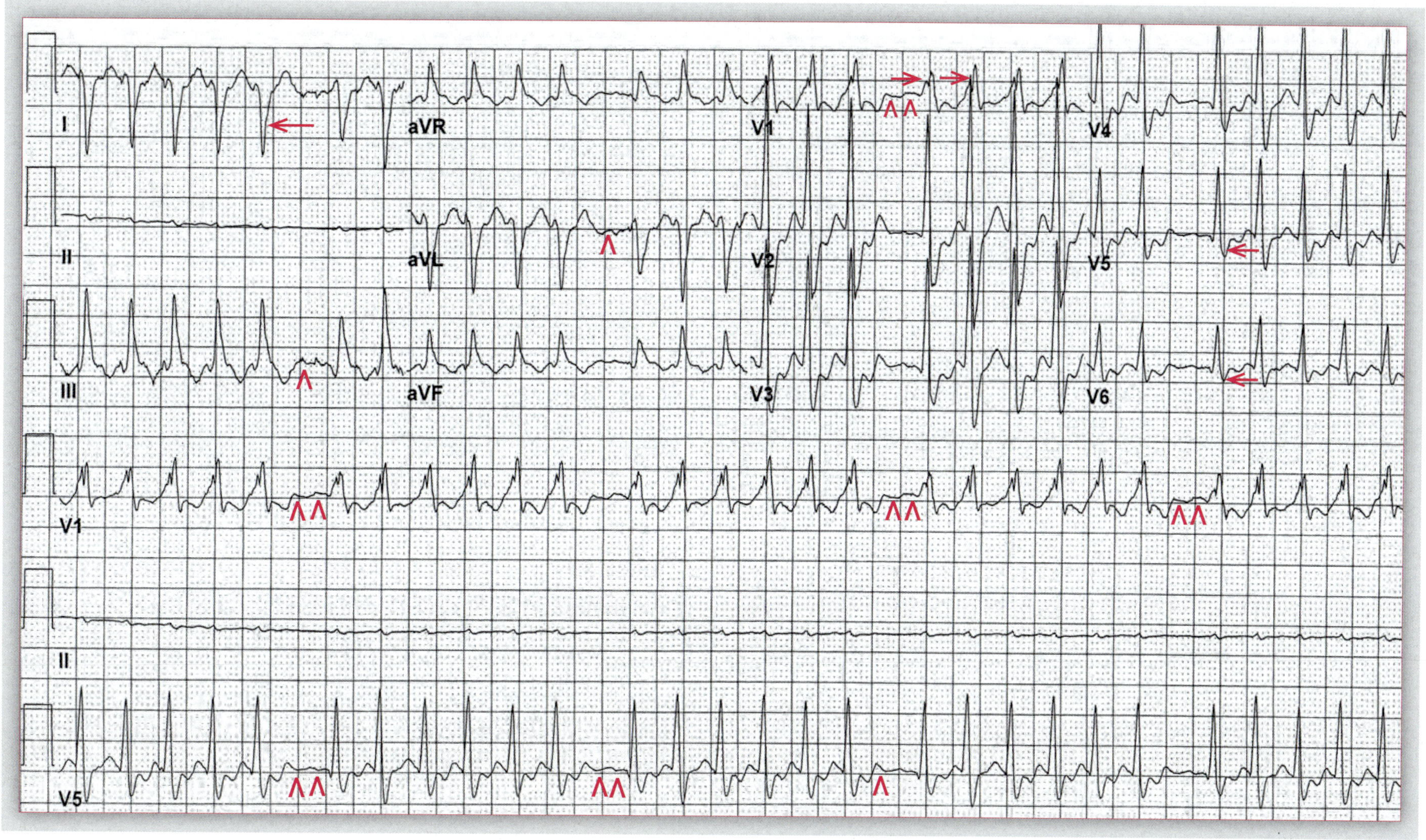

心电图 105B 分析：心房颤动，RBBB，电轴右偏，左后分支阻滞。

心电图 105B 显示节律绝对不规整，心室率 168 次 / 分。QRS 波前后均无明显 P 波，但基线上可以看到不规律的波动(^)，因此这是心房颤动伴快速心室率。

与基础心电图(心电图 105A)相比，心电图 105B 的 QRS 时限延长(0.16s)，呈典型的 RBBB 型，V_1 导联 R 波(→)增高增宽，Ⅰ、V_4~V_6 导联 S 波(←)增宽。另外，电轴明显向右偏移，在 +90~ +180°（Ⅰ导联 QRS 主波向下，aVF 导联 QRS 主波向上）。即使考虑到 RBBB 时 S 波增宽，Ⅰ导联 QRS 波主波仍向下。QT/QTc 间期延长(320/535ms)，校正延长的 QRS 时限后 QT/QTc 正常(260/420ms)。临床病史以及心电图的明显变化，即出现 RBBB 和显著电轴右偏，提示急性右心室压力负荷增加，符合急性肺栓塞的特点。CTA 证实肺栓塞诊断，其显示右肺动脉存在大块栓子。

肺栓塞可能出现的心电图变化包括：

1. 窦性心动过速。

2. 右心压力负荷增加的证据，包括电轴右偏(通常Ⅰ导联呈深 S 波型、Ⅲ导联 Q 波和 T 波倒置)，偶有新发 RBBB。

3. 非特异性 ST-T 改变。

4. 房性心律失常。■

一名 88 岁的男性患者，主因间断头晕就诊。在过去的两周，他注意到偶有明显的头晕发作，持续几秒钟后自行缓解。否认任何其他症状，既往一般情况无明显异常。

主诊医生记录心电图时，该患者出现头晕伴出汗。

心电图中的什么发现可以解释患者的症状？这种情况诊断什么？

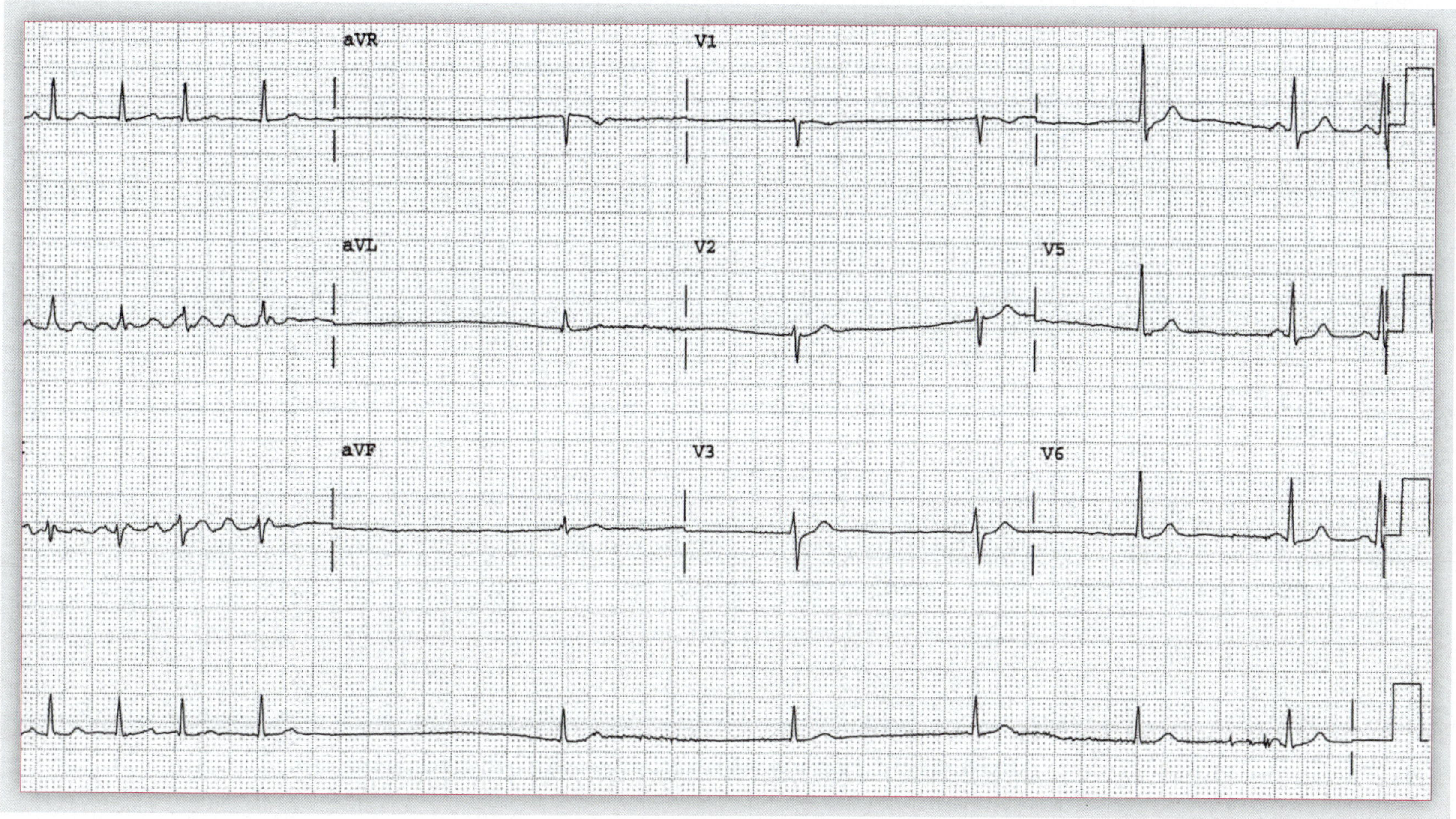

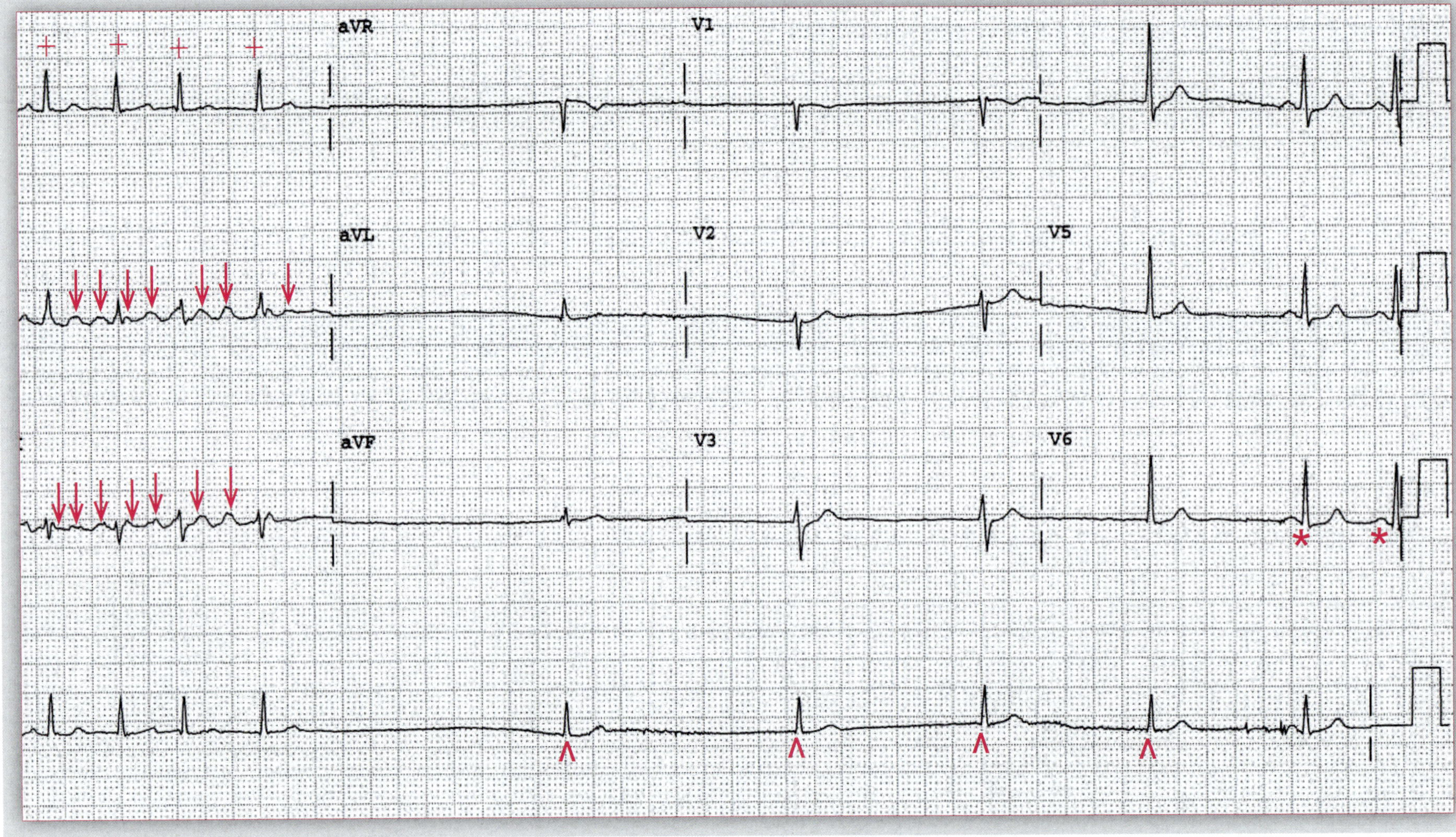

心电图 106 分析：心房颤动，自发终止伴窦性停搏，交界性逸搏心律后恢复窦性心律（病窦综合征，快 - 慢型）。

前 4 个 QRS 波(+)时限正常(0.08s),节律绝对不规整。平均心率 100 次 / 分。QRS 波之间可以看到粗大的不规律波动(↓)。因此这是心房颤动。QRS 形态正常,尽管肢体导联低电压(任一导联 QRS<5 mm)。电轴正常。在 0°~+90°(Ⅰ、aVF 导联 QRS 波主波向上)。QT/QTc 间期正常(300/390ms)。

第 4 个 QRS 波之后心房颤动突然终止,在一个 2.2s 的长间歇后出现逸搏心律,为窄 QRS 波(∧),QRS 波的形态与心房颤动时的 QRS 波相同。QRS 波前后均无心房激动。因此第 5~8 个 QRS 波是交界性 QRS 波,所以这是交界性心律。初始心率是 38 次 / 分,缓慢上升至 50 次 / 分。最后 2 个 QRS 波前面有 P 波(*),PR 间期固定(0.16s)。这是窦性心律,心率 96 次 / 分。因此,心房颤动突然终止后窦性心律出现前,有一个 7.4s 的长间歇。这是快 - 慢型病窦综合征的特点。

病窦综合征累及起搏组织,也可能累及房室结。本例患者存在交界性逸搏心律,所以房室结的传导完整。但是,如果房室结受累,没有出现交界性逸搏心律,可能在窦性搏动重新发出前出现 7.4s 的心脏停搏,从而导致晕厥。实际上,房性心律失常后的长间期是病窦综合征患者出现晕厥的病因。

病窦综合征可能累及房室结,有几种不同的表现形式:

1. 快 - 慢综合征,这种情况见于房性心律失常突然终止,随后出现不同间期的心动过缓甚至停搏,最常见的房性心律失常是心房颤动。心动过缓期间没有窦房结激动。当心动过速和心动过缓存在先后时间关系时可以诊断快慢综合征,即心动过速后立即出现心动过缓。

2. 慢 - 快综合征,显著心动过缓(窦性或交界性)后出现快速房性心律失常,这属于逸搏节律。当心动过缓和心动过速存在先后时间关系时可以诊断慢快综合征,即心动过缓后立即出现心动过速。

3. 显著窦性心动过缓伴变时功能不良,即窦性心率不能随活动后儿茶酚胺或交感神经兴奋性增加而增加。

4. 房性早搏后出现一个非常长的间歇,直到窦性心律重建。

5. 在没有应用抑制房室结药物的情况下,出现持续性心房颤动(窦房结功能障碍引起)伴缓慢心室率。提示病窦综合征合并房室结传导障碍。

6. 窦性停搏,即长 RR 间期或间歇之中没有 P 波。间歇前后的 PP 间期长于窦性 PP 间期的 2 倍。

病窦综合征伴心动过缓相关症状,即长间歇伴晕厥或先兆晕厥以及持续性心动过缓伴乏力或头晕,应选择起搏器治疗。有窦房结功能障碍证据的患者应植入双腔起搏器;起搏器程控打开模式转换功能,以保证出现心房颤动时起搏器不跟踪,从而避免出现快速心室率。永久性心房颤动伴缓慢心室率的患者通常植入单腔起搏器,程控为 VVI 起搏模式。

快 - 慢综合征的另一种治疗是应用抗心律失常药物预防房性心律失常,即 IA、IC 或Ⅲ类抗心律失常药物。预防房性心律失常可以预防随后的长间歇和心动过缓。■

病例 107

一名76岁女性患者，因心悸伴间断头晕和意识丧失就诊急诊室。体格检查未见明显异常，心电图显示正常窦性心律。到医院后行心电监测。当天晚些时候，该患者再次出现头晕伴一过性意识丧失。心电监测记录下了这次事件发生时的心电图。

这是什么类型的心律失常？
患者症状的病因是什么？

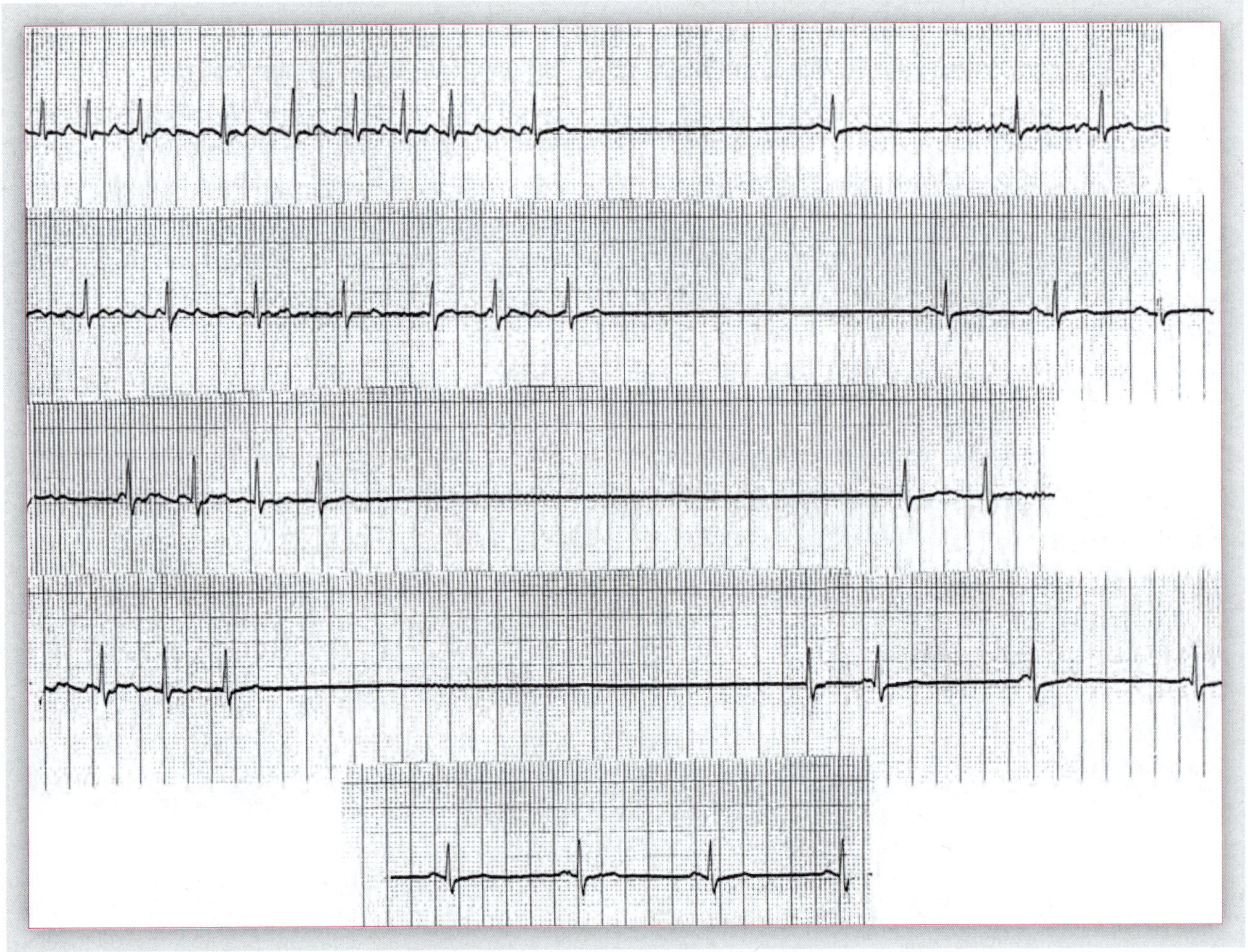

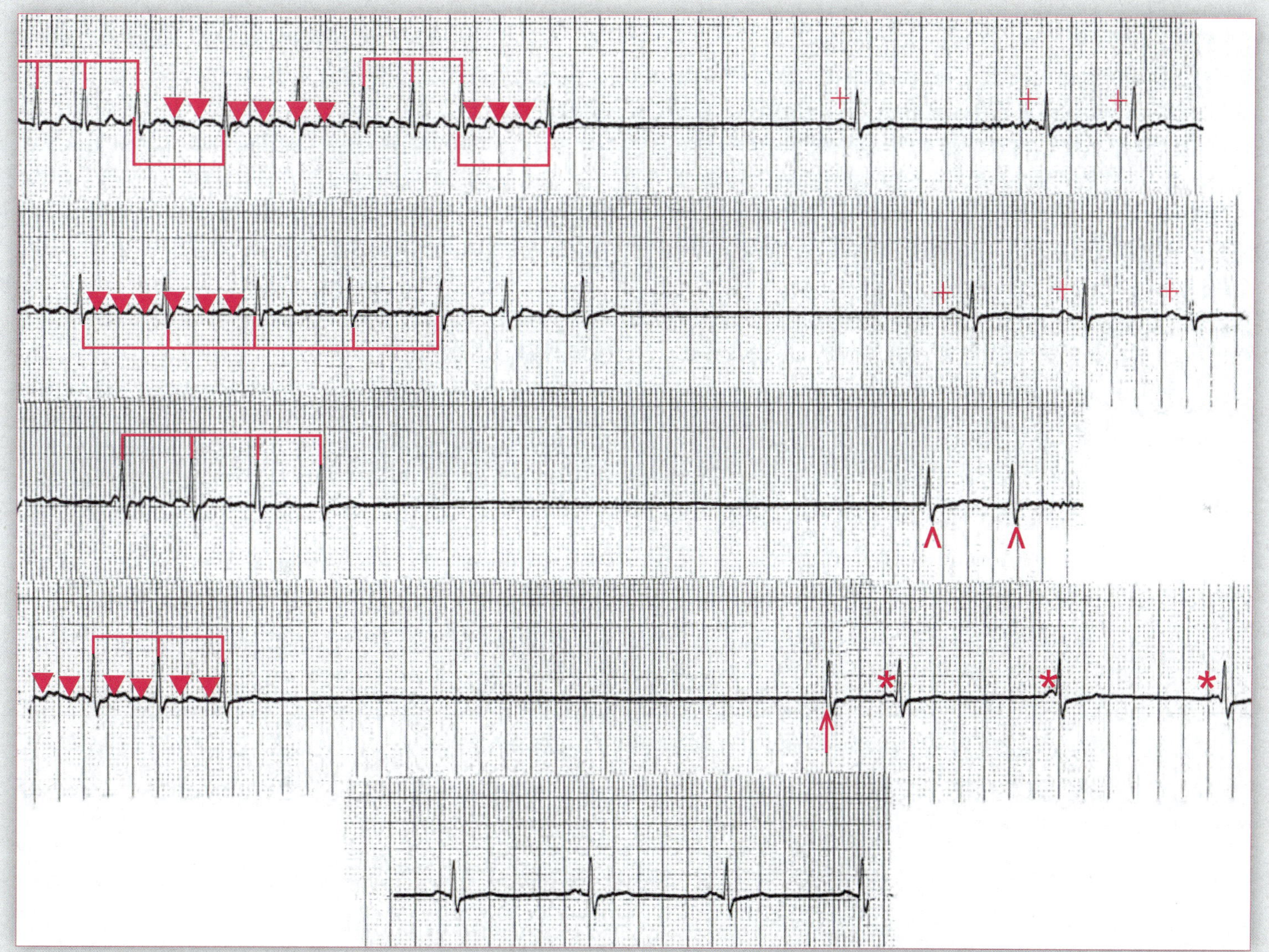

心电图 107 分析：心房扑动突然终止，间歇后重建窦性心律，病窦综合征（快 - 慢型）。

心电图显示的是心电监测上的条图。第 1 和第 2 份条图显示初始节律为有规律的不规整，即虽然无规律，但长 RR 间期（ ⊔ ）、短 RR 间期（ ⊓ ）分别相等。虽然看不到有序的心房激动，但基线上可以看到规律的波动（▼），形态单一，频率为 300 次 / 分。因此，基础节律是心房扑动伴不同比例的房室传导阻滞。QRS 波较窄，因此是室上性 QRS 波。第 10 个 QRS 波后心房扑动突然终止，出现一个 2.4s（第 1 份条图）和 3s（第 2 份条图）的长间歇，随后出现窄 QRS 波，QRS 波前面有 P 波（+），PR 间期固定（0.20s），这是窦性心律，心率逐渐上升至 86 次 / 分。长间歇中没有看到心房激动。第 3 份条图初始仍为心房扑动，随后也突然终止。在 4.8s 长间歇后，出现一个窄 QRS 波，其前没有心房激动（^），因此这是交界性逸搏心律。长间歇中没有看到心房激动。第 4 份律条图初始也为心房扑动，心律失常突然终止，随后出现一个 4.8s 的长间歇。长间歇中没有看到心房激动。间歇终止后是一个窄 QRS 波（↑），前面没有 P 波。这是交界性逸搏心律。随后的 3 个窄 QRS 波前均有 P 波（*），但 PR 间期不固定。因此窦性心律得到重建，但 QRS 波不是由心房激动引起，即这些 QRS 波是交界性 QRS 波。最后一份条图显示正常窦性心律，PR 间期固定（0.20s），与其他节律条图中窦性心律的 PR 间期相等。

该患者的诊断是病窦综合征（快 - 慢型）。房性心律失常是心房扑动，心房扑动突然终止后出现窦性或交界性逸搏心律。该患者存在长间歇伴临床症状，需要接受永久性起搏器植入。

快 - 慢型病窦综合征的另一种治疗是应用抗心律失常药物预防房性心律失常，即 IA、IC 或Ⅲ类抗心律失常药物。预防房性心律失常可以预防随后的长间歇和心动过缓。■

一名 92 岁的老年女性患者，其孙子发现她躺在厨房的地上而送往当地急诊室。其孙子诉说发现她时表现为“疯子一样”。经进一步询问，他描述当时她仰卧在地板上，没有创伤及跌倒的迹象（没有翻倒的家具及落物，没有明显的身体损伤）。患者处于半清醒状态，不能正确回答他的问题，因此呼叫了急诊医疗服务系统。

该患者被送往急诊监护室，经初步检查，脉搏明显减慢难以触及。给予心电监测。很快医护人员惊讶地发现，患者突然说道“我在哪里”，她的精神状态自行好转，医生随即打印出临床症状改善时心电监护上的心电图。

通过心电图提供的信息，患者临床表现的原因是什么？

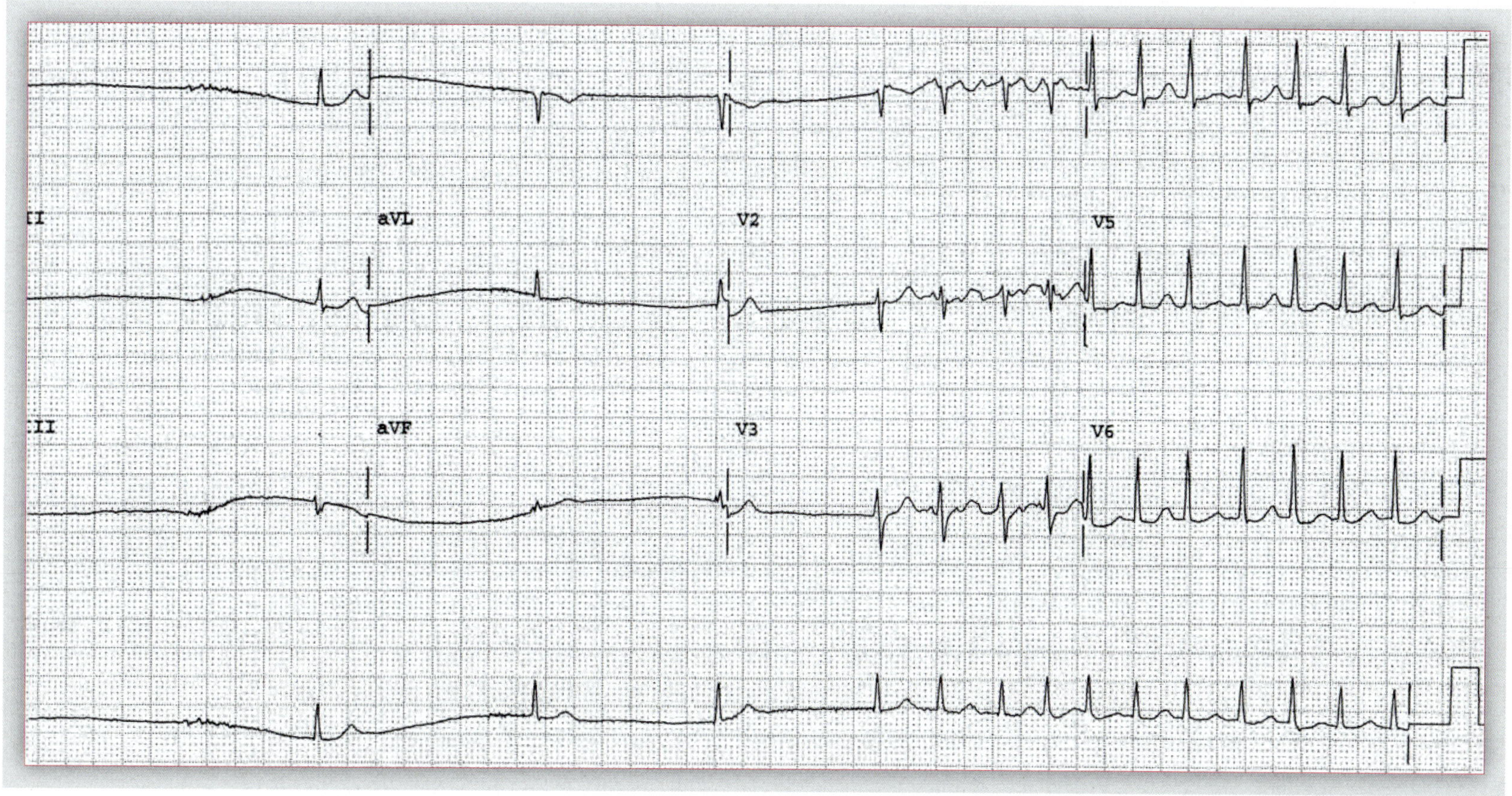

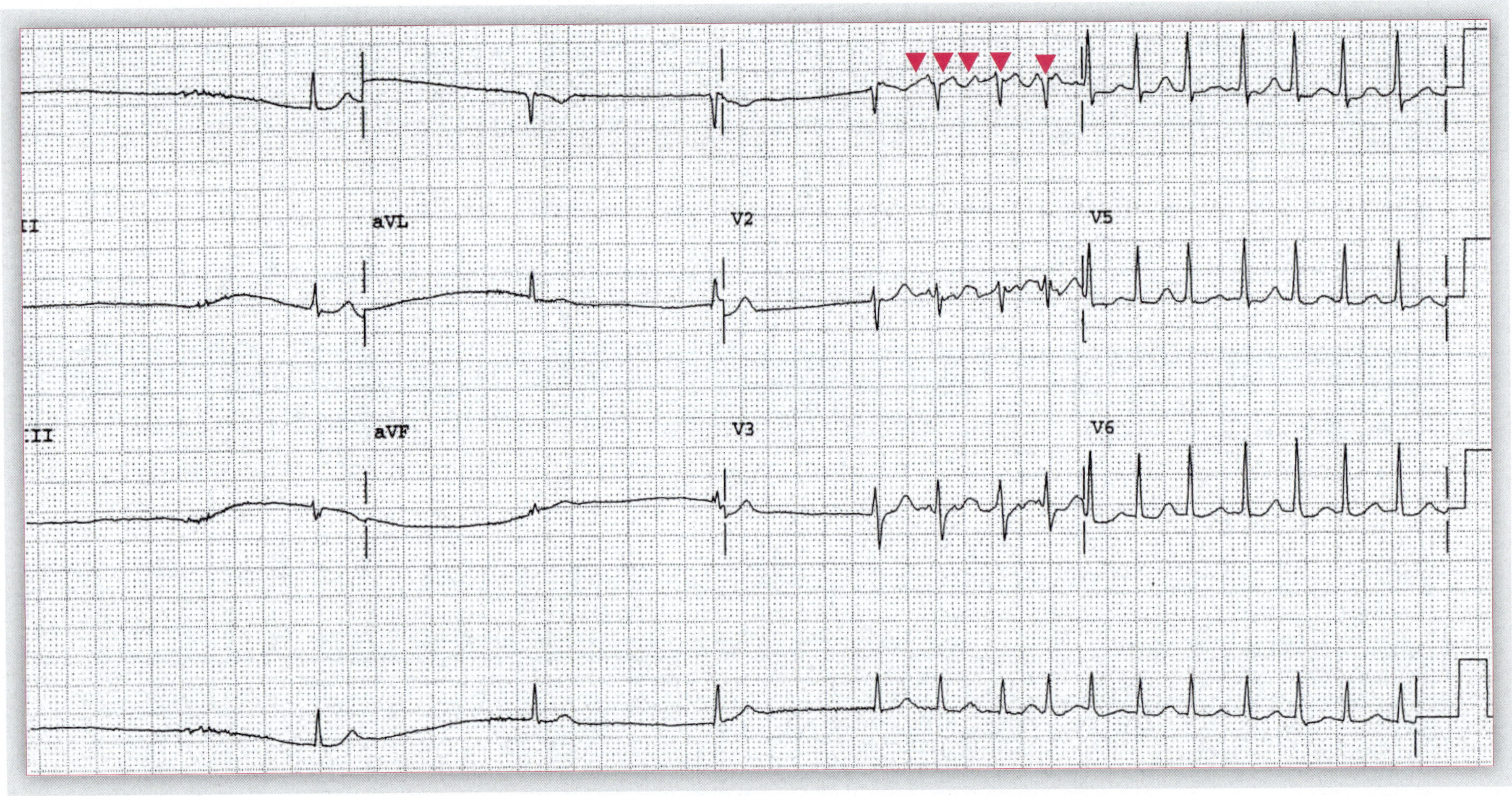

心电图 108 分析：交界性心律后为房颤律伴快速心室率，病态窦房结综合征(慢-快型)。

心电图初始部分的 QRS 时限正常（0.08s）。形态正常，尽管肢体导联低电压（任一导联 QRS<5 mm）。电轴正常，在 0°~+90°（Ⅰ、aVF 导联 QRS 波主波向上）。QRS 波前后均没有发现 P 波，因此这是交界性心律。心率不稳定，反应了交界区异位起搏点不稳定，去极化速率多变。第 3 个 QRS 波之后，心室率开始变快，并且不规则。还需要注意的是，基线上存在快速不规律的波动（▼）。这是心房颤动，心电图表现被称为慢 - 快型病窦综合征的特点。心室率缓慢引起继发的房性快速性心律失常。两种节律有时序关系，即心动过缓之后立即出现心动过速。■

病例 109

一名 48 岁男性患者，在公园的长凳上被发现意识丧失。他被带到急诊室，记录了一份心电图（心电图 109A）。入院治疗后 4 小时复查了一份心电图（心电图 109B）。

心电图 109A

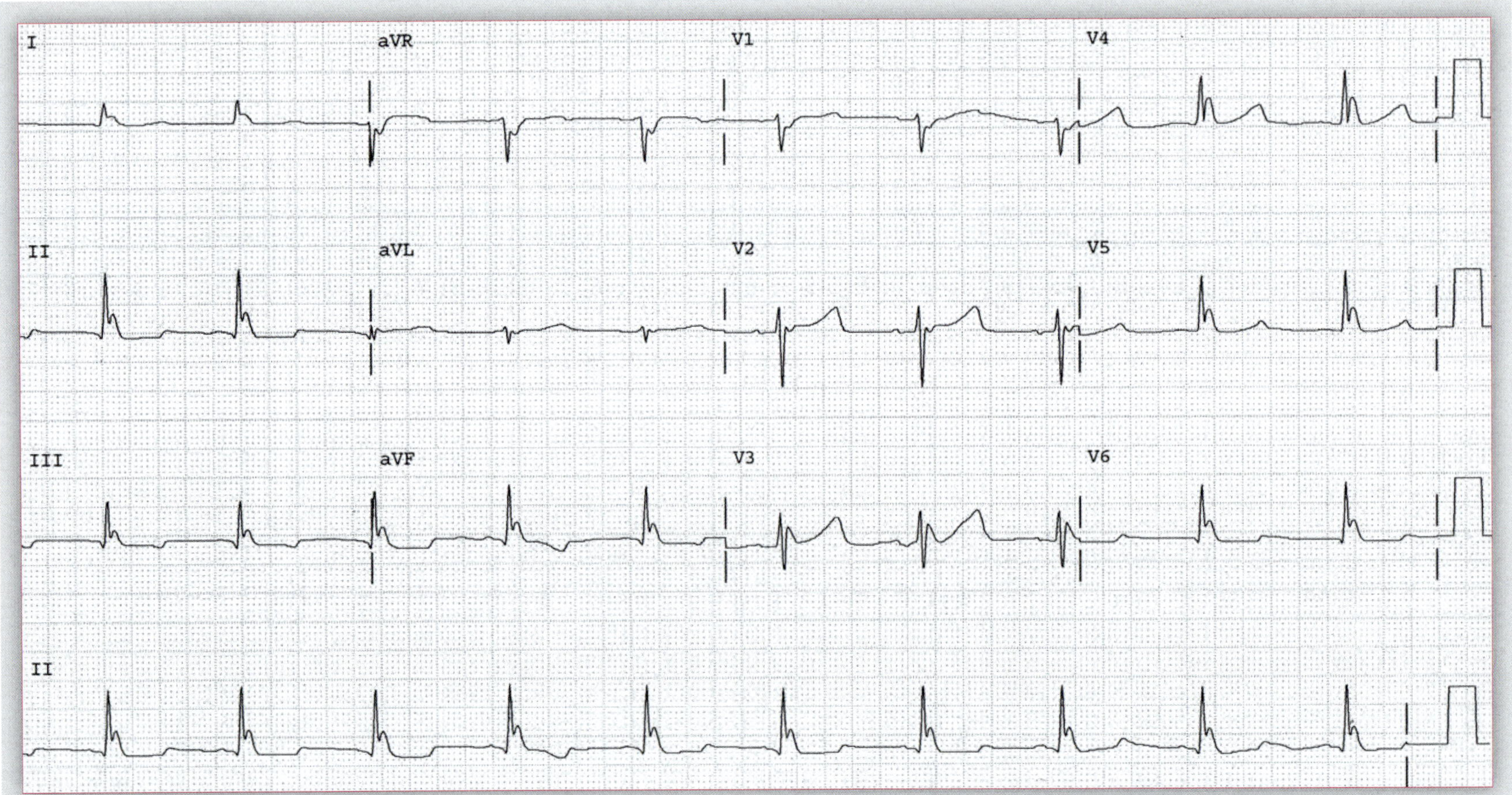

心电图 109A 正常吗？
如果不正常，有什么异常，异常的机制可能是什么？

心电图 109B

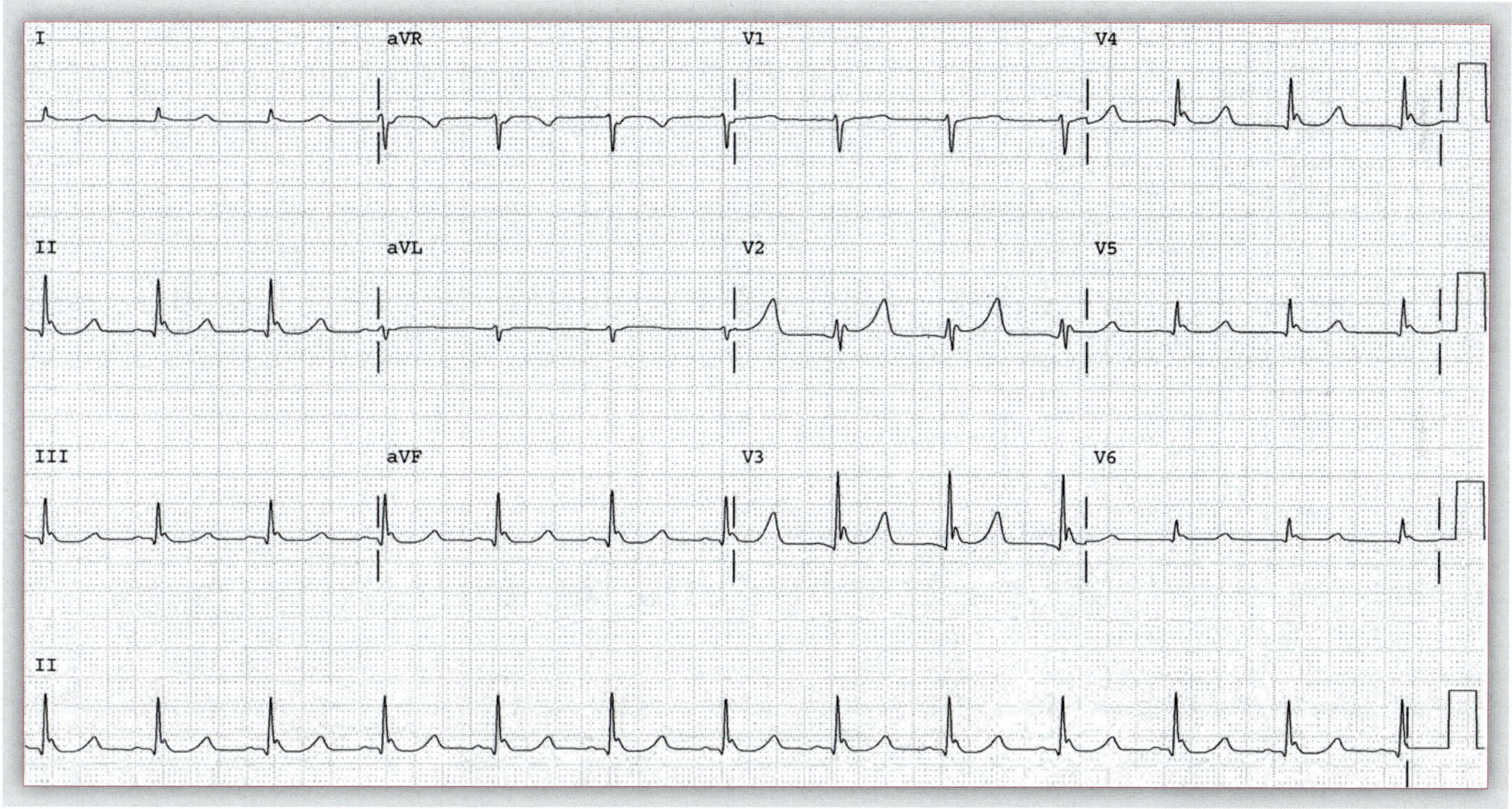

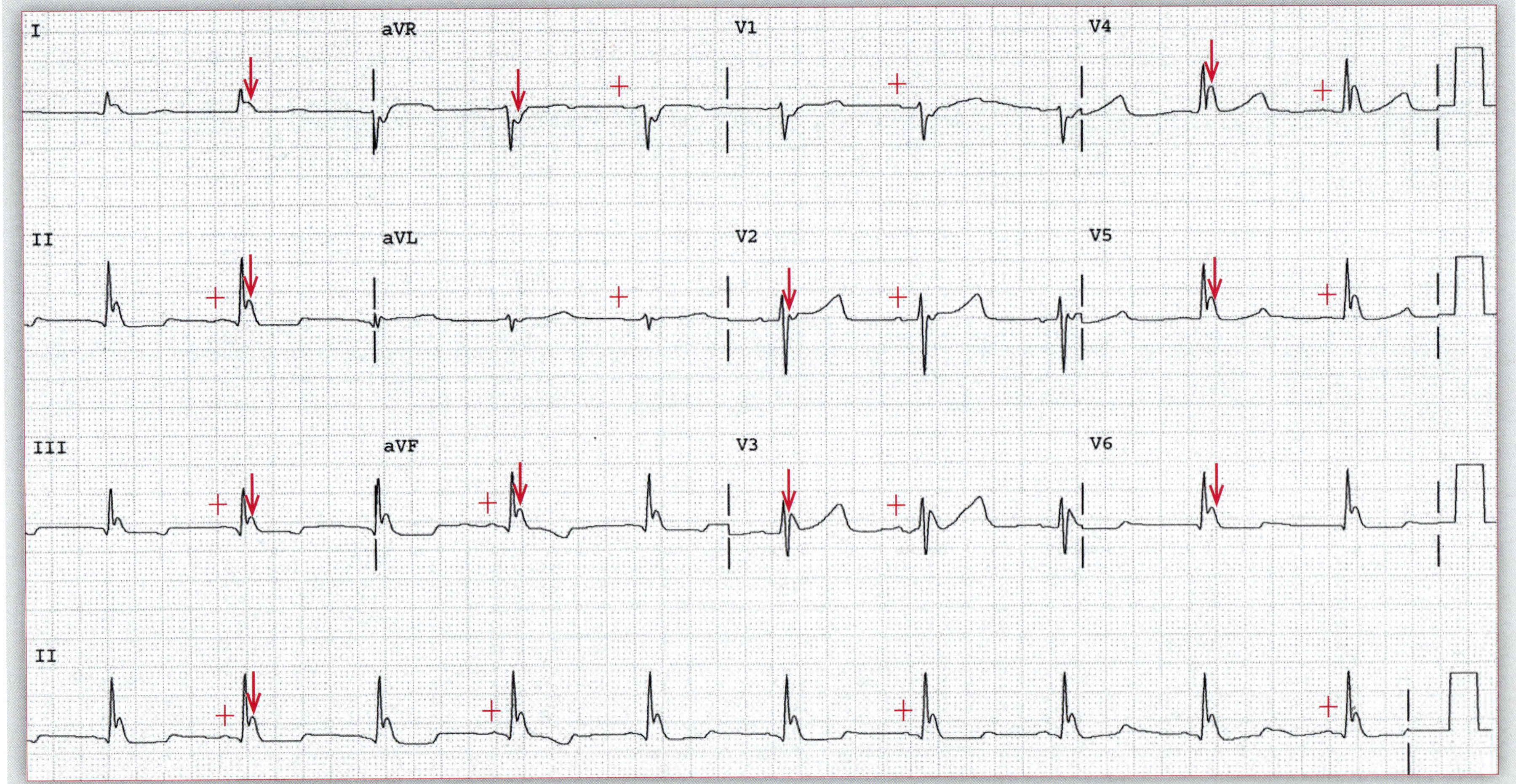

心电图 109A 分析：窦性心律伴显著 J 点抬高(Osborn 波或 J 波)。

心电图 109A 显示节律规整，心率 60 次 / 分。每个 QRS 波前均有 P 波（+）且 PR 间期固定（0.18s）。Ⅰ、Ⅱ、aVF、V_4~V_6 导联 P 波直立。因此这是窦性心律。

QRS 波时限正常（0.10s）。电轴正常，在 0°~+90°（Ⅰ、aVF 导联 QRS 波主波向上）。QT/QTc 间期轻微延长（480/480ms）。在 QRS 波后 J 点上是一个显著抬高的异常波形（↓），这被称为 J 波或 Osborn 波，这可能是因为暴露于低温环境、心脏手术后复温不充分或心源性猝死幸存者的低温治疗等引起的低体温所致。进入急诊室后，该患者的体温是 89° F（31.7^{0}C）。除了 Osborn 波外，低体温症也可以引起 QT 间期延长。

心室肌存在 3 层不同电生理特性的细胞：心内膜、心外膜和 M 细胞。这 3 种类型的细胞存在不同的电生理特性，主要与复极速率有关，因此也与动作电位时程有关。体温变化可以改变复极速率，尤其是心外膜细胞和 M 细胞的复极速率。因此，低体温时，整个心室壁的复极离散度增加，这是 Osborn 波出现的原因。这种早复极异常也见于 Brugada 波，Brugada 波是 SNC5A 基因异常引起的先天性改变。Brugada 波时 J 点异常出现在右胸导联（即 V_1~V_3 导联）。体温变化（即低体温）也可以影响 Brugada 波，使其更明显。

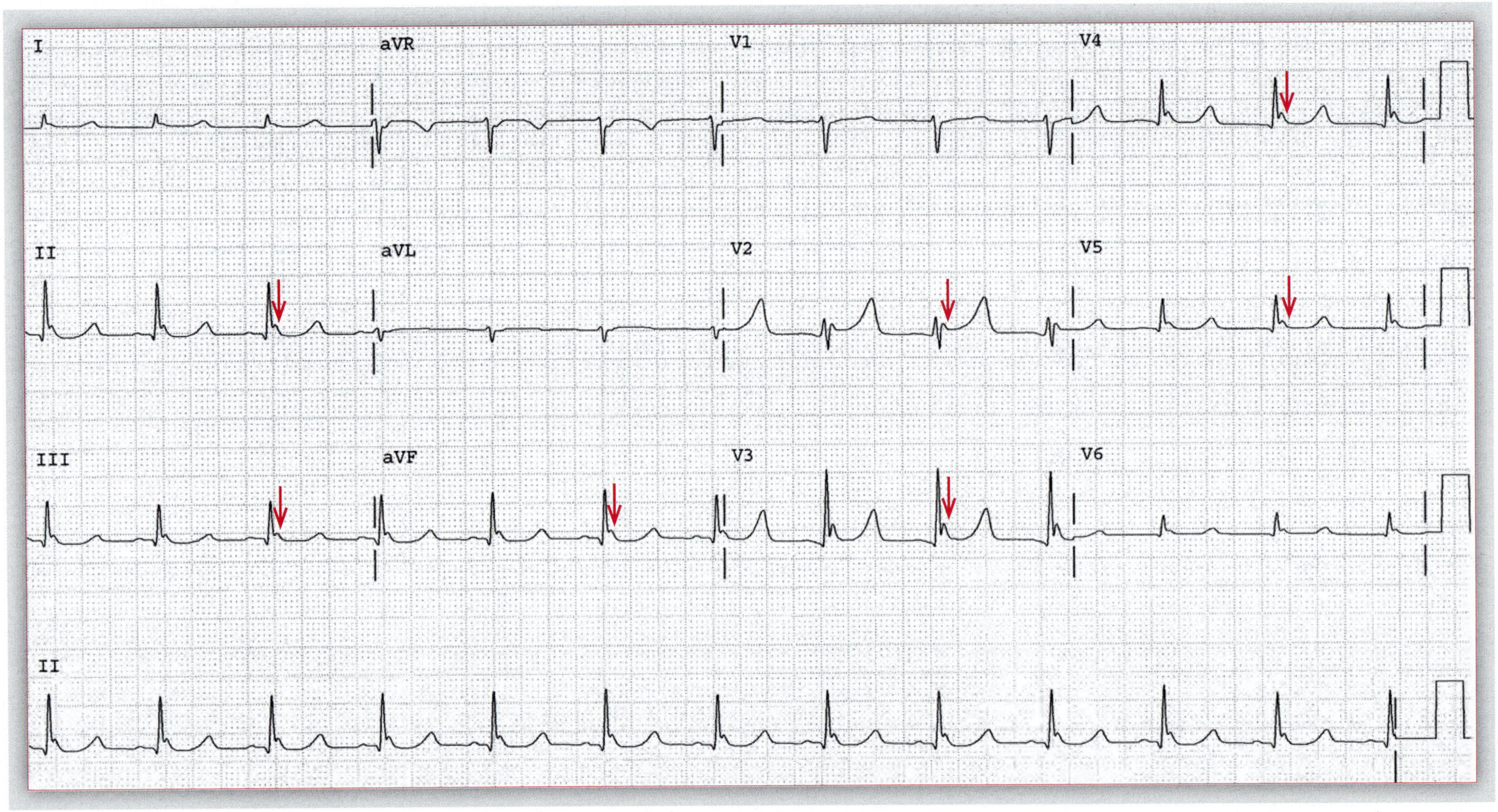

心电图 109B 分析：窦性心律伴不显著 Osborn 波。

心电图 109B 与心电图 109A 来自于同一名患者。该患者的体温是 93° F（33.9℃）。心电图显示窦性心律，心率 76 次 / 分。QRS 时限、电轴和 PR 间期与心电图 109A 相同。QT / QT 间期稍短，接近正常（400/450ms）。

虽然 Osborn 波（↓）仍然存在，但它们的高度已经随体温的升高而降低。体温和 Osborn 波的高度有关（即体温越低，Osborn 波越高越明显）。■

病例 110

一名 28 岁男性患者，在落基山脉攀登雪山的过程中走失，3 天后才被发现。由直升机送往就近医院。到达医院时体温是 79.2° F（26.2℃），描记了一份心电图（心电图 110A）。1 小时后体温为 82.6° F（28.1℃），复查了一份心电图（心电图 110B）。在随后的 1 天，体温恢复至正常，再次复查了一份心电图（心电图 110C）。

心电图 110A

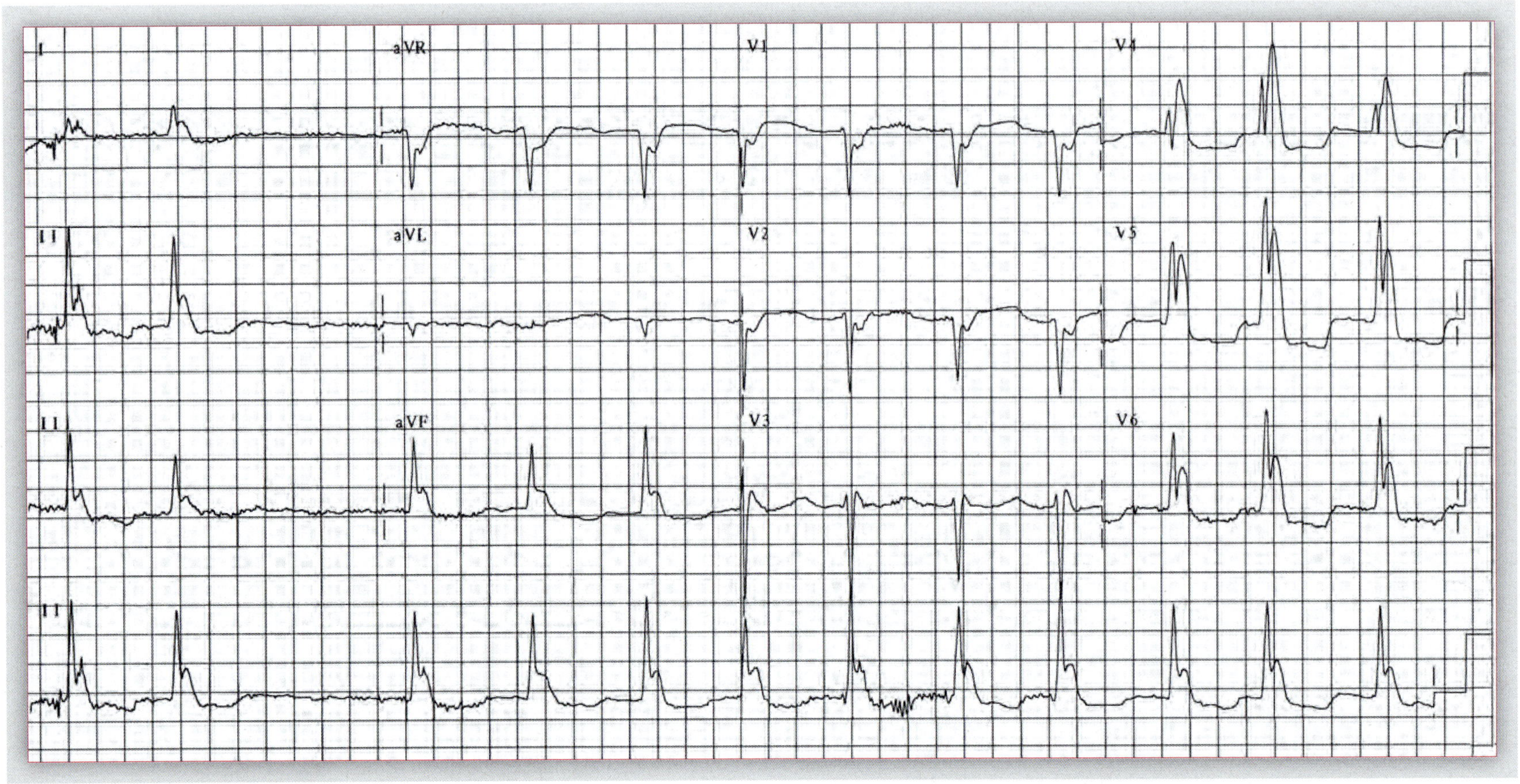

这些心电图的主要异常是什么?

心电图 110B

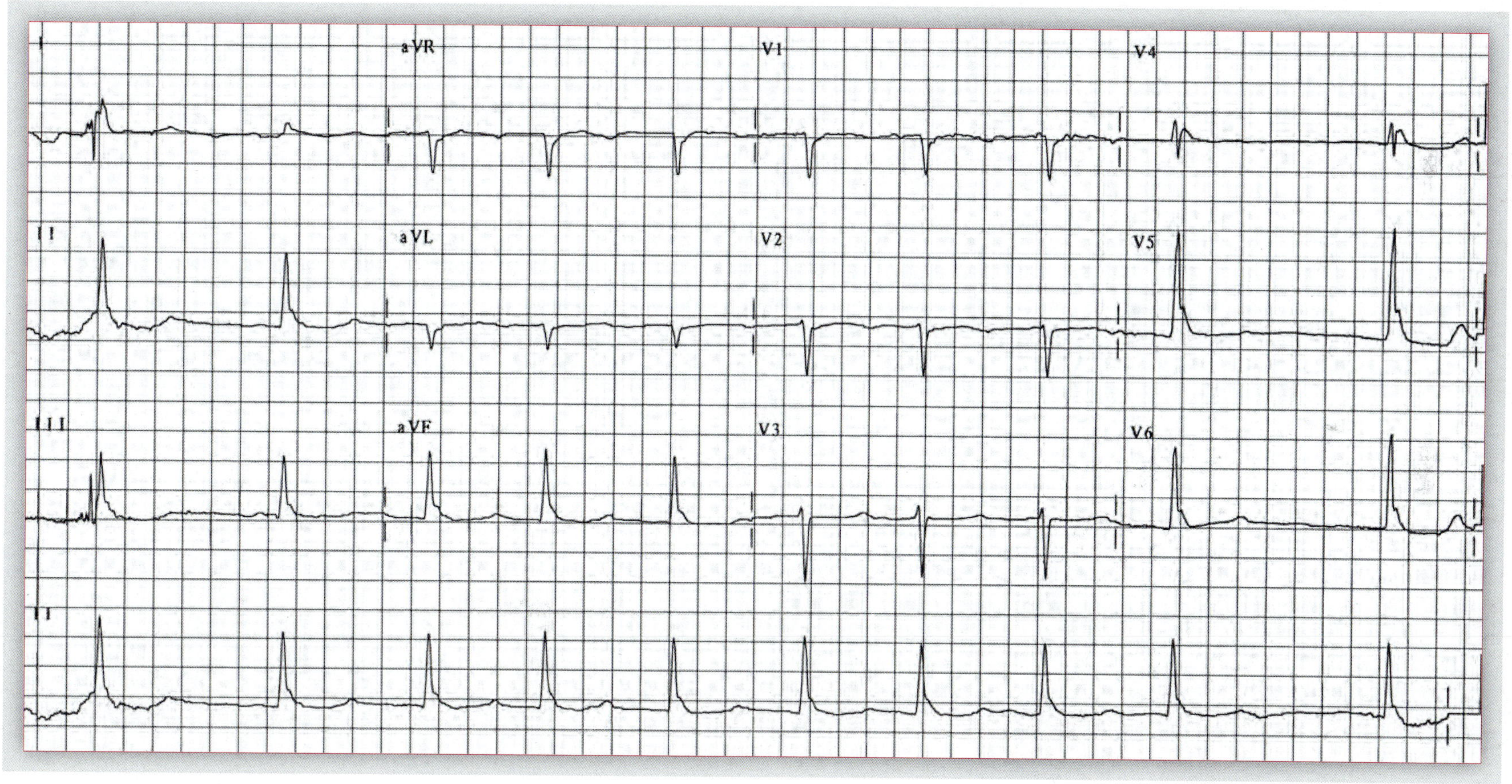

心电图 110C

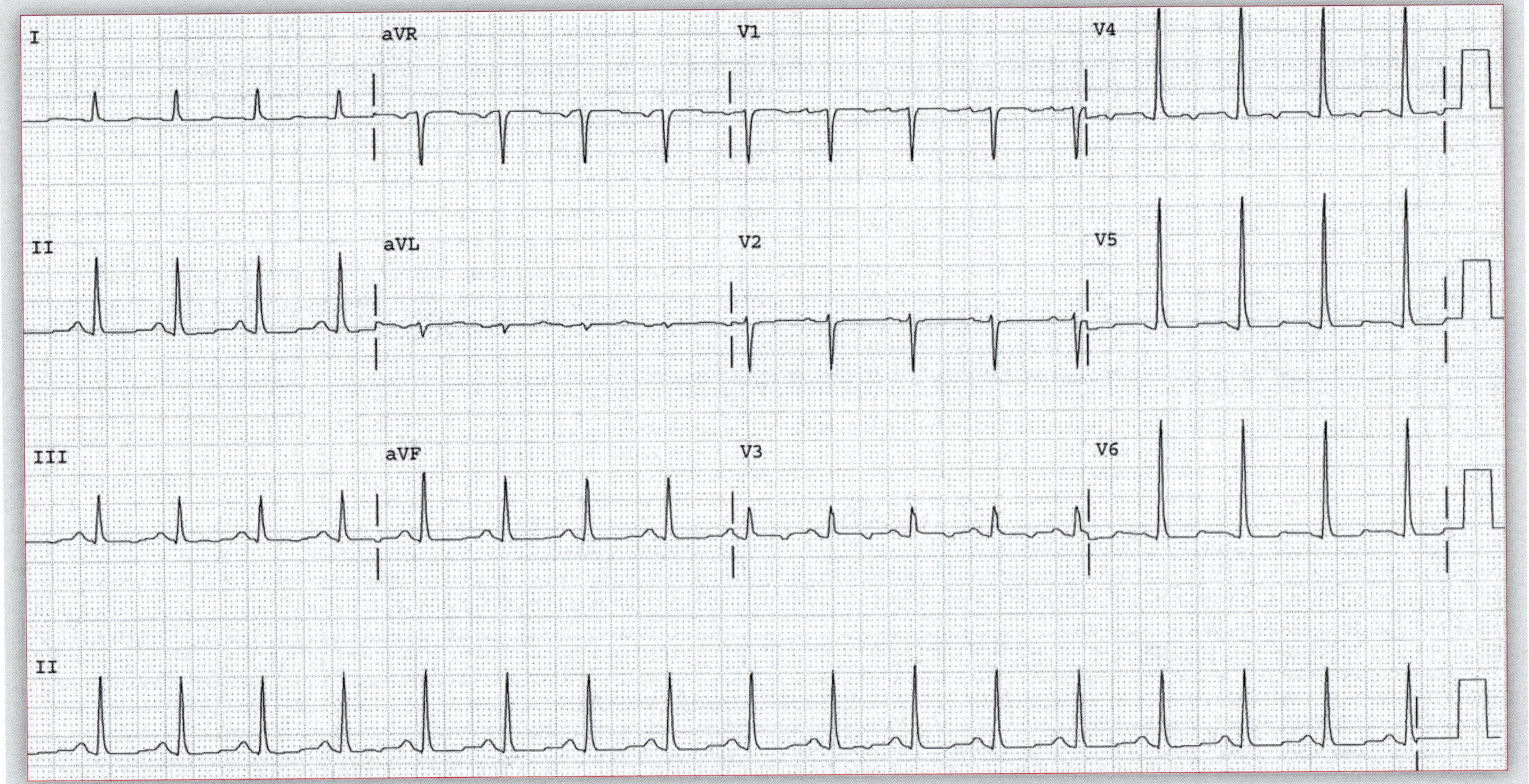

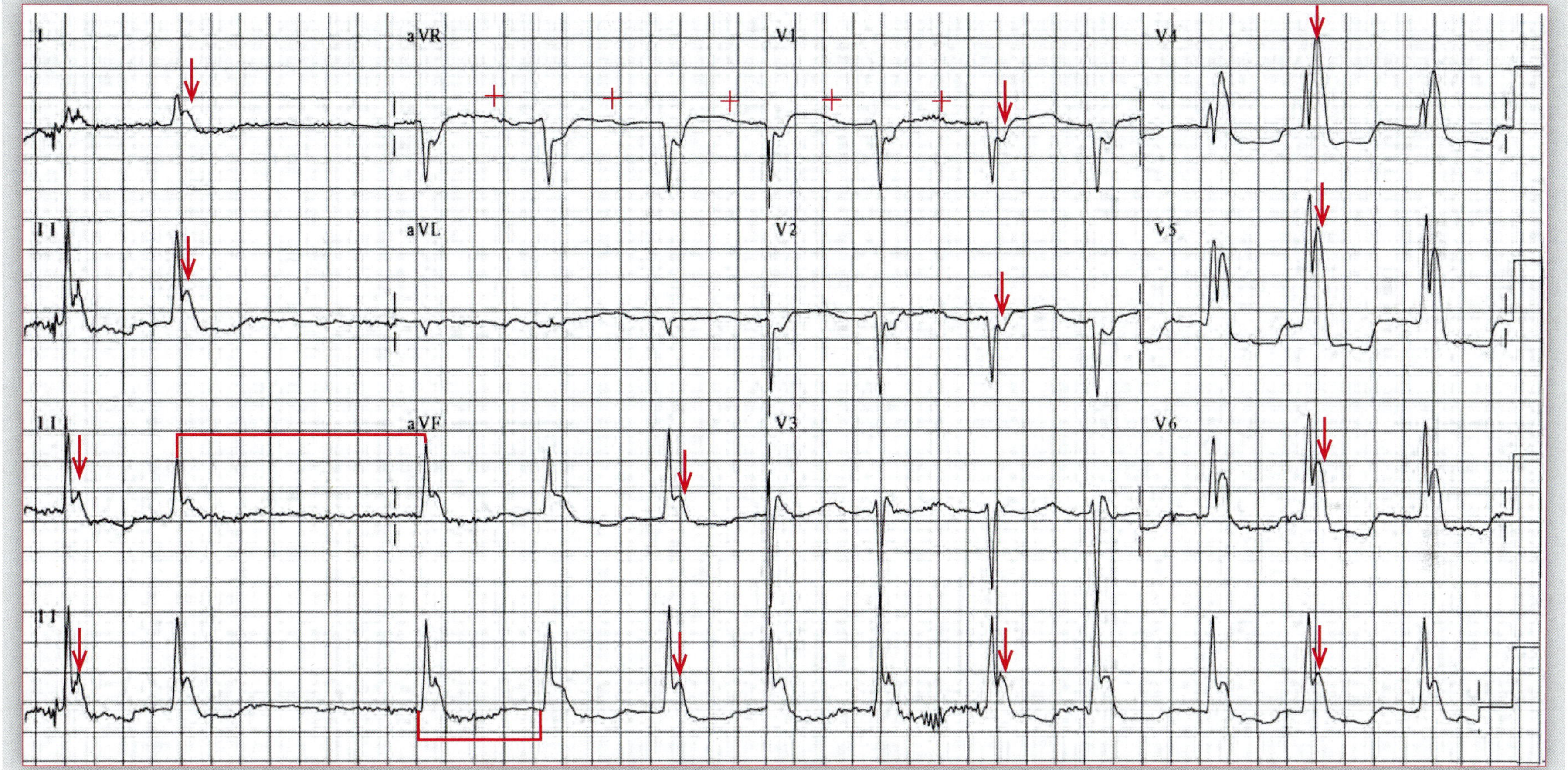

心电图 110A 分析：窦性心律，窦房阻滞，显著 J 点抬高(Osborn 波)，QT 间期延长。

心电图 110A 显示节律规整，平均心率 74 次 / 分。可见一个长 RR 间期（ ⊓ ）。另外，第 11 个 QRS 波（^）出现稍早。每个 QRS 波前均有 P 波（+），但 P 波非常小，几乎看不到。PR 间期固定（0.32 s）。因此，这可能是正常的窦性心律伴Ⅰ度房室传导阻滞。第 11 个 QRS 波可能是房性早搏。长 RR 间期（ ⊓ ）等于短 RR 间期（ ⊔ ）的 2 倍；这是窦房阻滞。

QRS 时限正常（0.08s）。电轴正常，在 0°~+90°（Ⅰ、aVF 导联 QRS 波主波向上）。QT/QTc 间期延长（520/580ms）。QRS 波之后有一个显著的波形（↓），形态较宽，明显高于基线。这是 J 波或 Osborn 波。Osborn 波伴 QT 间期延长是低体温的特点。

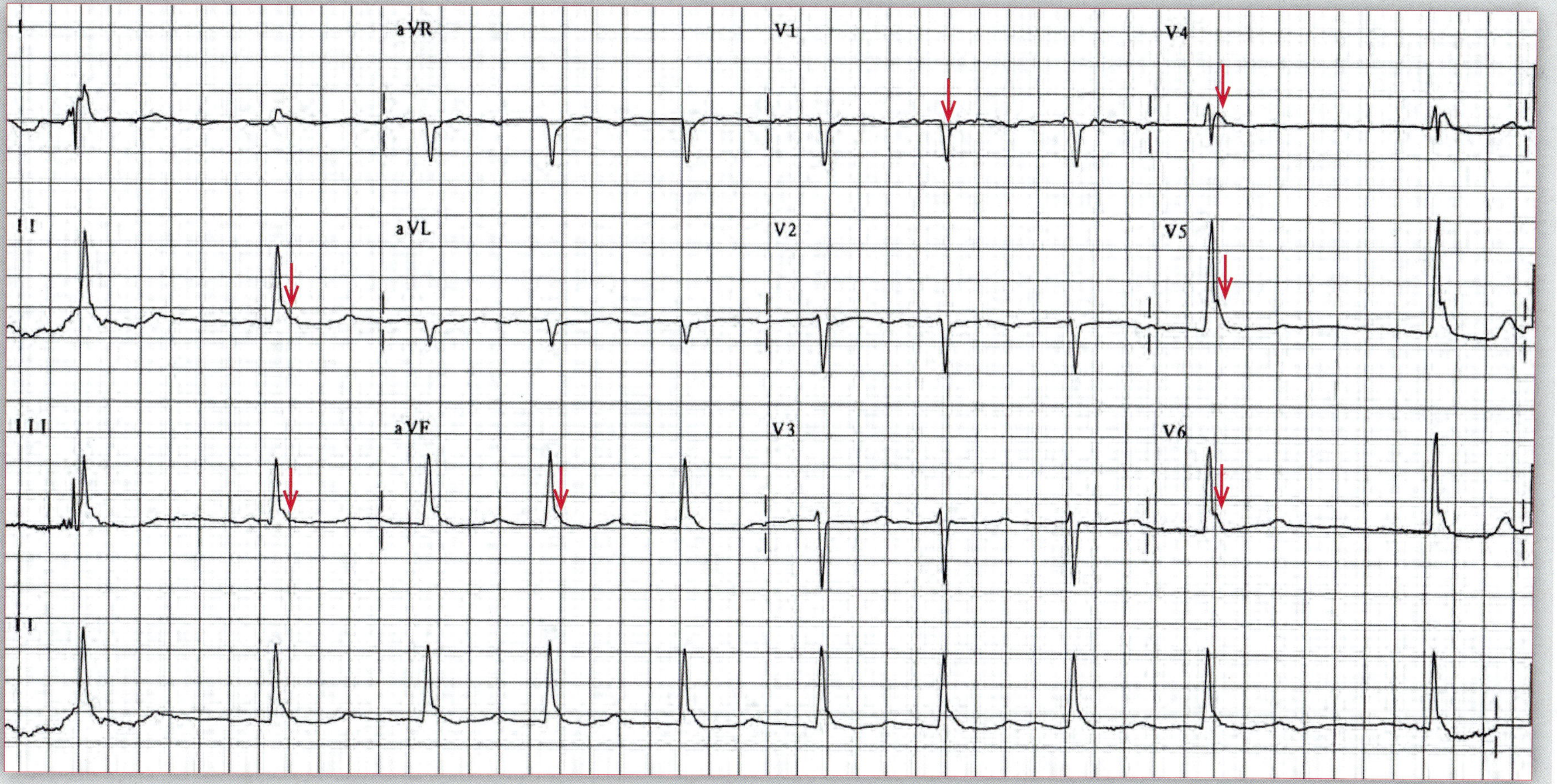

心电图 110B 分析：心房颤动，Osborn 波（不太明显），QT 间期延长。

心电图 110B 与心电图 110A 来自于同一名患者。节律绝对不规整,心率 72 次 / 分。没有看到明显的 P 波。因此,心电图 110B 的节律是心房颤动。QRS 波时限和电轴与心电图 110A 相同。仍然可以看到 Osborn 波(↓),但因为患者的体温升高,Osborn 波已经不太明显。QT/QTc 间期仍然延长(500/530ms),但较第 1 份心电图稍短。

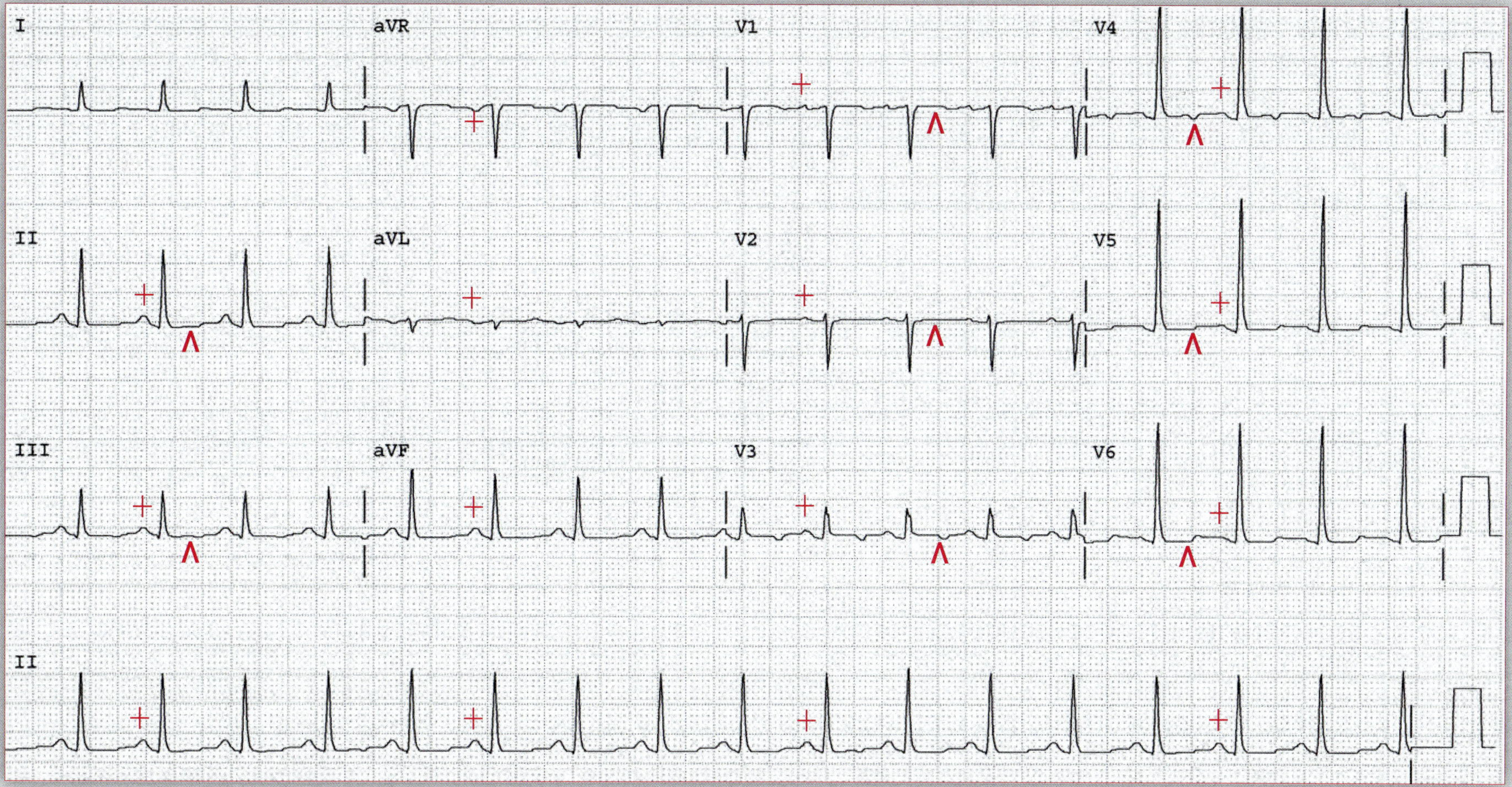

心电图 110C 分析：窦性心动过速，非特异性 ST-T 改变。

心电图 110C 与心电图 110B、心电图 110A 均来自于同一名患者。这是在患者体温正常时记录的。节律规整，心率 102 次 / 分。每个 QRS 波前均有 P 波（+），PR 间期固定（0.18s）。Ⅰ、Ⅱ、aVF、V_4~V_6 导联直立。因此这是窦性心动过速。QRS 时限正常（0.08s），电轴正常，在 0°~+90°（Ⅰ、aVF 导联 QRS 波主波向上）。这份心电图中存在广泛性 ST-T 改变（^），QT/QTc 间期正常（340/440ms）。Osborn 波未再出现，是因为患者的体温恢复正常。

心室肌存在 3 层不同电生理特性的细胞：心内膜、心外膜和 M 细胞。这 3 种类型的细胞存在不同的电生理特性，主要与复极速率有关，因此也与动作电位时程有关。体温变化可以改变复极速率，尤其是心外膜细胞和 M 细胞的复极速率。因此，低体温时，整个心室壁的复极离散度增加，这是 Osborn 波出现的原因。这种早复极异常也见于 Brugada 波，Brugada 波是 SNC5A 基因异常引起的先天性改变。Brugada 波时 J 点异常出现在右胸导联（即 V_1~V_3 导联）。体温变化（即低体温症）也可以影响 Brugada 波，使其更明显。■

一名48岁女性患者，既往系统性红斑狼疮病史，主因胸膜炎性胸痛和头晕就诊。血压80/60mmHg，颈静脉怒张。心音遥远。记录了一份心电图。

心电图提示什么？

患者临床表现的病因可能是什么？

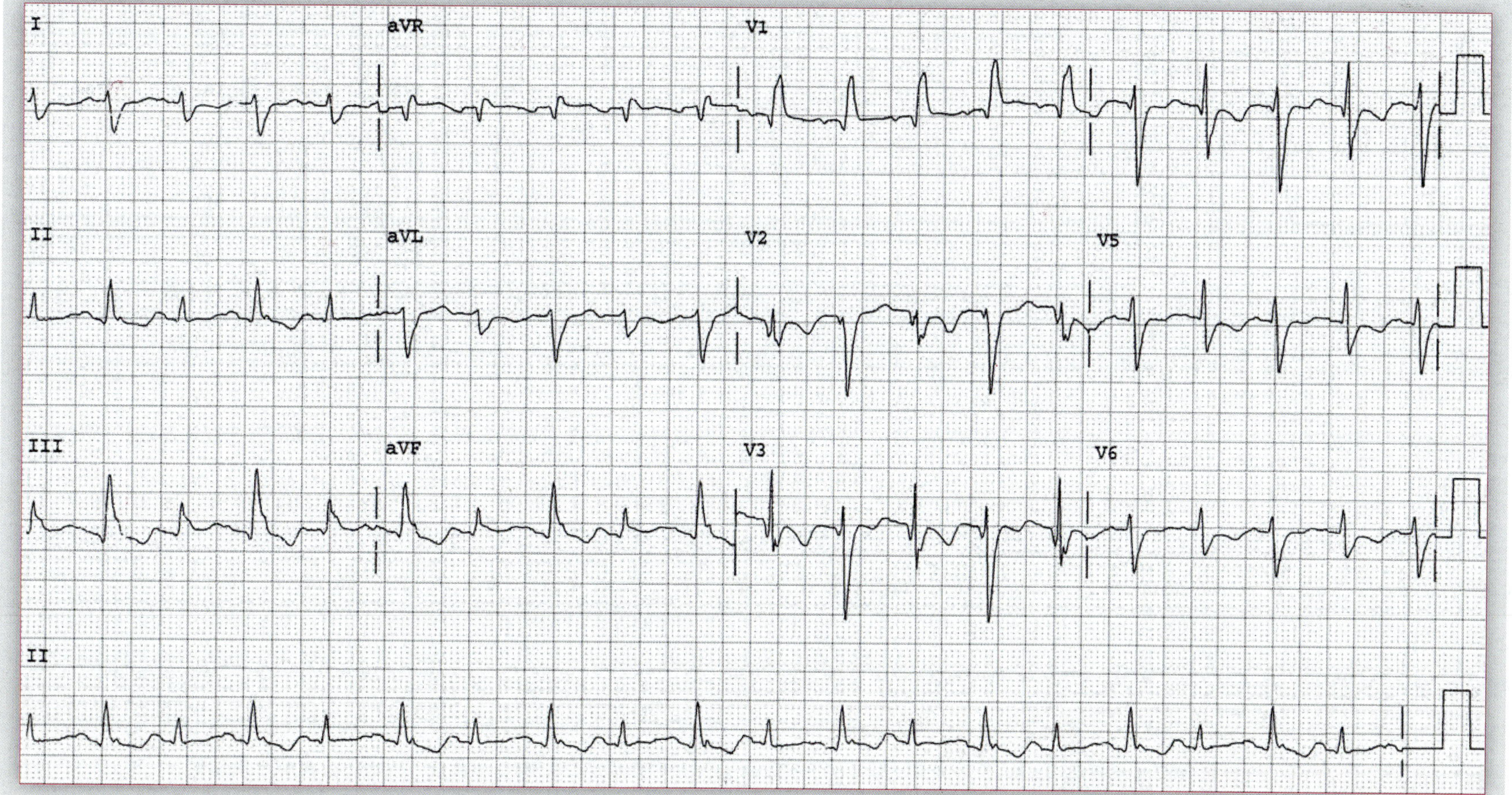

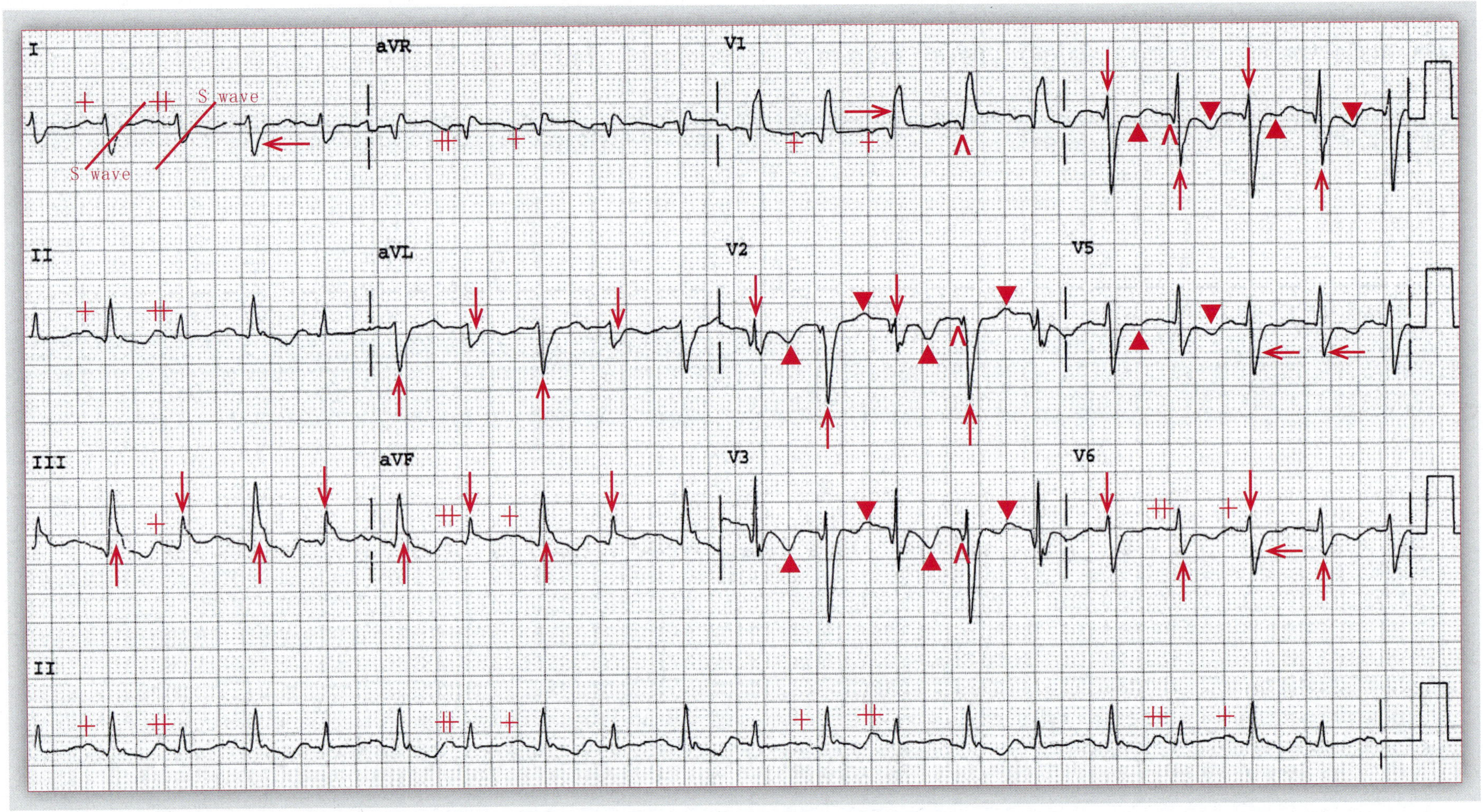

心电图 111 分析：窦性心动过速，右束支传导阻滞（RBBB），左后分支阻滞，陈旧性前壁心肌梗死，电交替（QRS 波、T 波和 P 波交替）。

心电图示节律规整，心率 124 次 / 分。每个 QRS 波前均有 P 波（+，++），PR 间期固定（0.20s）。Ⅰ、Ⅱ、aVF、V_4~V_6 导联 P 波直立，因此这是窦性心动过速。QRS 时限延长（0.16s），呈 RBBB 型，V_1 导联为宽 R 波（→），Ⅰ、V_4~V_6 导联终末 S 波增宽（←）。电轴右偏，在 +90°~+180°（Ⅰ导联 QRS 波主波向下，aVF 导联 QRS 波主波向上，即使考虑到终末 S 波是 RBBB 引起）。没有证据支持陈旧性侧壁心肌梗死（Ⅰ、aVL 导联呈 rS 型）、右心室肥厚（存在 RBBB 时不能被诊断）、W-P-W 图形（短 PR 间期和 δ 波）、左右手导联反接（Ⅰ、aVL 导联 P 波、T 波倒置，aVR 导联 P 波、QRS 波、T 波直立）、右位心（看起来像左右手导联反接，R 波逆向递增）。因此这份心电图是左后分支阻滞。V_1~V_4 导联存在初始 Q 波（∧），可以诊断陈旧性前壁心肌梗死。QT/QTc 间期延长（360/520ms），但校正延长的 QRS 时限后 QT/QTc 正常（300/430ms）。

QRS 波振幅随心搏逐次变化（↓，↑）；这是电交替或 QRS 波交替。T 波（▲，▼）和 P 波振幅（+，++）也随心搏逐次变化，因此 T 波和 P 波也交替。

基于临床症状和体格检查，本例患者出现电交替是因为大量心包积液和心包填塞，此时心脏处于大量积液的心包腔，随每次心跳摆动（钟摆效应）。因此这是心脏位置的自发改变。这种情况下，QRS 波和 T 波出现电交替，P 波也出现电交替。

电交替仅可以在节律规整时被诊断，除心包积液和心包压塞外，也见于其他情况，包括任何快速的、有规律的室上性心动过速 [房性心动过速、心房扑动、房室结折返性心动过速（AVNRT）、房室折返性心动过速（AVRT）]、预激综合征、急性心肌梗死、扩张型心肌病、失代偿性心力衰竭。这些情况下，QRS 波和 T 波电交替是因为心室肌钙离子内流随心搏逐次发生变化。而心房肌不受影响。因为心脏解剖位置没有变化，所以这些情况下不会出现 P 波电交替。也有报道称电交替也可以见于室性心动过速，但这种可能性非常小。出现电交替的室性心动过速类型可能为分支型室性心动过速，也可能是右心室流出道的室性心动过速。■

病例 112

一名 44 岁男性患者，既往心悸病史，现已持续 3 小时。心悸伴随胸痛，向咽部放射。到急诊室就诊后记录了一份心电图。

心悸的病因是什么？

心电图中还有什么其他异常？

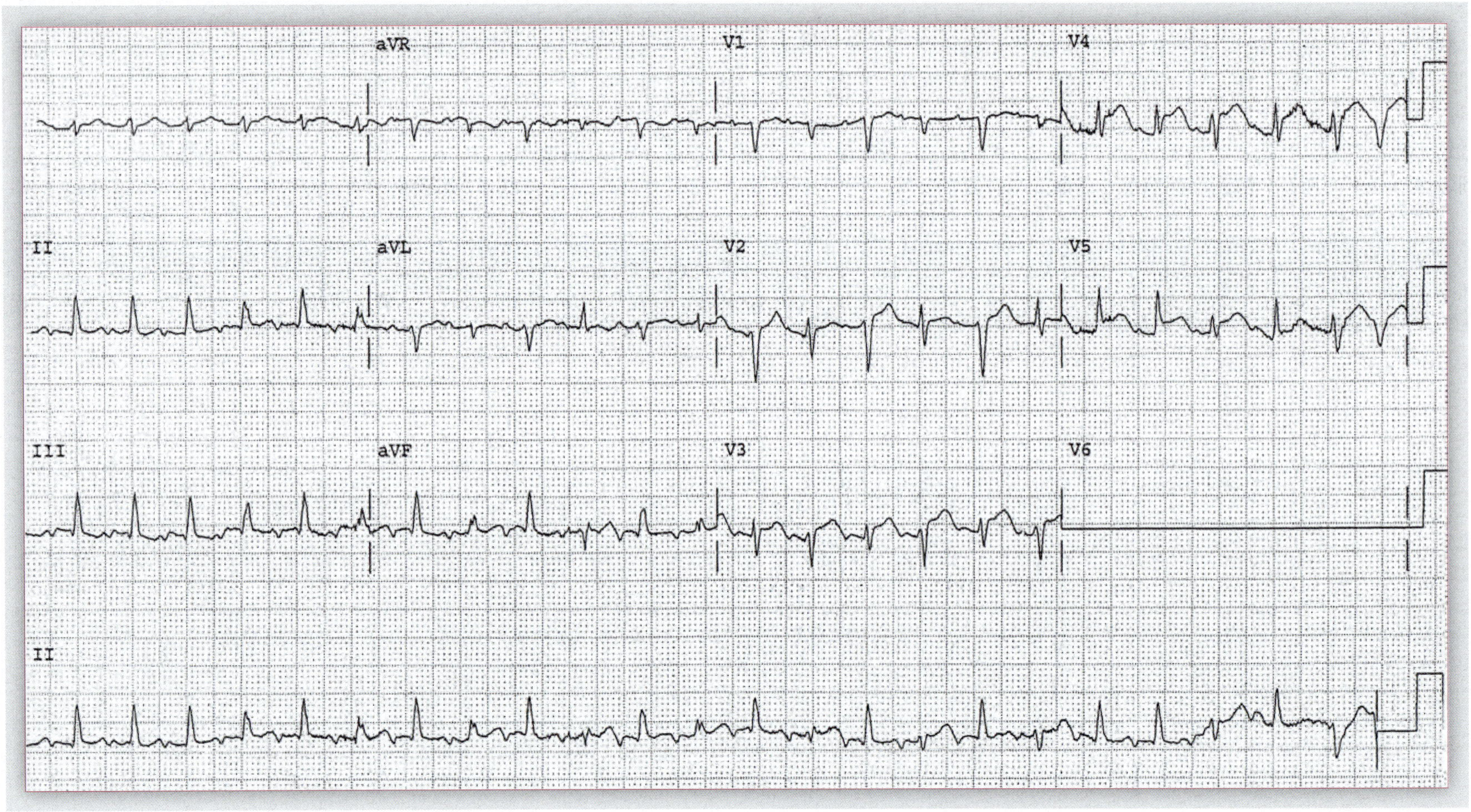

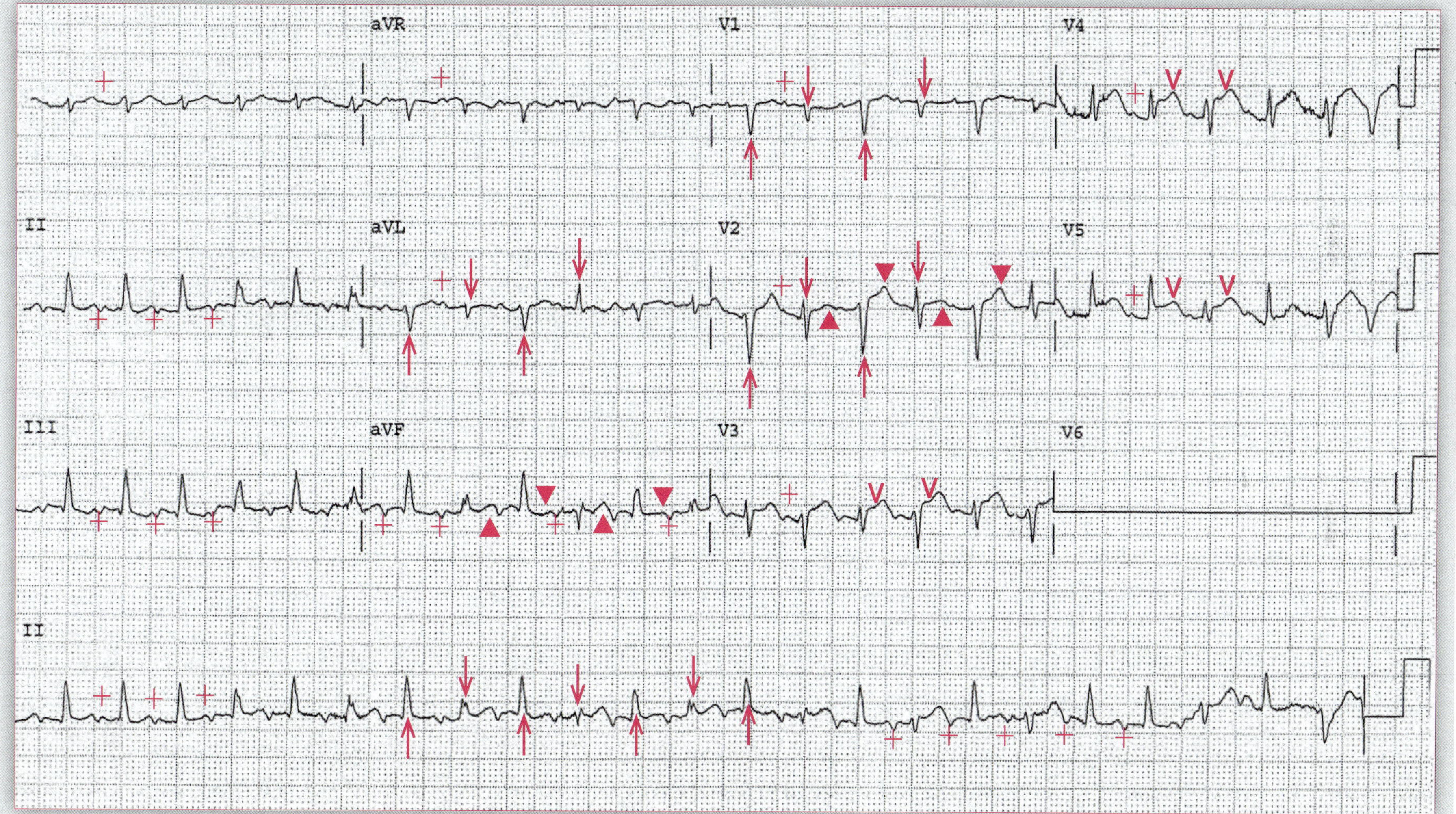

心电图 112 分析：房性心动过速，(QRS 波)电交替，T 波电交替，低电压，急性前侧壁心肌梗死。

心电图示节律规整，心率 150 次 / 分。每个 QRS 波前均有 P 波（+），在大部分导联都可以看到。Ⅱ、aVF 导联 P 波倒置，因此这不是窦性心律。PR 间期（0.16s）和 RP 间期（0.24s）均固定。这是长 RP 间期的心动过速。长 RP 间期心动过速的病因包括窦性心动过速、房性心动过速、心房扑动伴 2∶1 房室传导阻滞、交界性心动过速、不典型或不常见的房室结折返性心动过速（AVNRT）（冲动通过快径路激动心室，通过慢径路逆传激动心房），或房室折返性心动过速（AVRT）。Ⅱ、aVF 导联 P 波倒置，可以排除窦性心动过速。没有看到心房波，所以心房扑动伴 2∶1 房室传导阻滞的可能性不大。令人遗憾的是，该患者心律失常的病因不能在这份心电图中明确诊断。尽管有可能是不典型的 AVNRT 或 AVRT，但长 RP 间期心动过速的最常见病因是房性心动过速。

QRS 时限正常（0.08s），电轴正常，在 0° ~+90°（Ⅰ、aVF 导联 QRS 波主波向上）。QRS 波形态正常，但所有导联的 QRS 波低电压（即任一肢体导联 QRS 波振幅 <5mm，任一胸前导联 QRS 波振幅 <10mm）。QT/QTc 间期正常（280/440ms）。房性心动过速时 QRS 波（↓，↑）振幅随心搏逐次变化，T 波（▲，▼）也随心搏逐次变化；本例患者出现电交替是因为快速规律的室上性心动过速时心室肌钙离子内流随心搏逐次变化引起。还需要注意的是，V_3~V_5 导联 ST 段抬高（V），符合急性前心尖部和前侧壁心肌梗死，这可能是电交替的病因。目前不能确定房性心动过速是急性心肌梗死引起，还是二者无相关性。房性心律失常不会因急性心肌缺血或心肌梗死诱发，除非有左心衰或心包炎的证据。无论如何，房性心律失常都应该给予减慢心率的积极处理，β 受体阻滞剂可以抑制房室结传导从而减慢心率，也适用于急性心肌梗死。对于该患者来说，无论心脏节律如何，都应该进行急性心导管检查和血运重建。■

一名 31 岁男性患者，因心悸就诊急诊室心率 200 次 / 分。尽管唯一的症状是心悸，体格检查也无其他异常，急诊室医生仍然联系了心内科医生，并行急诊心脏超声检查。

心动过速的病因是什么？
心电图中还有什么异常支持进一步行心脏超声检查？

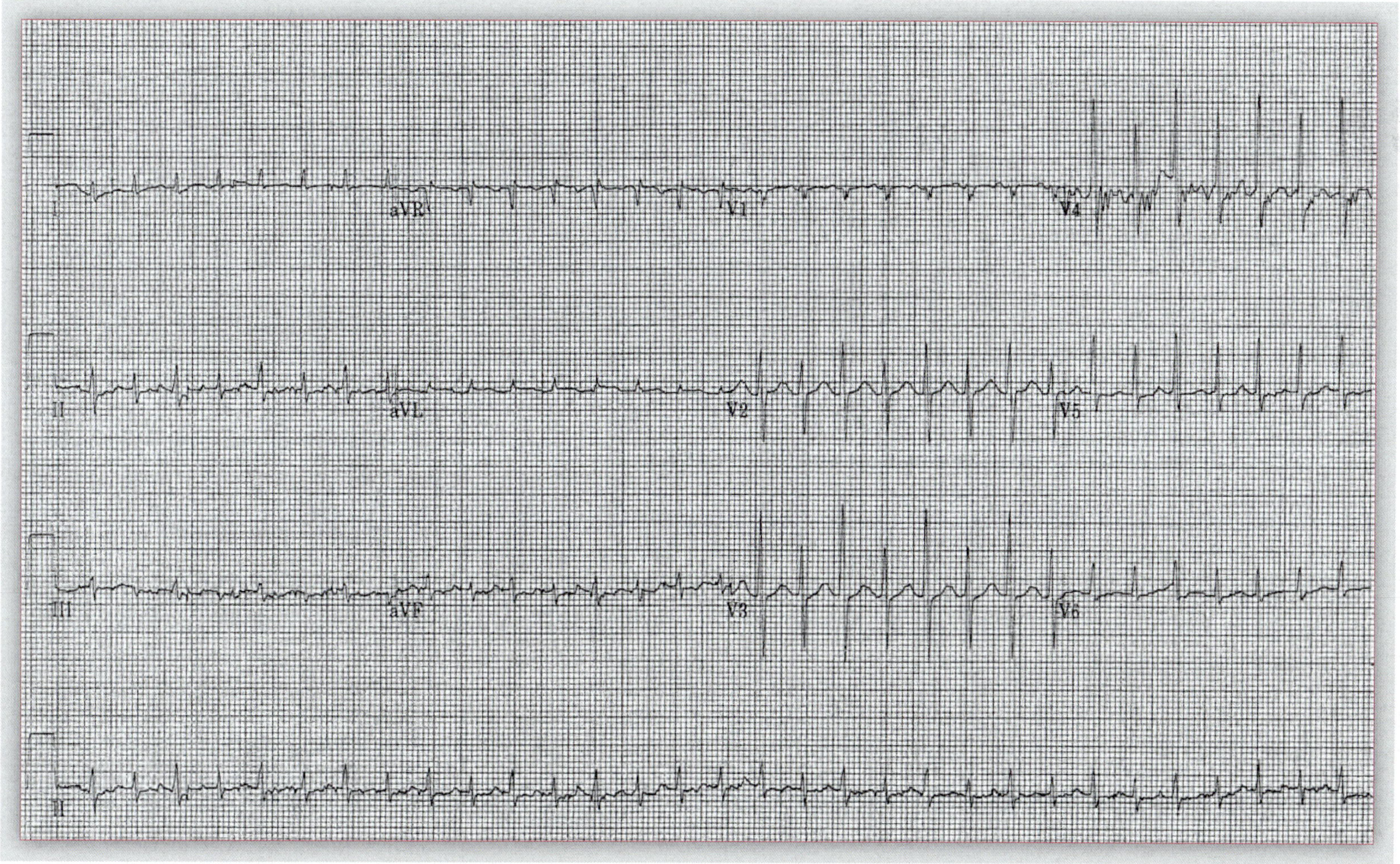

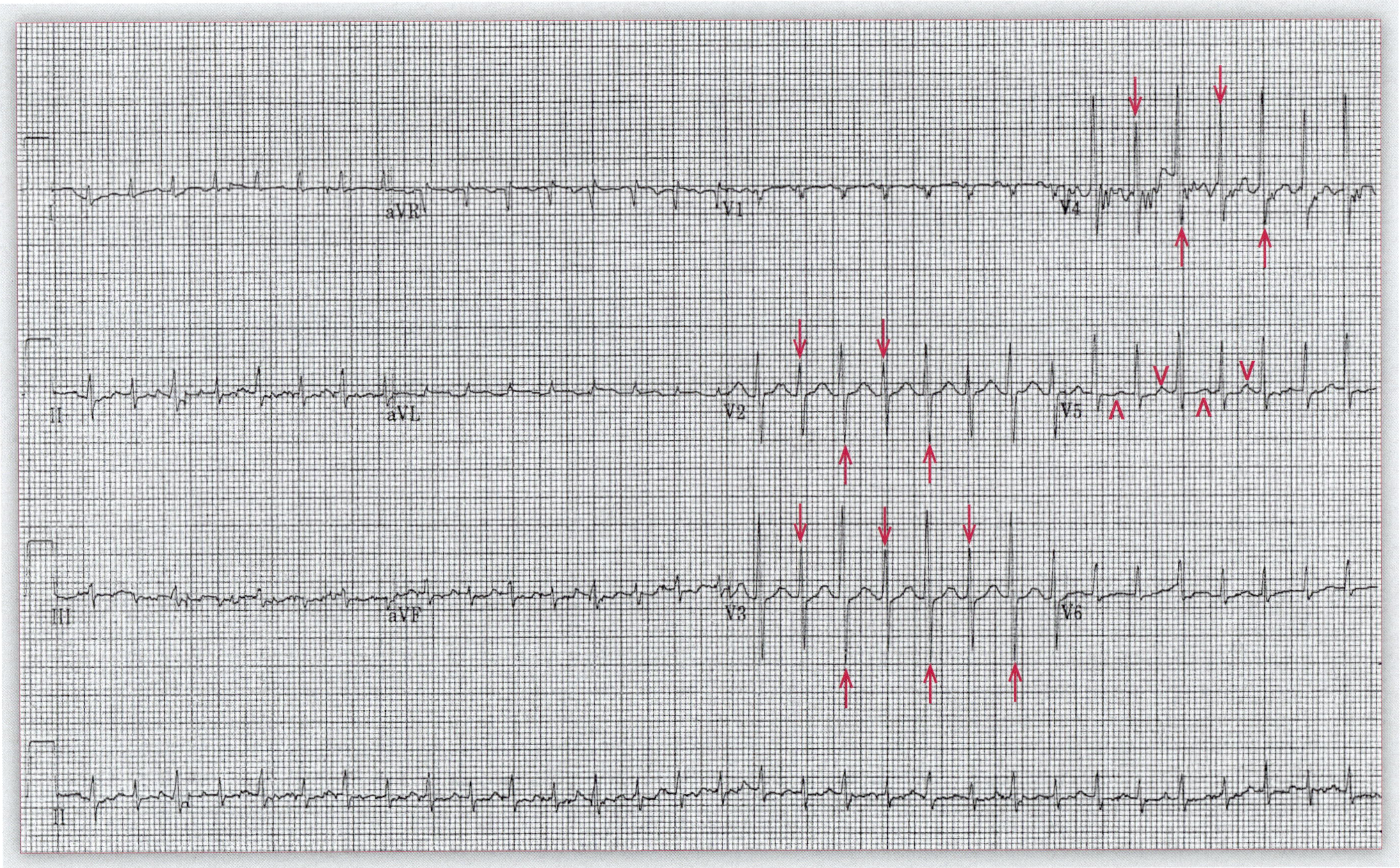

心电图 113 分析:房室结折返性心动过速(AVNRT),QRS 波和 T 波电交替。

心电图示节律规整，心率 200 次 / 分。QRS 波前后均未见 P 波。QRS 时限正常（0.08s），电轴正常，在 0°~+90°（Ⅰ、aVF 导联 QRS 波主波向上）。QT/QTc 间期正常（240/440ms）。因此，这是窄 QRS 波室上性心动过速，未见任何明显的 P 波，即无 RP 间期心动过速。最可能的诊断是典型的房室结折返性心动过速（AVNRT）。这种情况下，冲动通过慢径路激动心室，通过快径路逆传激动心房。引起心房和心室同时激动，所以心电图上看不到 P 波。

尽管 QRS 时限一致，但振幅随心搏逐次变化（↓，↑）。这被称为 QRS 波电交替。心电图中也存在 T 波电交替（∧，V），在 V_5 导联最明显。本例患者出现电交替是因为快速规律的室上性心动过速时心室肌钙离子内流随心搏逐次变化引起。电交替可能发生在任何快速室上性心动过速中，包括房性心动过速、心房扑动、AVNRT、房室折返性心动过速（AVRT）以及预激综合征。电交替也可能出现在扩张型心肌病、失代偿性心力衰竭和急性心肌梗死中，其机制与室上性心动过速中相同。也有报道称电交替也可以见于室性心动过速，但这种可能性非常小。出现电交替的室性心动过速类型可能为分支型室性心动过速，也可能是右心室流出道的室性心动过速。

电交替也可能在心包填塞中出现，此时心脏处于大量积液的心包腔，随每次心跳摆动（钟摆效应）。这种情况下，QRS 波和 T 波出现电交替，P 波也出现电交替。急诊室医生担心出现心脏压塞，所以要求立即进行心脏超声检查。■

病例 114

一名31岁男性患者，儿童时期因明确的先天性心脏病接受外科手术，此次因慢跑时心悸就诊急诊室。自诉既往偶有发作，但通常持续时间短。此次心悸持续2小时不缓解，所以就诊医疗机构。心率270次/分，静息时体格检查未见明显异常。就诊几分钟后，心率突然降至140次/分，记录了一份心电图（心电图114B）。

心电图 114A

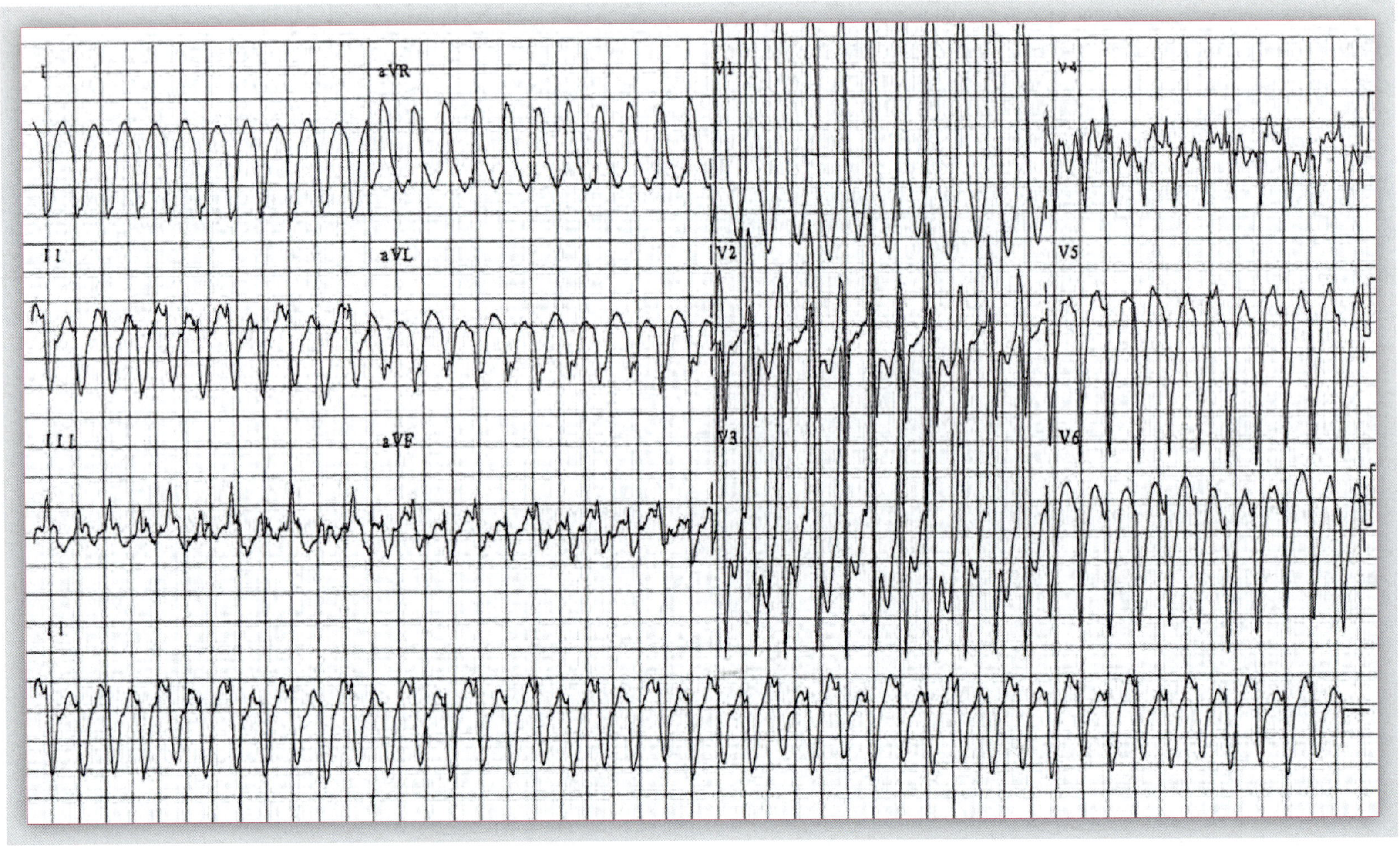

心动过速的病因是什么?
心电图中还有什么异常?
心电图 114B 心律失常的机制是什么?

心电图 114B

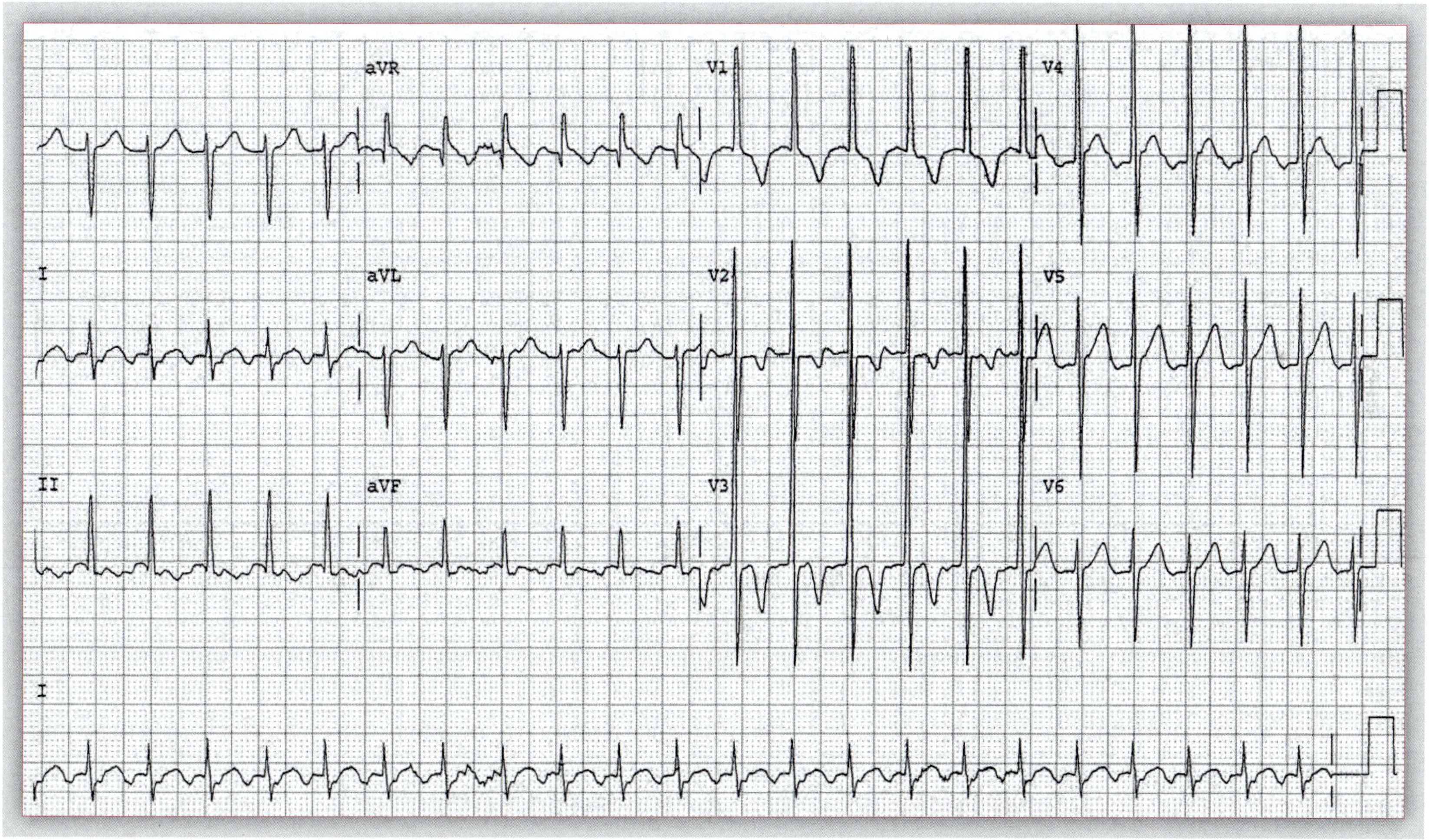

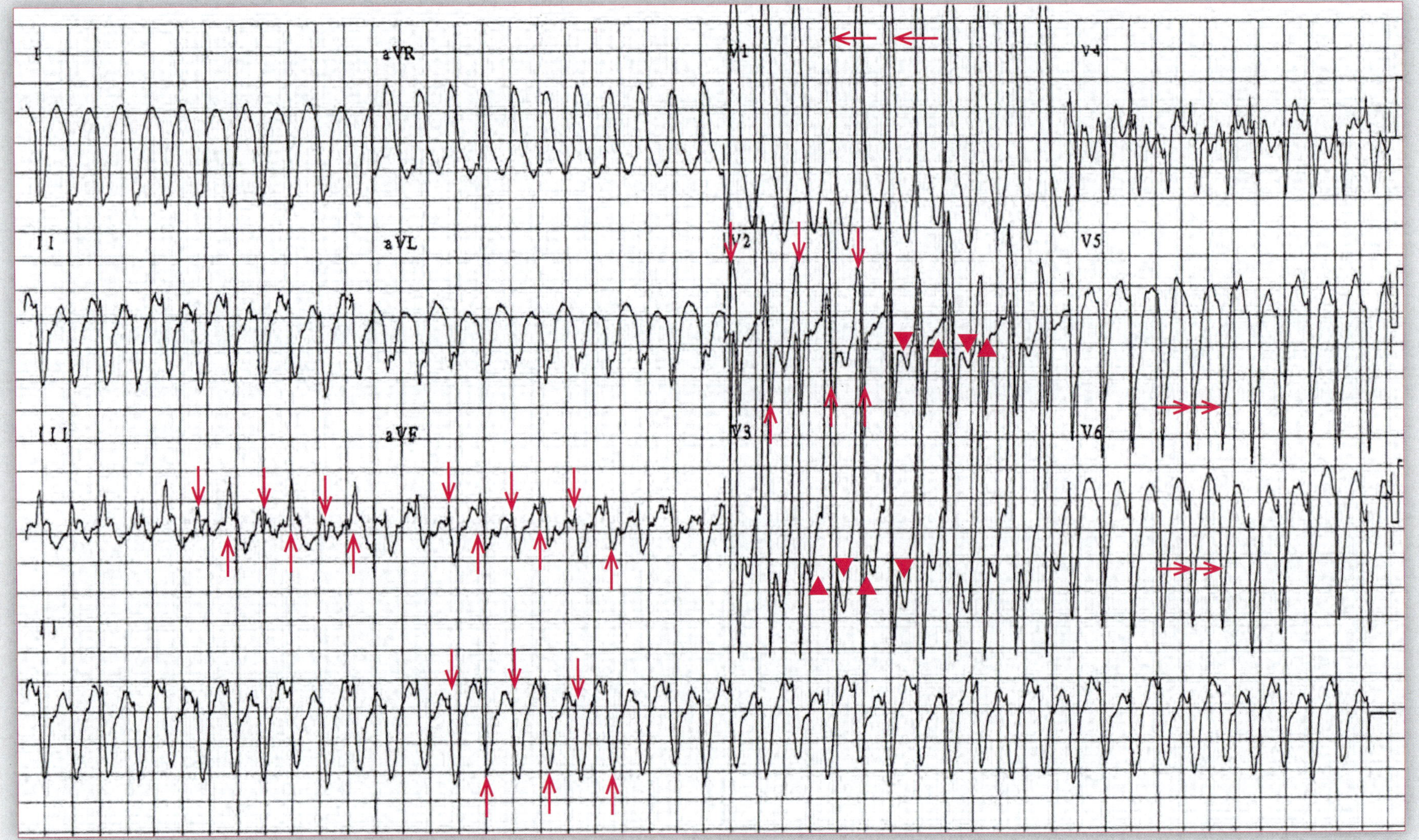

心电图 114A 分析：心房扑动伴 1：1 房室传导，QRS 波电交替，T 波电交替。

心电图 114A 显示节律规整，心率 280 次 / 分。QRS 波前后均未见 P 波。QRS 时限延长（0.12s），电轴右偏，在 +90°~+180°（Ⅰ导联 QRS 波主波向下，aVF 导联 QRS 波主波向上）。QRS 波形态不正常，V_1 导联为高 R 波（←），但 V_5~V_6 导联为小 R 波和深 S 波（→）。形态看似右束支传导阻滞（RBBB），但不典型。因此，这是宽 QRS 波心动过速，心电图中未见心房激动。节律可能是心房扑动伴 1∶1 房室传导或室性心动过速，室性心动过速在 280 次 / 分的频率时通常被称为心室扑动。实际上，患者有先天性心脏病史并不能帮助确诊心动过速。但是，QRS 波振幅随心搏逐次变化（↓，↑），被称为 QRS 波电交替。T 波也随心搏逐次变化（▲，▼），被称为 T 波电交替。QRS 波和 T 波电交替的出现更提示室上性心律失常，可能是心房扑动伴 1∶1 房室传导。也有报道称电交替也可以见于室性心动过速，但这种可能性非常小。出现电交替的室性心动过速类型可能是右心室流出道来源的室性心动过速，也可能是分支型室性心动过速，分支型室性心动过速是起源于分支（通常为左后分支）的室速的一种类型，属于折返性室性心动过速。QRS 波形态不呈典型的右心室流出道来源的室性心动过速（QRS 波呈左束支传导阻滞，电轴正常）。分支型室性心动过速的频率通常不会这么快，在临床中非常罕见，尽管本例患者电轴右偏、QRS 波呈 RBBB 型支持左后分支起源的室性心动过速。因此，最可能的诊断是心房扑动，QRS 波形态异常是先天性心脏病引起。QRS 波形态提示右心室肥厚。

心房扑动伴快速心室率出现 QRS 波和 T 波电交替是心室肌钙离子内流随心搏逐次变化引起。可能发生在任何快速室上性心动过速中，包括房性心动过速、心房扑动、AVNRT、房室折返性心动过速（AVRT）以及预激综合征。电交替也可能出现在扩张型心肌病、失代偿性心力衰竭和急性心肌梗死中，其机制与室上性心动过速中相同。心包填塞也可能引起电交替，此时心脏处于大量积液的心包腔，随每次心跳摆动（钟摆效应）。这种情况下，QRS 波和 T 波出现电交替，P 波也可能出现电交替。

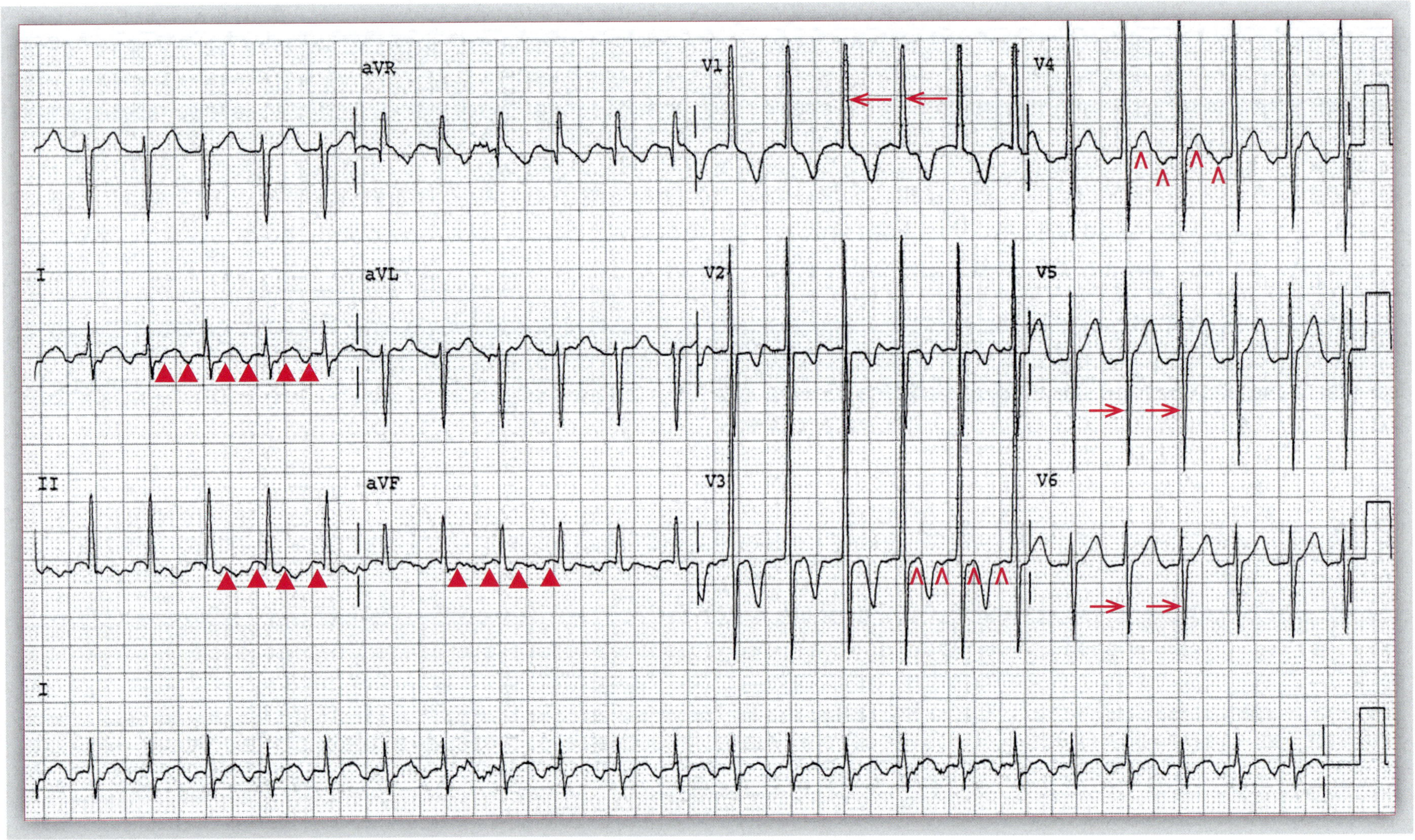

心电图 114B 分析：心房扑动伴 2：1 房室传导，右心室肥厚，电轴右偏。

心电图 114B 与心电图 114A 来自于同一患者，是在心室率减慢时记录的。心电图中没有看到明显的 P 波，但可以看到明显的心房扑动波（280 次 / 分），尤其在Ⅱ、Ⅲ、aVF 导联（▲）。V_3~V_4 导联也可以看到（^）。因此这份心电图的节律是心房扑动伴 2∶1 房室传导。心电图 114A 的心房率等于心室率，可以证实是心房扑动伴 1∶1 房室传导。

QRS 时限正常（0.08s），电轴右偏，在 +90°~+180°（Ⅰ导联 QRS 波主波向下，aVF 导联 QRS 波主波向上）。QT/QTc 间期正常（280/430ms）。V_1 导联为高 R 波（←），但 V_5~V_6 导联为深 S 波（→）且 S/R>1。V_1 导联高 R 波，V_5~V_6 导联深 S 波是右心室肥厚的特点，右心室肥厚是电轴右偏的原因。尽管不能确定先天性心脏病的性质，但可以确定的是该患者最可能存在右心室容量或压力负荷增加的先天性心脏病，很可能是左向右分流型先心病。■

病例 115

一名 72 岁男性患者，明确诊断心肌病并等待心脏移植术。该患者被收住 CCU，给予正性肌力药物支持治疗。心电图如下所示。

心电图中有哪些异常？

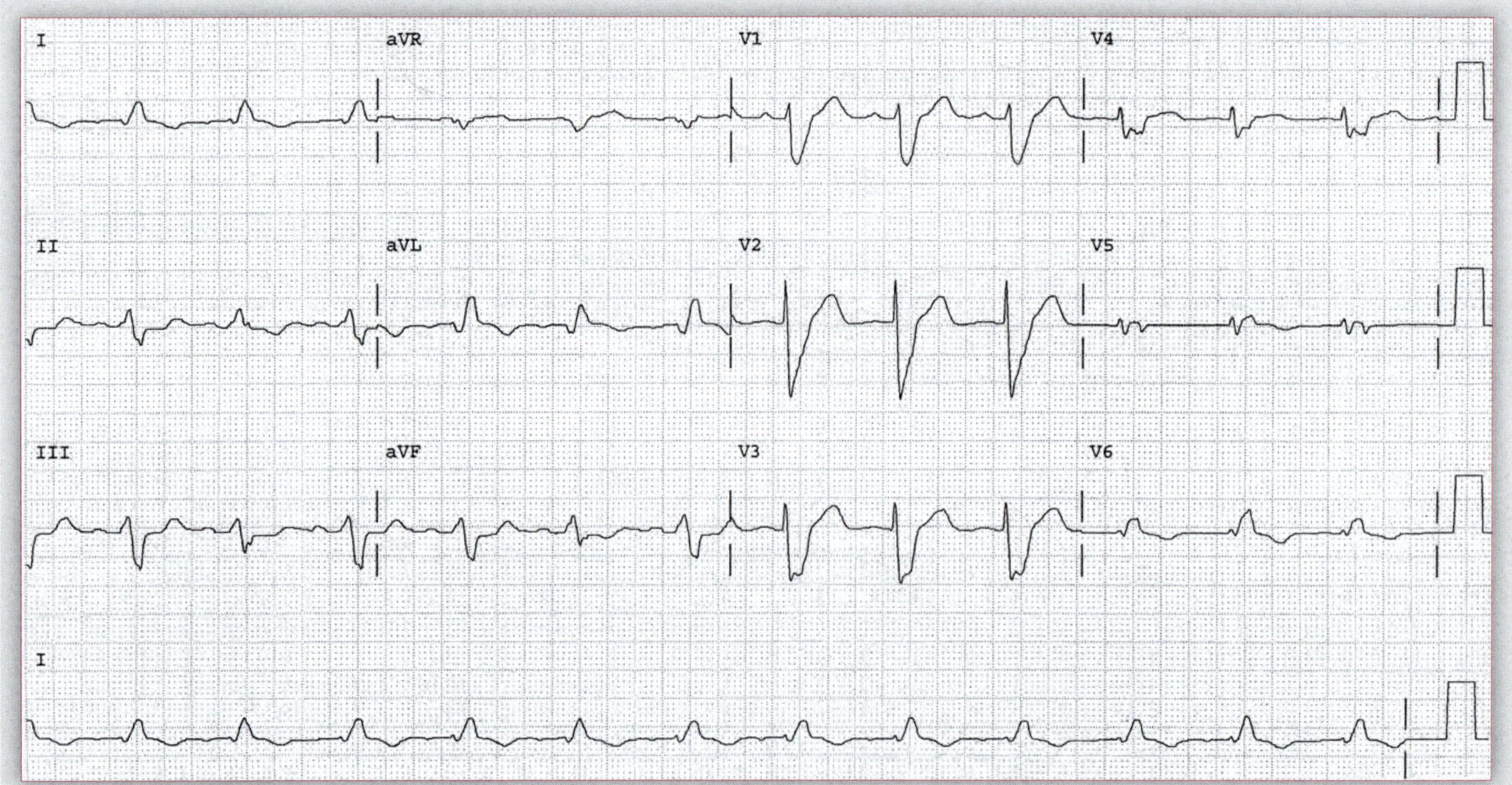

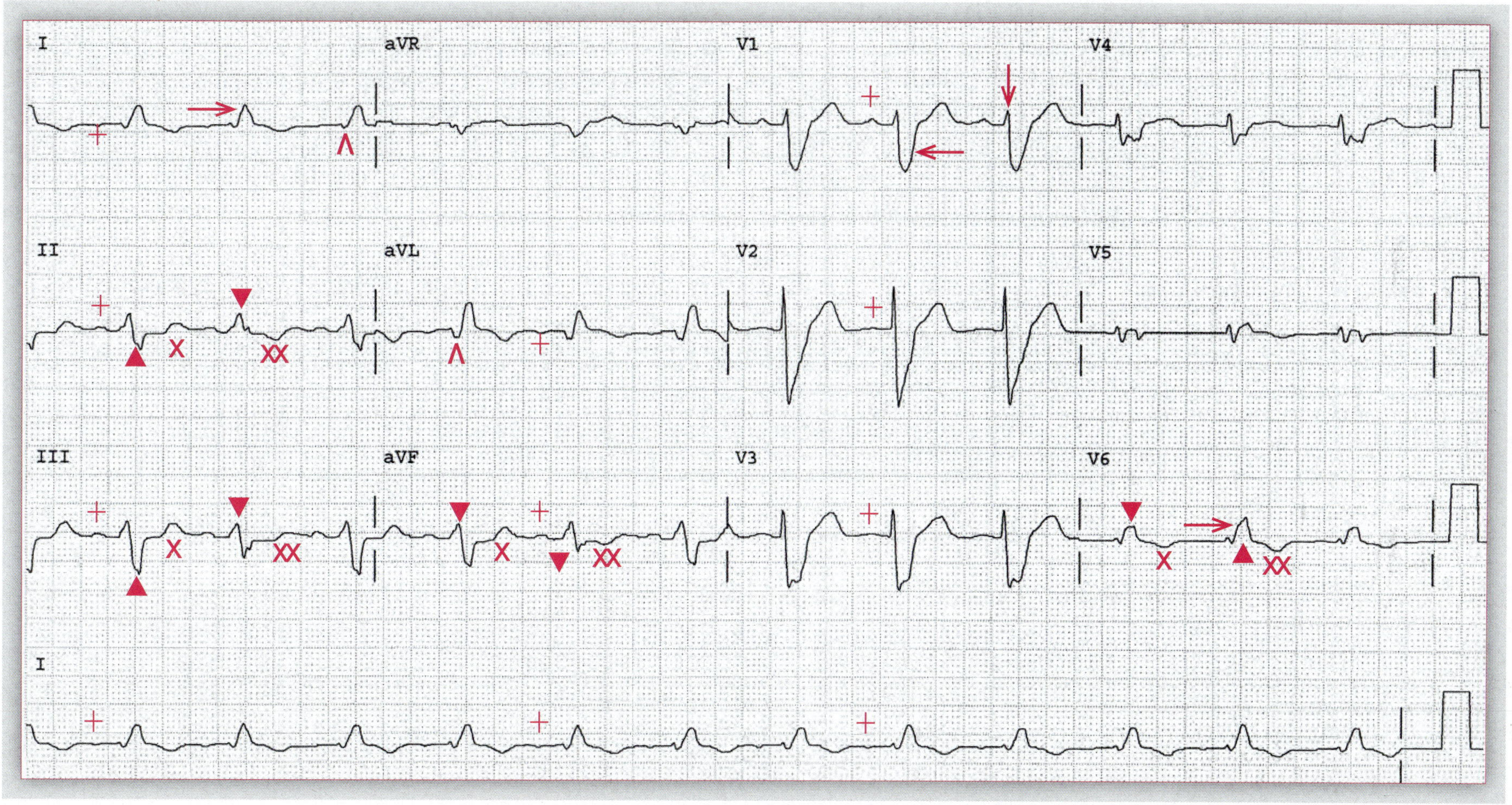

心电图 115 分析：窦性心律，显著室内传导延迟，QRS 电交替，T 波电交替。

节律规整，心率 76 次 / 分。每个 QRS 波前均可见 P 波（+），PR 间期固定（0.18ms）。Ⅱ、aVF 导联 P 波直立，但Ⅰ导联倒置，提示为心房节律。

QRS 时限增宽（0.20s），形态看似左束支传导阻滞（LBBB），Ⅰ、V_6 导联（→）为宽 R 波，V_1 导联（←）为深 S 波，但Ⅰ、aVL 导联可见 Q 波（^）及 V_1 导联初始 R 波（↓）。这不是 LBBB 时的间隔向量（即Ⅰ、aVL、V_5~V_6 导联可见间隔 Q 波，V_1 导联可见间隔 R 波）。左束支分为左前分支、左后分支及间隔支，间隔支激动室间隔，是左心室内最先激动的部位。完全性 LBBB 时，冲动不能通过任一分支，包括间隔支。因此宽的 QRS 波是室内传导延迟引起。QRS 波非常宽是特发性扩张型心肌病的特点。实际上左心室射血分数（LVEF）与 QRS 波宽度有关，即 QRS 波越宽，LVEF 越低。QT/QTc 间期延长（480/540ms），校正增宽的 QRS 时限后 QT/QTc 间期正常（380/430ms）。

QRS 波（▲，▼）及 T 波（×，××）振幅逐搏变化也符合扩张型心肌病的特点，在Ⅱ、Ⅲ、aVF、V_6 导联最明显。这是细胞钙内流随心跳逐搏变化产生的电交替现象。■

一名 44 岁男性患者，可能存在睡眠呼吸暂停，正在进行睡眠监测。监测过程中描记了一份心电图，发现间断有不规整节律出现。

心电图提示什么？

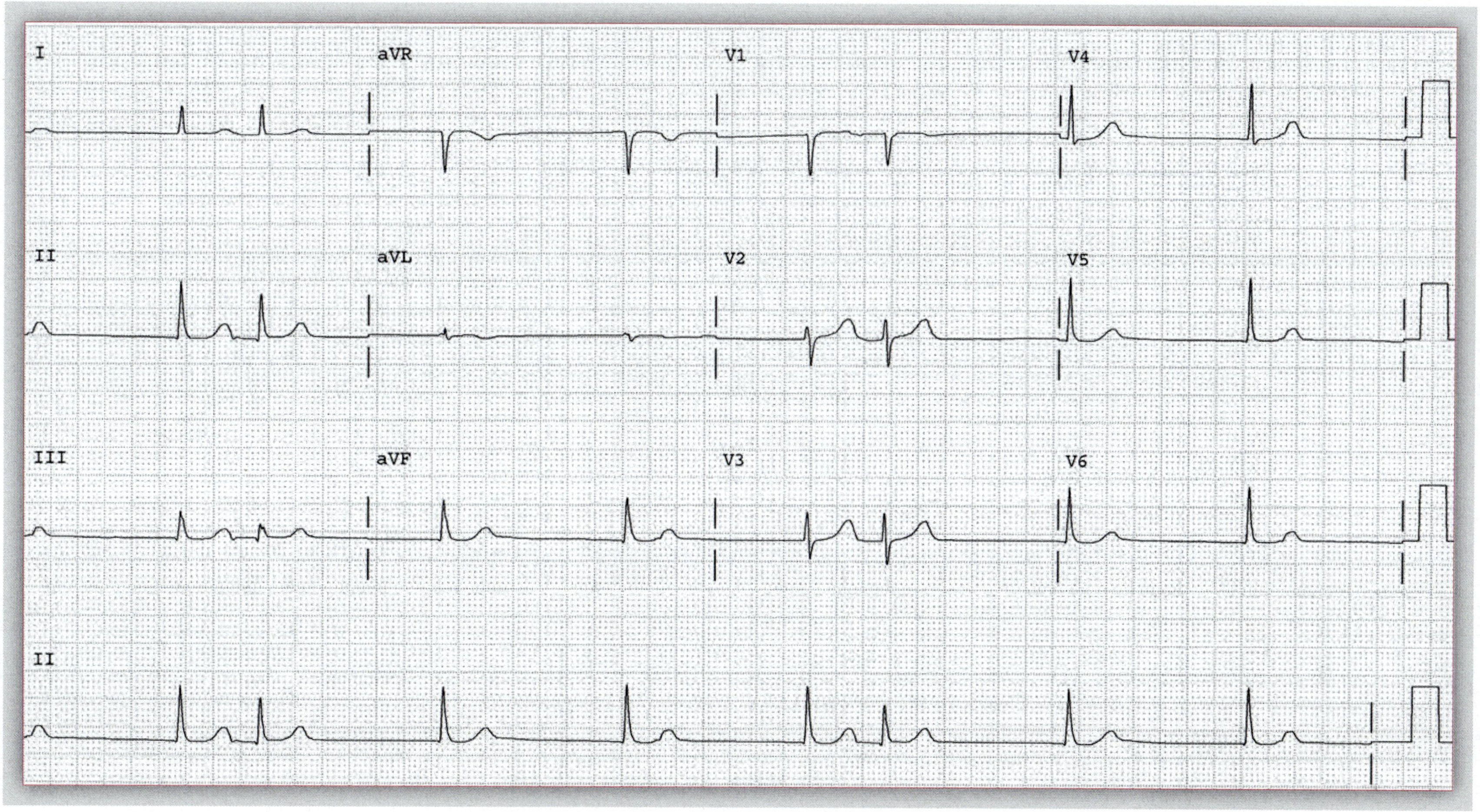

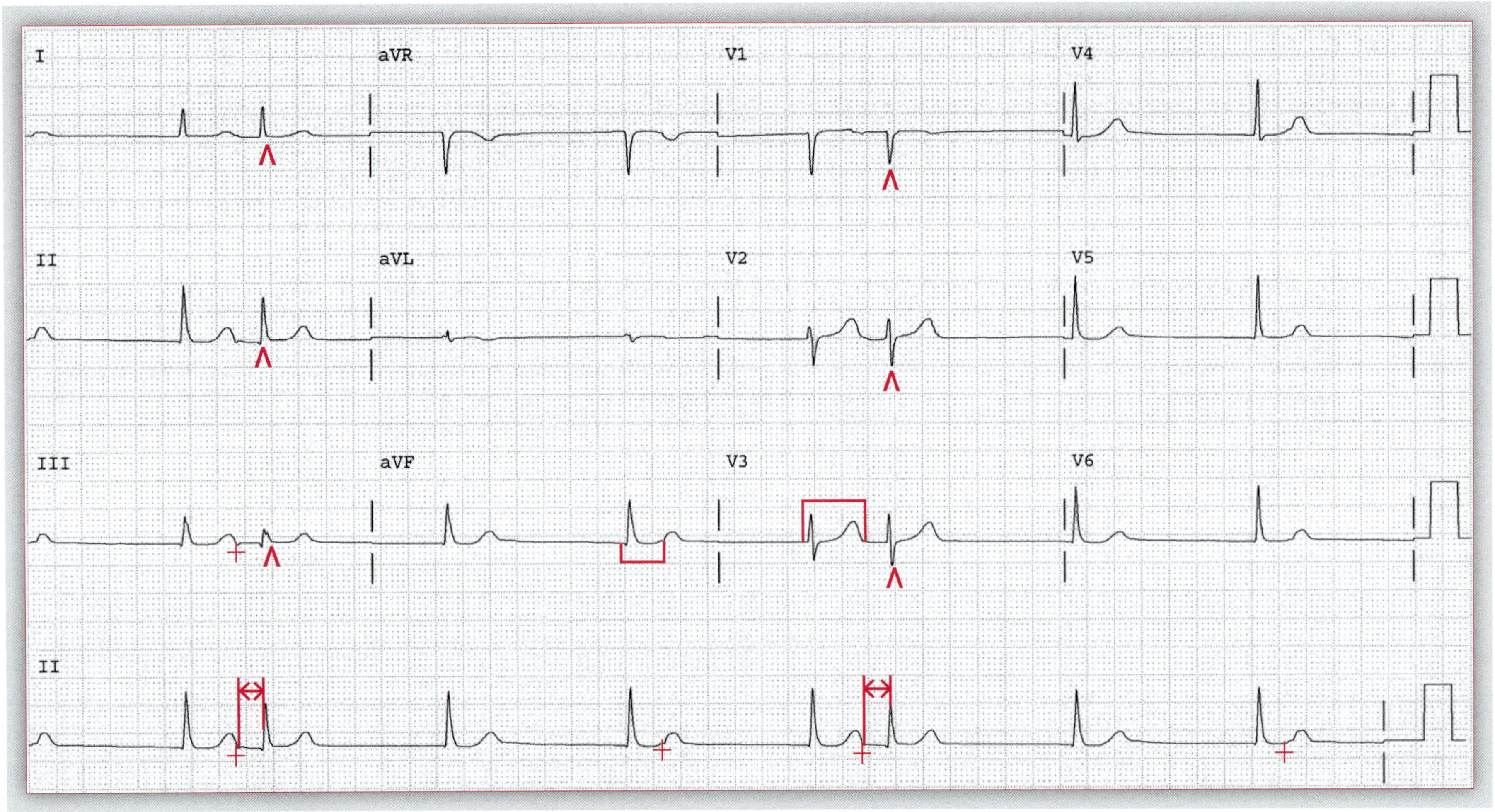

心电图 116 分析：交界性心律，室房文氏逆传，反复心律。

节律规整,心率 44 次 / 分,可见两个提前出现的 QRS 波(^)(第 2 个和第 6 个)。每个 QRS 波前均无 P 波,尽管Ⅱ导联中第 1、4、5、8 个 QRS 波之后可见倒置 P 波(+)。由于Ⅱ和 aVF 导联的 P 波倒置,所以可能为逆传引起。因此心电图的节律为交界性心律伴逆传的 P 波。可以注意到 RP 间期逐渐延长,即第 3 个 QRS 波之后无 P 波,第 4 个 QRS 波之后的 RP 间期变短(⌴)(0.24s),而第 5 个 QRS 波之后的 RP 间期延长(⊓)(0.40s)。这是室房逆传文氏现象。因为有稳定的交界性心律,RR 间期固定,所以两个提前出现的 QRS 波(第 2 个和第 6 个)是心室对其前逆传 P 波的直接反应。两个早搏的 PR 间期相等(↔)(0.24s)。所有 QRS 波的时限正常(0.08s),形态正常。电轴正常,在 0°~+90°(Ⅰ、aVF 导联 QRS 波主波向上)。QT/QTc 间期正常(400/340ms)。

两个提前出现的 QRS 波被称为反复心律,即逆传的心房冲动(通过室房传导)再通过房室结前传,产生心室激动。所以反复心律呈室上性心律的形态。提前出现的前面无 P 波的 QRS 波可以产生回波,因此与室房(逆传)传导激动心房有关。这可以发生在起搏心律、室性心律或为交界性心律。室房传导可发生在旁道(显性或隐匿性),房室结双径路中的一条或仅通过一条房室结通路传导。在合适的时间,冲动可能通过房室结逆传激动心房,然后再通过房室结前传。无论冲动怎样传回至心房,都是通过正常的房室结 - 希浦氏系统前传激动心室,因为 QRS 时限窄,并且类似窦性心律时的形态。在这个病例中,反复心律仅发生在临界的 RP 间期时。反复心律发生之前的逆传或文氏传导提示逆传或文氏传导一定是通过房室结传导,因为旁道不发生递减传导。递减传导是房室结的特点,也是文氏传导的发生机制(无论前传或逆传)。■

病例 117

一名 70 岁老年男性患者，既往明确诊断阵发性房颤，正在接受β受体阻滞剂及维拉帕米治疗，此次因心悸伴气短就诊急诊室。他注意到心悸伴气短就是房颤发作时的感觉。本次就诊之前，症状已经缓解。体格检查和常规的实验室检查均正常。描记了一份心电图，存在的问题是节律不规整。

基础节律是什么？

怎样解释心电图中观察到的不规整节律？

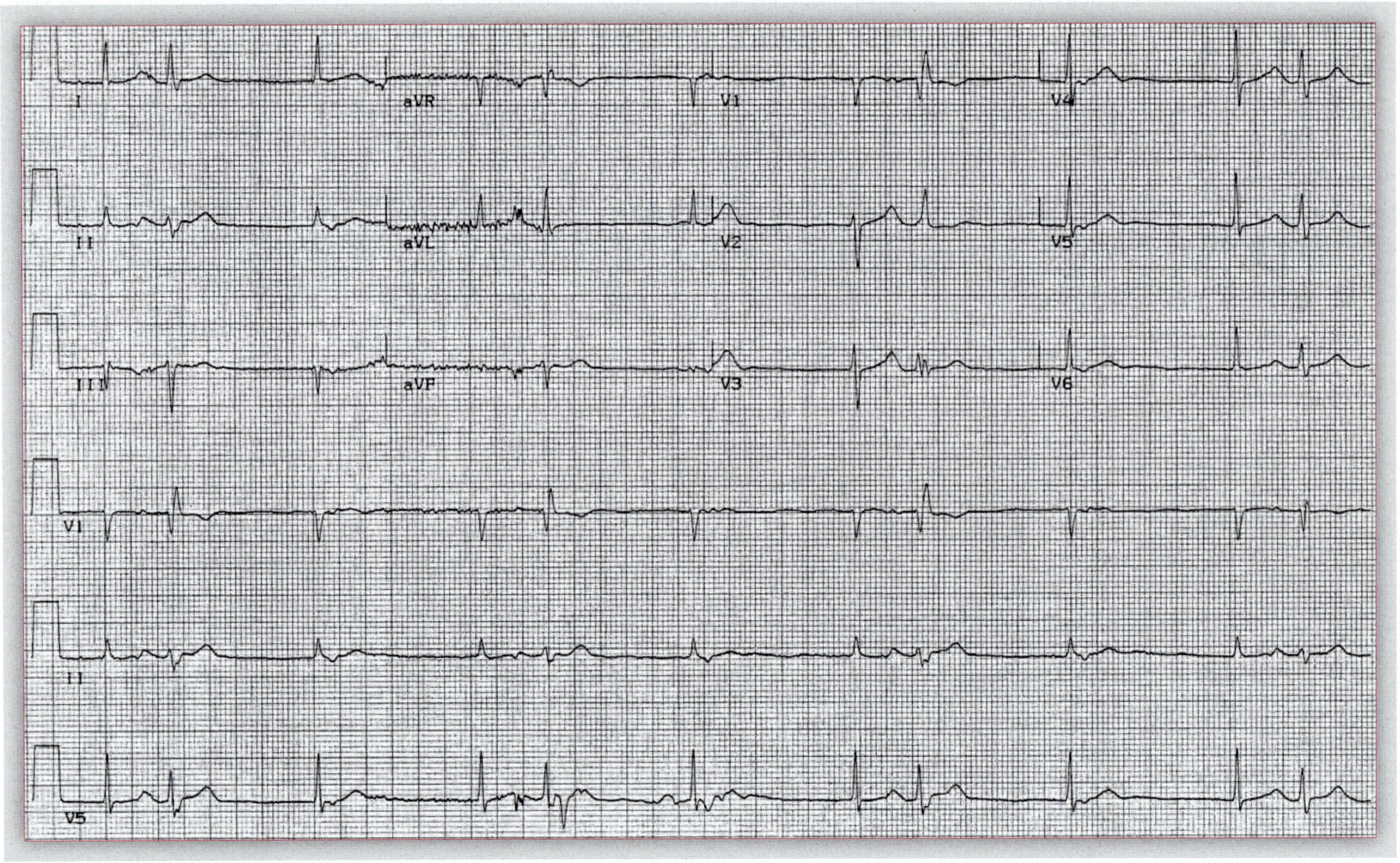

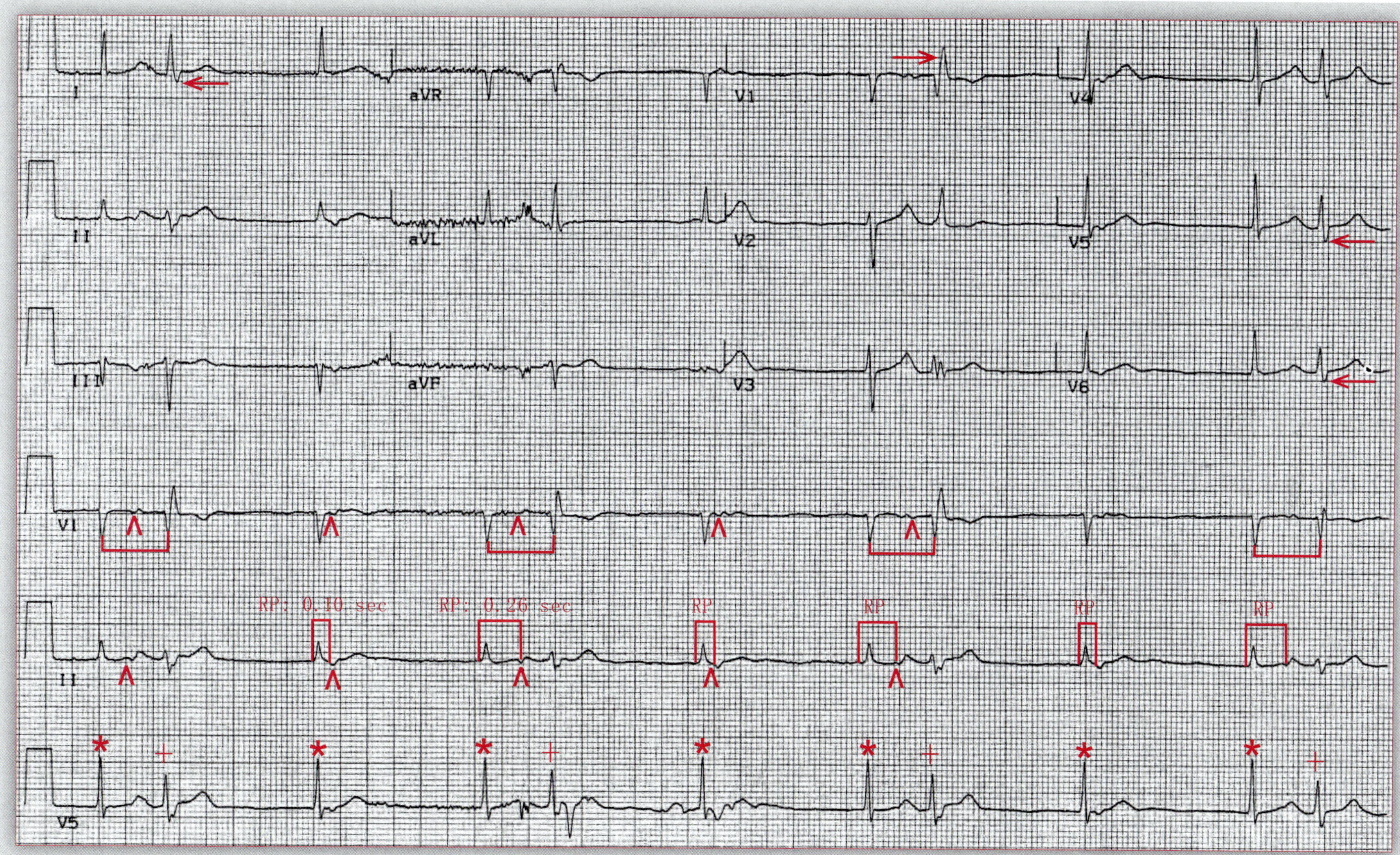

心电图 117 分析：交界性心律伴文氏逆传（室房传导）及反复心律，心率相关的右束支传导阻滞。

节律规整，偶有早搏(+)，即第 2、5、8 和 11 个 QRS 波。因此，节律可以被称为有规律的不规整。提前出现的 QRS 波与前面的 QRS 波有固定的联律间期或固定关系。

规律出现的 QRS 波(即第 1、3、4、6、7、9、10 个 QRS 波)(*)时限正常(0.08s)，形态正常，电轴左偏，在 0°~-30°（Ⅰ、Ⅱ导联 QRS 波主波向上，aVF 导联向下）。任何一个 QRS 波前均无 P 波；所以是交界性 QRS 波，心电图的节律为交界性心律。在第 3 和 4、6 和 7 以及 9 和 10 个 QRS 波之间的 RR 间期相同(心率 48 次/分)。QT/QTc 间期正常(460/410ms)。每个交界性 QRS 波之后均可见 P 波(^)。P 波在Ⅱ、aVF、V_4~V_6 导联倒置，所以是交界性 QRS 波通过室房逆传产生的 P 波。但是，有两种不同的 RP 间期(即 QRS 波与逆传 P 波的间期)(⊓)。第 3、6、9 个 QRS 波之后的 RP 间期非常短(0.10s)，但这 3 个间期相同；逆行的 P 波是 QRS 波之后立即出现的负向波(^)。在第 1、4、7、10 个 QRS 波之后的 RP 间期较长(0.26s)，这几个 RP 间期也相等。这是室房逆传呈文氏传导的证据。也可能逆传或室房传导是通过两个不同的房室结路径传导，即慢径路和快径路。长 RP 间期的 P 波之后可见提前出现的 QRS 波(+)，该 QRS 波与其前逆传 P 波(PR 间期固定为 0.20s)的关系固定(即联律间期固定)。这些提前出现的 QRS 波是心室对其前逆传 P 波的反应。因此称之为反复心律，这是室房通过交界区逆传的结果。逆行的心房激动随后通过房室结-希-浦系统前传，引起正常的心室激动。提前出现的前面无 P 波的 QRS 波可以产生回波，所以与室房传导(逆传)激动心房有关。这可以在起搏心律、室性心律和交界性心律中发生。反复心律是冲动通过正常的房室结-希-浦系统传导，室房逆传的径路可能为显性旁路也可能为隐性旁路，可能是房室结双径路中的一条，也可能是在合适的时间通过同一条径路。实际上存在两种 RP 间期提示房室结双径路(快径路和慢径路)和文氏逆传(递减传导)同时存在，代表室房的传导一定是通过房室结，因为旁路不会出现递减传导。

反复心律的 QRS 时限延长(0.12s)，呈典型的右束支传导阻滞型，V_1 导联呈 RSR′ 型(→)，Ⅰ、V_4~V_6 导联终末 S 波增宽(←)。右束支传导阻滞是 RR 间期缩短的结果，因此这是心率相关的右束支传导阻滞。

本例患者的交界性心律可能是房颤突然终止引起的。这是应用 β 受体阻滞剂和钙离子通道拮抗剂所致，很可能是在房颤突然终止时窦房结激动受到抑制导致的交界性心律。■

一名 56 岁女性患者，因持续数天的类似感冒症状，如发热、寒颤、鼻塞、咳嗽、咳痰就诊内科医生。体格检查除脉搏不规律外均无明显异常。描记了一份心电图。

心电图显示什么？
引起医生担心的原因是什么？

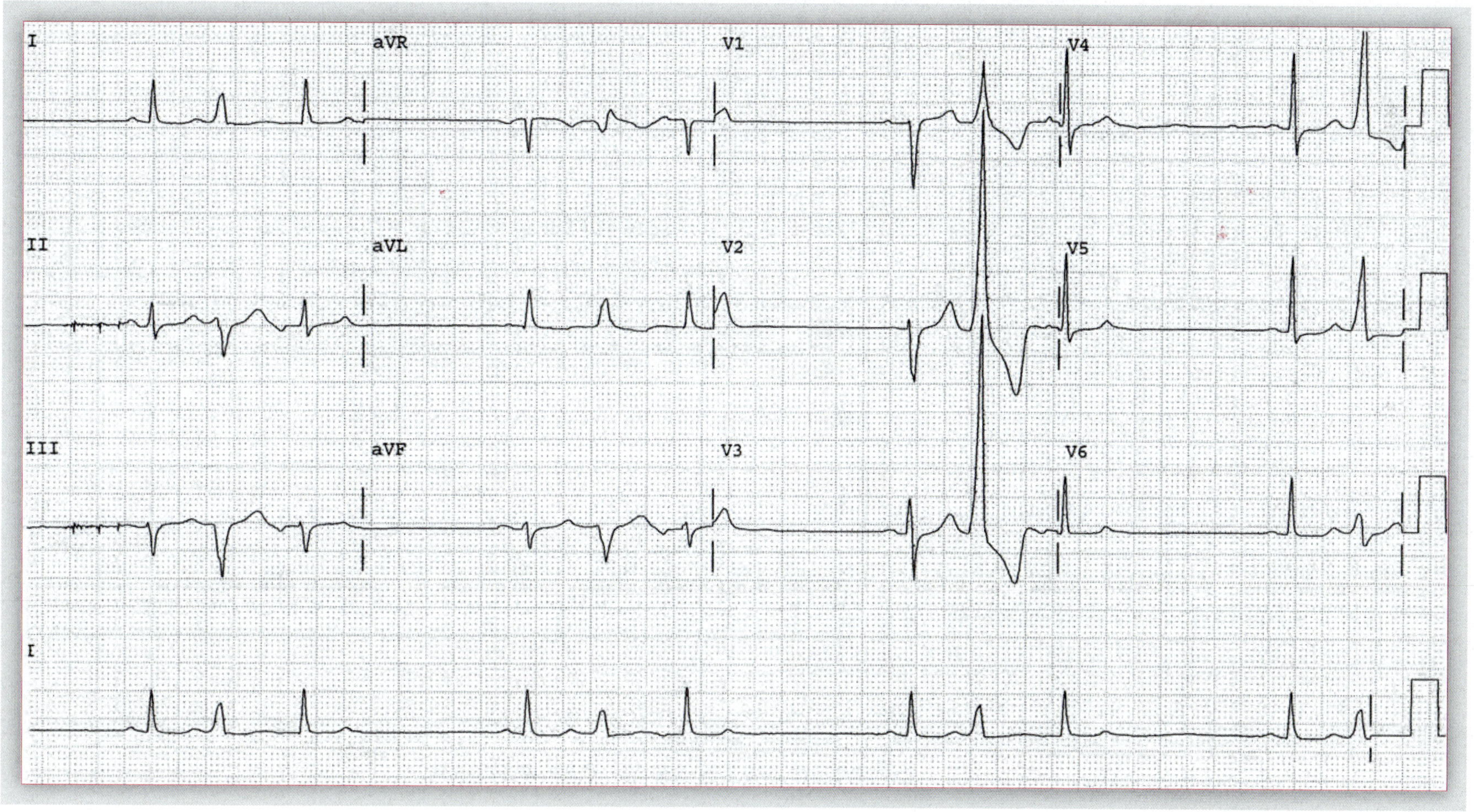

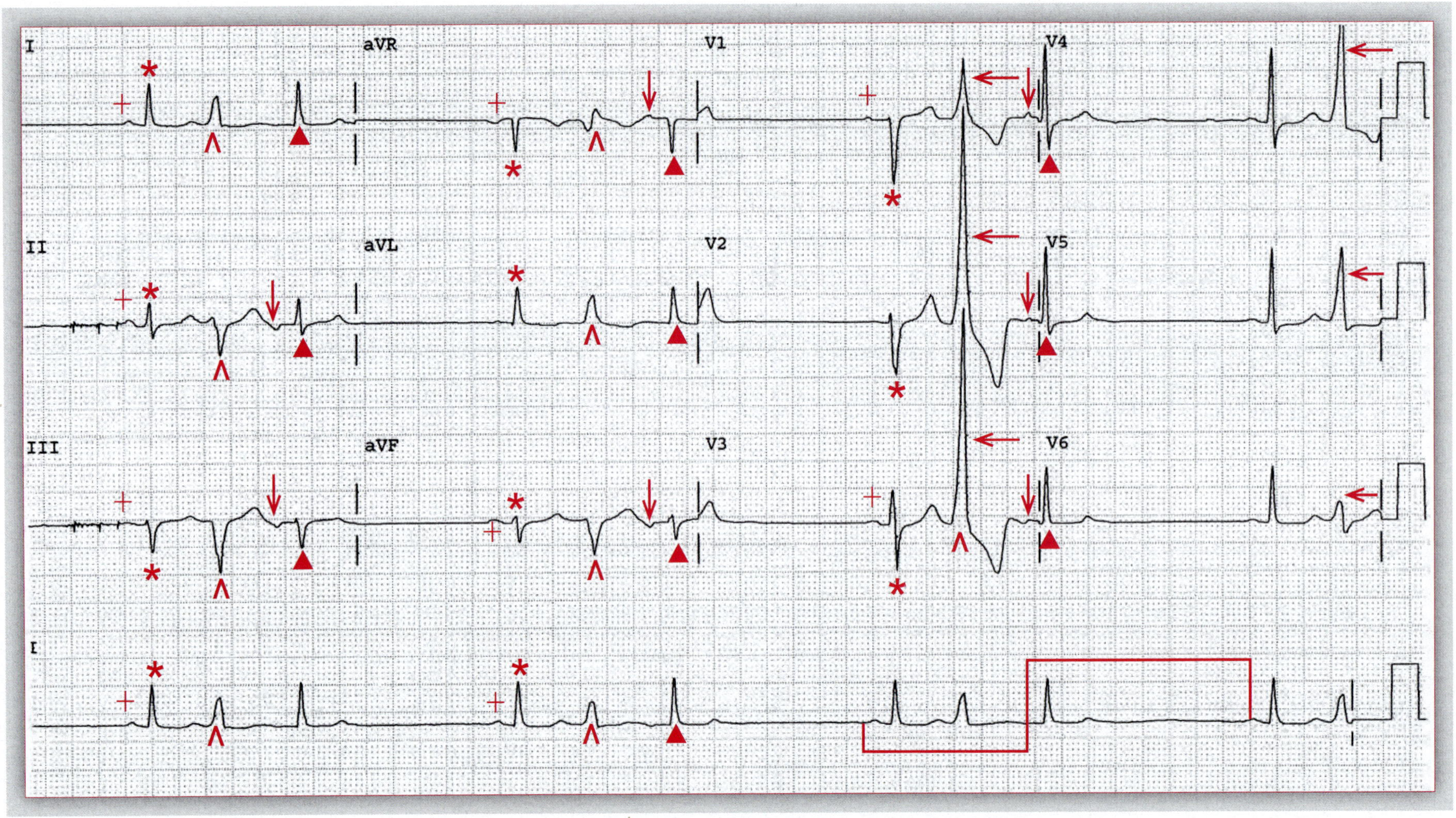

心电图 118 分析：正常窦性心律，室性早搏，室房逆传，反复心律，电轴左偏。

每 3 个 QRS 波群成组规律出现。每组的第 1 个 QRS 波(*)窄(0.08s),电轴左偏,在 0°~-30°(Ⅰ、Ⅱ导联中 QRS 波主波向上,aVF 导联向下),QRS 波之前有 P 波(+),PR 间期固定(0.16s)。这个 P 波在Ⅰ、Ⅱ、aVF、V_4~V_6 导联直立,因此是窦性 P 波。QT/QTc 间期正常(400/420ms)。

每组的第 2 个 QRS 波(^)时限增宽(0.14s),前面未见 P 波。需要注意的是这些波在胸前导联存在正向同向性(即 V_1~V_6 导联呈高 R 波)(←)。QRS 波的正向同向性见于直接激动心室产生的 QRS 波,包括起搏的 QRS 波、旁道引起的预激(尤其是 W-P-W)以及室性搏动。心电图中未见起搏刺激信号,QRS 波前无心房除极波,可以排除预激,因为预激波必须要有心房激动通过旁道传导。所以这些 QRS 波是室性早搏。

每组的第 3 个 QRS 波(▲)在室性早搏之后,与第一个 QRS 波的间期、形态和电轴相同。QT/QTc 间期也相同。因此为室上性起源的激动。QRS 波前可见 P 波(↓),P 波在Ⅱ、Ⅲ、aVF 导联倒置,aVR 导联直立,形态与窦性 P 波不同。需要指出的是这不是插入性室性早搏,后者指在两个窦性 QRS 波之间,不伴有间歇,没有改变窦性 PP 间期。如图所见,窦性 P 波与室性早搏(⊔)之后倒置 P 波的 PP 间期短于倒置 P 波与下一个窦性 P 波的 PP 间期(⊓)。并且 P 波形态与室性早搏之后的 P 波形态不同。因此,这个负向的 P 波可能是房性早搏,也可能是室性早搏后室房逆传引起,更像是逆传的 P 波。冲动逆传激动心房形成 P 波后,经房室结前传产生 QRS 波,该冲动通过正常的希-浦系统传导产生。室性早搏与逆传 P 波的间期(即 RP 间期)固定(关系固定),逆传 P 波与之后的 QRS 波的间期也固定(即 PR 间期)。

第 3 个 QRS 波是室房逆传的结果,被称为反复心律,即逆传的心房激动可以通过房室结前传,通过希-浦系统顺向传导形成的室上性波形。提前出现的前面无 P 波的 QRS 波可以产生回波,所以与室房传导(逆传)激动心房有关。这可以在起搏心律、室性心律和交界性心律中发生。■

病例 119

一名 77 岁女性患者，明确诊断扩张型心肌病，此次因头晕、明显的乏力和气促加重就诊。自述经常出现脉搏加快，平时心率 50~60 次 / 分，1~2 天前心率加快到 100 次 / 分。心电图如下（心电图 119A 和心电图 119B），与基础心电图（心电图 119C）做了对比。

心电图 119A

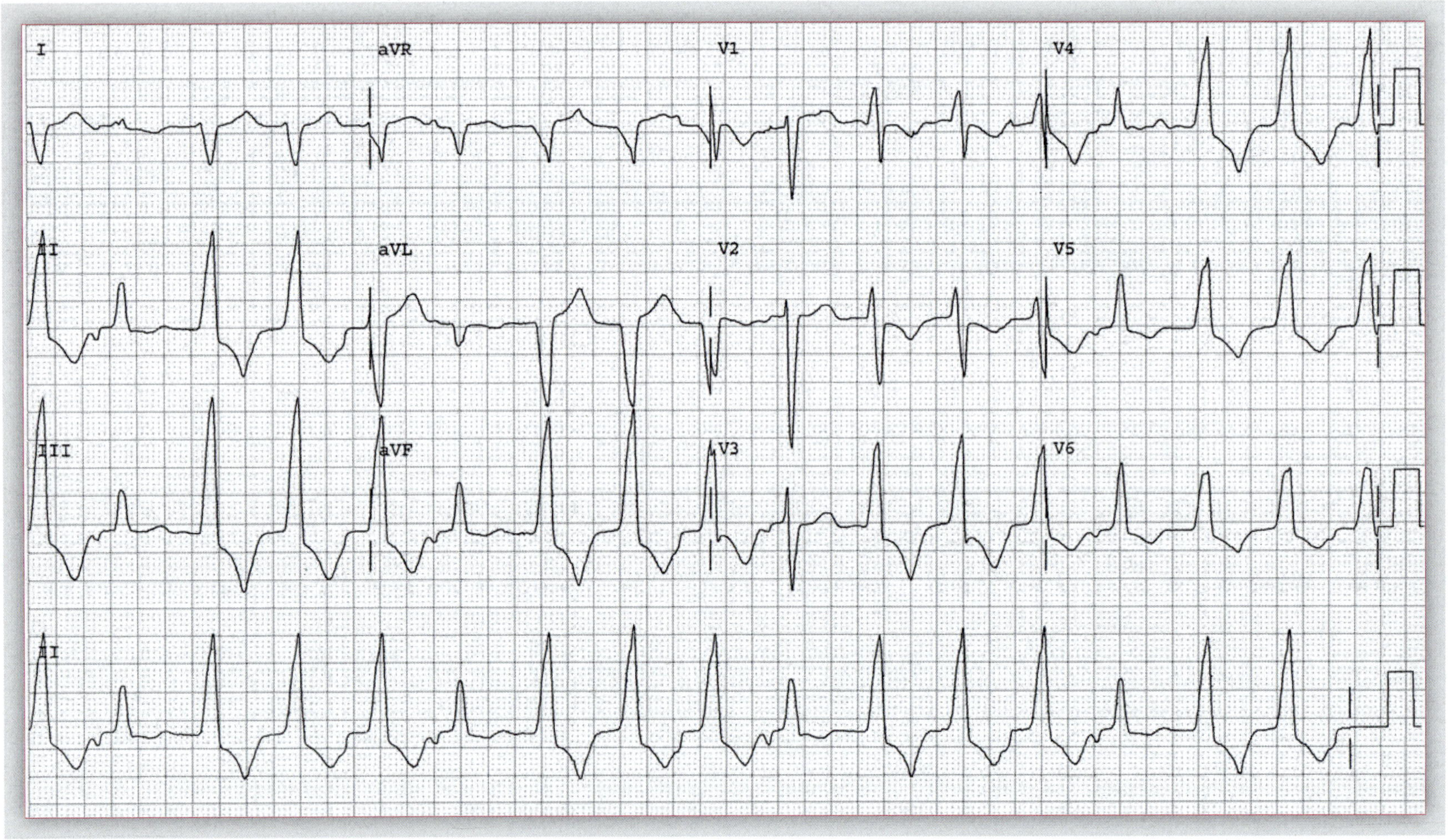

心电图的节律是什么？
心电图中有什么异常？为做对比，提供了基础心电图（心电图 119C）。

心电图 119B

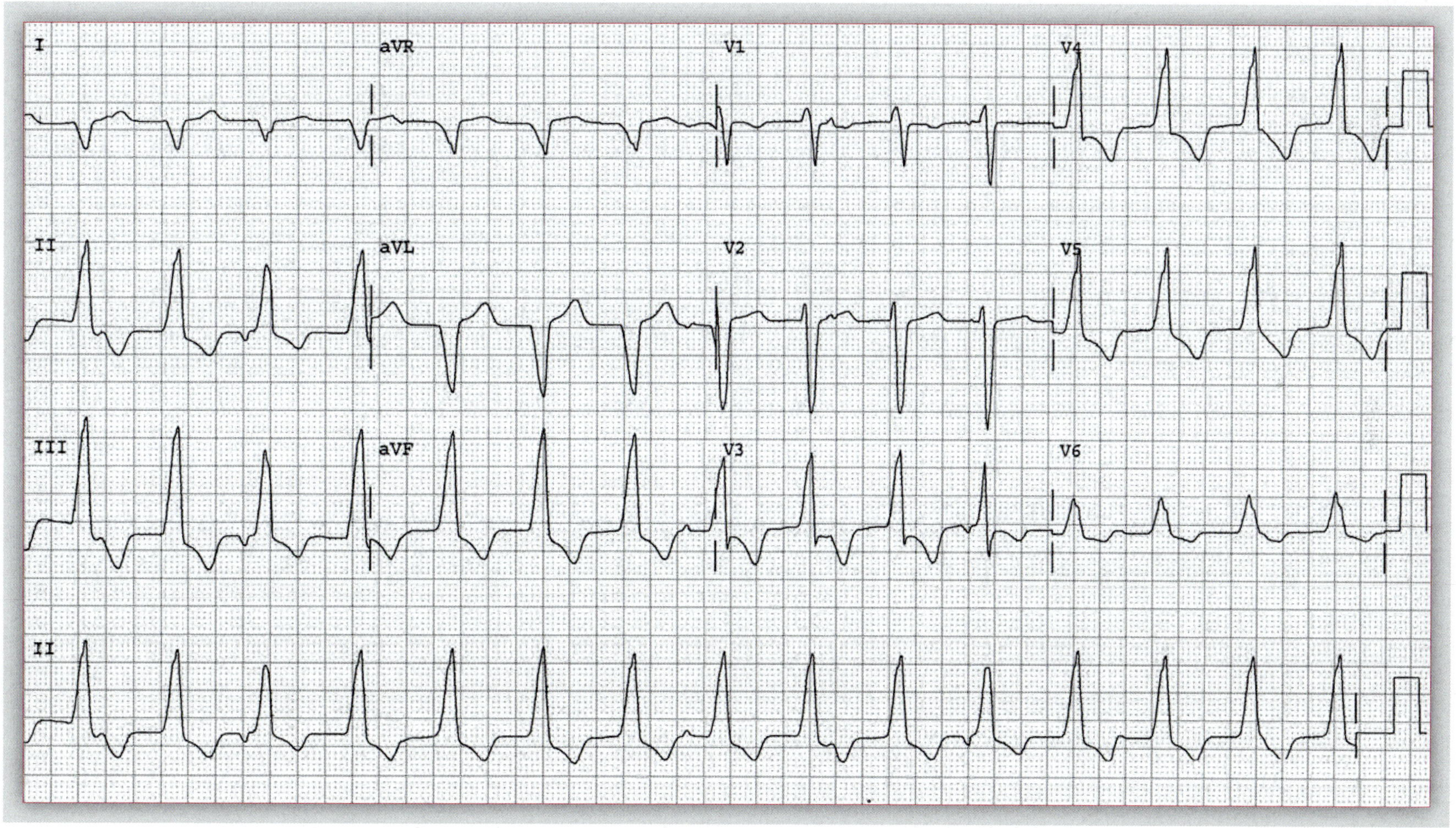

心电图 119C

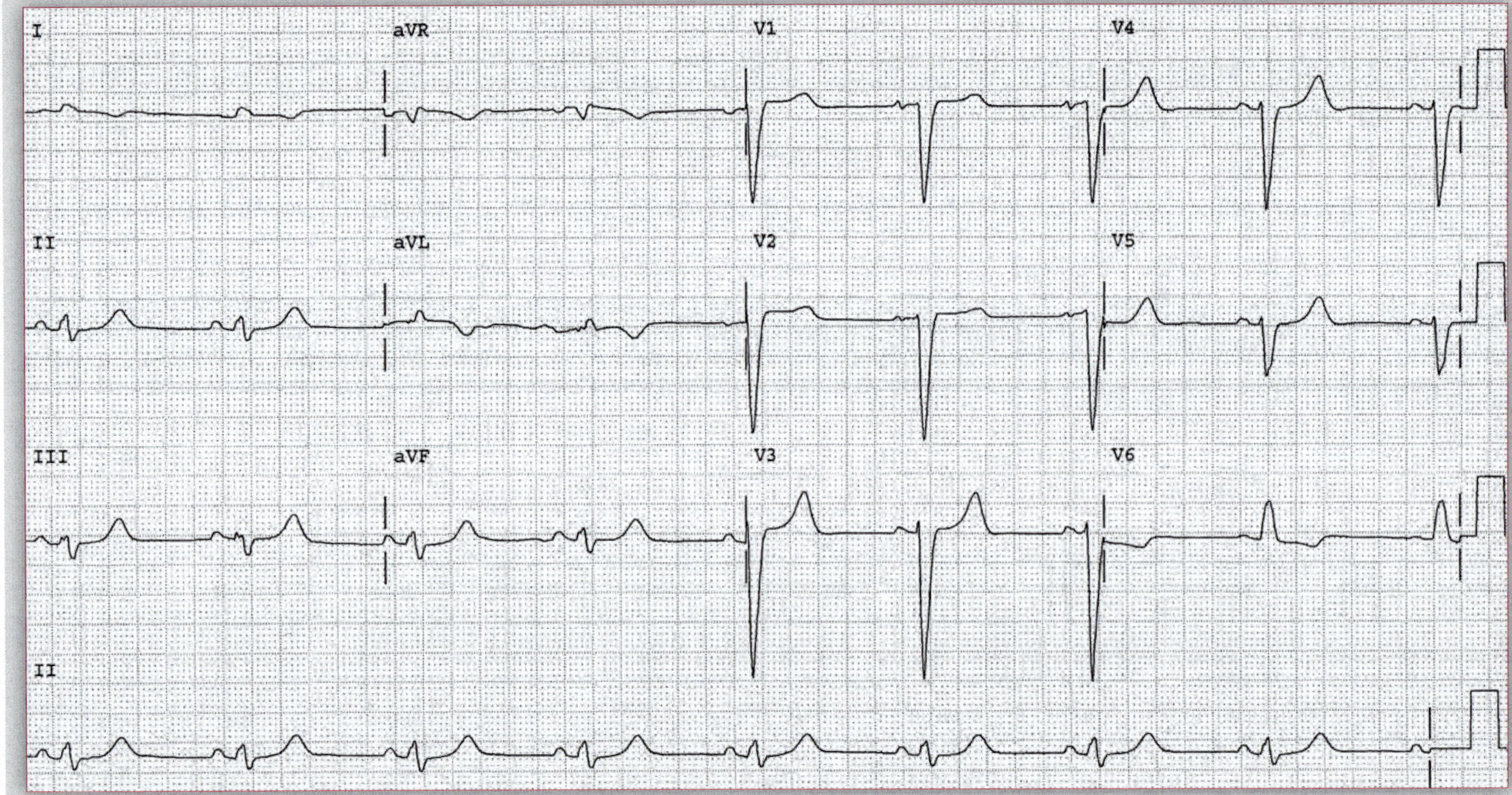

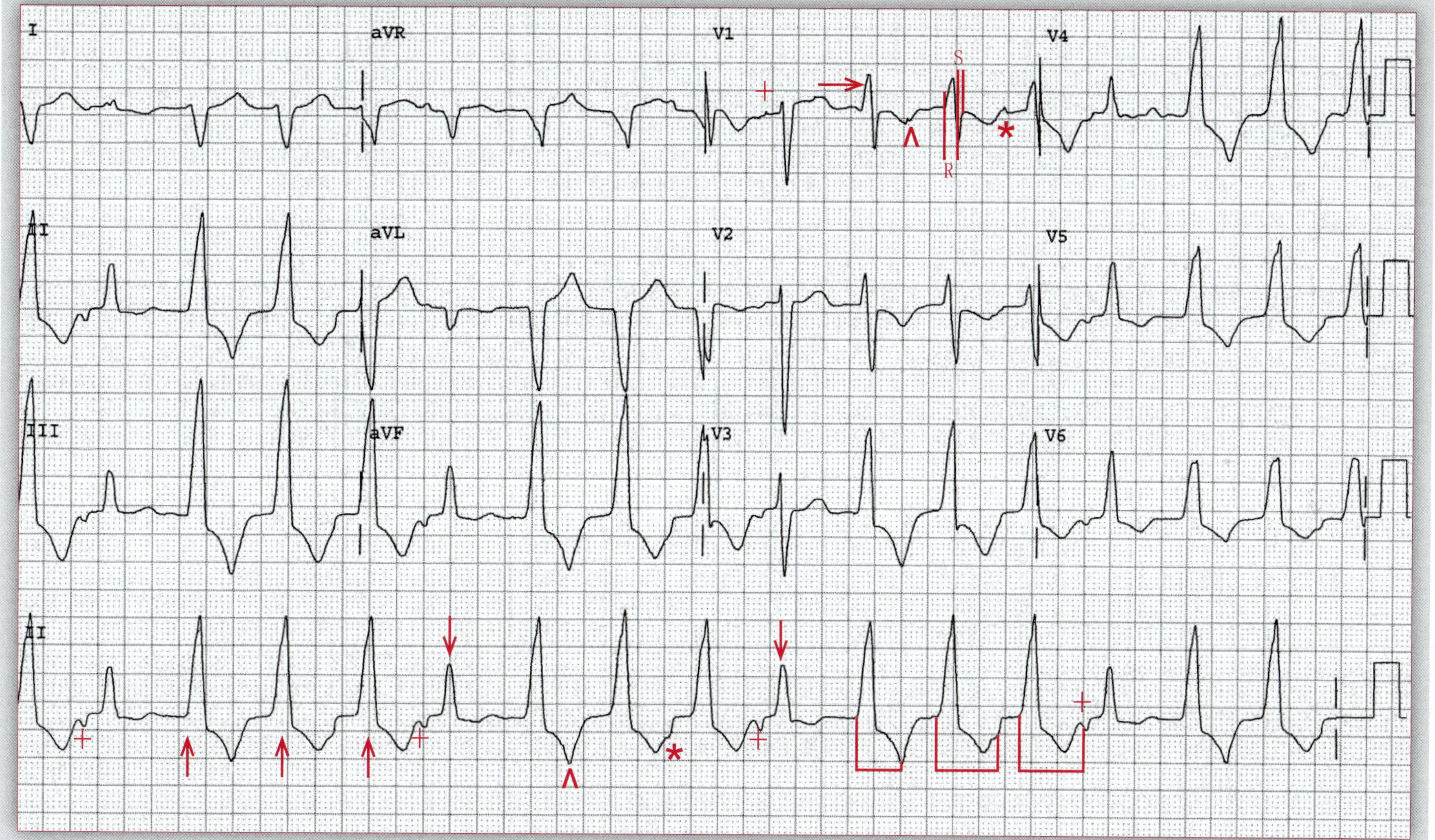

心电图 119A 分析：加速性室性自主心律，室房逆传的文氏传导，反复心律。

心电图 119A 显示节律规整，心率 100 次 / 分。QRS 波的形态及宽度不断变化；3 个间期为 0.18s 的宽 QRS 波（↑）和 1 个较窄的 QRS 波（↓）(0.14s) 成组重复出现，振幅也不同。电轴右偏，在 +90°~+180°（Ⅰ导联 QRS 波主波向下，aVF 导联 QRS 波主波向上）。V_1 导联为高 R 波（→），并且 R 波宽度大于 S 波，是室性 QRS 波的特点。另外，QRS 波不呈右或左束支传导阻滞型。因此，这是加速性室性自主心律，也被称为慢室速。QT/QTc 间期延长 (400/515ms)，但校正增宽的 QRS 时限后 QT/QTc 间期仅轻度延长 (360/460ms)。

每个较宽的 QRS 波前均未见 P 波，但在第 3 个 QRS 之后，较窄的 QRS 波（↓）之前可见一个 P 波(+)，P 波在Ⅰ、Ⅱ、aVF、V_4~V_6 导联倒置，因此不是起源于窦房结的 P 波。倒置的 P 波可能是室房逆传所致，也可能是低位的心房激动。因为是室性心律，所以倒置的 P 波很可能使室房逆传所致。尽管较宽的 QRS 波没有相关的明显 P 波，但在Ⅱ导联可以看到到 T 波形态发生变化，通常提示重叠的 P 波。Ⅱ导联中第一个较宽的 QRS 波后有一个深而窄的负向波(∧)，第二个较宽的 QRS 波之后 T 波的上升支可见一个负向顿挫(*)。这些 P 波均为负向。在 V_1 导联最明显。因为可以看到宽的 QRS 波，所以负向的 P 波不是房性早搏，而是与 QRS 波相关的波形。因此，这是室性心律伴室房逆传所致的 P 波。但是，可以注意到 RP 间期（⊔）逐渐延长，从 0.32s 到 0.40s 到 0.48s，即逆行的文氏传导。这种形式重复出现。第三个较宽的 QRS 波(+)之后的逆传 P 波下传引起一个较窄的 QRS 波（↓），这个波的形态不同于前面 3 个 QRS 波。实际上，QRS 波在胸前导联的形态看起来更正常，R 波正常递增。这个心室波是对逆传 P 波的反应，称为反复心律。

提前出现的前面无 P 波的 QRS 波可以产生回波，所以与室房传导（逆传）激动心房有关。这可以在起搏心律、室性心律和交界性心律中发生。逆传的 P 波通过正常的房室结 - 希 - 浦系统前传产生心室激动。反复心律需要与室上性 QRS 波鉴别。逆传的冲动可以通过显性或隐匿性旁路传回至心房，这条旁路可能是房室结双径路中的一条，也可能前传与逆传为同一条旁路。实际上逆行的文氏传导，提示逆传一定是通过房室结，因为房室结才存在递减传导，这是文氏传导的机制（前传或逆传）。旁路不存在递减传导。

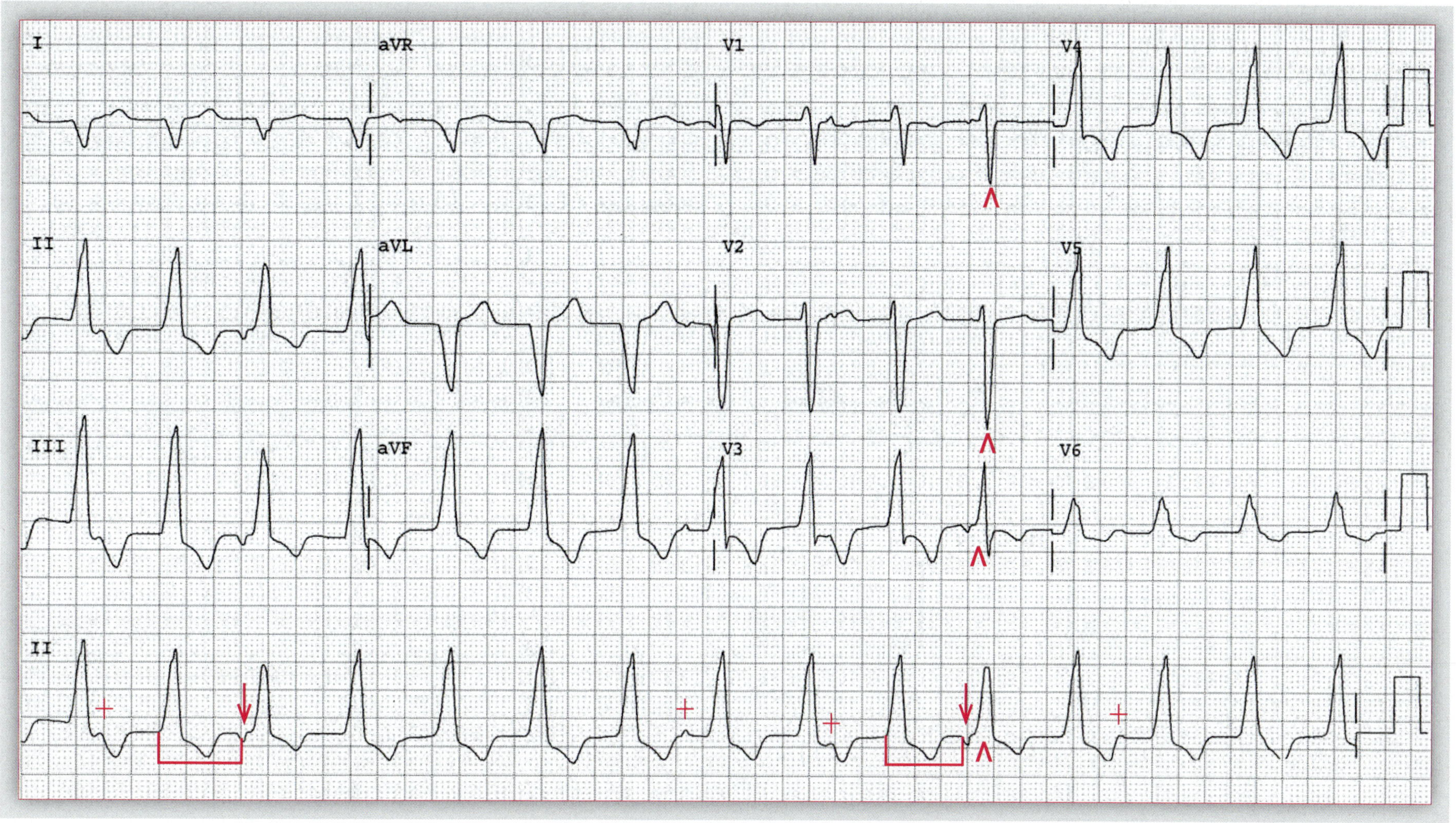

心电图 119B 分析:加速性室性自主心律,房室分离,反复心律。

心电图119B与心电图119A来源于同一名患者。心电图119B显示节律规整，心率96次/分。QRS波的形态、时限（0.18s）和电轴与心电图119A相同。QT/QTc间期也与心电图119A相同。因此，这是加速性室性自主心律，与心电图119A的节律也相同。在第1、9、12个QRS波群之后，第8个之前均可见P波（+），P波在Ⅱ、aVF导联直立，提示为窦性P波。PR间期不固定，P波与QRS波无关，提示房室分离。心室率快于心房率，所以是加速性的低位局灶起源。QRS时限增宽，不呈典型的束支阻滞型，所以为室性心律。但是，Ⅱ导联也可见倒置P波（第3、11个QRS波前（↓）。RP间期固定（0.56s）（└┘），PR间期0.14s。与心电图119A中的倒置P波相同，也是从心室逆传所致的P波。逆传P波之后的QRS波（^）时限稍增宽（0.14s），与心电图119A中较窄QRS波的形态和电轴相同（尤其是V_1~V_2导联），尽管QRS时限仅轻度增宽，但也与室性早搏的特点相同（尤其在Ⅰ、Ⅱ、Ⅲ导联）。因此，这是反复心律，但是与室性QRS波融合，即通过正常的房室结－希－浦系统激动心室与室性早搏同时出现。因此这份心电图存在房室分离，也存在逆传P波伴反复心律。

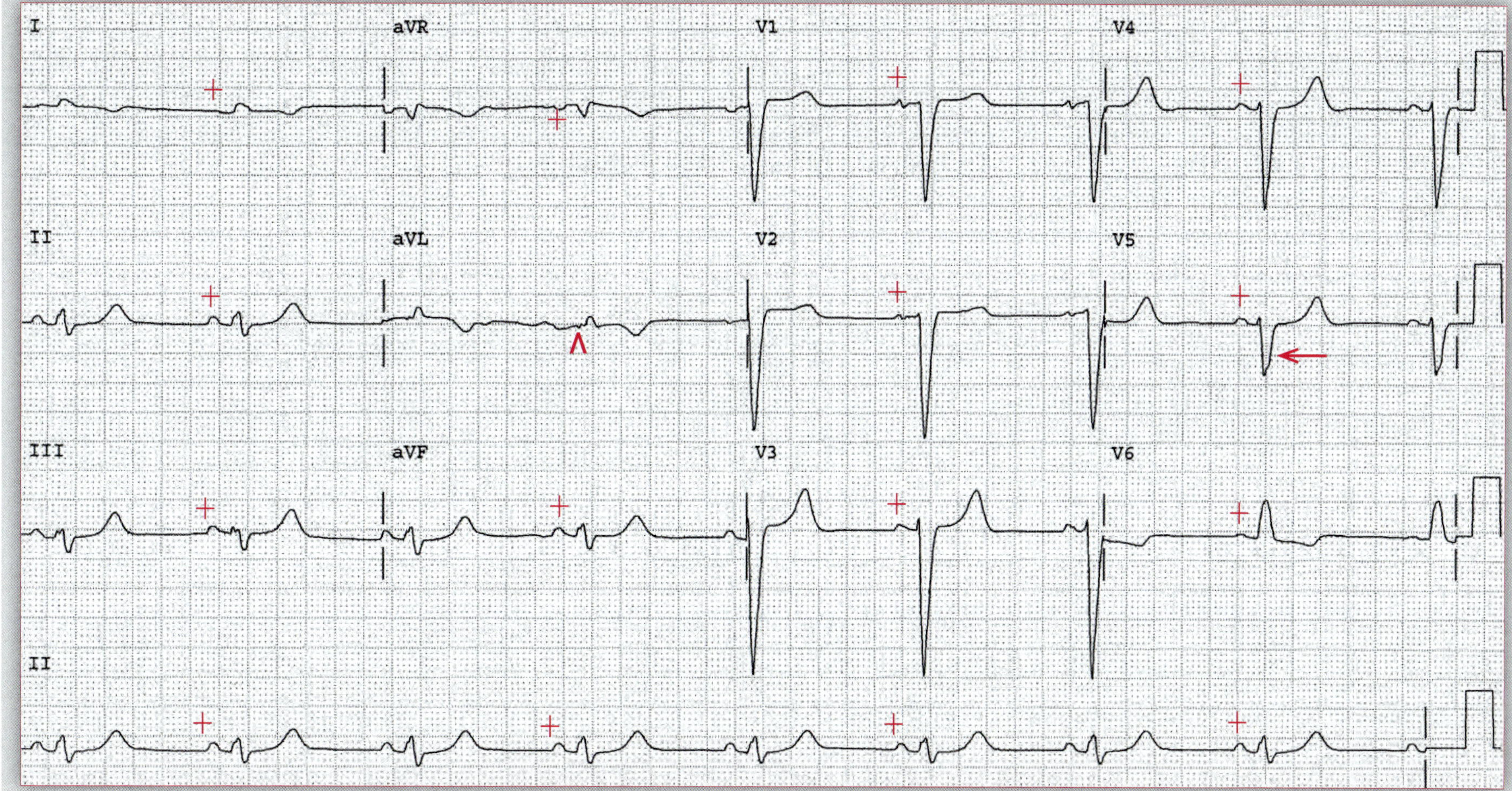

心电图 119C 分析：窦性心动过缓，室内传导延迟，电轴左偏，肢体导联低电压。

心电图 119C 显示节律规整，心率 50 次 / 分。每一个 QRS 波前均可见 P 波(+)，PR 间期固定(0.20s)。Ⅰ、Ⅱ、aVF、V_4~V_6 导联 P 波直立，这是窦性心动过缓。QRS 时限增宽(0.12s)，类似左束支传导阻滞(LBBB)型，但 aVL 导联可见小 Q 波(^)，提示正常的激动间隔的间隔支来源于左束支。但是 LBBB 时没有冲动通过间隔支，应该不能看到正常的间隔激动。因此这可能是非特异性的室内传导延迟。电轴是 0°(QRS 波在Ⅰ、aVF 导联为等电位线)。QT/QTc 间期延长(520/470ms)，但校正增宽的 QRS 时限后 QT/QTc 间期正常(500/450ms)。肢体导联低电压。重要的是，窦性心律时的 QRS 波相同，但与心电图 119A 和心电图 119B 中反复心律的 QRS 波形态轻微不同。因为反复心律也是通过正常的房室结 - 希 - 浦系统传导，所以 QRS 时限、形态和电轴也应该与窦性心律的 QRS 波相同。但反复心律也与室性 QRS 波类似。因此，反复心律可能是心室融合波，即室性 QRS 波与通过正常的房室结 - 希 - 浦系统下传的心室激动融合。■

一名 66 岁女性患者，为行常规体检就诊。无不适主诉。医生进行体格检查时发现心率不规则，心电图如下。

心电图显示什么？
起搏器功能正常吗？

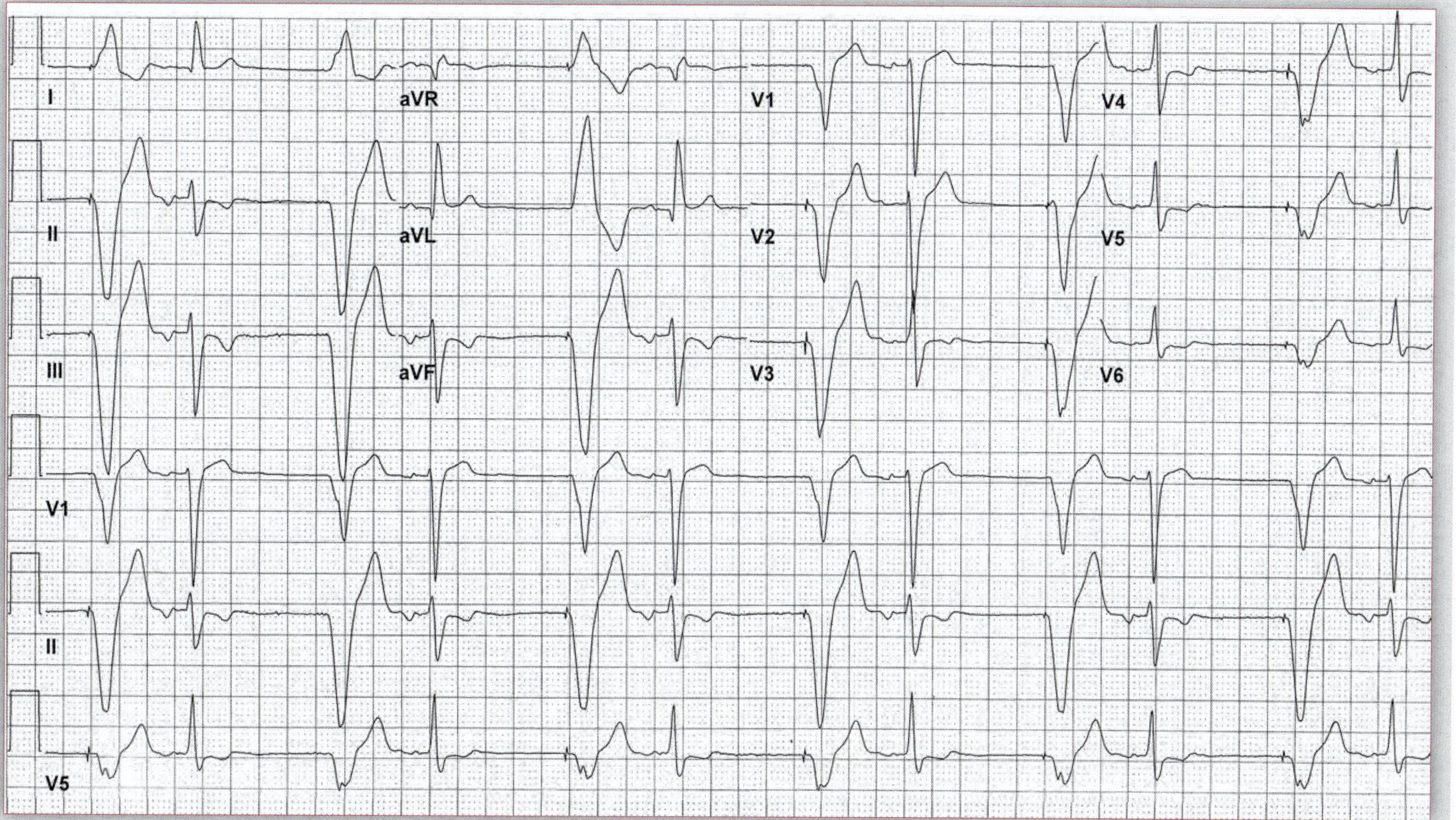

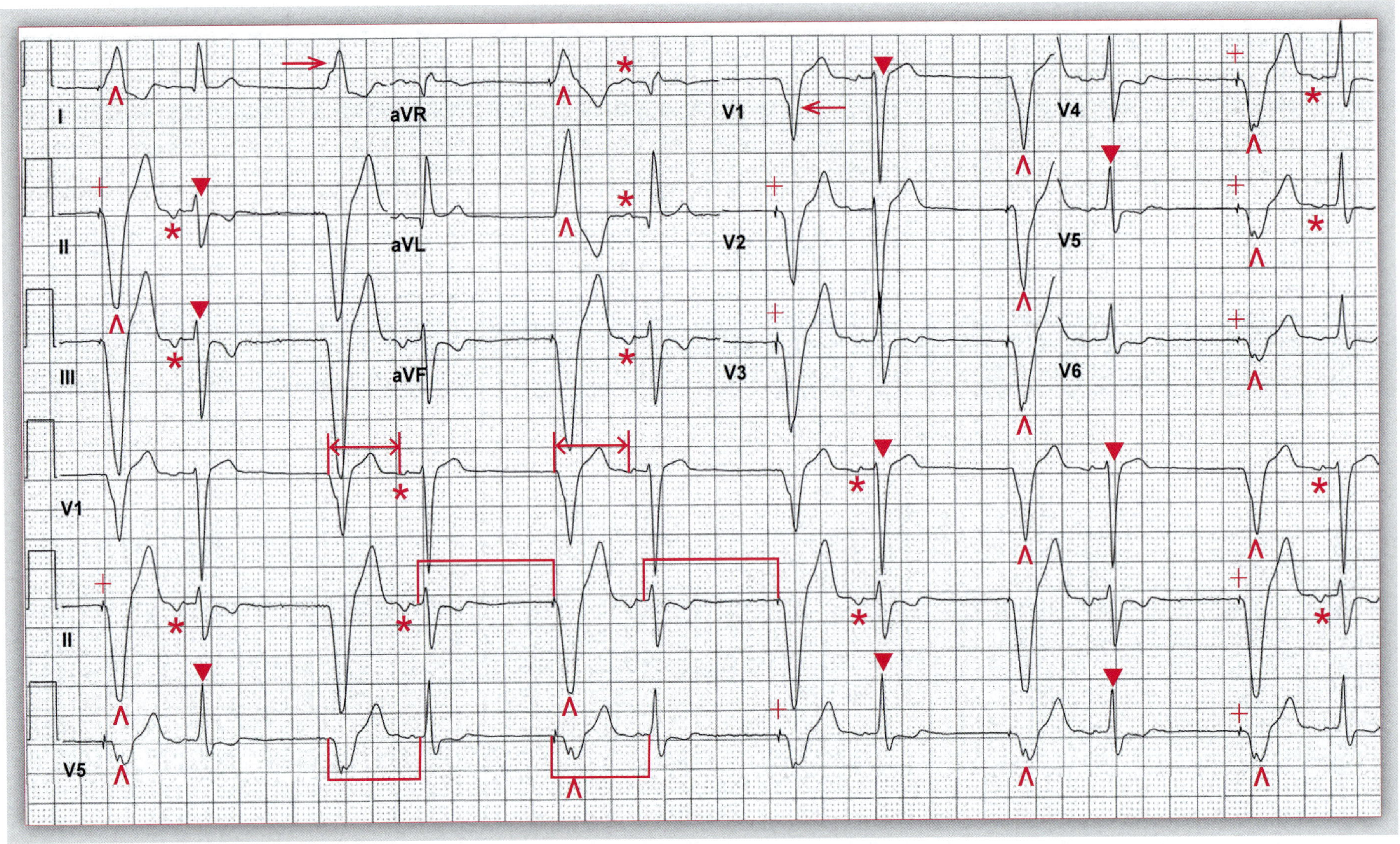

心电图 120 分析:心室起搏心律,室房逆传,反复心律。

节律为有规律的不规整，长 RR 间期（ ⊔ ）和短 RR 间期（ ⊓ ）交替出现。平均心率 72 次 / 分。QRS 时限增宽（^）（0.18s），呈左束支传导阻滞型，Ⅰ导联 R 波增宽（→），V_1 导联呈 QS 型（←）。每个 QRS 波前均可见起搏器刺激信号（+），宽 QRS 波前均未见 P 波。因此为心室起搏心律，起搏器模式为 VVI，因为心电图中未见任何心房激动或心房起搏的证据。起搏 QRS 之后有倒置或逆传的 P 波（*），RP 间期固定（↔）（0.56s）。逆传 P 波是心室起搏通过房室结逆传激动心房的结果。逆传 P 波之后可见窄 QRS 波（▼），时限 0.10s。PR 间期固定（0.18s），QRS 波形态正常，电轴正常，位于 0°~+90°（Ⅰ、aVF 导联 QRS 波主波向上）。QT/QTc 间期正常（360/390ms）。

起搏器的低限频率为 60 次 / 分，也就是窄 QRS 波至起搏的宽 QRS 波之间的间期为 1s（ ⊓ ）。窄 QRS 波由逆传 P 波产生，P 波是心室起搏通过房室结逆传形成，这称为反复心律，即逆传的心房激动通过房室结－希－浦系统前传，产生室上性 QRS 波。提前出现的前面无 P 波的 QRS 波可以产生回波，所以与室房传导（逆传）激动心房有关。这可以在起搏心律、室性心律和交界性心律中发生。室房传导可能发生在旁路（显性或隐匿性），或房室结双径路中的一条，也可能发生在房室结。后一种情况时，逆传的心房冲动恰好发生在房室结脱离不应期可以前传时。无论通过哪种方式逆传激动心房，心室激动都是通过正常的房室结－希－浦系统传导，所以形成的 QRS 波窄，看起来像窦性心律的 QRS 波。■

病例 121

一名患者为行常规随访及起搏器检查就诊起搏器门诊。心电图偶见窄QRS波。

最可能的解释是什么?

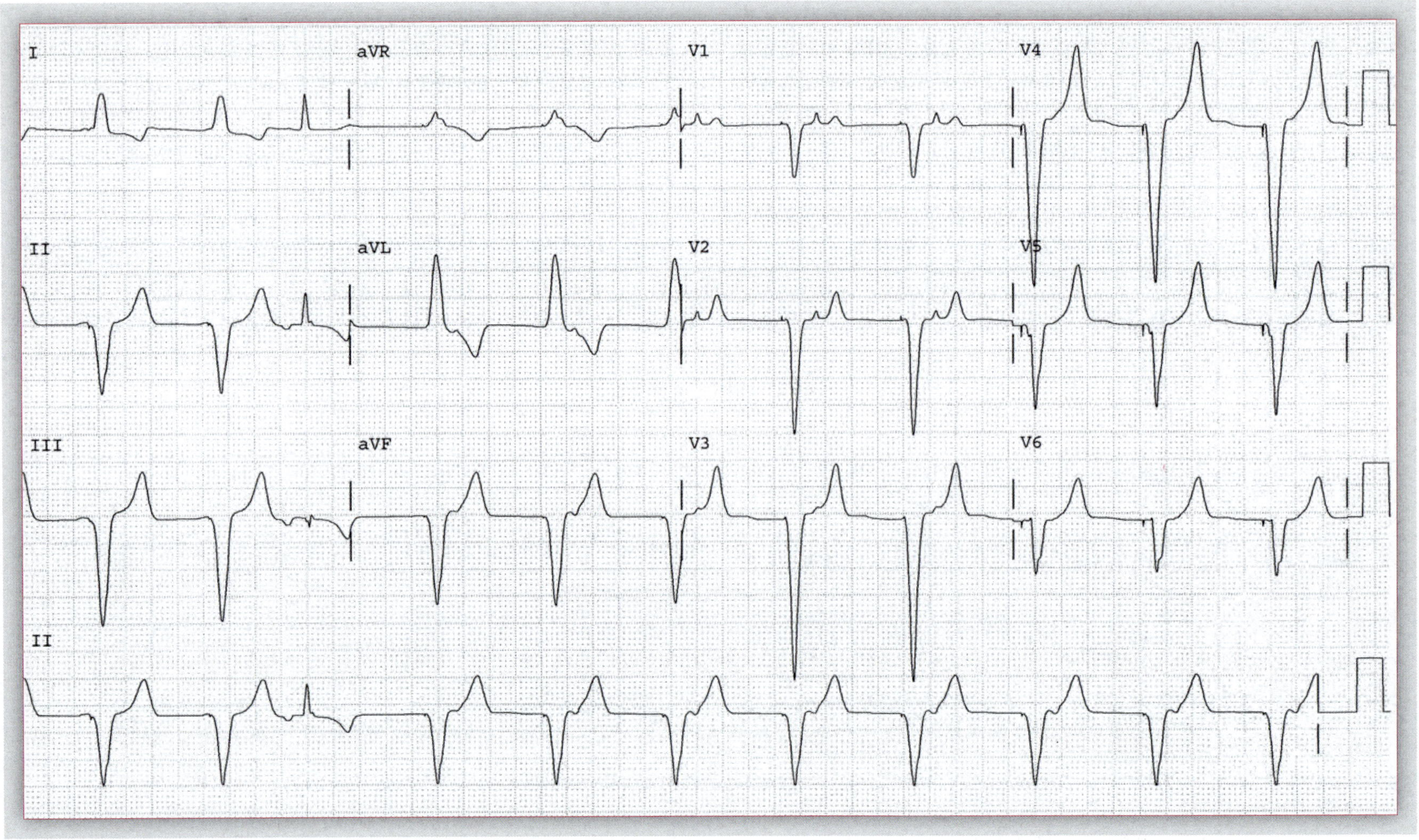

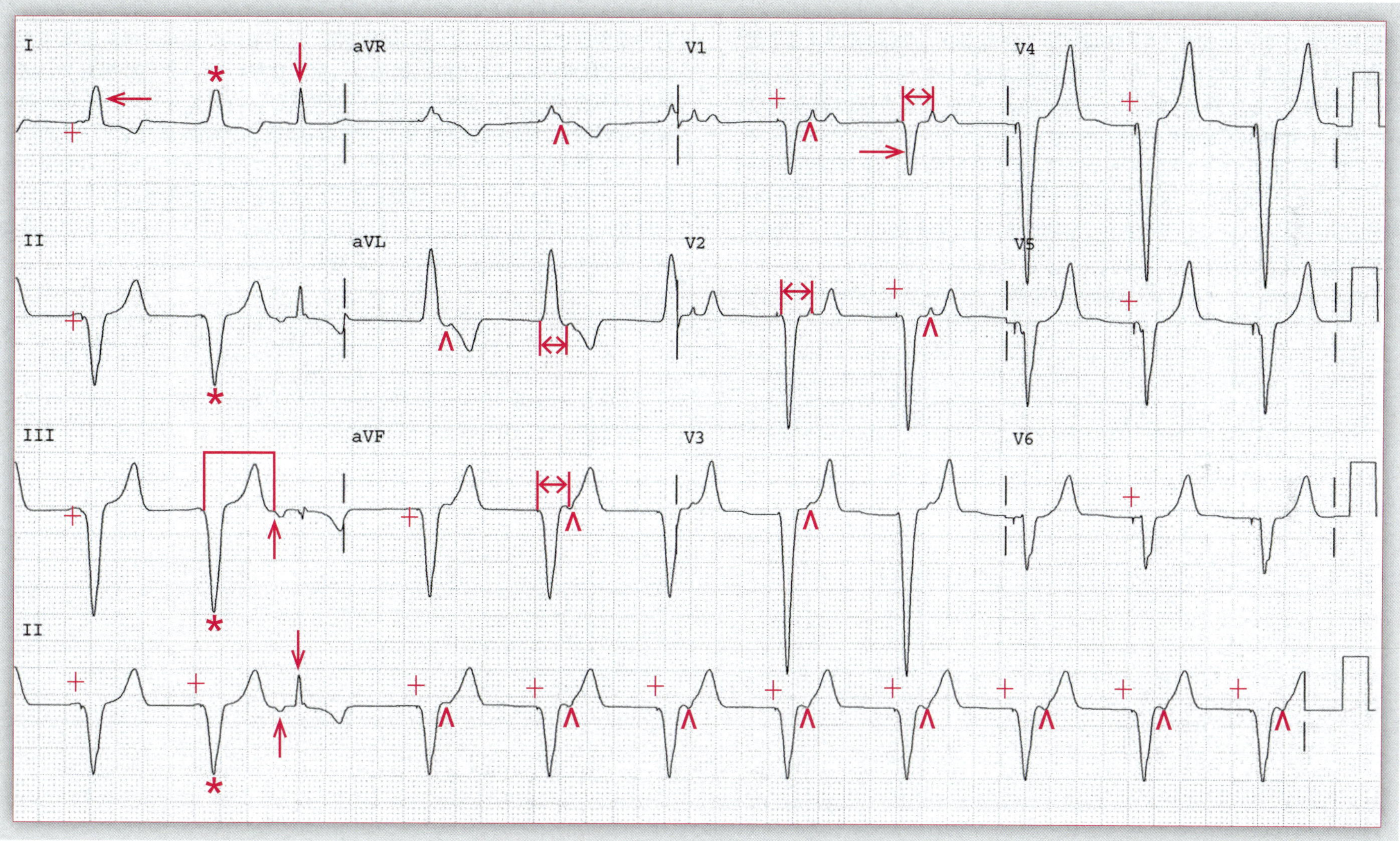

心电图 121 分析:心室起搏心律伴随室房逆传,反复心律。

节律规整，心率 62 次 / 分。QRS 时限增宽（0.16s），每个 QRS 波前可见小的起搏刺激信号（+），这是心室起搏图形。每个起搏的 QRS 波前均未见 P 波。QRS 波在 Ⅰ 导联呈宽 R 波（←），在 V_1 导联呈 QS 型（→），因此是右心室起搏，VVI 模式。QT/QTc 间期延长（500/510ms），校正增宽的 QRS 时限后 QT/QTc 间期正常（440/450ms）。

QRS 波（第 4~11 个）之后可见负向波，为逆传 P 波（^），RP 间期固定（↔）（0.24s）。第 2 个起搏的 QRS（*）后也可见负向波（↑）。尽管这可能是房性早搏，但存在其他 QRS 波逆传激动心房的证据，所以这个负向波很可能也是逆传的 P 波，RP 间期（ ⊓ ）（0.60s）长于其他逆传 P 波。该 P 波之后是一个提前出现的窄 QRS 波（↓）（时限 0.08s），PR 间期 0.16s。这个 QRS 波是对其前 P 波的反应，其前的 P 波是冲动通过室房逆传至心房产生心房激动引起的，然后冲动再通过房室结 - 希 - 浦系统前传。这称为反复心律。提前出现的前面无 P 波的 QRS 波可以产生回波，所以与室房传导（逆传）激动心房有关。这可以在起搏心律、室性心律和交界性心律中发生。本例患者有充分的较长的室房传导时间，对反复心律的发生非常重要，即第 2 个 QRS 波之后的 RP 间期长于其他起搏 QRS 的 RP 间期（0.60s vs 0.24s）。室房传导时间延长可能有 2 种原因。一种是自身逆行传导缓慢；另一种是较长的室房传导时间是通过房室结慢径路逆行传导，通过房室结快径路前传激动心室。与之相反，其他起搏的 QRS 波的室房传导是通过房室结快径路传导，因此不会发生反复心律。■

一名 68 岁男性患者，既往陈旧性心肌梗死病史，为行常规随访就诊。基础心电图如下（心电图 122A）。1 周后，发生心房颤动并进行电复律。复律后立

心电图 122A

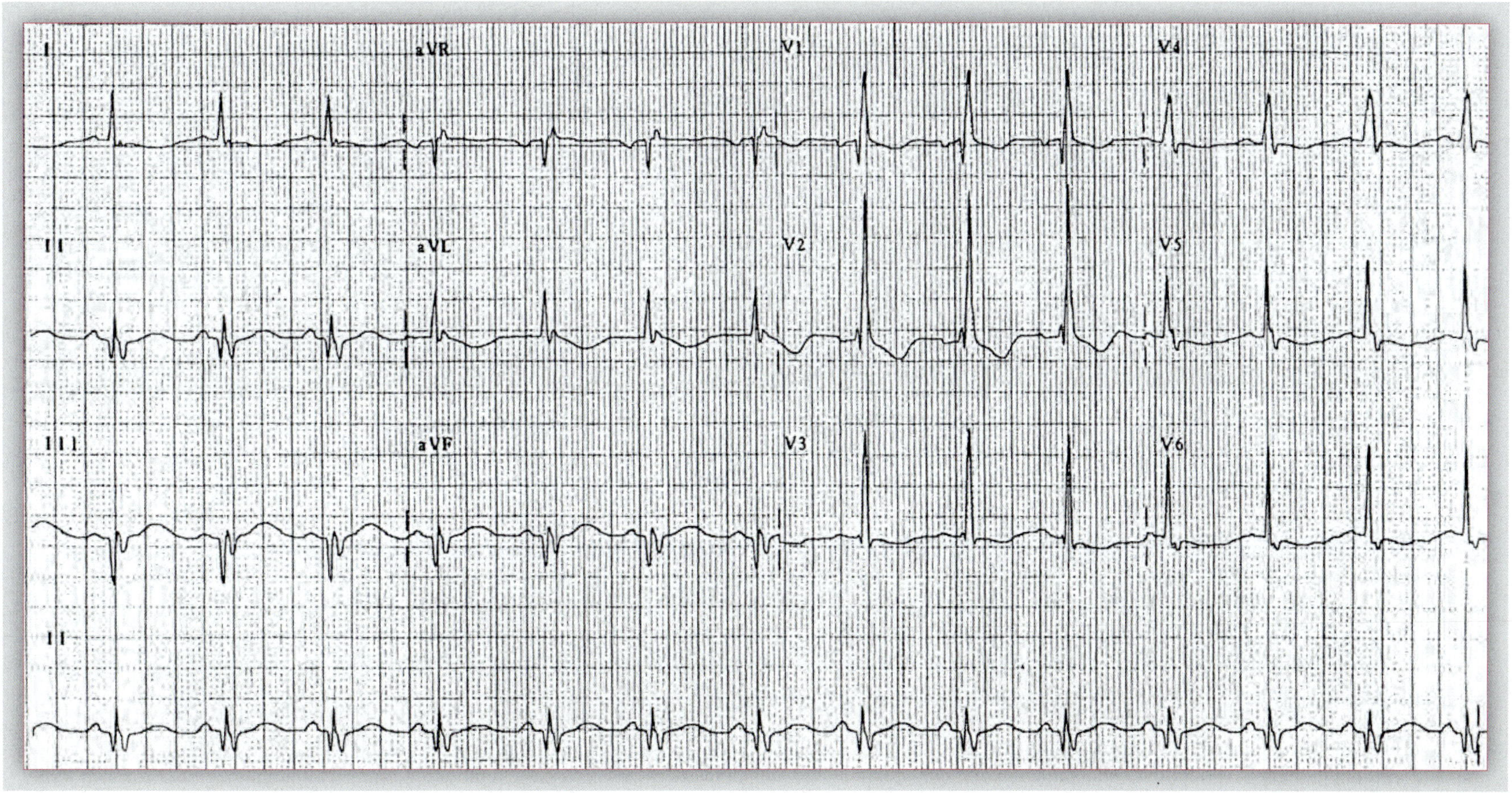

即描记了另一份心电图(心电图 122B),心内科医生表示担心。5 分钟后复查了一份心电图(心电图 122C)。

心电图 122B

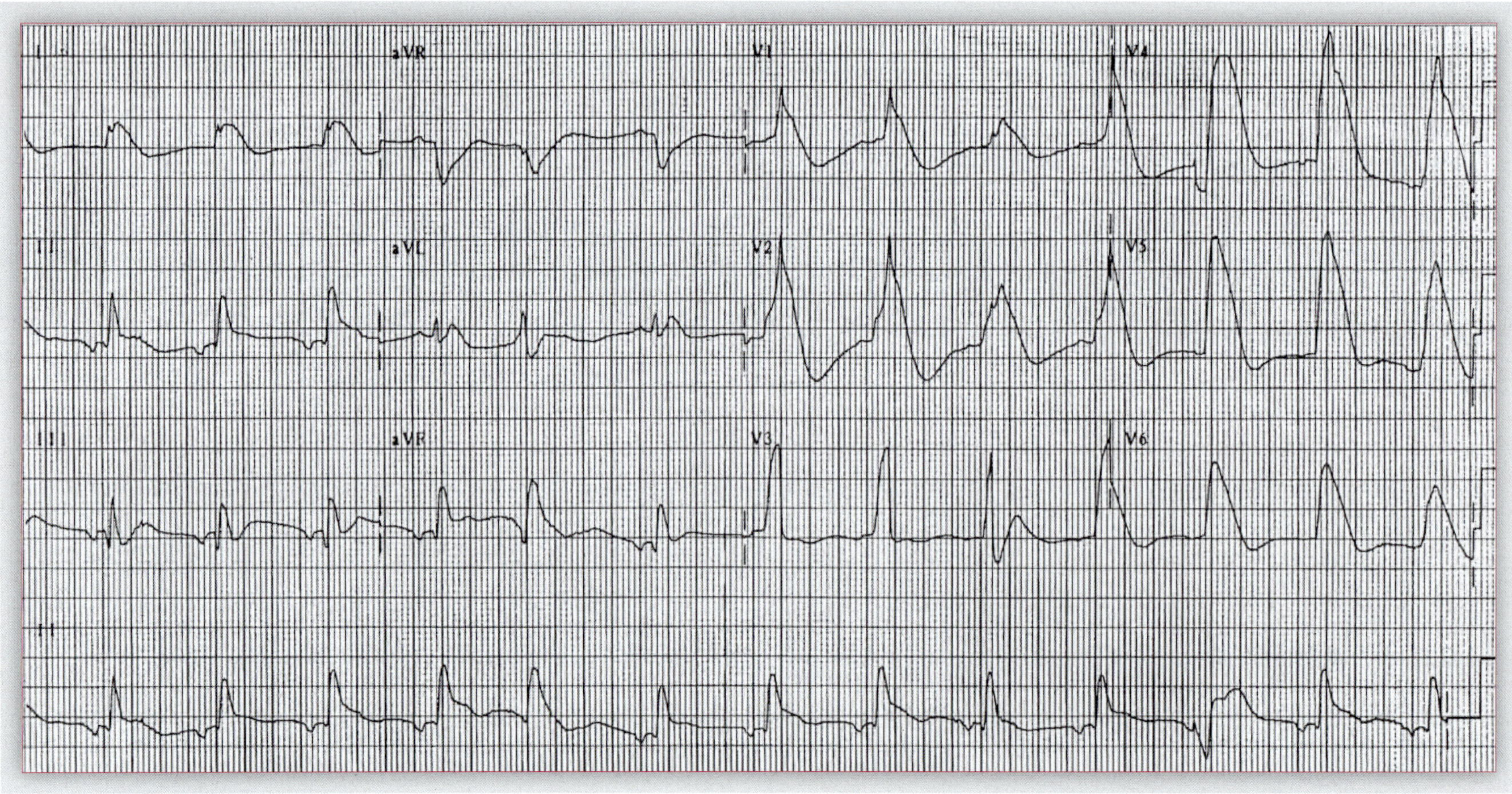

电复律后出现什么异常？
异常的病因是什么？
是否需要进一步治疗？

心电图 122C

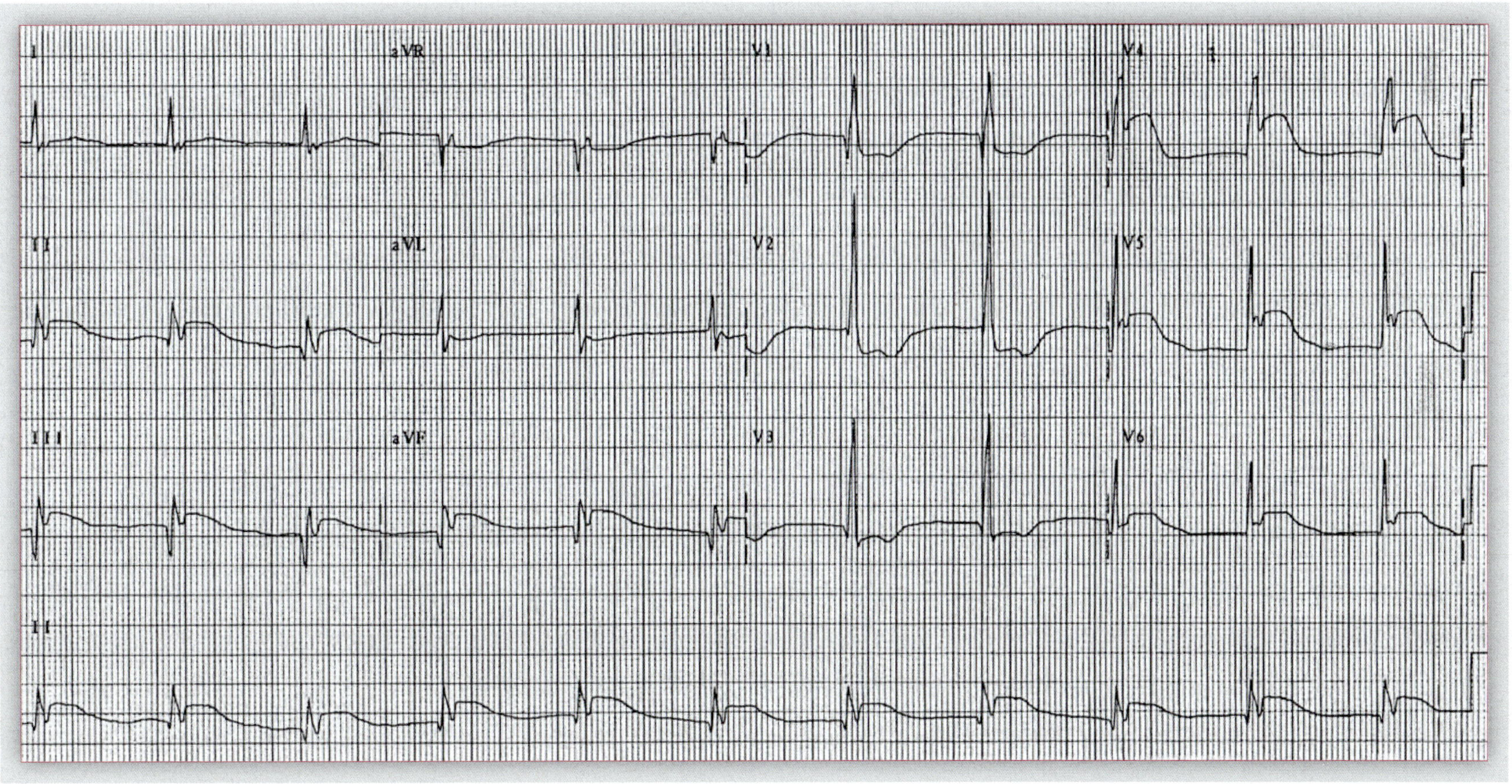

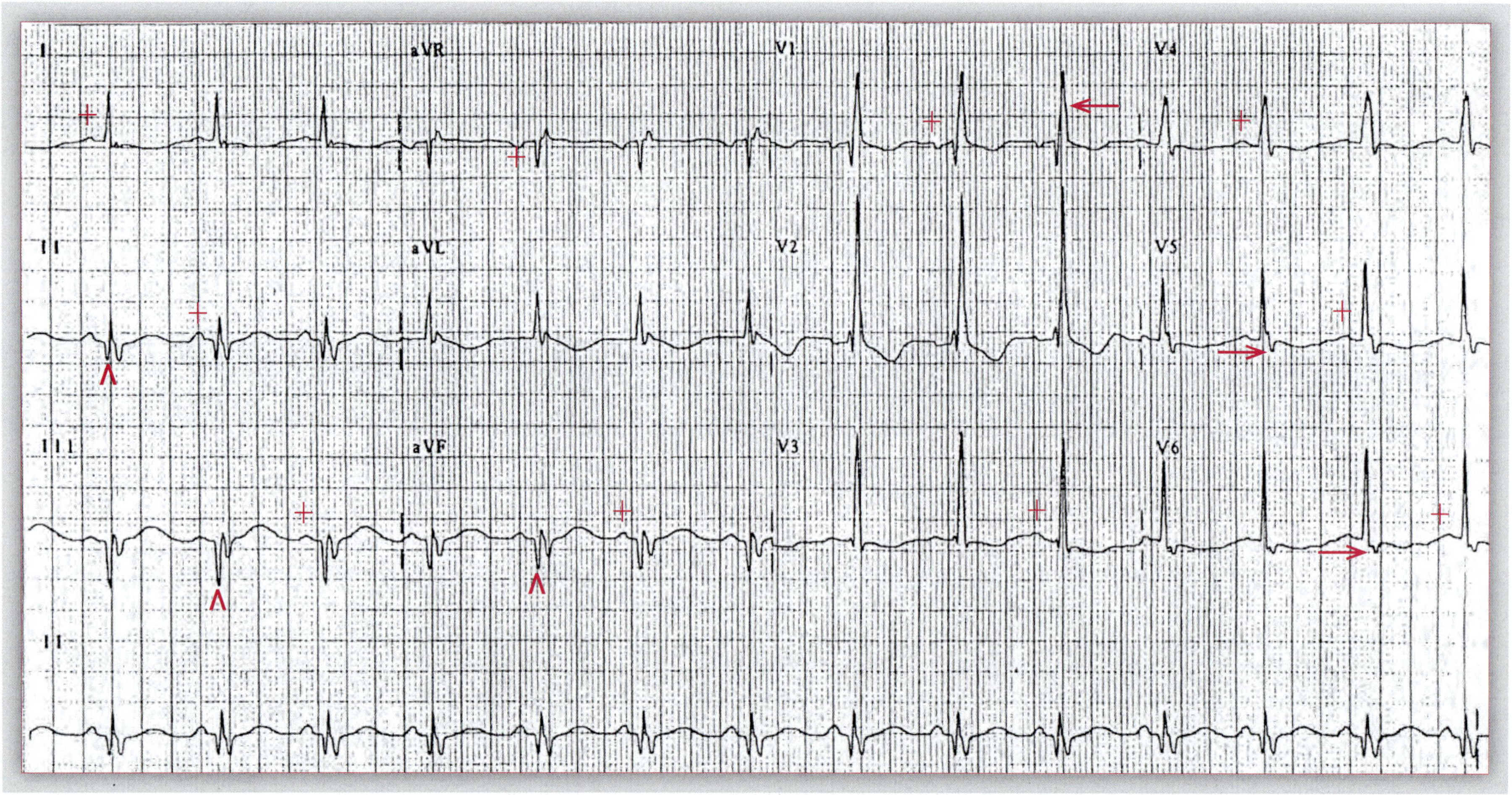

心电图 122A 分析：窦性心律，陈旧性下壁心肌梗死，右束支传导阻滞。

心电图 122A 显示节律规整，心率 96 次 / 分。每个 QRS 波前均有 P 波（+），PR 间期固定（0.16s），P 波在在Ⅰ、Ⅱ、aVF、V_4~V_6 导联 P 波，因此是窦性心律。QRS 时限增宽（0.14s），呈右束支传导阻滞型，V_1 导联（←）呈宽 R′ 波，V_5~V_6 导联终末为 S 波（→）。电轴正常，在 0°~+90°（Ⅰ、aVF 导联 QRS 波主波向上）。Ⅱ、Ⅲ、aVF 导联可见 Q 波（^），提示陈旧性下壁心肌梗死。QT/QTc 间期延长（400/505ms），校正增宽的 QRS 时限后 QT/QTc 间期正常（360/455ms）。

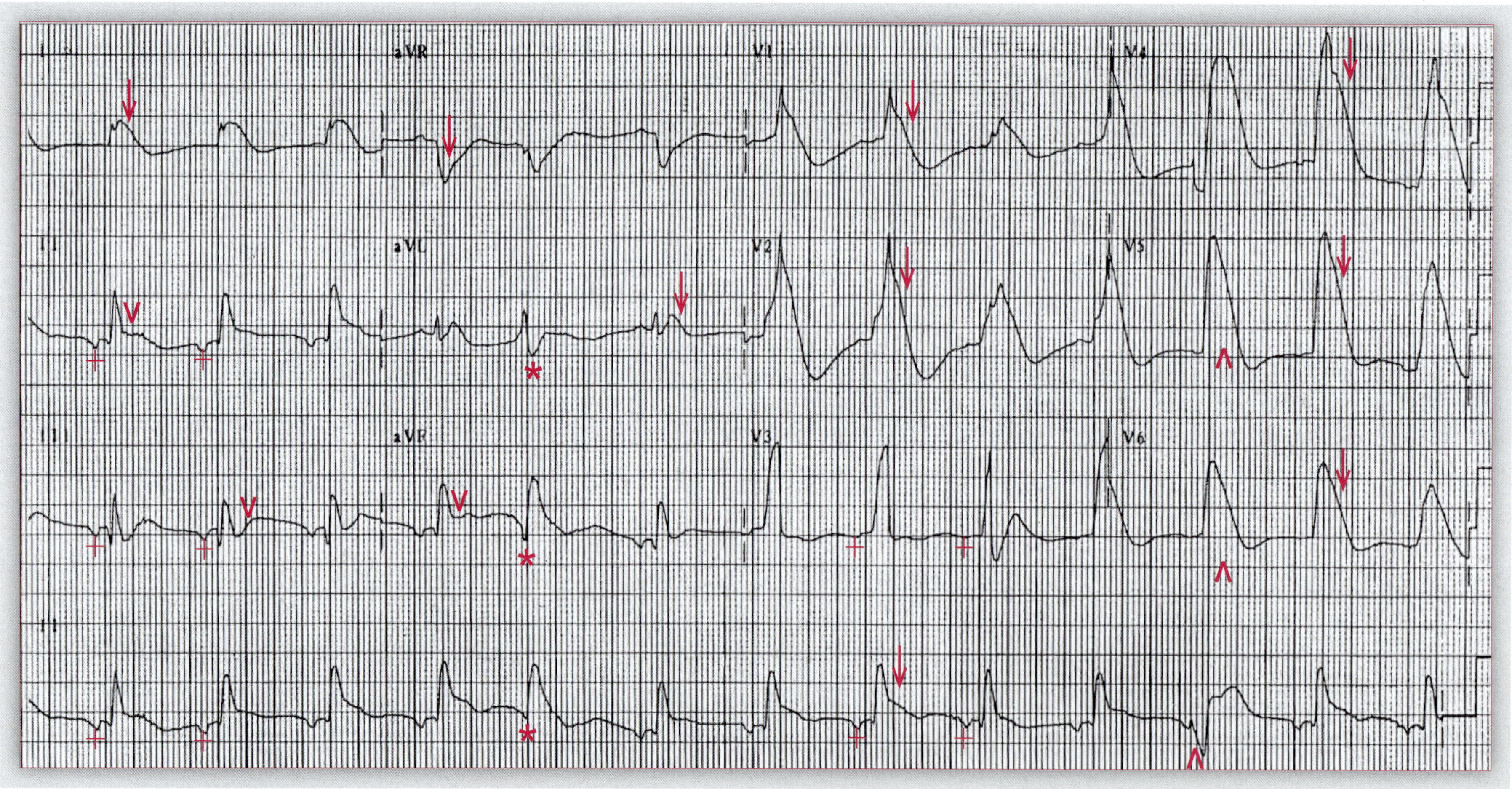

心电图 122B 分析:房性异位心律,电复律后“损伤电流”引起的 ST 段抬高。

心电图 122B 显示患者发生心房颤动并接受了电复律。这是电复律后立即描记的心电图。Ⅱ、Ⅲ、aVF 导联 P 波（+）倒置，因此是房性心律。第 5 个 QRS 波提前出现（*），形态与其他 QRS 波形相同，这个 QRS 波前未见 P 波，可能是交界性早搏。第 11 个 QRS 波（^）也提前出现，时限宽于其他室上性 QRS 波，形态也与室上性 QRS 波不同，可能是室性早搏。

需要注意的是 ST 段显著抬高（↓），尤其是在胸前导联及Ⅰ、aVL 导联。Ⅱ、Ⅲ、aVF 导联 ST 段也轻度抬高（V）。QRS 形态看似急性前壁心肌梗死，被称为损伤电流。ST 段抬高可能是急性心肌梗死引起，也可能是电复律或除颤导致的损伤电流，但这并不常见。该患者的 ST 段抬高不是心肌梗死引起，而是电复律引起的损伤电流所致，通常在复律后 2~5 分钟内恢复。

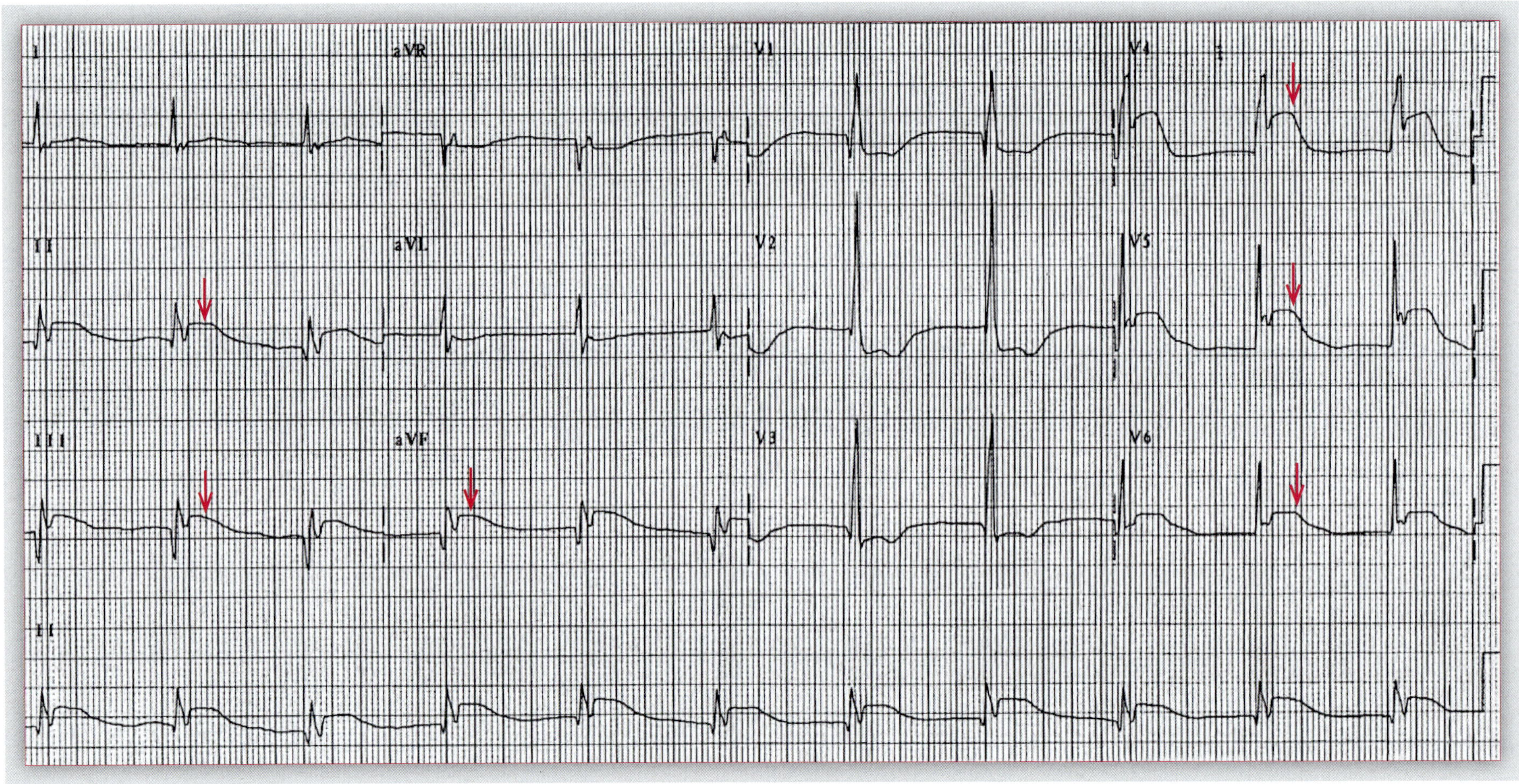

心电图 122C 分析:损伤电流恢复期。

电复律 5 分钟之后复查了一份心电图（心电图 122C）。尽管 ST 段仍抬高（↓），但已经明显回落，正在恢复中。■

病例 123

核心病例 123A：一名 56 岁男性患者，因胸部不适住院。住院后给予心电监护，同时静脉应用硝酸甘油和肝素。两小时后心电监护出现快频率的宽 QRS 波心动过速，血压测不到。立即开始 CPR 同时给予电除颤（心电图 123A）。电除颤后心电图有所变化，但是血压仍测不到。

心电图 123A

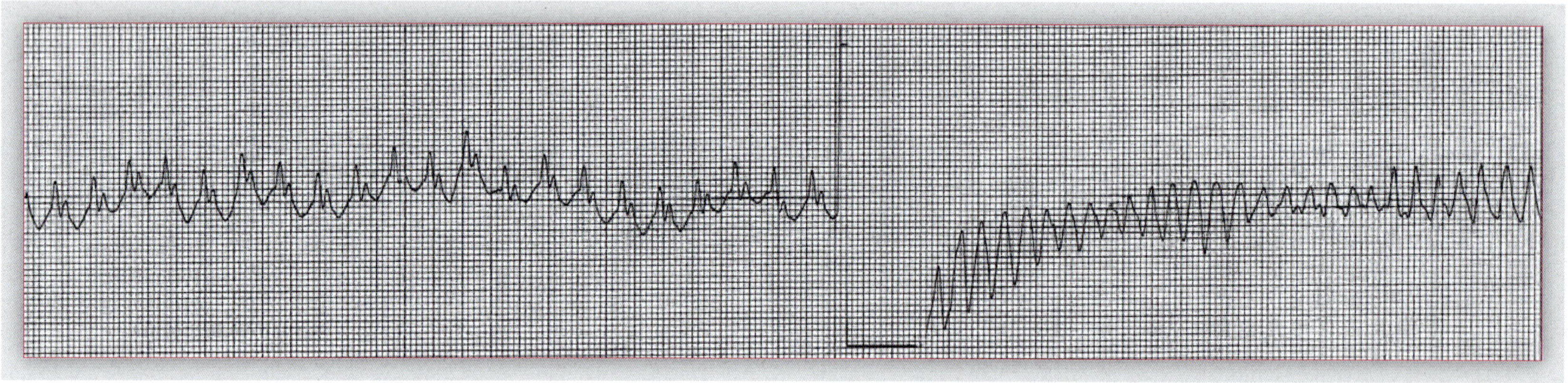

核心病例 123B：一名 48 岁女性患者，明确诊断扩张型心肌病，此次因失代偿性心衰入院治疗。入院后给予心电监护，同时开始静脉注射呋塞米。几个小时后，心电监护出现宽 QRS 波心动过速。未触及动脉搏动，立即开始 CPR。电除颤后出现缓慢的窄 QRS 波心律，可以触及动脉搏动。

为什么电除颤在病例 123A 中无效？
病例 123B 中电除颤成功的原因是什么？

心电图 123B

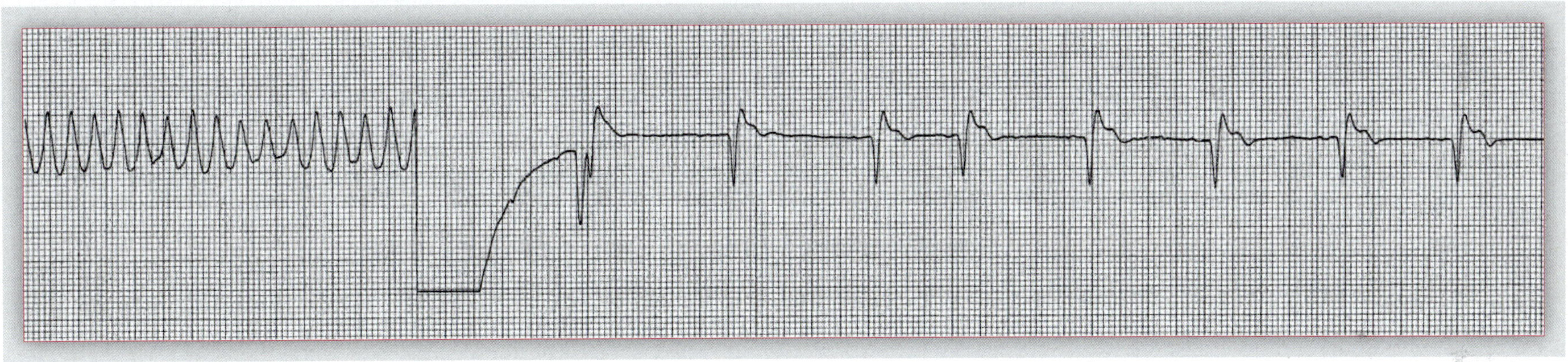

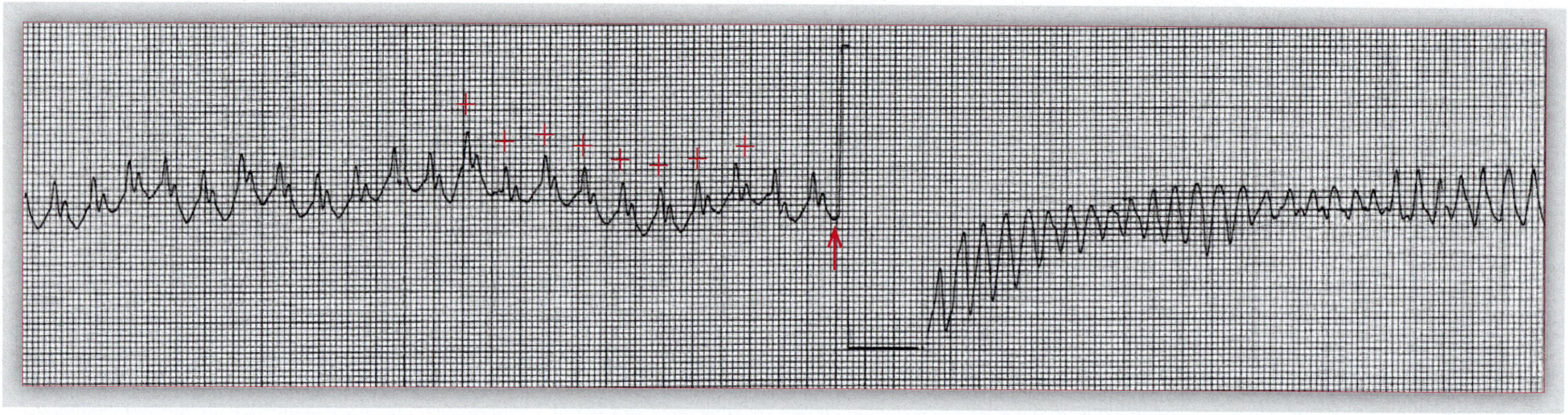

心电图 123A 分析：室性心动过速，低能量电除颤（非同步），“R on T”现象，心室颤动。

心电图 123A 显示 240 次 / 分的宽 QRS 波心动过速，未见明显的 P 波，这是快频率室性心动过速。可以看到除颤器发放了非同步电除颤，使用能量仅 50J，电流恰巧落在 T 波上（↑），导致了心室颤动，与“R-on-T”现象相同。

利用电击治疗心律失常可以是电除颤或电复律。电除颤是非同步释放能量，即电击与 QRS 波无关，在按动除颤器按钮时释放能量。因此电击可发生在心动周期的任何时刻。总的来说，除颤时需要高能量以确保足够电量达到心脏，从而使全部心肌同步去极化。通常使用除颤器的最大能量，即 360J 单向波和 200J 双向波。电复律时同步释放能量，即电击与心动周期相匹配，与 R 波同步释放能量；因此，电击发生在心肌除极后，低能量就可以实现全部心肌去极化，尤其是对折返性心律失常。

当没有明显的 QRS 波（即心室颤动）或没有明显的 R 波且 QRS 波不能与 T 波区分时，电除颤（高能量）是最佳的选择。如果应用电复律，则电流落在 R 波或 T 波的机会相同。存在明显 R 波时，可以采用电复律，因为低能量可以终止心律失常。

除颤器设置为除颤模式时，发放非同步电击，即电击会在机器启动的瞬间发生。因此电击可发生在心动周期的任何时刻。如果 QRS 波可以与 T 波区分，电击可能发生在 T 波上，若应用低能量的电击有诱发心室颤动的风险。T 波与动作电位易损期相对应，此时膜电位比静息膜电位更负（即比 –90 mV 更低）。动作电位的易损期决定了室颤阈值。总的来说，相对高的能量对诱发心室颤动非常重要。但是，心肌缺血时室颤阈值降低，较低的能量也可以诱发心室颤动。因此，本例患者应用低能量的除颤（50J），电击落在 T 波上，引起了心室颤动。

本例患者的 QRS 波清晰可见（+），可以采用同步电复律（能量释放与 QRS 波同步）。采用较高能量进行非同步电复律可能更合适。

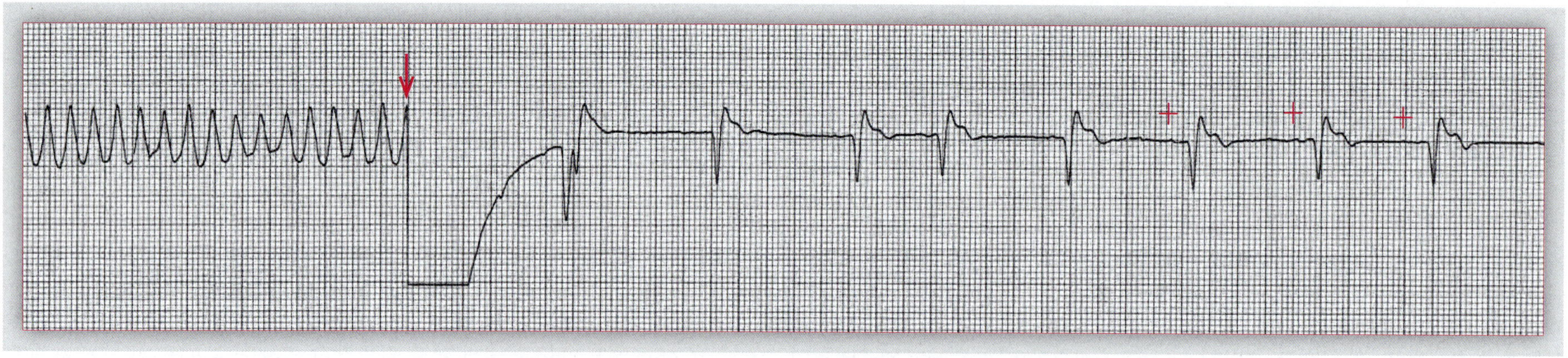

心电图 123B 分析:室性心动过速,低能量同步电复律,窄 QRS 波心律。

心电图 123B，室性心动过速，条图显示心室率 300 次 / 分。通常被称为心室扑动。这种情况下，QRS 波清晰可见，应用 QRS 波（↓）同步的电复律是合适的选择。电击之后立即出现了室上性心律，每个 QRS 波（+）之前都有 P 波。■

病例 124

核心病例 124A：一名 68 岁男性患者，既往由于非缺血性心肌病伴反复发作的阵发性室性心动过速植入 ICD，此次主因每周出现数次头晕、气短就诊于急诊室。该患者被收入院，并给予心电监测。入院后几个小时再次发作。

心电图 124A

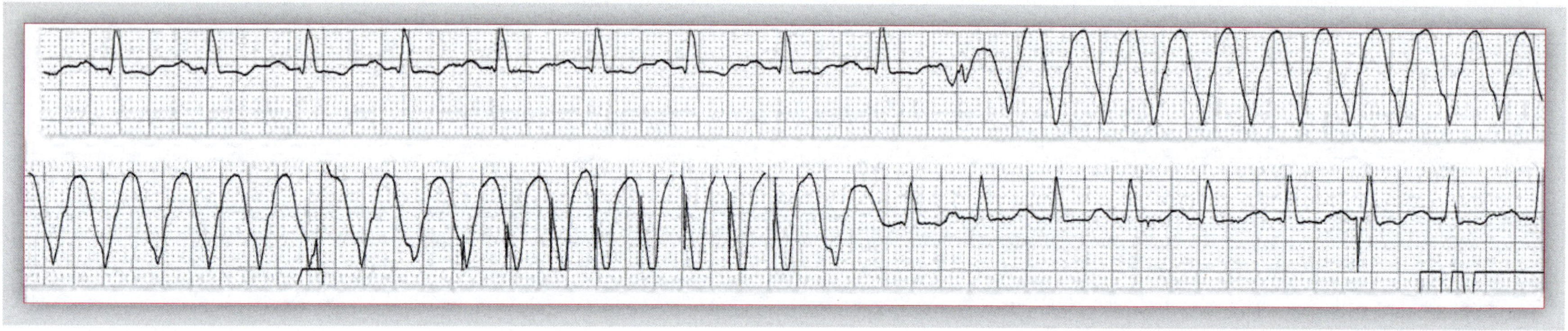

核心病例 124B：一名 65 岁男性患者，既往明确诊断缺血性心肌病，目前由于胸部不适数小时就诊急诊室。自诉两年前因射血分数降低（30%）植入 ICD，但植入后从未放电。初始心电图未见急性改变，初始心肌生化标志物阴性。此次入院后给予心电监测。入院后第 2 天再次发作胸部不适，随即意识丧失。

124A：心电监测显示什么？

124B：心电监测中可以看到什么？

心电图 124B

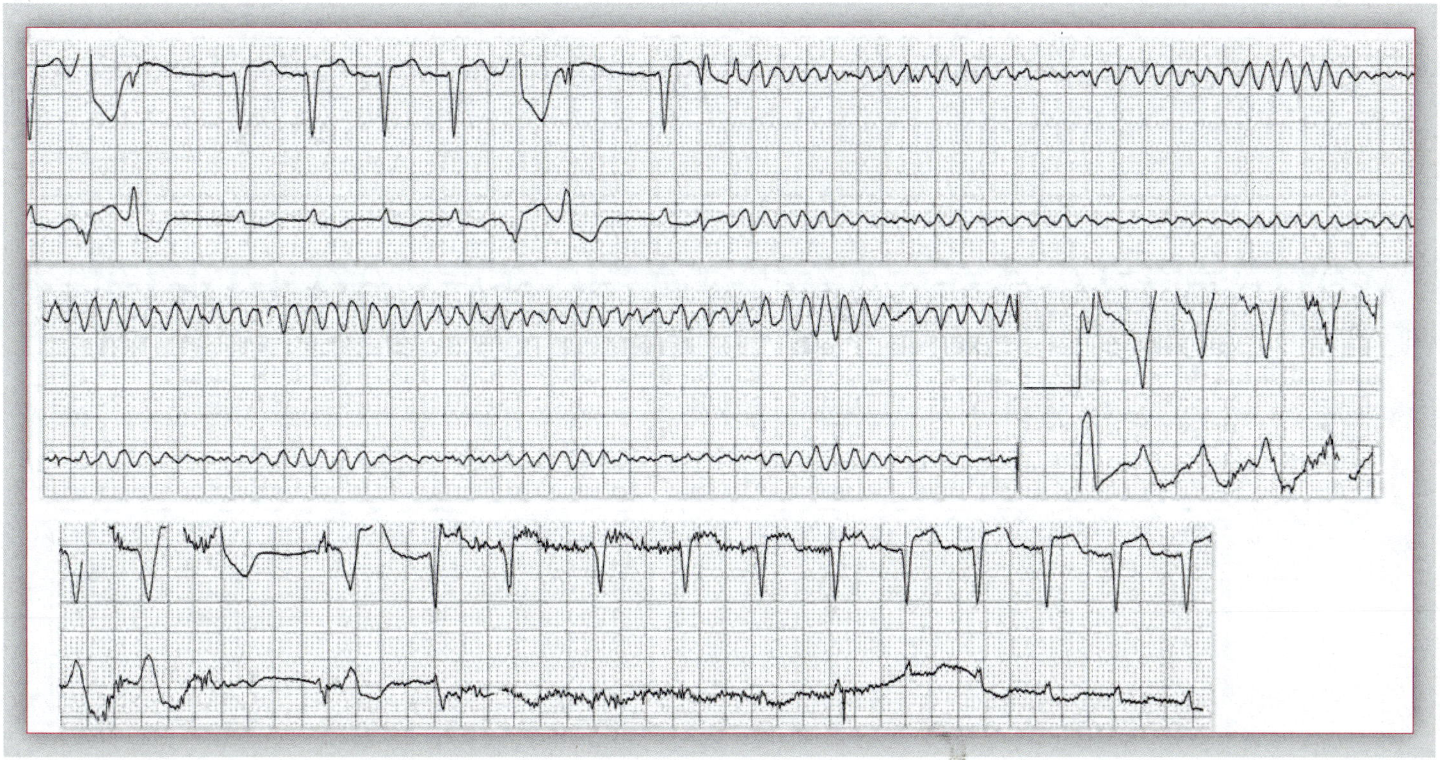

核心病例 124C：一名 56 岁男性患者，有非缺血性心肌病病史，射血分数 25%。6 个月前植入 ICD，此次由于气短进行性加重 3 天就诊急诊室。在急诊室，胸部 X 线提示血管充血的证据，双下肢 2+ 水肿。给予静脉注射呋塞米，并收入院进一步治疗。期间给予心电监测。当天夜间睡眠中，心电监护出现异常心律。

心电图 124C

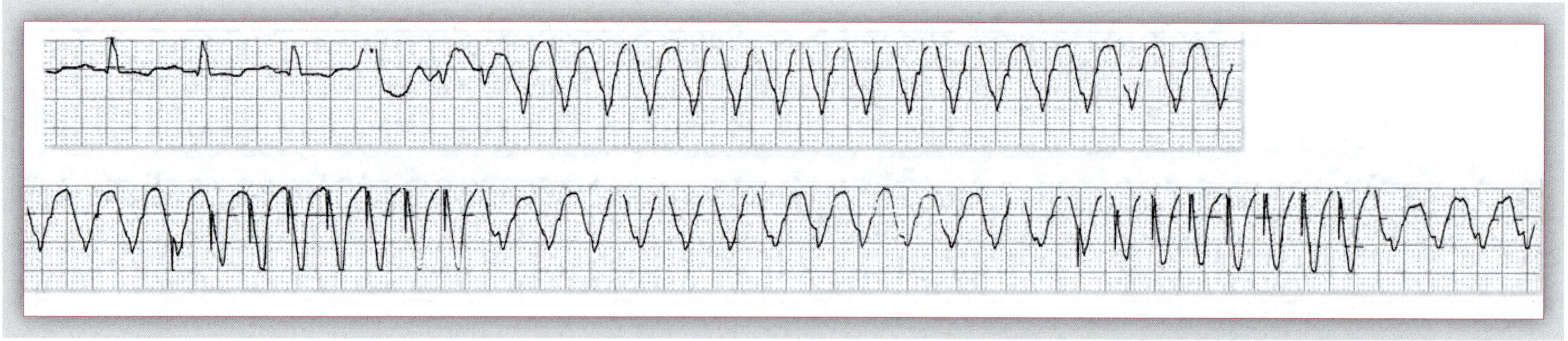

核心病例 124D：一名 50 岁女性患者，既往诊断非缺血性心肌病，由于反复发作室性心动过速植入 ICD，此次因几个小时前 ICD 放电就诊急诊室。体格检查未见明显阳性体征。为进一步观察收入院，并给予心电监测。第 2 天诉心悸，随后经历了一次 ICD 放电。

124C：出现什么心律失常，ICD 放电时发生了什么？

124D：心电监测显示什么？

心电图 124D

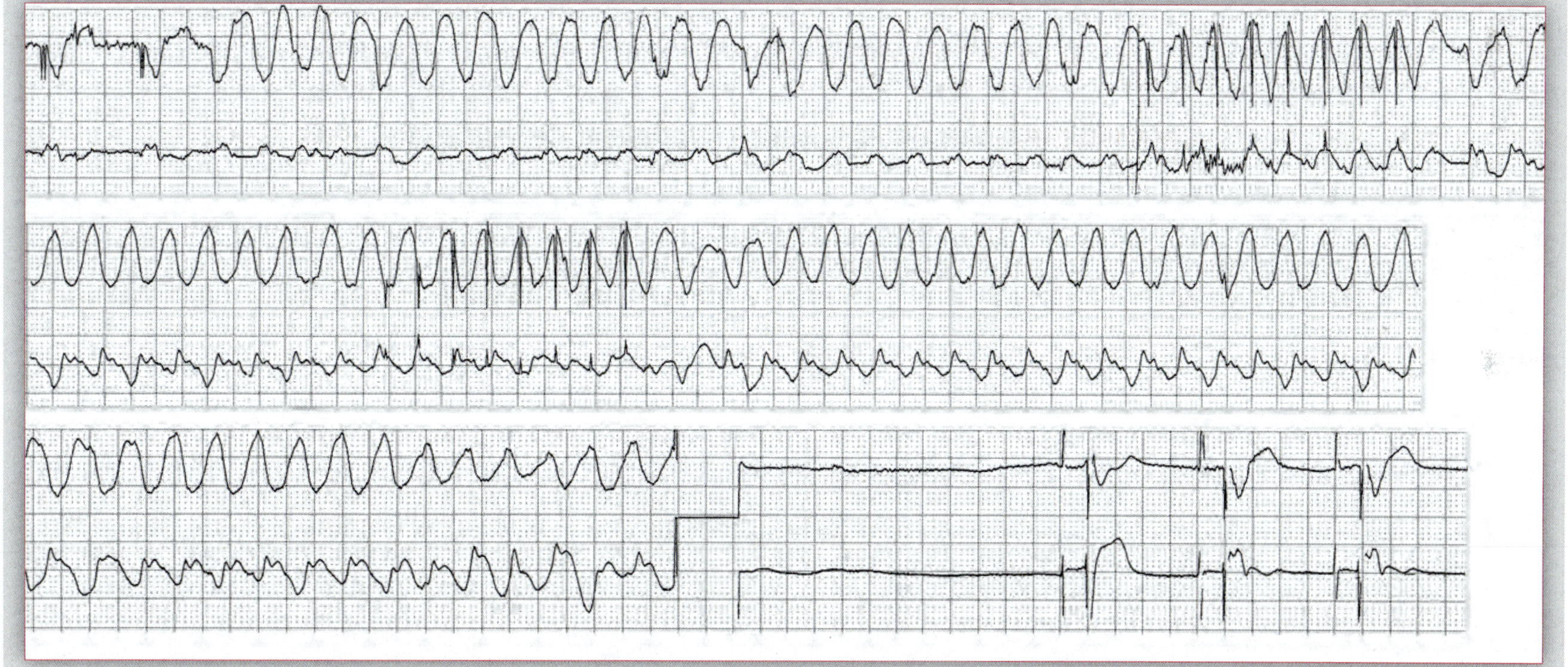

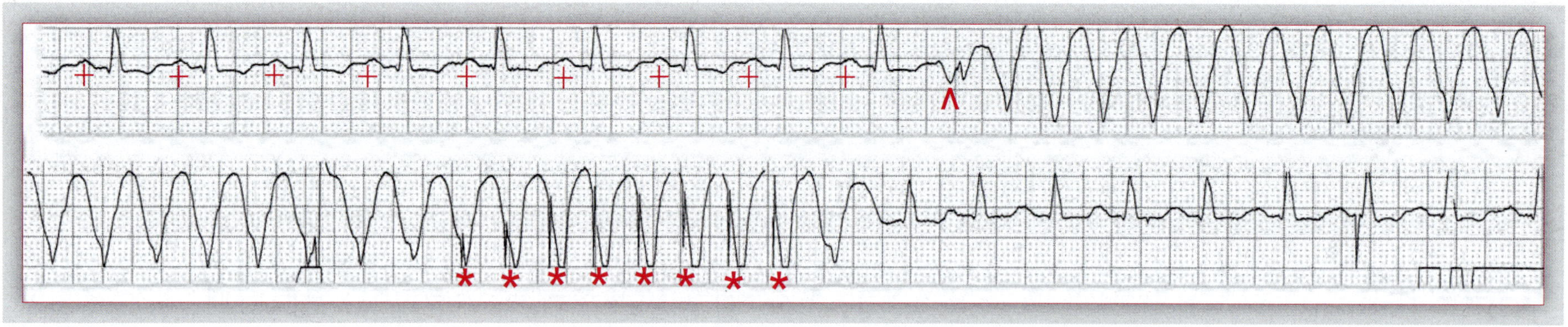

心电图 124A 分析:正常窦性心律,室性心动过速,抗心动过速起搏(ATP),恢复窦性节律。

心电图 124A 由两条连续的单导联条图组成。第 1 幅条图显示初始心律规整，心率 90 次 / 分。每个窄 QRS 波前均可见 P 波（+）。因此这是正常的窦性心律。第 10 个 QRS 波（^）提前出现，时限增宽，形态发生改变。随后出现一连串的宽 QRS 波，频率 180 次 / 分，这是单形性室性心动过速。大约 7s 后，出现 8 个起搏的 QRS 波（*），频率为 200 次 / 分（见于第 2 幅条图）。这是 ATP 或短阵快速起搏，结果恢复窦性心律。

尽管 ICD 能够终止室性心动过速，但并不能预防室性心动过速发生。此患者反复出现症状，可能是室性心动过速引起，需要采取措施抑制其发生。这样不仅能够改善症状，也能够预防 ICD 频繁放电引起的电池很快耗竭。

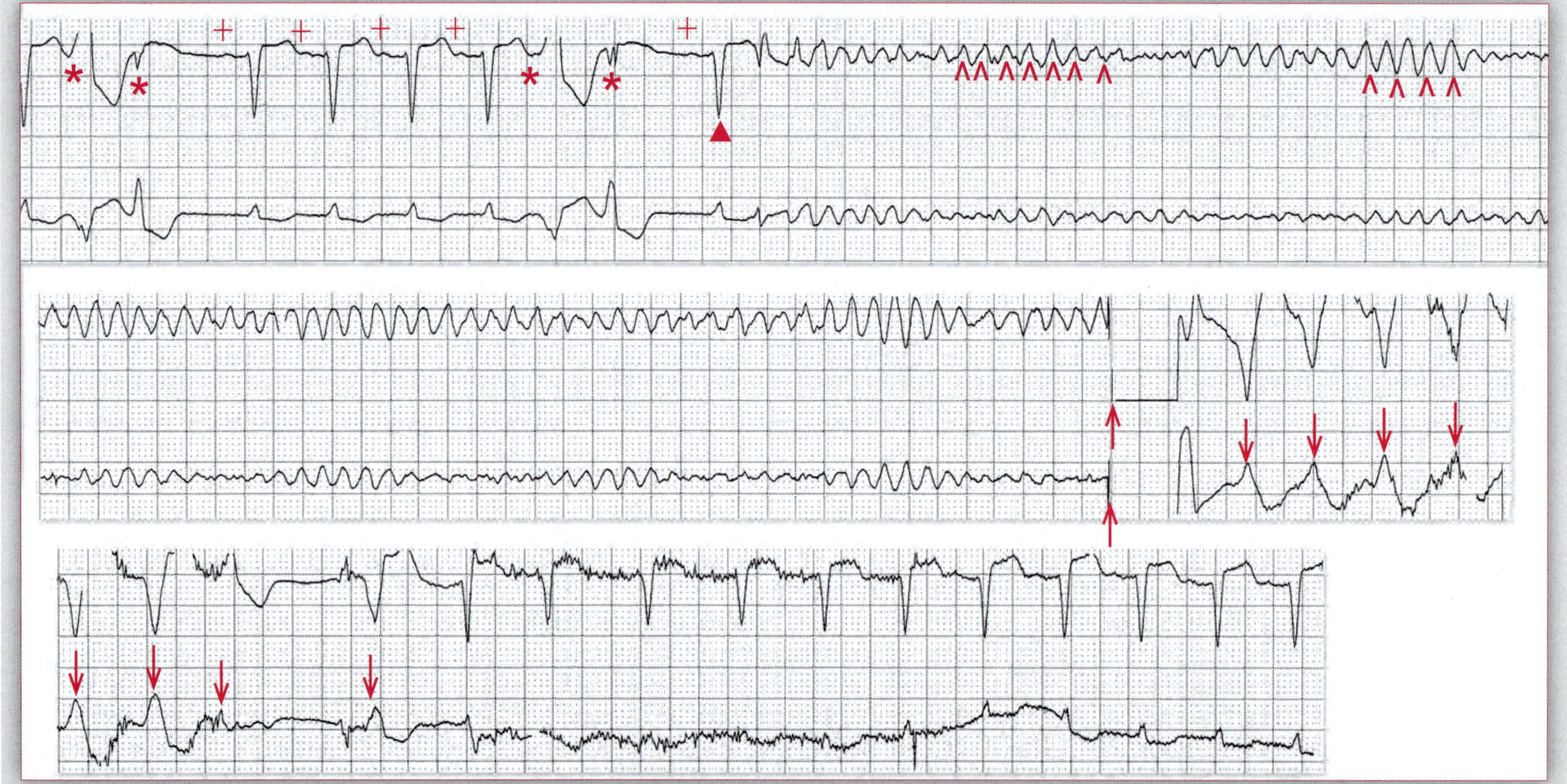

心电图 124B 分析:正常窦性心律,心室颤动,电除颤后恢复窦性心律。

心电图 124B 中有 3 份连续的双导联条图。第 1 幅条图节律规整，心率 110 次 / 分，每个窄 QRS 波前均可见 P 波（+）。可见 2 个成对室性早搏（*），第 2 个成对室性早搏之后是另一个窦性波群（▲）。此后没有出现有序的心室 QRS 波；相反，出现了快速不规律的基线波动，这是心室颤动。在第 2 幅条图中看到心室颤动，持续 13s 后 ICD 放电（↑）。此后是 8 个频率较慢的宽 QRS 波（↓），然后恢复窦性心律。

心室颤动是活动性心肌缺血引起的心律失常之一，另外一个是多形性室性心动过速。本例患者在胸部不适时发生心室颤动，强烈提示心肌缺血，应该接受积极治疗。

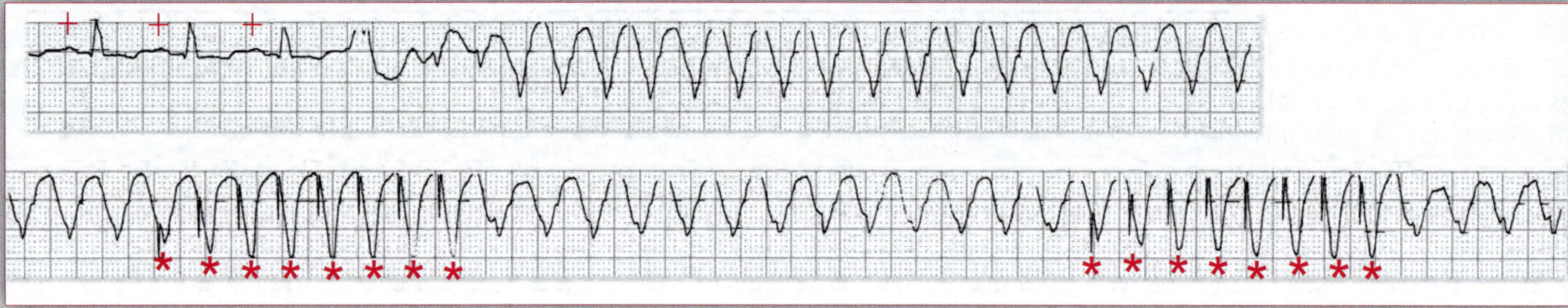

心电图 124C 分析:正常窦性心律,室性心动过速,ATP。

心电图 124C 可见 2 幅单导联条图。第 1 幅条图显示 3 个窄 QRS 波，有相应 P 波（+），这是正常的窦性心律，心率 90 次 / 分。此后是心率 180 次 / 分的宽 QRS 波心动过速，这是持续性单形性室性心动过速。持续几秒后是 8 个起搏 QRS 波（*），频率 240 次 / 分。这是 ATP 或短阵快速起搏，但未能终止室性心动过速。可以看到第 2 次短阵快速起搏（*）也没有终止室性心动过速。

ATP 的频率、时限和数量均可以程控。但是，如果几次 ATP 无效，ICD 通常可以程控为低或高能量的放电进行电复律或电除颤。需要注意的是，ATP 可引起室性心动过速的加速，尤其是起搏频率较快时，室速加速可能会引起电击。因为 ATP 无效时，停用 ATP 功能而选择 ICD 放电以终止室速，这可以延缓电池耗竭的发生。

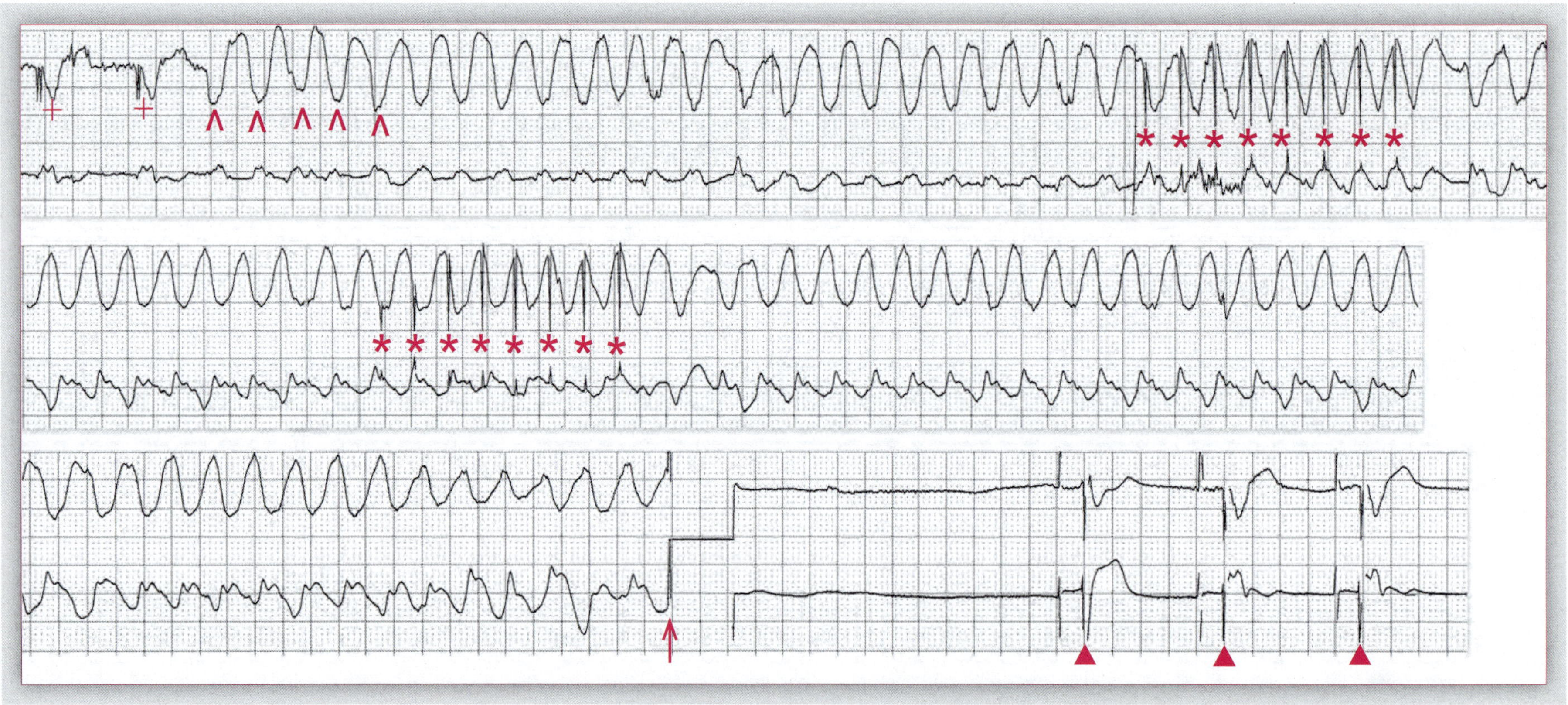

心电图 124D 分析:房室顺序起搏,室性心动过速,无效 ATP,低能量电复律,恢复房室顺序起搏。

心电图 124D 为 3 份连续的双导联条图。第 1 幅条图显示 2 个房室顺序起搏的 QRS 波群(+),之后可见频率为 240 次 / 分的宽 QRS 波心动过速(∧),形态发生轻微变化。这是持续性单形性室性心动过速。持续数秒后出现 8 个频率为 260 次 / 分的起搏心律(*),这是 ATP 或短阵快速起搏,未能终止室性心动过速。几秒之后出现第 2 次 ATP,仍未能终止室性心动过速。几秒后 ICD 放电(↑),发生在 R 波波峰,然后恢复房室顺序起搏(▲)。

ICD 发挥作用依赖心率情况。无论监测到哪种心率(ICD 将会监测到心率以及其反应方式可以程控),ICD 都可以根据程控参数放电。当程控为 ATP 治疗时,ATP 治疗的频率、时限和数量都可以被程控。ICD 也可以程控为低能量放电(电复律)或高能量放电(电除颤)。

总的来说,ICD 为心动过速性心律失常提供不同治疗,可以程控为 3 个心率检测区。这种方法可以用于相对缓慢的室性心律失常,患者通常可以耐受至少几分钟(即不伴有血流动力学障碍,不会导致意识丧失或其他不稳定的症状),通常可以被 ATP 或低能量电复律终止。ATP 一般不引起患者不适症状,而低能量电复律可以引起患者不适。心动过速频率越快,血流动力学越不稳定,患者也越不易耐受;通常需要立即高能量除颤,因为确切性治疗的延迟可以增加心动过速终止的难度。

ICD 可以程控为序贯治疗,即在每个心率检测区分别应用 6 阵 ATP、电复律和电除颤。在每次治疗后,ICD 重新评估心脏节律,如果心动过速性心律失常持续存在,则启动下一次治疗。如果已经应用最大次数的治疗而心律失常仍存在,则装置将发放程控的下一种类型的治疗。这被称为分层治疗。■

索引

A

按需起搏　56

B

白内障　84
病窦综合征　18, 33
病态窦房结综合征　78

C

陈旧性前壁心肌梗死　62

D

单腔起搏器　1, 23
地高辛　245
第三心音　51
电交替　196
电轴极度左偏　5
钉样信号　11
窦房结　11
窦房结功能障碍　24
窦性 P 波　74
窦性心动过速　64
窦性心律　4, 44
窦性心律失常　246
夺获心室　11

E

胺碘酮　93

F

房室传导阻滞　16
房室分离　4
房室结　23
房室结逆传　98
房室结折返性心动过速　260
房性期前收缩　26
房性心动过速　76
房性早搏波　68
房早二联律　70
房颤　6
肥厚性心肌病　5
复极　19
副交感神经　256

G

高钾血症　307
冠状窦　1
冠状静脉窦　53, 56, 92

H

后壁心肌梗死　238

J

假性融合波　13, 41
间隔 Q 波　71
交感神经兴奋　313
交界性心动过速　256
交界性心律　71
颈静脉搏动　9
锯齿样心房波　95

K

抗凝治疗　6
抗心律失常药物　283
宽 QRS 波心动过速　98
扩张型心肌病　42

M

慢性阻塞性肺疾病　81
迷走神经　256

P

PR 间期　2

Q

期前收缩　35
起搏电极　1
起搏器　1
起搏器植入术　57
QRS 波　1

R

RP 间期　8

S

三尖瓣反流　11
室上性心动过速　254
室性心动过速　116
适应证　92
收缩期杂音　51
双极起搏　8
双腔起搏器　1
双下肢水肿　30
双心室起搏器　1
索他索尔　81

W

W-P-W 综合征　242
完全性心脏传导阻滞　4
维拉帕米　470
伪文氏现象　76

X

希 - 浦系统　23
腺苷　400
血流动力学　12
心房感知　47
心房扑动波　83
心房颤动　13
心肌缺血　68
心肌纤维化　2
心力衰竭　18
心室除极　38
心室内传导延迟　146
心室起搏脉冲　2

Y

右束支传导阻滞　14
右心室肥大　233
右心室起搏　4, 29
预激综合征　23

Z

窄 QRS 波室上性心动过速　457
折返环　80
肢体导联低电压　112
主动脉瓣狭窄　3, 5
左前分支阻滞　8
左室肥厚　307
左束支传导阻滞　21
左束支阻滞　1
左心室射血分数　93